기·초·의·학·시·리·즈

SERIES OF BASIC MEDICINE

1 기초의학시리즈

최신심플 미생물학

QUICK MASTER MICROBIOLOGY

저자 Masayuki Saijo

편역 김병극, 김인숙, 김향이, 박정숙, 박희숙, 이선미, 정인숙, 조 경, 제남주, 허금희, 홍연란, 황선주

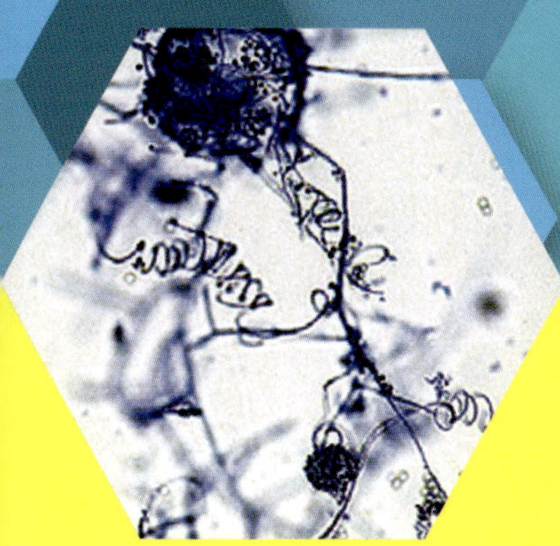
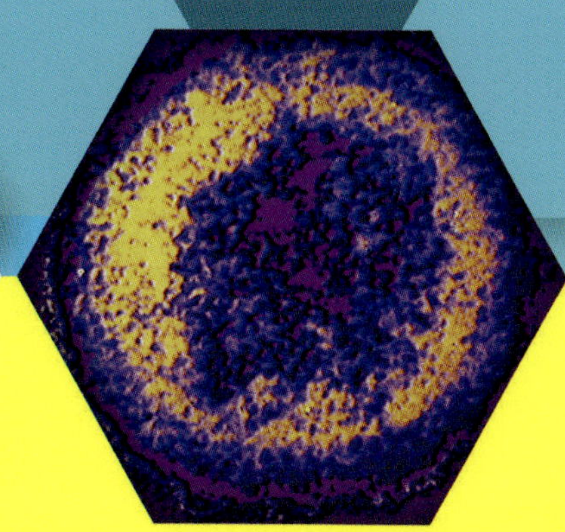
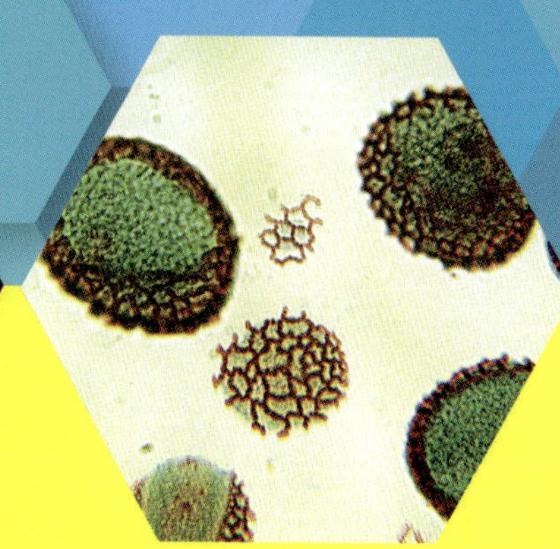

DK 대광의학

DaeKwang Medical

기 · 초 · 의 · 학 · 시 · 리 · 즈

SERIES OF BASIC MEDICINE

최신심플 미생물학

QUICK MASTER MICROBIOLOGY

저자 Masayuki Saijo

편역자 소개 (가나다 순)

김병극	서라벌대학교	임상병리과
김인숙	대구대학교	간호학과
김향이	경인여자대학교	간호학과
박정숙	남부대학교	간호학과
박희숙	경북과학대학교	간호학과
이선미	진주보건대학교	간호학과
정인숙	초당대학교	간호학과
조 경	서영대학교	간호학과
제남주	진주보건대학교	간호학과
허금희	영남외국어대학	간호학과
홍연란	순천대학교	간호학과
황선주	창원문성대학교	간호학과

Then you will know the truth, and the truth will set you free - John 8 : 32

[머리말]

2015년은 MERS코로나바이러스(MERS-CoV)에 의한 중동호흡기증후군(메르스)이 유행하여 '메르스 사태'라고 불릴 만큼 한국 사회에 큰 영향을 미치며 감염병 대책의 중요성이 재확인된 해였다. 2009년에는 A형 인플루엔자바이러스 H1N1에 의한 신종인플루엔자의 범유행이 발생했고, 2003년에는 그때까지 알려지지 않았던 SARS코로나바이러스에 의한 중증급성호흡증후군의 세계적 유행이 발생했다. 감염병 대책에 종사하는 한 사람으로서 각 감염병의 병태를 이해하고 대책을 세우는 일의 중요성을 다시금 인식하게 되었다.

새로 출현한 병원체에 의한 감염병의 세계적 유행뿐만 아니라 일상생활 속에서 확인되는 감염병 대책의 중요성도 더불어 높아지고 있다. 예를 들어 의료에 관련된 감염병(항균제 내성 감염병, 병원감염에 의한 감염병)이나 장기이식 환자의 감염병 대책은 지금까지와 마찬가지로 앞으로도 그 중요성은 커져갈 것이다. 의료에 종사하는 사람(의사, 간호사 등)에게는 환자 치료와 더불어 환자로부터 다른 환자에게, 환자로부터 자신에게 감염이 일어나지 않도록 예방하는 것도 동시에 요구된다.

오늘날은 세계 규모의 감염병에서부터 일상적으로 관찰되는 일반 감염병에 이르기까지 다방면에 걸친 감염병 대책이 요구되는 시대이다. 이들 감염병은 프리온, 바이러스, 세균, 진균, 원충과 많은 종류의 병원체에 의해 일어나고 있으며, 의료에 종사하는 사람은 미생물학(감염병)에 관한 다양한 지식이 필요하다는 말이기도 하다.

이 책은 독자가 더 쉽게 이해할 수 있도록 항균제나 항바이러스제의 작용기전을 비롯하여 치료, 진단, 예방에 관한 해설을 많이 수록하고 있다. '미생물학'이라는 제목의 교재이지만, '감염병학' 교재로서의 내용을 포함하고 있으므로, 미생물학이나 감염병학을 배우는 많은 사람들에게 널리 활용되기를 바란다.

저자

[목차]

2부 감염과 감염병

제 6 장 감염

제 7 장 면역학

제 8 장 감염병

3부 병원미생물과 감염병

제 9 장 주요 병원성 세균과 세균 감염병

[부록]

컬러로 보는 미생물학

[세균]

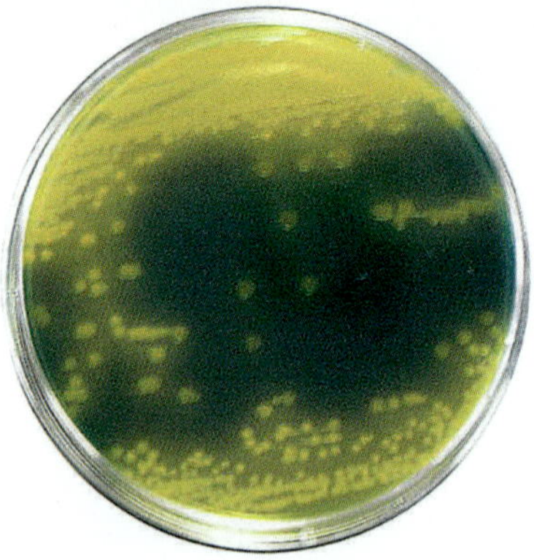

▶콜레라 O1

TCBS 한천배지

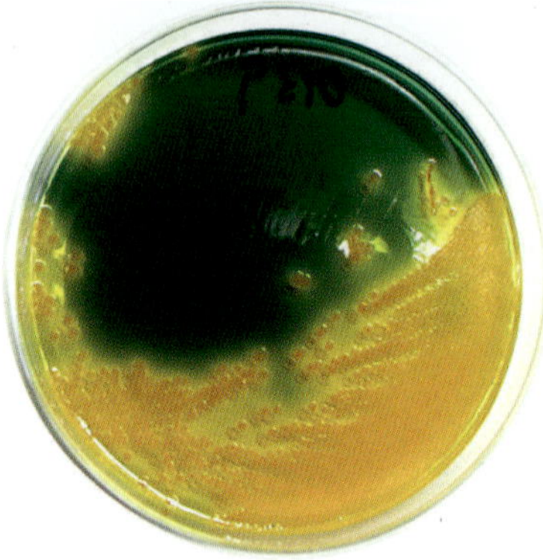

▶콜레라 O139

TCBS 한천배지

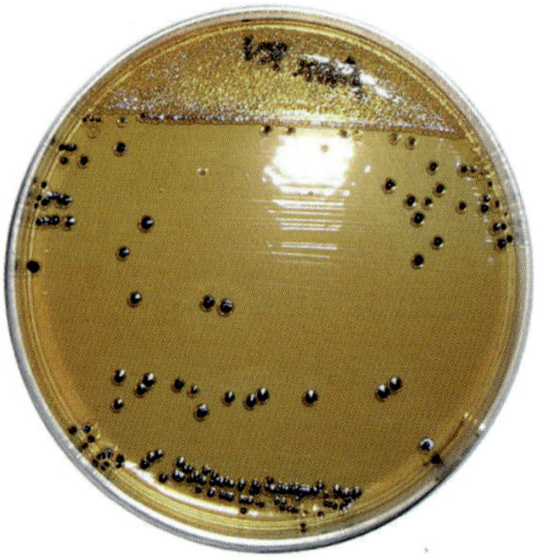

▶살모넬라균

DHL 한천배지

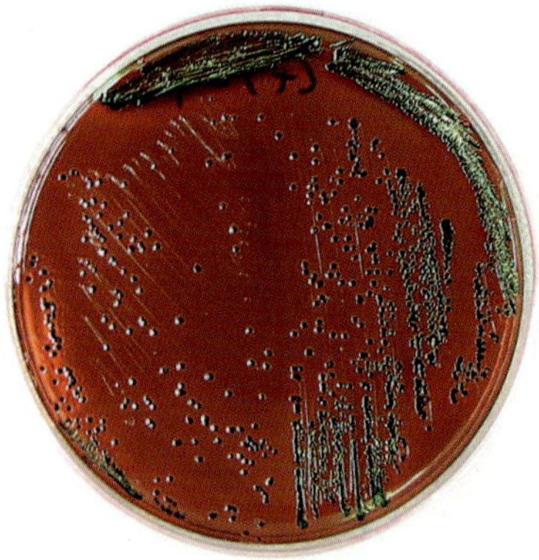

▶대장균

EMB 한천배지

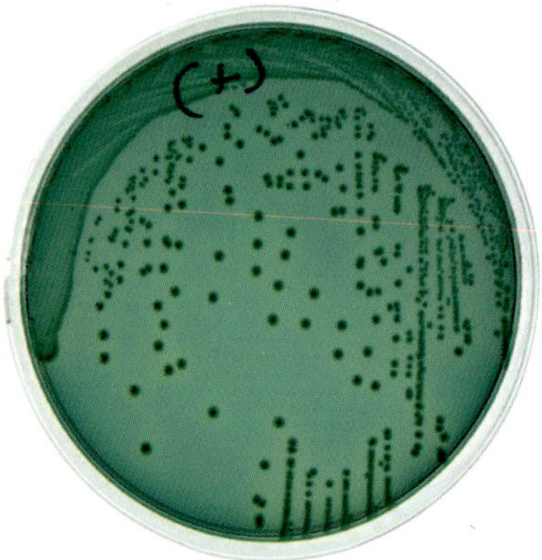

▶장염비브리오균(1)

TCBS 한천배지

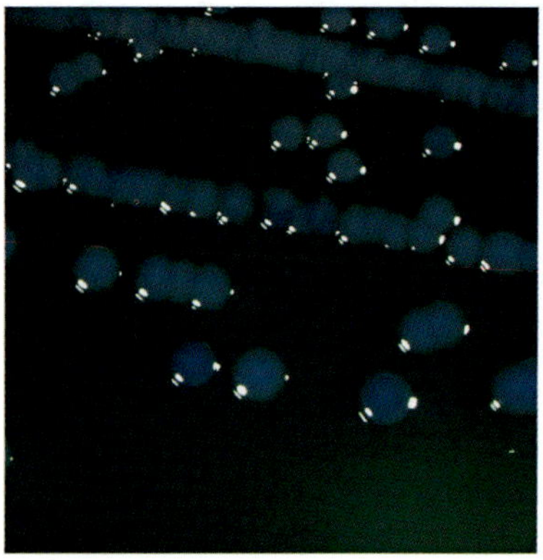

▶장염비브리오균(2)

비브리오 한천배지

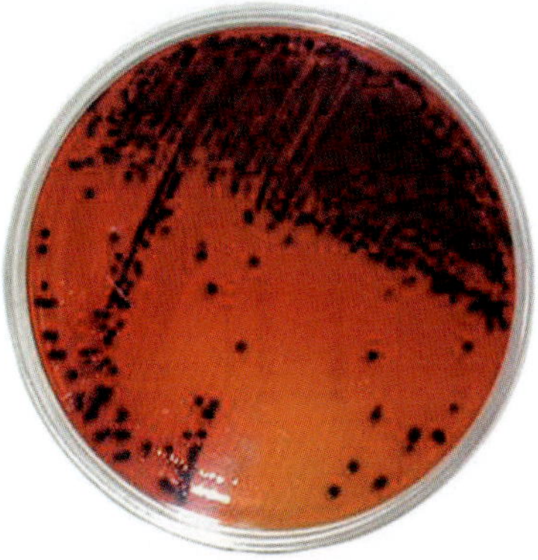

▶대장균 O157(1)

BCM O157

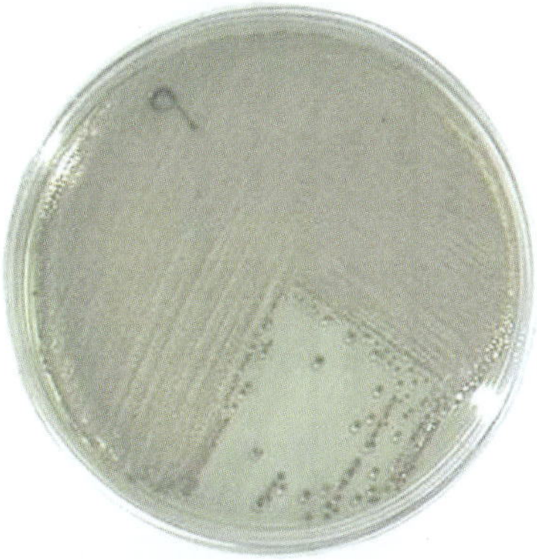

▶대장균 O157(2)

한천배지 O157

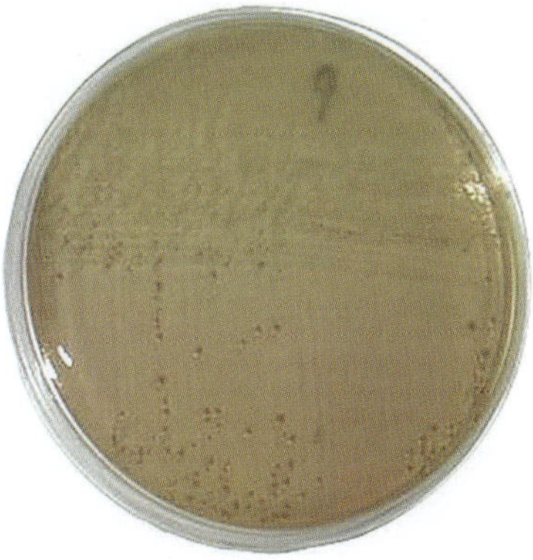

▶대장균 O157(3)

CT-SMAC

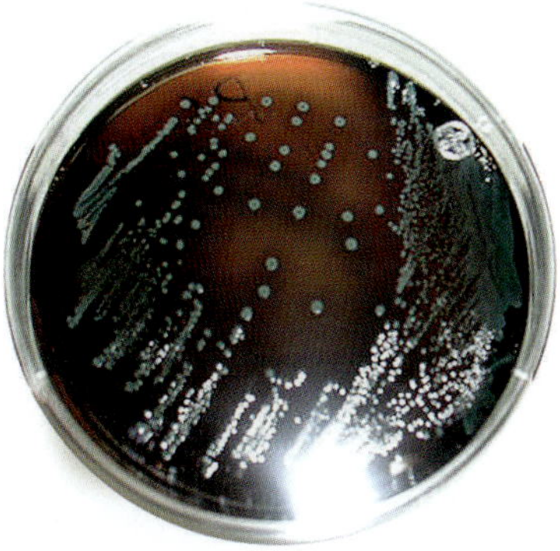

▶리스테리아

리스테리아 선택 한천 배지

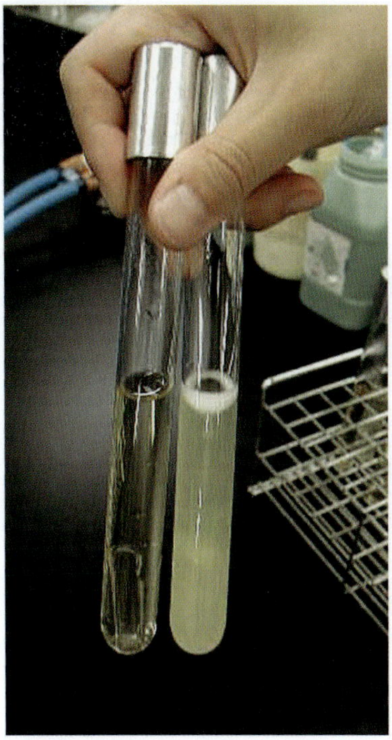

▶EC관에 의한 대장균의 가스발생

EC배지

[세균]

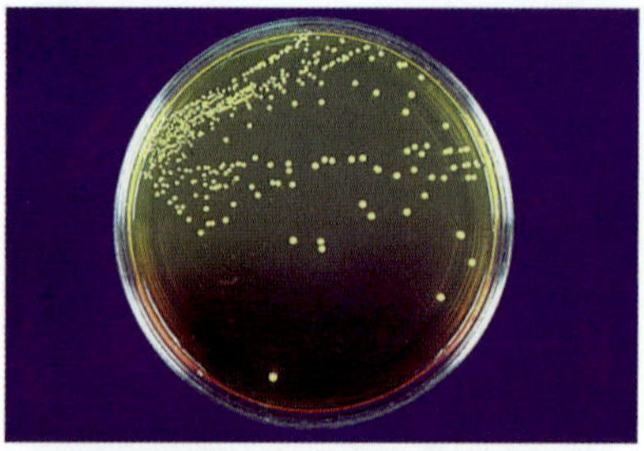

▶황색포도알균

만니트식염배지

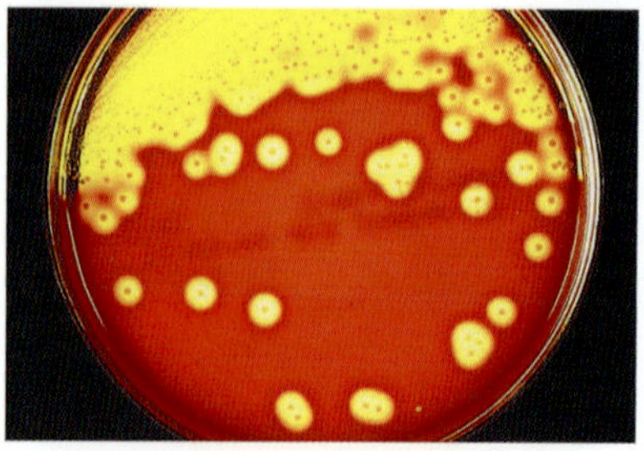

▶A군 사슬알균

양혈액한천배지

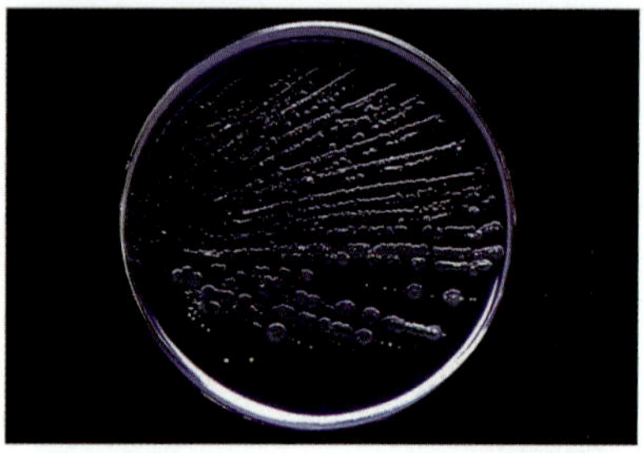

▶녹농균

BTB 한천배지

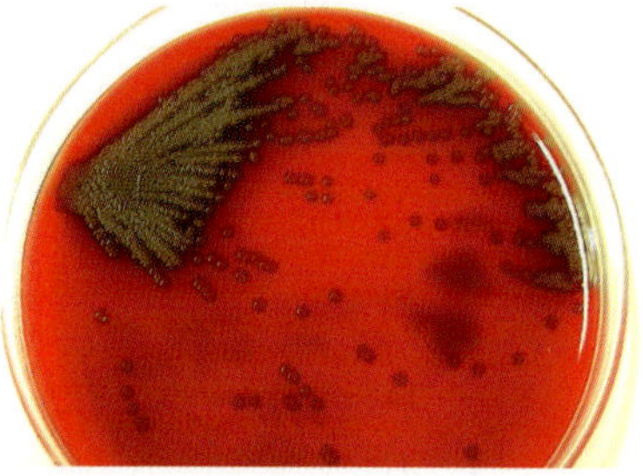

▶폐렴알균

TCBS 한천배지

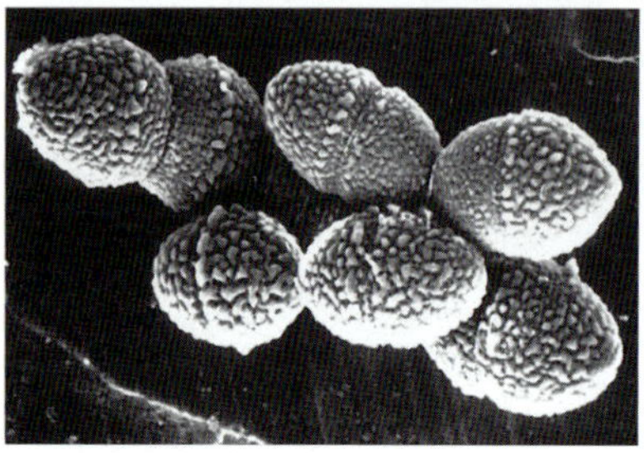

▶폐렴알균

▶B군 사슬알균

양혈액한천배지

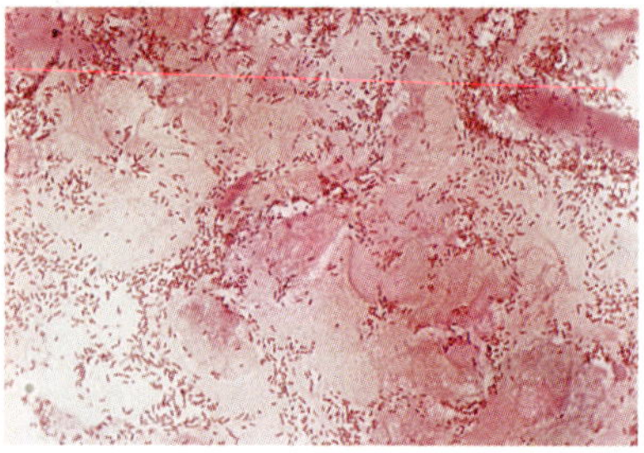

▶인플루엔자균

뇌척수액의 그람염색 후

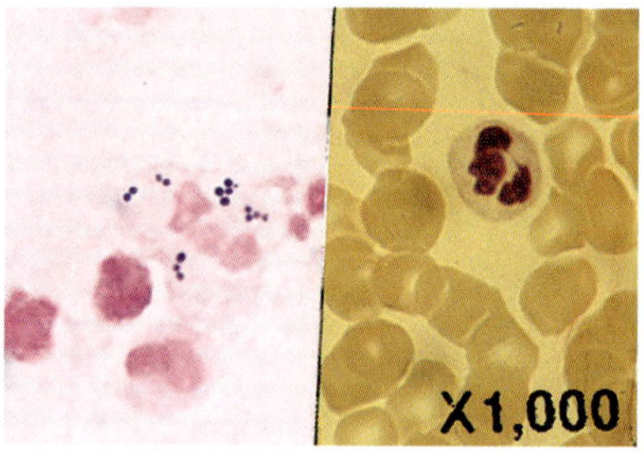

▶중성구에 탐식된 황색포도알균

그람염색

[진균]

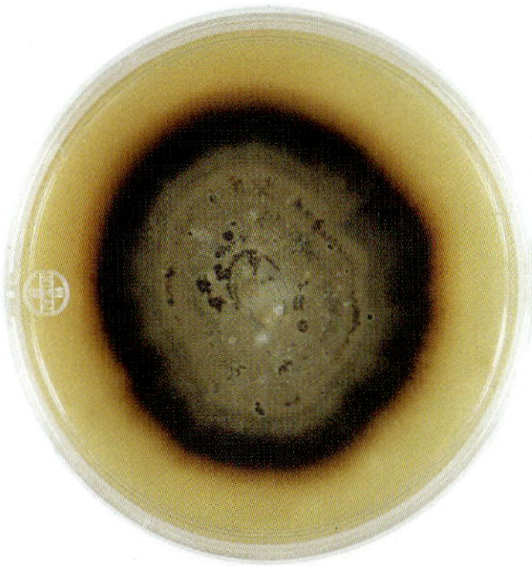

▶스포로트릭스 솅키

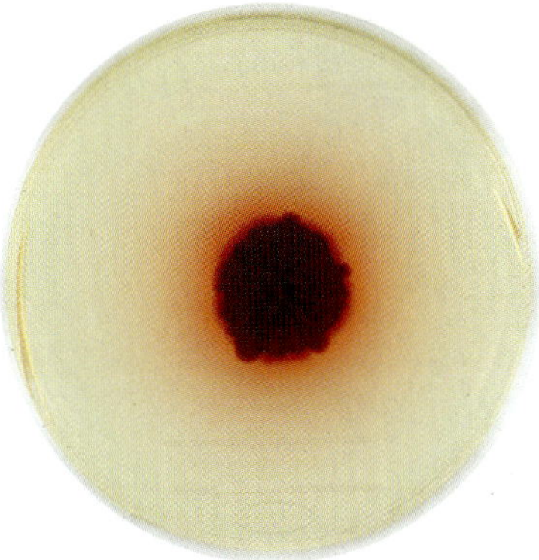

▶페니실륨 마르네페이

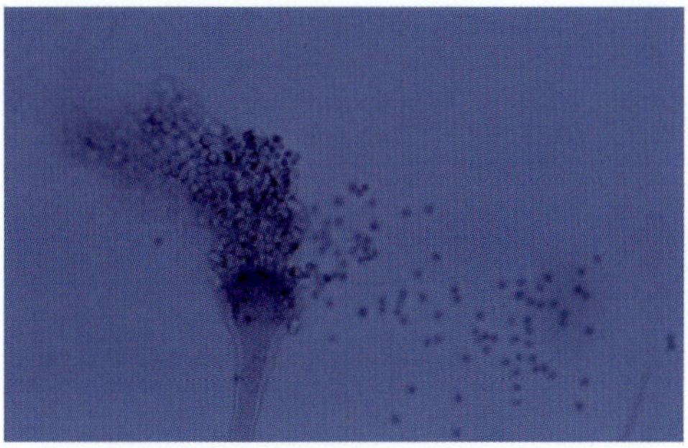

▶아스페르길루스 푸미가투스

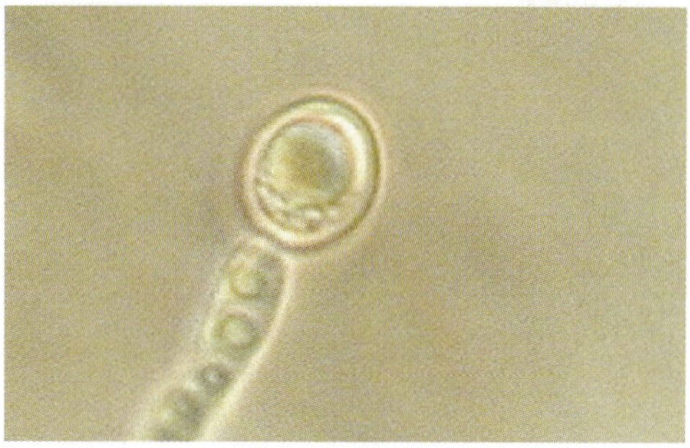

▶칸디다 알비칸스의 후막형 분생포자

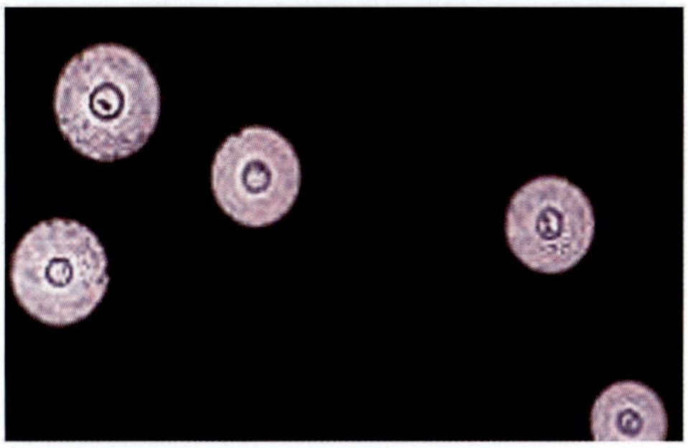

▶크립토코쿠스 네오포르만스의 먹물염색

[진균]

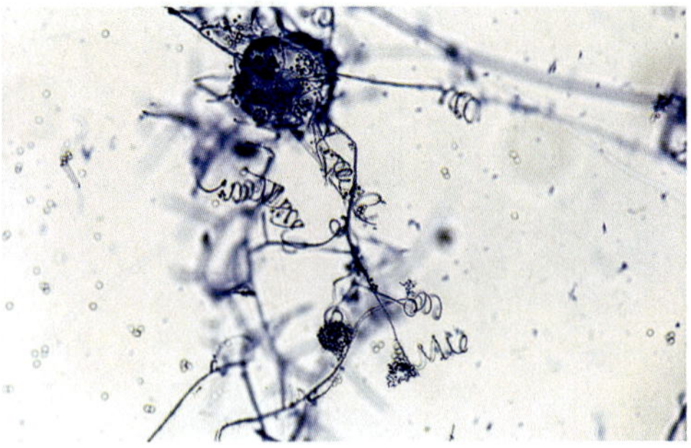

▶ 트리코피톤 멘타그로피테스

머리백선증에서 분리된 트리코피톤 멘타그로피테스를 슬라이드배양하여 코튼블루로 염색한 것

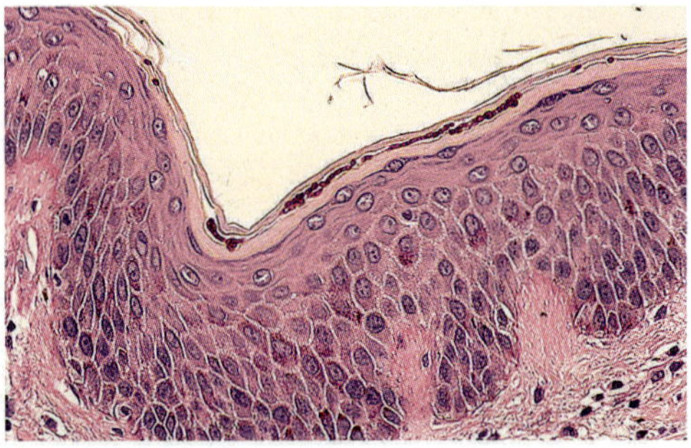

▶ 피부각질층 내의 PAS염색(표재성 진균증)

표재성 진균증의 피부 파라핀절편을 PSA염색한 것

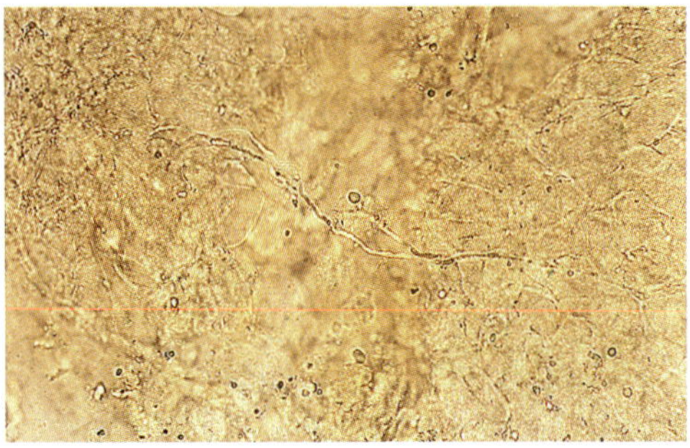

▶ 칸디다 알비칸스의 손발톱 표본

각질층(칸디다 알비칸스에 감염된 손발톱)을 20% KOH에 용해하여 염색하지 않고 관찰한 것

[원충] 리슈만편모충증

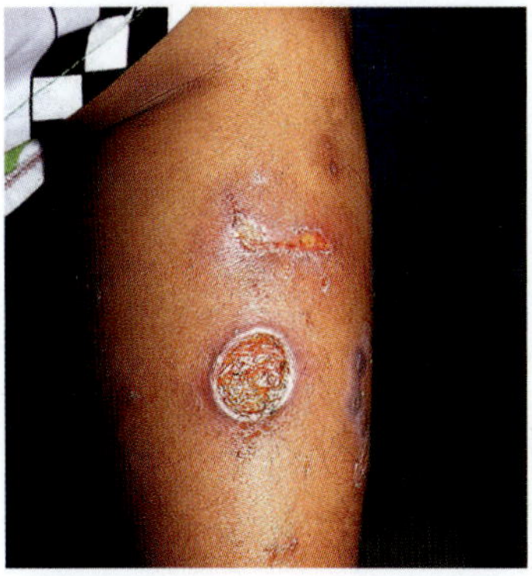

▶피부리슈만편모충증(다리)

리슈만편모충에 감염된 피부리슈만편모충증 환자의 다리. 원형 주위의 융기부위에 원충에 감염된 큰포식세포가 다수 검출된다.

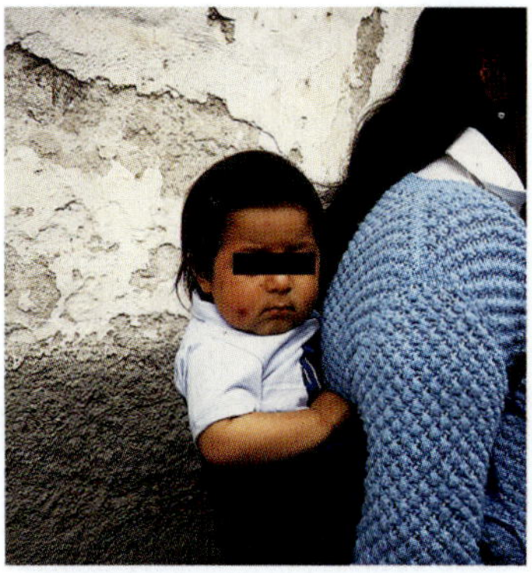

▶피부리슈만편모충증(볼)

얼굴의 볼에 생긴 피부리슈만편모충증(볼의 검은색 부위)

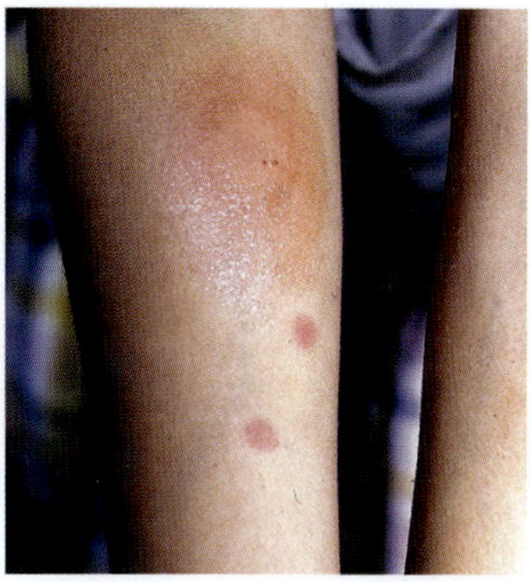

▶피부반응

리슈만편모충에 대한 항체를 가지고 있는 경우에는 가려움을 동반한 심한 반응반이 나타난다.

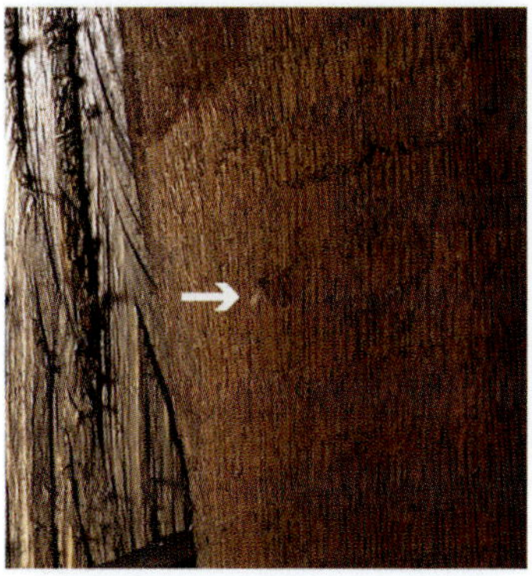

▶샌드플라이 암컷 성충

리슈만편모충을 매개하는 샌드플라이의 암컷 성충. 몸길이는 모기보다 짧아 2mm 정도의 소형이다. 사진에서는 흰색 날개만 관찰된다.

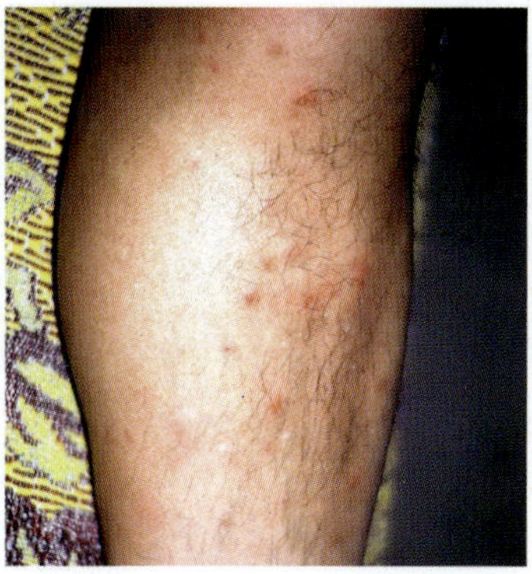

▶샌드플라이에 물린 직후의 환부

샌드플라이에 물린 직후의 가려움을 동반한 피진. 모기에 물렸을 때와 비교하여 가려움이 1~2주간 정도 지속되는 경우가 있다.

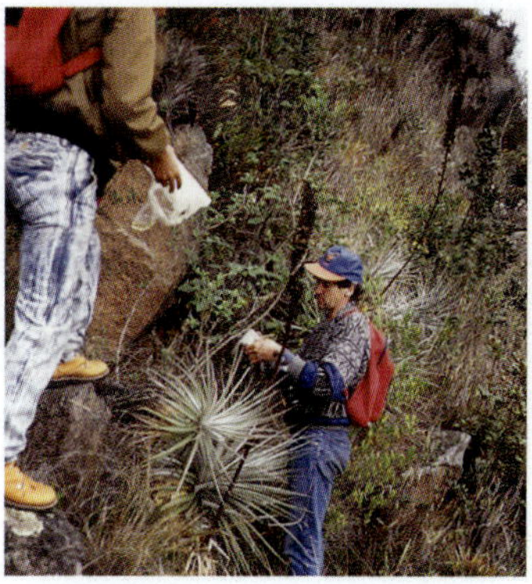

▶샌드플라이의 서식환경

리슈만편모충을 매개하는 샌드플라이의 서식환경. 동물 둥지의 흙에 유충, 성충이 숨어 있다.

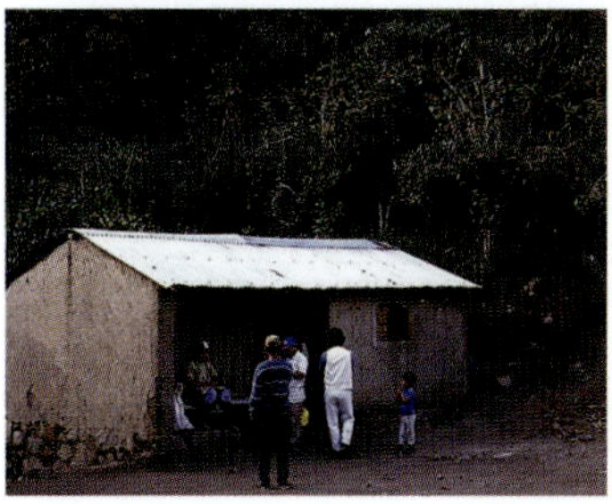

▶리슈만편모충증 유행지(1)

에콰도르에 있는 리슈만편모충증 유행지의 환자 집. 샌드플라이는 작은 창문을 통해 실내로 침입한다.

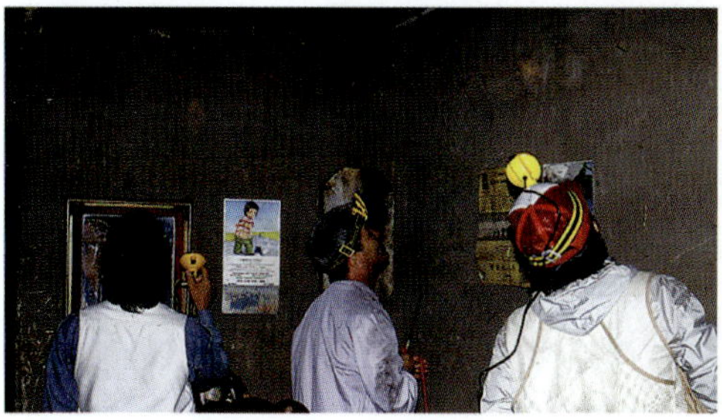

▶리슈만편모충증 유행지(2)

인가 내에 날라 들어온 샌드플라이의 채집. 유행지에서는 해가 진 후 30분 정도 지나면 샌드플라이 성충이 인가 내로 침입하여 사람을 문다. 그때 벽에도 머문다.

[원충] 말라리아

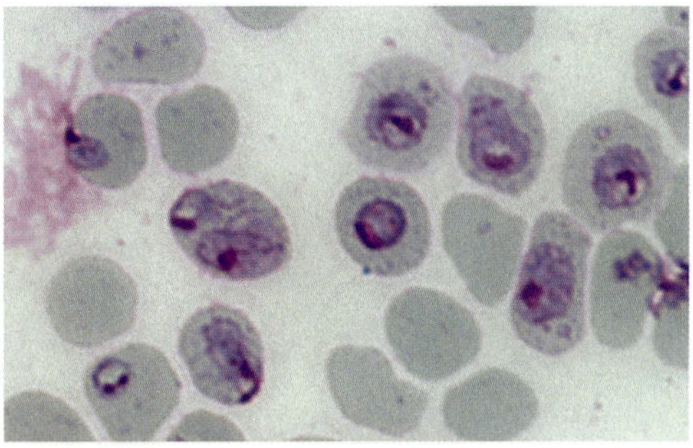

▶ 말라리아원충

적혈구에 감염된 말라리아원충(*Plasmodium berghei*)의 고리체, 영양체. 열대열말라리아와 같이 다른 발육단계의 원충이 관찰된다.

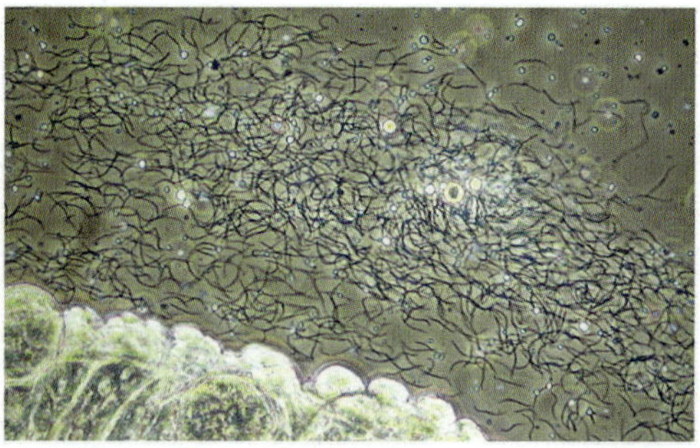

▶ 말라리아원충의 포자소체

말라리아원충(*Plasmodium berghei*)의 포자소체. 원충의 자성 · 웅성 생식모체를 혈액과 함께 흡혈한 모기 중간창자 내에서 생식체, 접합체, 충양체, 그리고 모기의 중간창자벽을 관통하여 성숙 낭포가 중간창자 기저막 아래에 만들어진다. 성숙 낭포에서 다수의 포자소체가 방출되어 모기의 침샘으로 이동해서 성숙 포자소체는 다음의 흡폘을 기다린다.

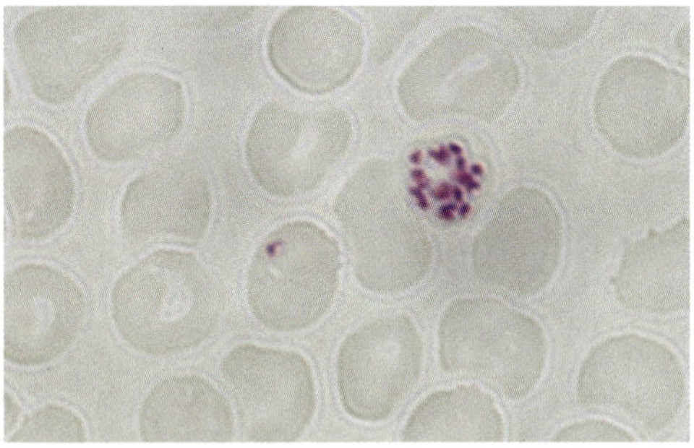

▶ 열대열말라리아원충

적혈구에 감염된 열대열말라리아원충(*Plasmodium falciparum*)의 고리체, 영양체. 다른 발육단계의 원충이 관찰된다.

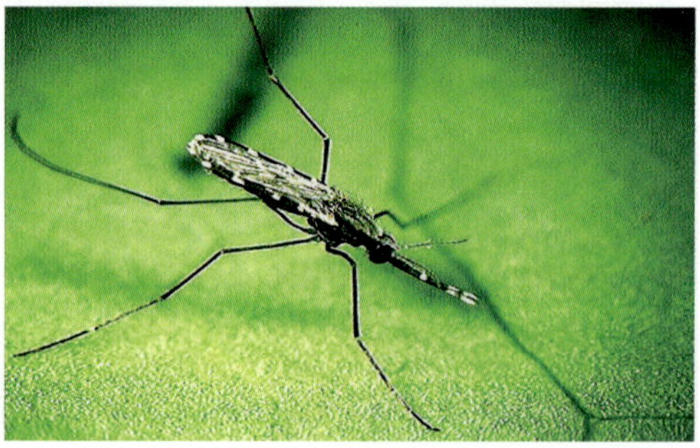

▶ 작은학질모기

열대열말라리아원충, 삼일열말라리아원충, 사일열말라리아원충을 매개하는 작은학질모기(*Anopheles minimus*) 암컷 성체. 성충 날개에는 백색과 흑색의 선명한 줄무늬가 있다.

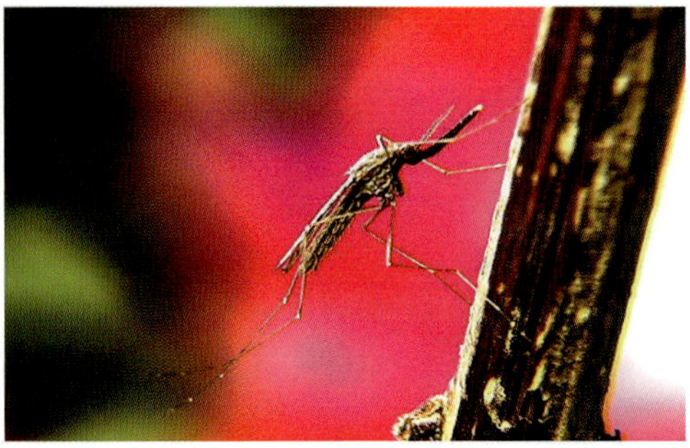

▶ 중국얼룩날개모기

삼일열말라리아원충을 매개하는 중국얼룩날개모기(*Anopheles sinensis*) 암컷 성충. 약 45도 각도로 있는 성충은 뒷다리를 높이 드는 습성이 있다.

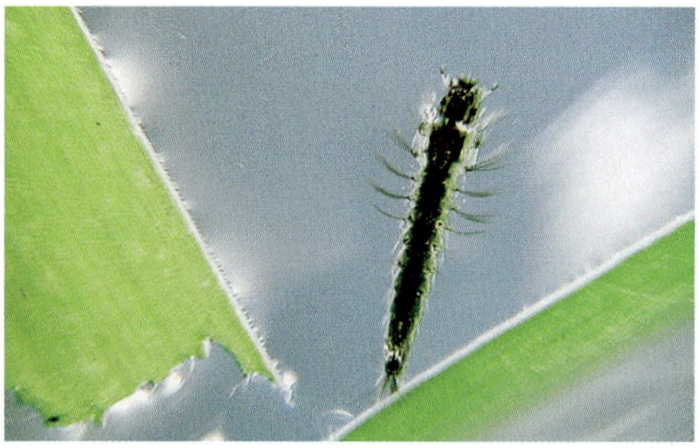

▶ 중국얼룩날개모기의 유충

중국얼룩날개모기(*Anopheles sinensis*)의 유충. 수면 위에 평행하게 떠올라 호흡하는 유충은 수면상의 부유물을 주로 먹는다.

[원충] 샤가스병

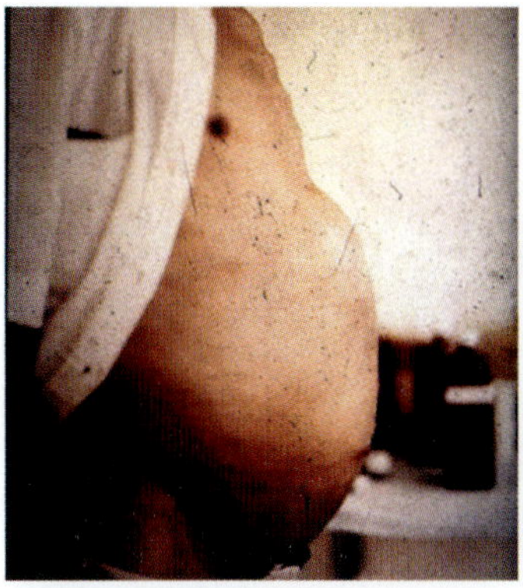

▶ 거대결장증 환자

샤가스병으로 인해 거대결장증을 합병한 환자. 만성기 환자에게서 크루스파동편모충의 검출이 때로는 어렵다.

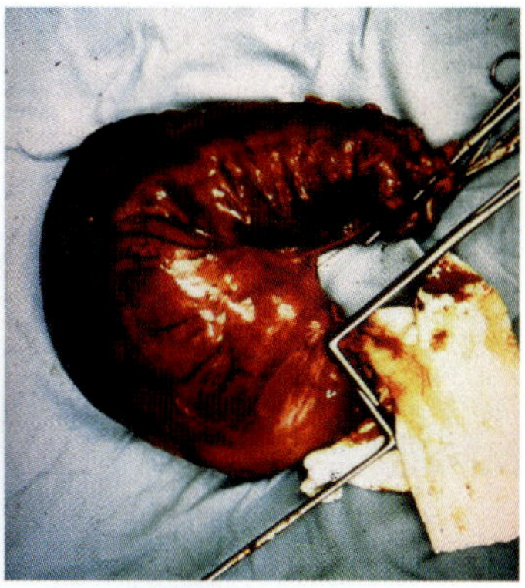

▶ 적출된 거대결장

샤가스병 환자에게서 적출된 거대결장의 적출부위. 큰창자폐쇄가 일어나 있다.

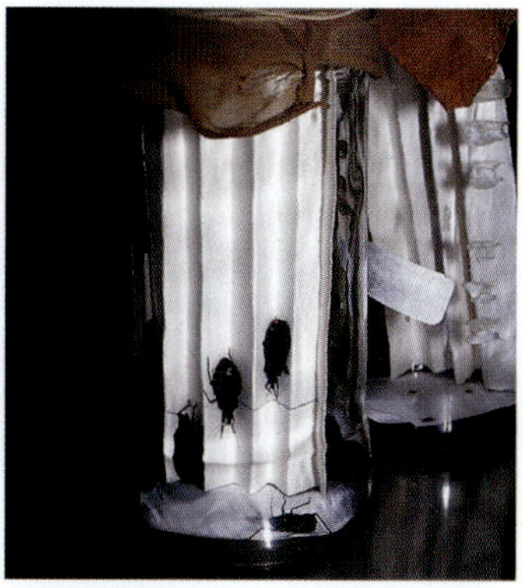

▶ 침노린재(1)

크루스파동편모충을 매개하는 침노린재의 사육. 자웅 모두 흡혈한다. 미감염 침노린재를 환자로부터 흡혈시켜서 곤충 체내에서 원충을 증식시켜 진단하는 데에 사용한다.

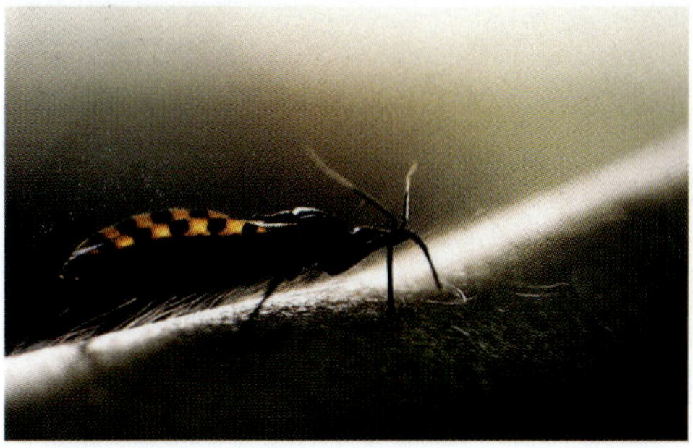

▶ 침노린재(2)

크루스파동편모충을 매개하는 침노린재. 사람 피부에서 흡혈을 막 시작한 모습

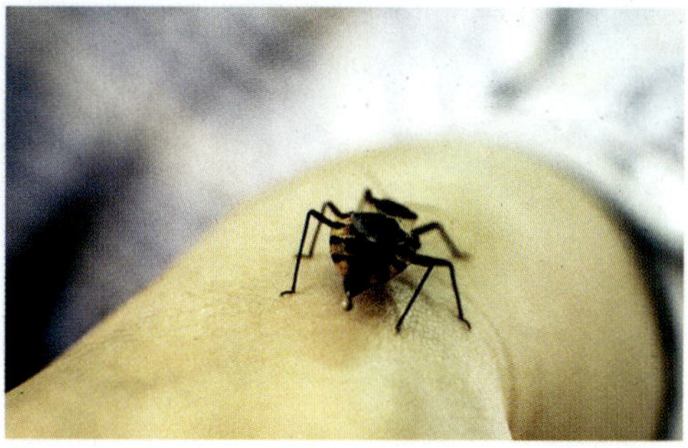

▶ 침노린재(3)

크루스파동편모충을 매개하는 침노린재. 원충을 포함한 분변을 사람 피부 위에 떨어트리는 모습

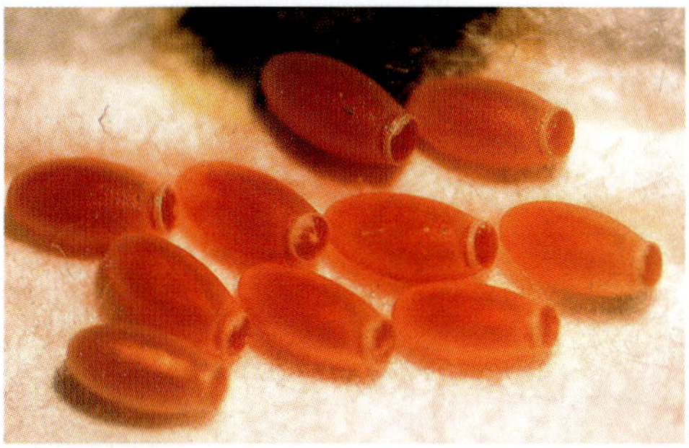

▶ 침노린재의 알

산란 직후에는 백색, 그 후에 복숭아색~오렌지색이 된다.

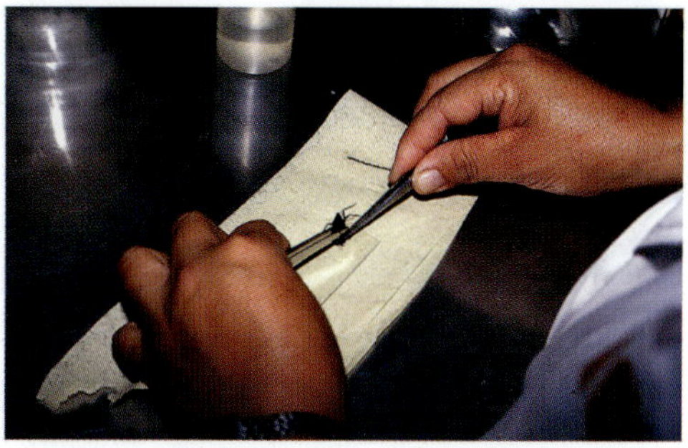

▶ 크루스파동편모충의 검출

크루스파동편모충을 매개하는 침노린재에서 원충을 검출. 핀셋으로 침노린재 복부를 눌러서 장 내의 변을 슬라이드 글라스 위에 덜어 김자염색하여 원충을 검출한다.

[원충] 아프리카 파동편모충증

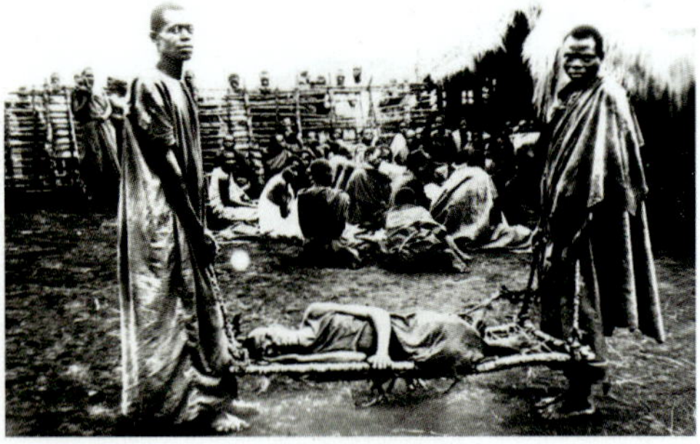

▶ 아프리카수면병 환자

1892년 코흐(Robert Koch)가 수면병의 대유행지인 우간다 빅토리아호수의 진자(Jinja)에서 촬영한 수면병 환자

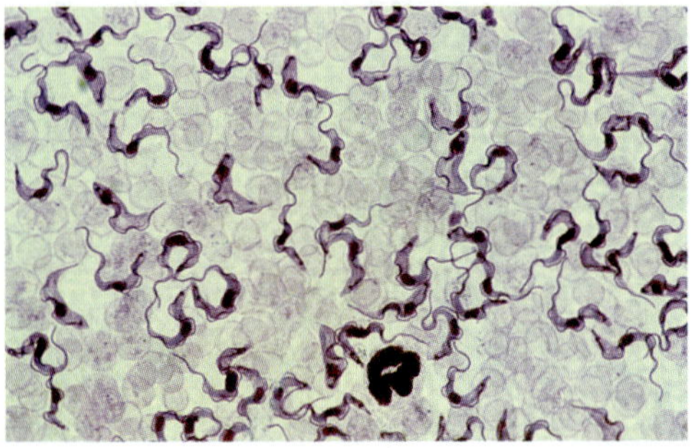

▶ 가축파동편모충

가축파동편모충증 병원체(*Trypanosoma brucei*)의 혈청형. 감염 마우스 혈액도말표본, 김자염색

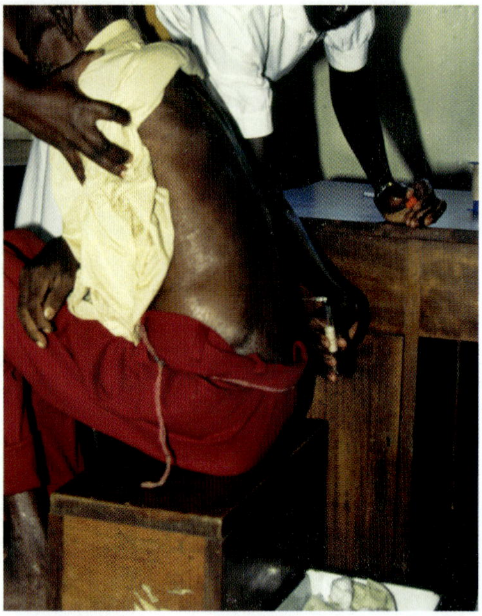

▶ 뇌척수액 채취

혈액도말표본 검사에서 양성으로 판정된 환자의 뇌척수액 채취

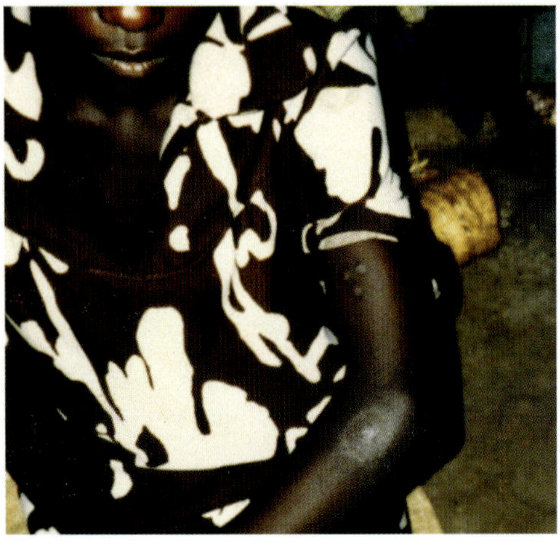

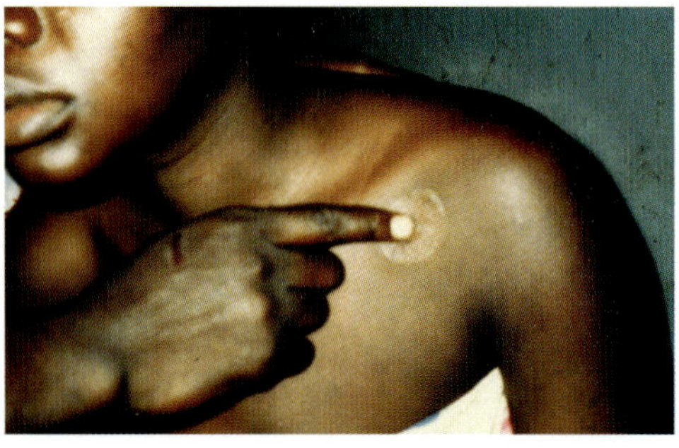

▶ 국부 피부반응

아프리카 파동편모충 감염의 체체파리에 물린 후 수일~1주일 전후에 나타나는 국부 피부반응. 이 반응은 그 후 1주일 정도에 사라진다.

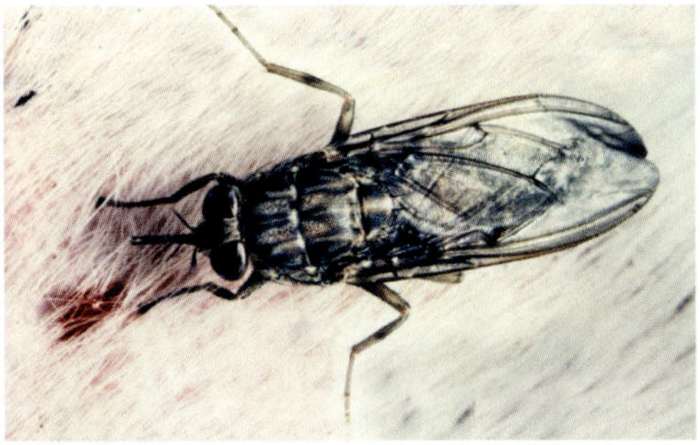

▶ 체체파리(1)

수면병의 병원충인 파동편모충을 매개하는 체체파리 (*Glossina morsitans centralis*)

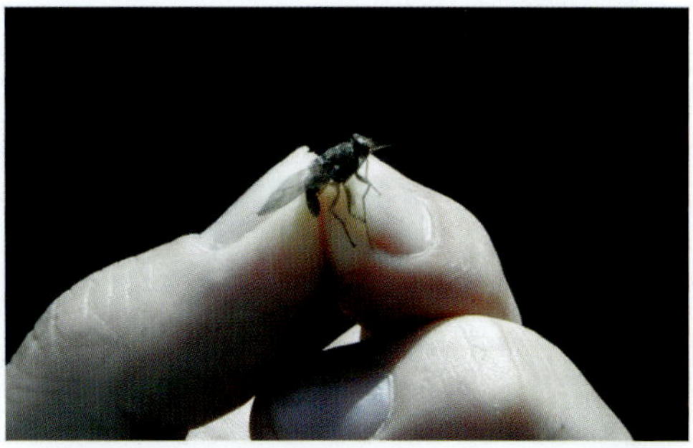

▶ 체체파리(2)

로데시아파동편모충을 매개하는 체체파리(*Glossina pallidipes*)

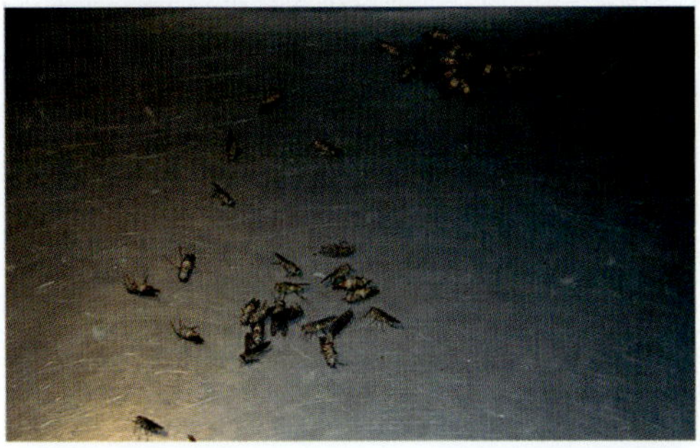

▶ 체체파리(3)

가사상태의 체체파리(실험실 내 냉각 플레이트 위)

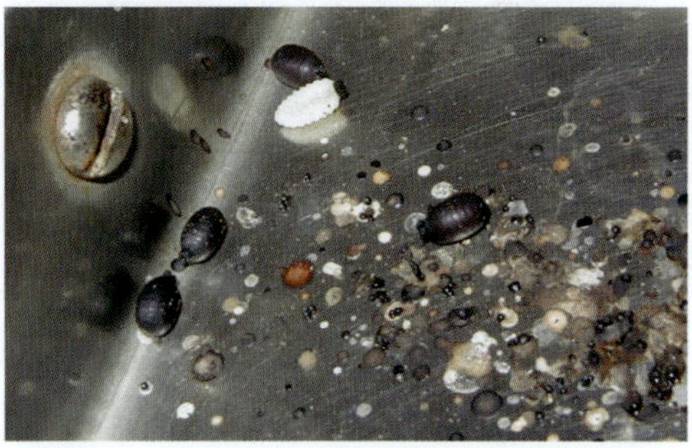

▶ 체체파리(4)

체체파리의 유충(백색)과 번데기(흑색)(실험실 내에서 사육)

[바이러스]

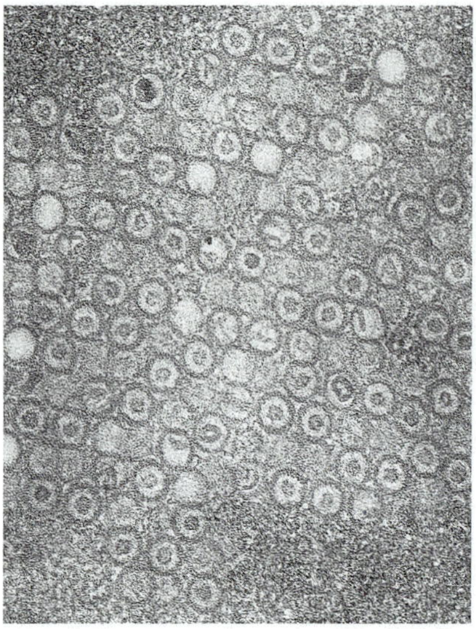

▶단순헤르페스바이러스

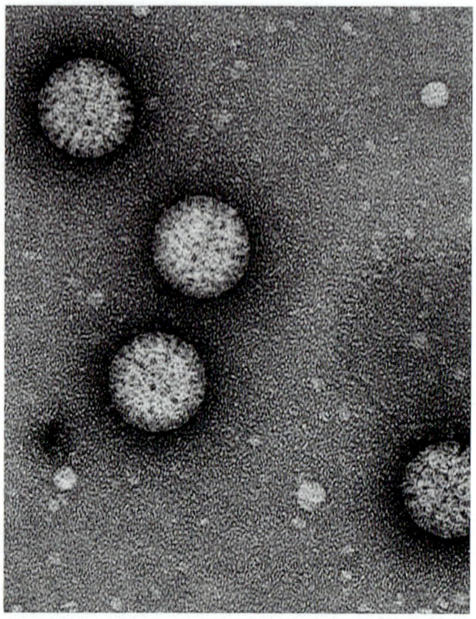

▶로타바이러스

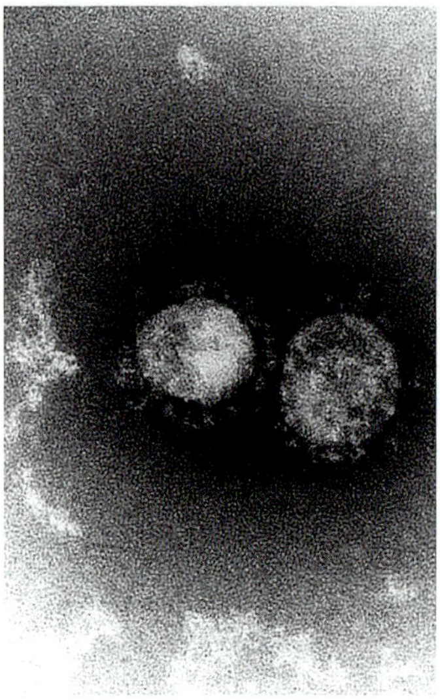

▶SARS코로나바이러스

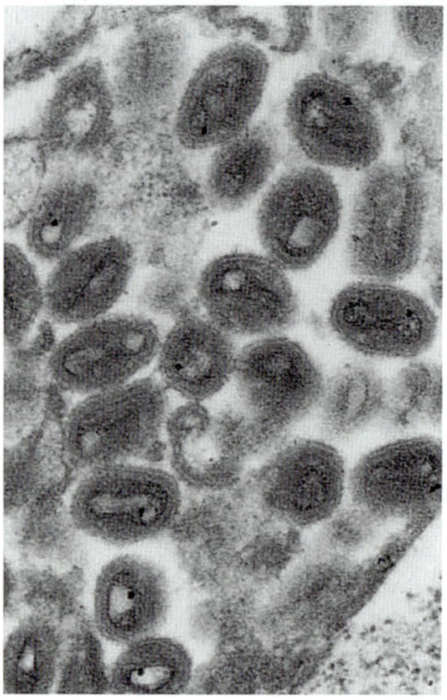

▶두창바이러스

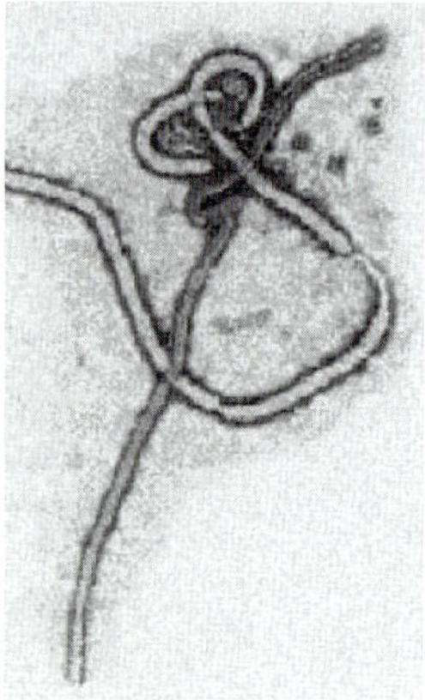

▶에볼라바이러스

[감염병]

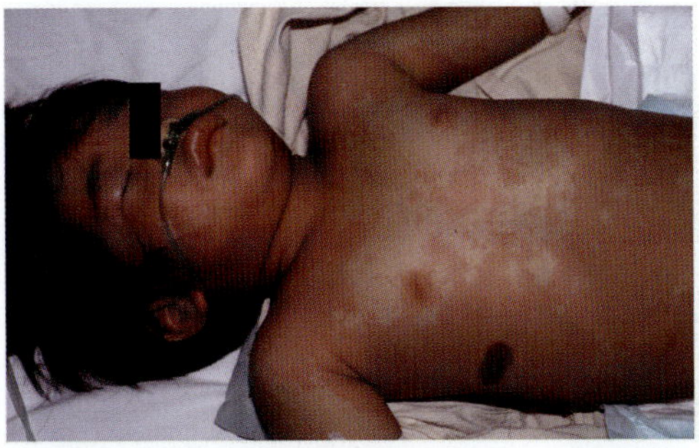

▶전신아나필락시스 환자

벌에 물려서 발병한 예

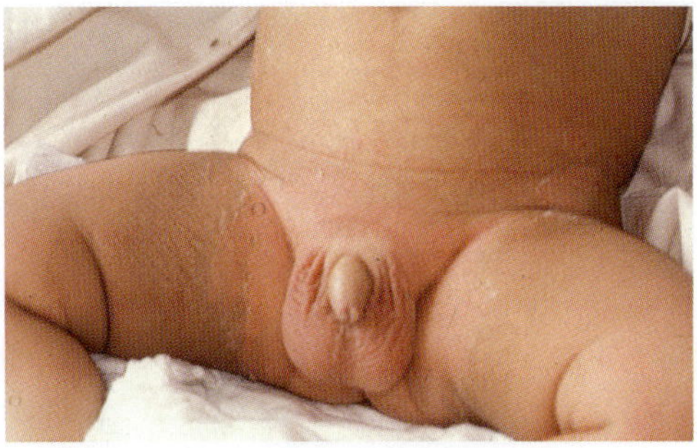

▶황색포도알균성 화상피부증후군

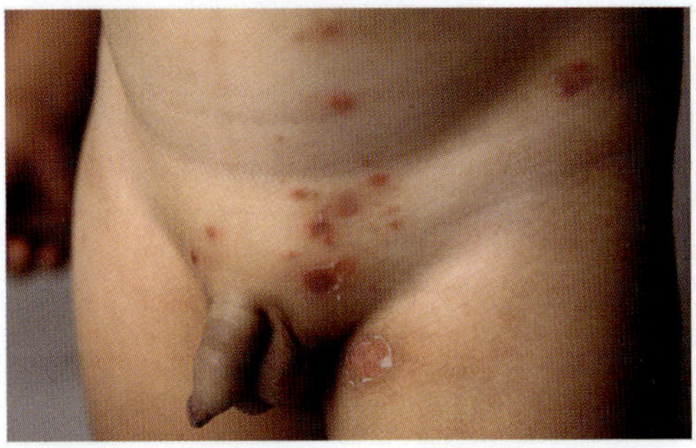

▶전염농가진

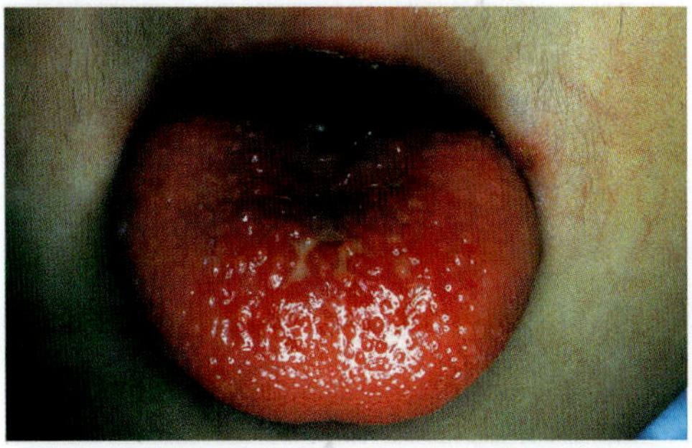

▶딸기혀(A군 사슬알균 감염병)

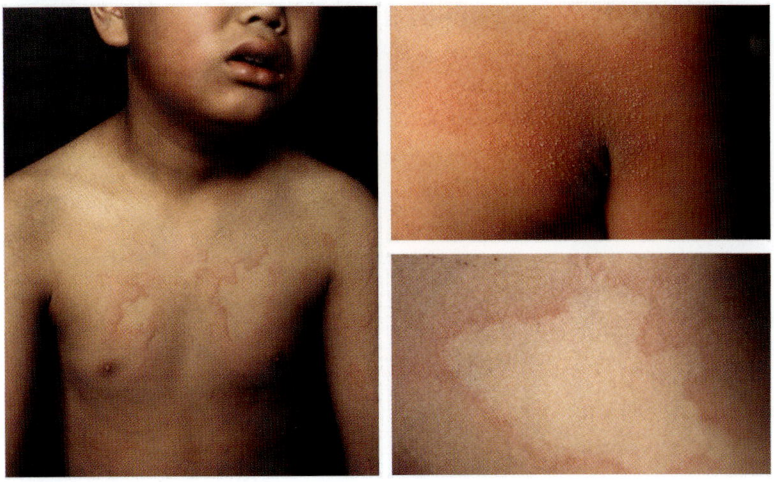

▶성홍열(A군 사슬알균 감염병)

[감염병]

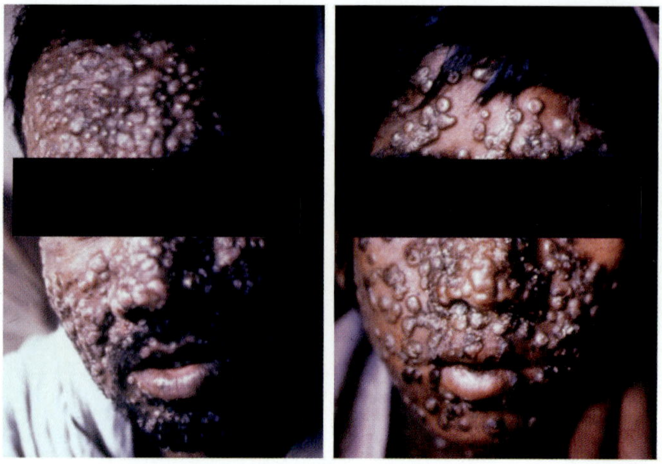

▶두창 환자의 피부병변

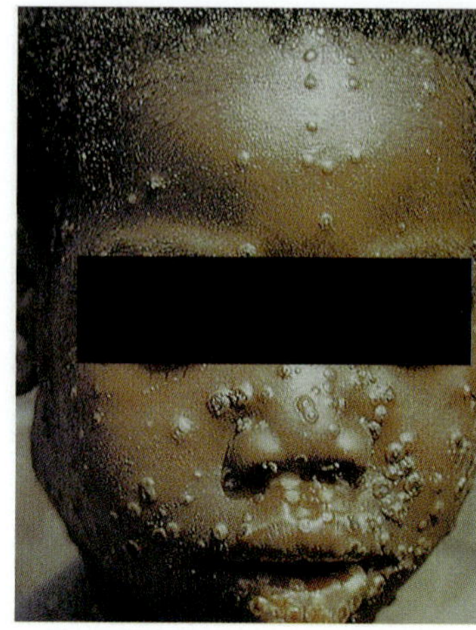

▶원숭이두창바이러스 감염병
(사람원숭이두창)

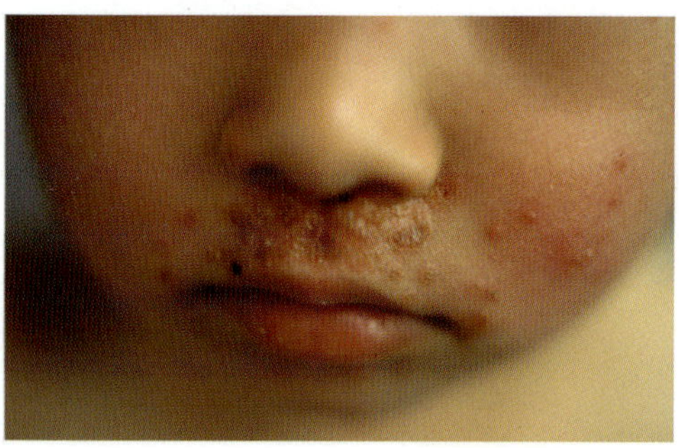

▶입술헤르페스

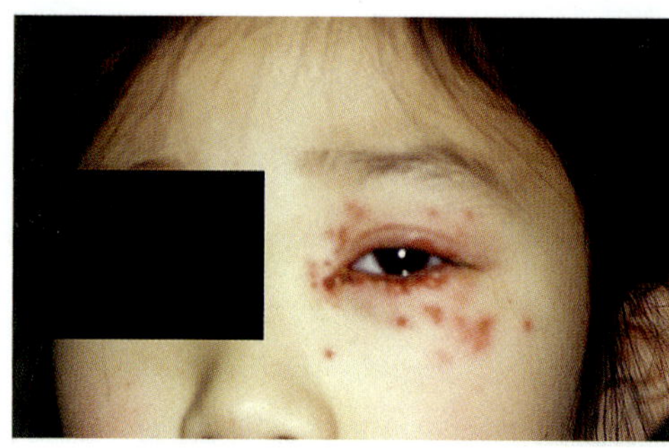

▶눈꺼풀헤르페스(1)

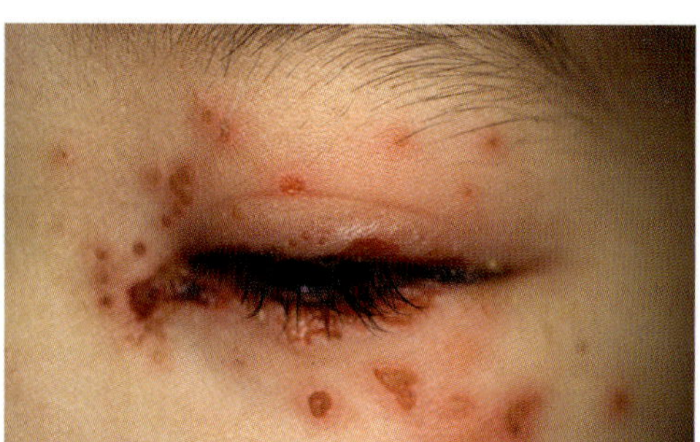

▶눈꺼풀헤르페스(2)

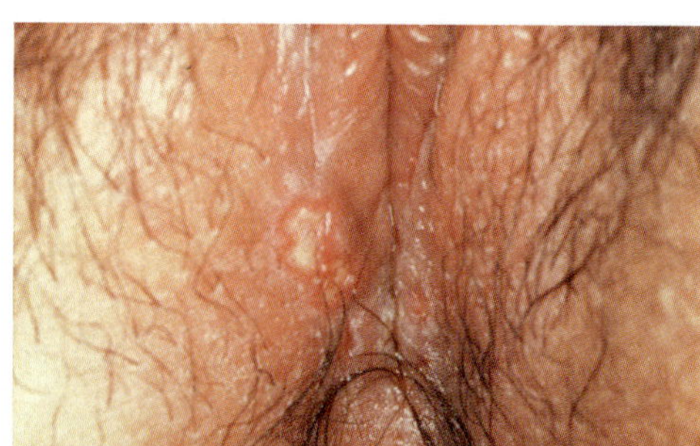

▶성기헤르페스

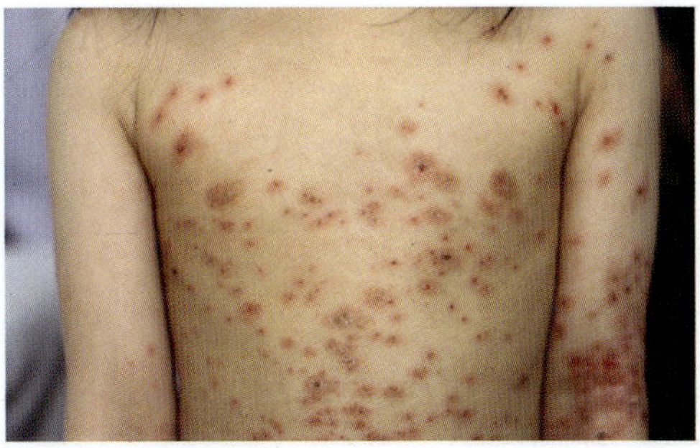

▶ 카포시수두모양발진

아토피피부에 합병되는 경우가 많은 HSV-1의 전신성 피부 감염병이다.

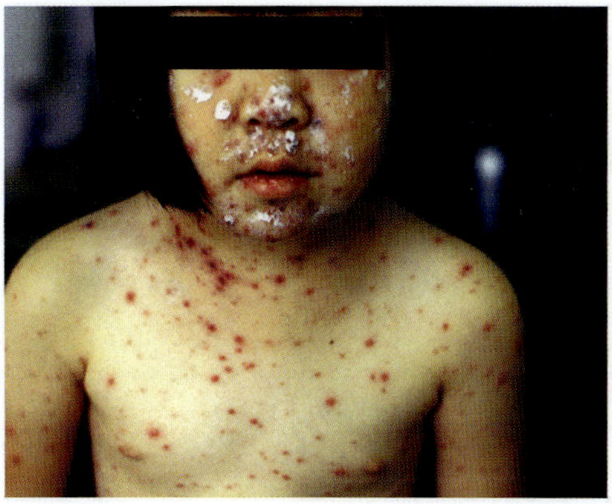

▶ 수두

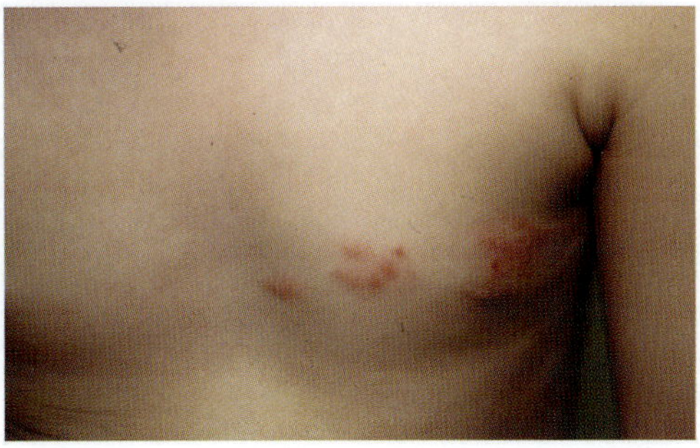

▶ 대상포진

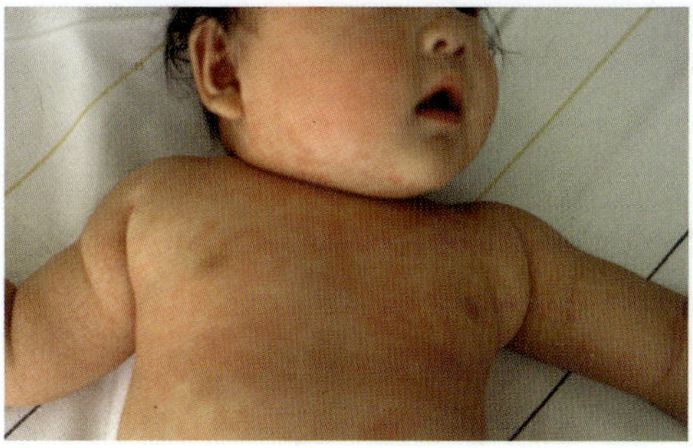

▶ 돌발피진(1)

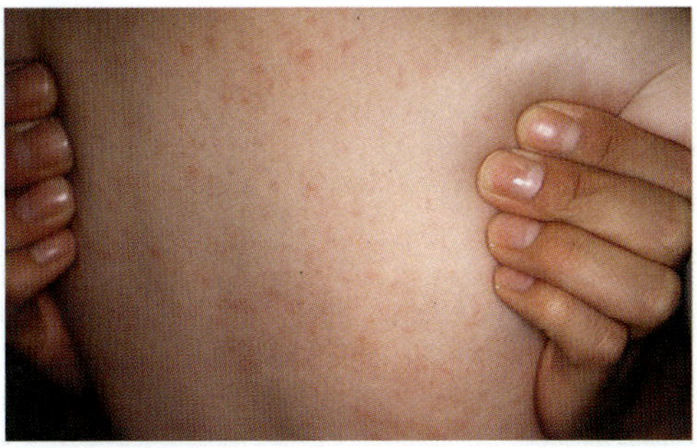

▶ 돌발피진(2)

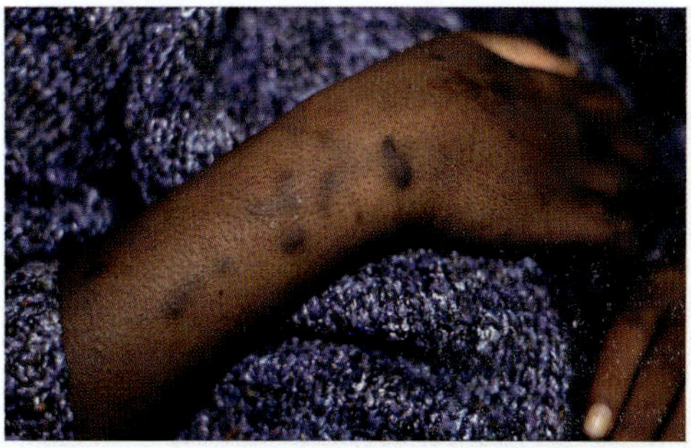

▶ 카포시육종

[감염병]

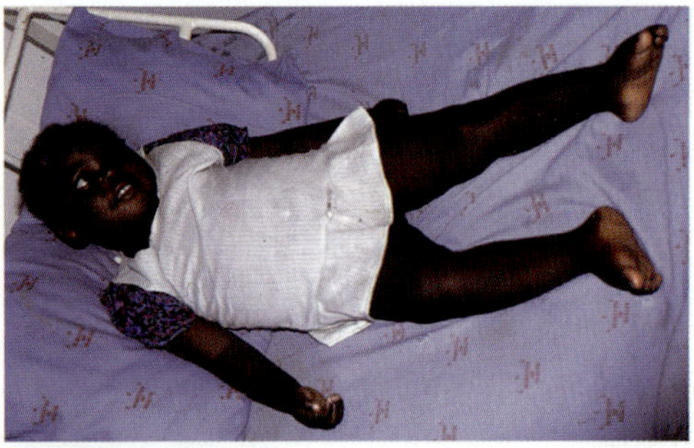

▶회색질척수염(폴리오) 환자

다리의 이완마비가 확인된다.

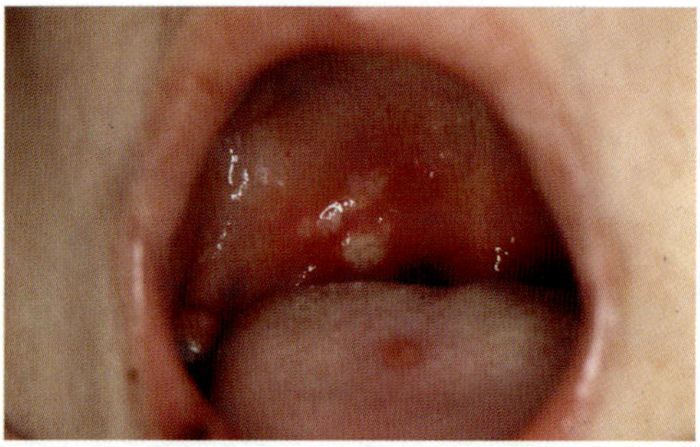

▶물집앙기나

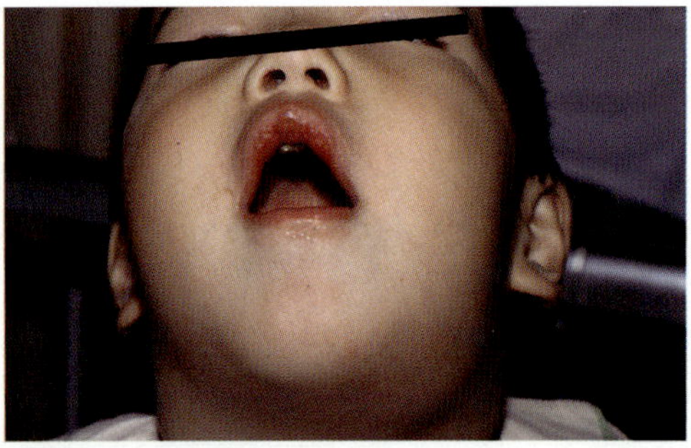

▶볼거리(유행귀밑샘염)

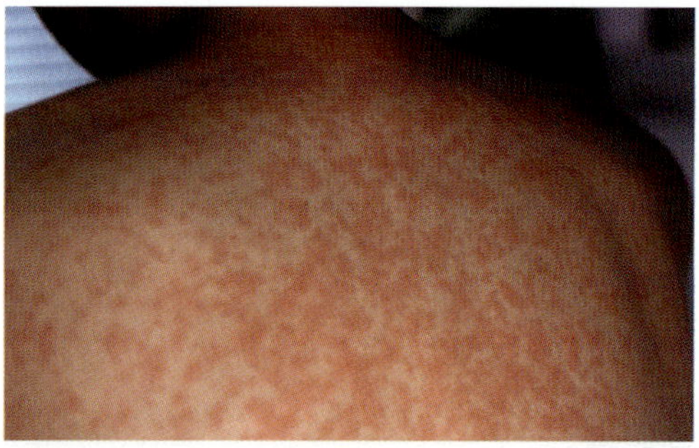

▶홍역

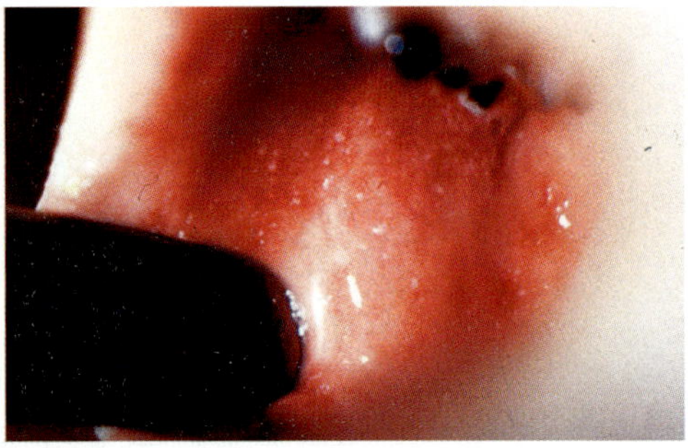

▶코플릭반점(홍역)

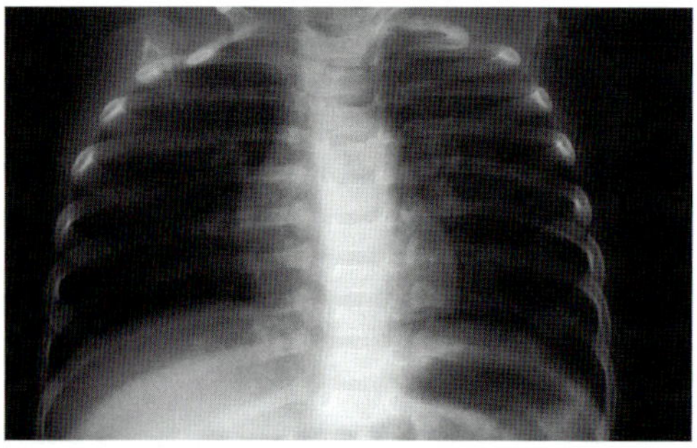

▶세기관지염 환자의 가슴 X선 사진

날숨(호기)의 장애로 허파의 투과성 항진, 가로막(횡경막) 저하가 확인된다.

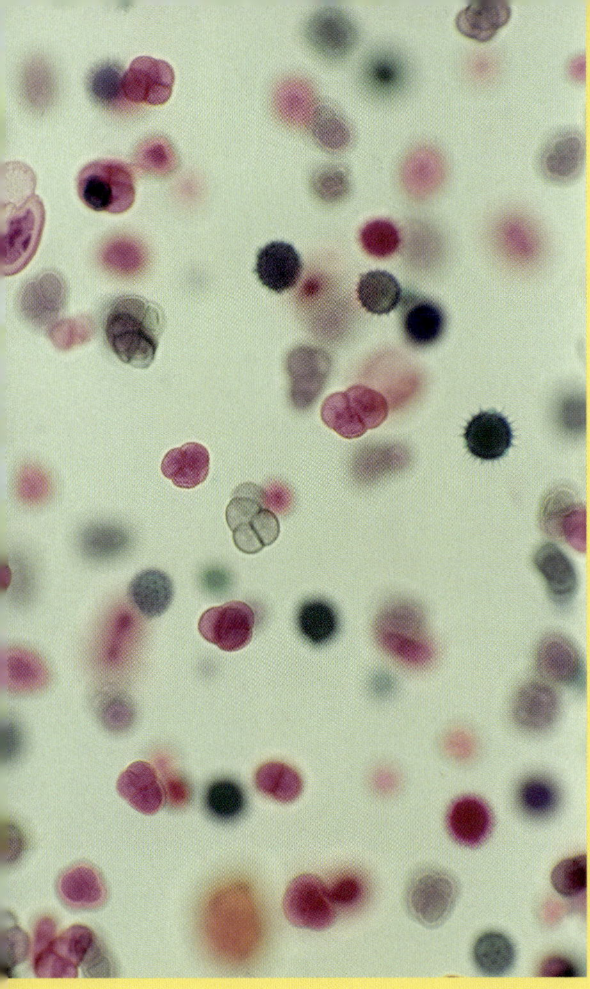

1부

미생물과 미생물학

제 1 장 미생물학의 역사
제 2 장 세균학
제 3 장 진균학
제 4 장 원충학
제 5 장 바이러스학

제1장

미생물학의 역사

1. 미생물이란?
2. 미생물학이란?
3. 미생물의 발견
4. 병원성 세균, 병원성 바이러스의 발견
5. 면역학의 시작
6. 소독법, 항균제의 발견
7. 의학미생물학의 발전

[학습목표]

- 미생물의 4가지 종류와 대략적인 크기를 알 수 있다.
- 생물계에서 미생물이 차지하는 위치를 알 수 있다.
- 원핵생물과 진핵생물의 차이를 설명할 수 있다.
- 의학미생물학의 목표를 말할 수 있다.
- 파스퇴르의 업적을 설명할 수 있다.
- 코흐가 발견한 세균명, 코흐의 4원칙을 설명할 수 있다.
- 여과성 병원체에 관해 설명할 수 있다.
- 백신, 면역혈청의 시작에 관해 설명할 수 있다.
- 소독법의 시작에 관해 설명할 수 있다.
- 페니실린의 발견에 관해 대략적으로 설명할 수 있다.
- 현재의 미생물학을 분자생물학, 분자유전학이 지지하고 있음을 이해할 수 있다.

주요 용어해설

- **기회감염(opportunistic infection)** : 건강한 상태에서는 감염병을 일으키지 않는 병원체(약독미생물, 비병원성 미생물, 무해균 등이라고 불린다)가 원인으로 감염을 일으키는 것을 말한다.
- **면역(immunity)** : 생체 내에서 병원체 등의 비자기물질이나 암세포와 같은 비정상적인 세포를 인식해서 죽임으로써 생체를 질병으로부터 보호하는 기전을 말한다.
- **멸균(sterilization)** : 증식성을 가진 모든 미생물(주로 세균)을 완전히 사멸 또는 제거하기 위한 작용과 조작을 말한다.
- **미생물(microorganism)** : 육안으로 그 존재를 식별할 수 없어 현미경 등을 통해 관찰할 수 있을 정도로 작은 생물을 가리킨다. 미생물을 연구하는 학문 분야를 미생물학이라고 한다.
- **병원성(pathogenicity)** : 세균이나 바이러스 등의 병원체가 다른 생물에 감염되어 숙주에게 감염병을 일으키는 성질 및 능력을 말한다.
- **소독(disinfection)** : 넓은 의미의 소독이란 인체에 유해한 성질을 제거하거나 무해하게 만드는 것을 말하며, 여기에는 유해장치의 중화(무독화) 등도 포함된다. 좁은 의미의 소독이란 병원미생물을 죽이는 것(살균 등) 또는 병원미생물의 능력을 감소시켜 병원성을 없애는 것을 말하며, 무균 상태로 만드는 것을 의미하는 것은 아니다.
- **숙주(host)** : 기생충이나 균류 등이 기생 또는 공생하는 상대방 생물을 말한다.
- **약물내성(drug resistance)** : 생물이 자신에 대해 어떠한 작용을 가진 약물에 저항성을 가짐으로써 이러한 약물가 효과를 발휘하지 못하게 되는 현상을 말한다.
- **유전자(gene)** : 생물의 유전정보를 담당하는 주요 인자이다. 모든 생물에서 DNA를 매체로 하여 그 염기배열에 부호화되어 있다. 다만, RNA 바이러스는 RNA 배열에 부호화되어 있다.
- **유전체(게놈, genome)** : 어떤 생물을 그 생물답게 하는 데에 필수적인 유전정보를 말한다. gene(유전자) + chromosome(염색체) 또는 gene(유전자) + –ome(집단, 덩어리) = genome을 합성한 말이며, DNA가 발견된 이후에는 '전체 염색체를 구성하는 DNA의 전체 염기배열'의 의미도 가지게 되었다.
- **집락(colony)** : 세균이나 배양세포 등이 형성하는 단일세포 유래의 세포 덩어리를 말한다.
- **탐식세포(포식세포, phagocyte)** : 동물 체내에서 조직 사이를 이동하며 식작용을 하는 세포를 일컫는다. 세포성 면역을 담당하며 외부로부터 침입한 미생물 등을 삼켜 파괴한다.
- **항독소(antitoxin)** : 특정 독소를 중화하는 능력을 가진 항체를 일컫는 말이다. 항독소는 일정 동물, 식물, 세균이 생산한다.
- **항체(antibody)** : 체내에 침입해 온 항원에 대해 B세포가 생산하여 항원과 특이적으로 반응하는 면역글로불린을 일컫는 말이다.
- **DNA(데옥시리보핵산, deoxyribonucleic acid)** : 핵산의 일종으로, 지구상의 많은 생물에서 유전정보의 계승과 발현을 담당하는 고분자 생체물질이다.

1 미생물이란?

A. 미생물의 종류와 크기

Note

마이크로미터(μm)
1μm=1/1,000mm=1/10^6m=10^{-6}m

나노미터(nm)
1nm=1/1,000μm=1/10^9m=10^{-9}m

현미경의 해상도
식별할 수 있는 두점 사이의 거리

미생물(microorganism)이란 육안으로는 볼 수 없는 미세한 생물을 일컫는 말로, **세균**(bacterium), **진균**(fungus), **원충**(protozoa), **바이러스**(virus)로 구성된다. 그 크기는 원충이 10~100μm, 진균(효모)이 5~12μm, 일반 세균이 0.5~10μm, 바이러스가 20~300nm 정도이다.

특히 세균으로 분류되는 **마이코플라스마**(Mycoplasma), **리케치아**(Rickettsia), **클라미디아**(Chlamydia)는 일반세균보다는 작고 바이러스와 비슷한 성질을 가지고 있어 예전에는 바이러스로 다루어졌지만 이후 세균으로 다루어지고 있다. 각각의 크기는 마이코플라스마는 300nm, 리케치아는 0.3~1μm, 클라미디아는 0.2~5μm 이다.

사람의 적혈구 크기가 지름 7μm이므로 작은 크기의 바이러스나 세균은 적혈구보다 더 작음을 알 수 있다(**그림 1-1**).

미생물을 관찰하기 위해서는 현미경이 필요하다. 광선을 이용하는 광학현미경의 해상도는 최대 0.2μm 정도이고, 전자선을 이용하는 전자현미경의 해상도는 최대 0.2nm 정도이다. 따라서 세균의 전체 모양의 관찰은 광학현미경으로도 가능하지만, 세균의 내부 구조나 바이러스를 관찰하려면 전자현미경이 필요하다(**그림 1-2**).

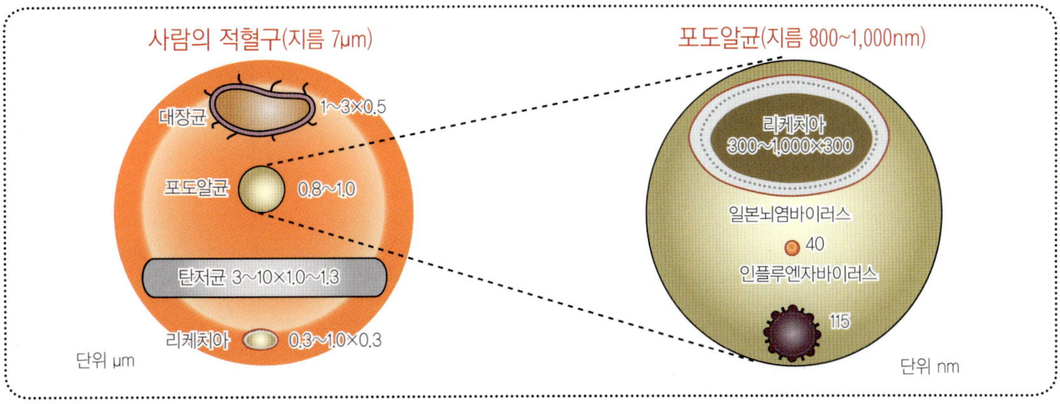

[그림 1-1] 미생물의 크기 비교

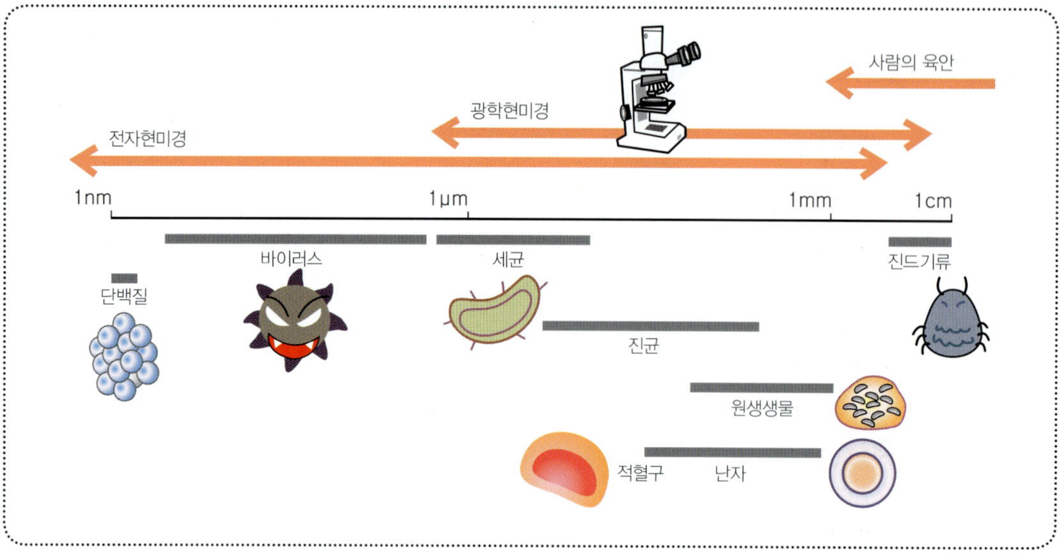

[그림 1-2] 현미경의 해상도와 미생물 등의 크기

B. 미생물의 분류

모든 생물은 세포로 구성되어 있으며, 그 구조나 성질의 차이에 따라 **진핵생물**(eucaryote; 진핵세포로 구성)과 **원핵생물**(procaryote; 원핵세포로 구성)의 2가지로 나뉜다.

'핵'은 세포 안에 있으며 생명을 유지하는 데 필요한 단백질을 합성하는 **유전자**(gene)[DNA(데옥시리보핵산, deoxyribonucleic acid), **유전체**(게놈, genome)]를 지니고 있으며 생명유지에 중요한 역할을 한다.

원핵세포와 진핵세포의 구조를 **그림 1-3**에 보여주고 있으며 그 성질을 비교하여 **표 1-1**에 나타내었다. 진핵생물과 원핵생물은 핵막의 유무, 염색체 수, 리보솜의 크기, 세포벽의 조성 등에서 차이가 있다.

핵막(nuclear membrane)은 핵과 세포질을 구분하는 막으로, 진핵생물은 이 핵막이 있지만, 원핵생물은 없다. 복숭아나 매실과 같은 과실로 말하면 씨(핵)가 있는 것이 진핵생물, 씨가 없고 과육만 있는 것이 원핵생물이라고 할 수 있다. 그러나 원핵생물이라도 씨 안의 본체(DNA)는 과육(세포질) 안에 있다. 또한, 염색체(chromosome)는 DNA(유전정보를 부호화한 염기배열)를 포함하고 있으며, 리보솜(ribosome)은 DNA의 유전정보에 따라 단백질을 합성하는 장치, 세포질그물(소포체, endoplasmic reticulum)은 그 단백질에 당이나 지질을 첨가하면서 세포 안에서 운반하는 장치이다.

Note

분자계통분류

세균과 고등생물의 세포에 공통으로 있는 리보솜 RNA (ribosomal RNA, rRNA)의 유전자배열에 따라 발생 역사 순으로 계통적으로 분류한다.

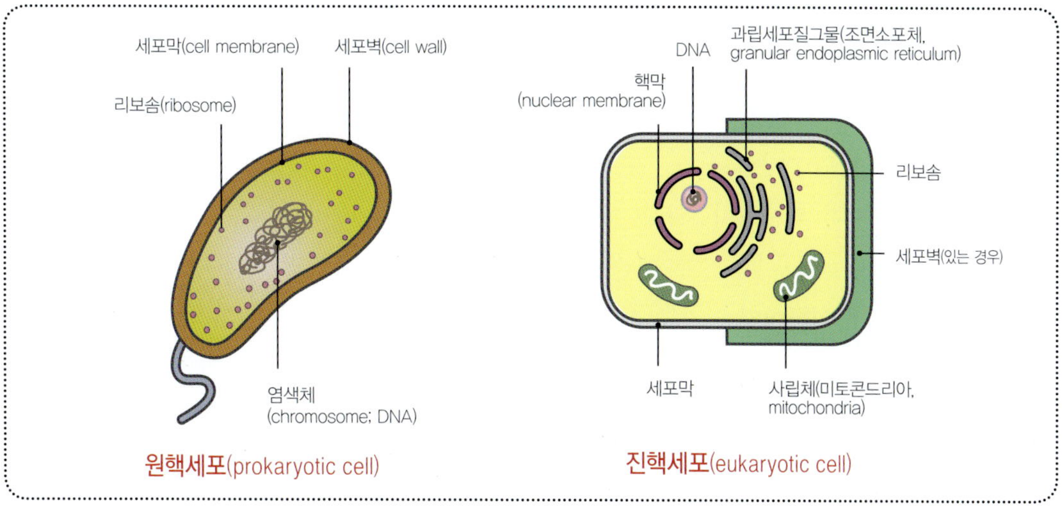

[그림 1-3] 원핵세포(좌)와 진핵세포(우)

Note

진정세균(Eubacteria)
모든 병원성 세균을 포함한다.

원시세균
(Archaebacteria)
리보솜 RNA(rRNA)의 구조, 세포막의 조성 등이 진정세균과 크게 차이가 난다. 편성혐기성(절대무산소성)의 메탄생산균(methanogen) 등이 여기에 포함된다.

무기물에서 제작
2002년 폴리오바이러스(poliovirus)가 무기물만을 바탕으로 시험관 없이 제작되었다. 생물(생명)을 무기물에서 만들어낼 수는 없으며 그러한 의미에서 바이러스는 생물이라고 하기 어렵다.

[표 1-1] 원핵생물과 진핵생물의 특성 비교

	원핵생물	진핵생물
핵막	없음	있음
염색체 수	1	복수
유사분열	없음	있음
사립체(미토콘드리아)	없음	있음
세포질그물(소포체)	없음	있음
리보솜*	있음(70S)	있음(80S)
세포벽	있음 (마이코플라스마 : 없음)	원충 : 없음 진균 : 있음
세포벽의 조성	펩티도글리칸 (peptidoglycan)	키틴(chitin), 글루칸(glucan), 만난(mannan)

*원핵세포의 리보솜은 진핵세포의 리보솜보다 작고 밀도가 낮다.

진핵세포는 핵막이 있고, 사립체(미토콘드리아, mitochondria), 세포질그물 등 세포소기관(cell organelle)이 다양하게 존재하지만, 원핵세포는 핵막을 가지고 있지 않으며, 사립체나 세포질그물 등의 세포소기관도 거의 없다.

사람을 포함한 동물과 식물은 진핵생물이지만, 바이러스를 제외한 미생물은 진핵세포로 이루어진 숙주생물(진핵생물)과 원핵세포로 이루어진 미생물(원핵생물)이 존재한다. 진핵생물은 원충, 진균, 조류이며, 원핵생물은 세균(마이코플라스마, 리케치아, 클라미디아 포함)이다.

또한, 현대의 분자계통학적 분류에서는 세균을 **진정세균**(Eubacteria)과 **원시세균**(Archaebacteria)으로 나눈다. 진균이나 원충은 진핵생물로 사람과 같지만, 단세포이든 다세포이든 세포 수가 적고 세포구조도 단순하여 **하등진핵생물**이라고 불리고 있다.

바이러스는 세포로 이루어져 있지 않기 때문에 의미상으로는 생물이라고 말하기 어렵다. 그러나 핵산(nucleic acid; DNA 또는 RNA)을 가지며 동물, 식물, 세균의 세포에 기생해서 증식하기 때문에 일반적으로 미생물로 분류된다. 바이러스는 스스로 단백질을 합성하는 장치를 갖고 있지 않지만, 자신에게 필요한 단백질을 만드는 유전자를 갖고 있으며, 기생하는 세포의 구성성분을 이용하여 자신의 단백질을 합성하고, 증식한다. 핵산을 갖지 않는 **프리온**(prion), 단일가닥 RNA만으로 이루어진 **바이로이드**(viroid)는 무생물의 범주에 들어가지만, 감염성이 있어 미생물학에서 다루어지고 있다.

Note

프리온(prion)
단백질만으로 이루어진 병원체이다. 단백질성 감염입자(proteinaceous infectious particle)를 줄여서 prion이라고 명명했다.

바이로이드(viroid)
단일가닥 RNA만으로 이루어진 식물의 병원체이다. 사람이나 동물에게서는 발견되지 않는다.

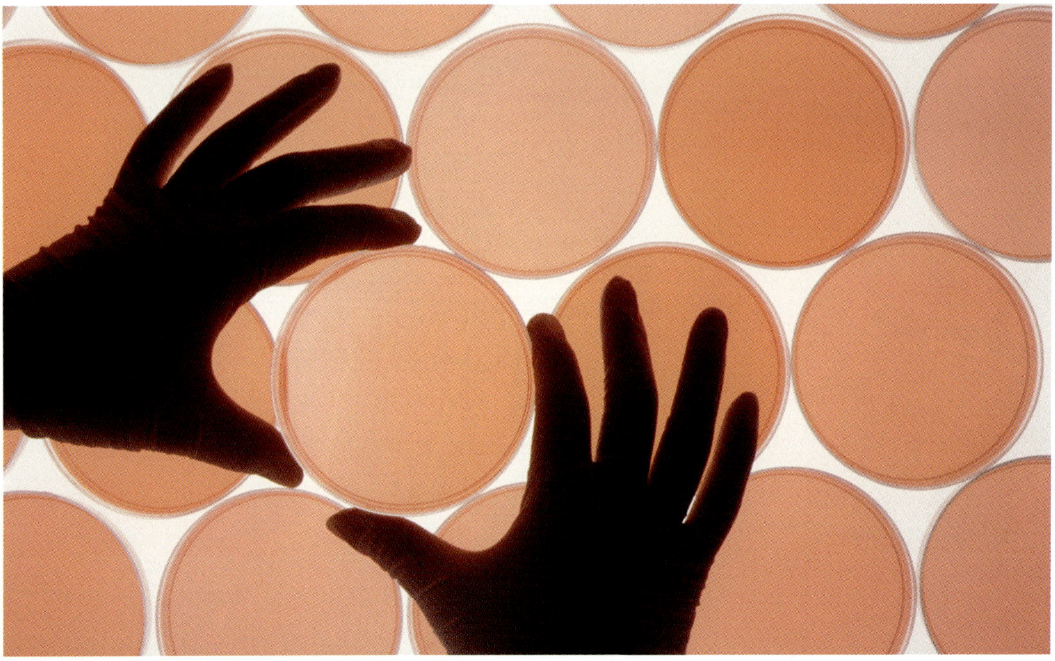

2 미생물학이란?

Note

A. 미생물학의 범주

지구상에는 많은 생물이 서식하고 공생하며 생태계를 형성하는데, 미생물도 그중 하나이다. 어떤 미생물은 부패균(부생균, saprophyte)으로서 환경 정화와 자연의 순환과정에 중요한 역할을 하고 있고, 어떤 미생물은 사람이나 동·식물에 질병을 일으키며, 어떤 미생물은 질병으로부터 사람이나 동·식물을 지켜주기도 한다.

예를 들어 사람의 피부, 입안(구강), 코안(비강), 인두, 창자(장관) 등에 상주하는 세균은 질병을 일으키는 세균이 체내에 침입하여 증식하는 것을 억제하고 있다. 또 어떤 미생물은 자신을 지키기 위해 다른 균을 죽이거나 증식을 억제하는 물질을 생산한다. 그 물질이 항생물질(antibiotic)로서 각종 감염병 치료에 이용되고 있다.

또한, 어떤 종류의 미생물은 특유한 발효(zymolysis)라고 하는 대사작용으로 식품(된장, 술 등) 생산에 이용되고 있다. 이러한 미생물을 대상으로 하는 학문이 **미생물학**(microbiology)이며, 여기에 **세균학**(bacteriology), **진균학**(mycology), **원충학**(protozoology), **바이러스학**(virology)이 포함된다 (**그림 1-4**).

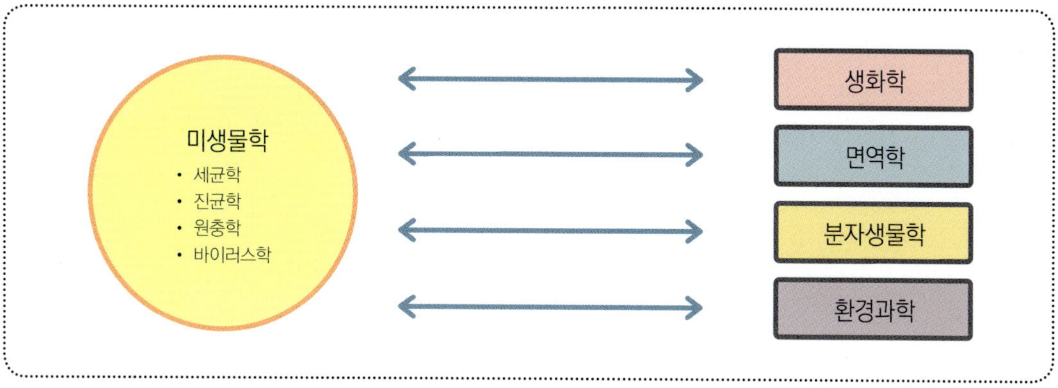

[그림 1-4] 미생물학이란?

미생물은 지금까지 세균 종류만 약 6,000종이 등록되어 있으며 진균, 원충, 바이러스를 포함하면 상당한 수에 이른다. 그리고 많은 미생물은 우리 생활에 깊숙히 관여하고 있다. 우리에게 질병을 일으키거나 혹은 우리의 식량인 가축이나 어류에 질병을 일으키고 채소나 과일에 질병을 일으키는 미생물이 있으며 그로 인해 우리의 생명과 생활이 영향을 받고 있다. 각 분야에서 이를 막아야 하는데, 그러기 위해서는 각 미생물의 성질이나 다른 생물과의 연관성을 파악하여 효과적이고 적절한 대책을 마련할 필요가 있다.

따라서 한 마디로 미생물학이라고 하더라도 미생물만 대상으로 하는 것은 아니다. 즉, 미생물학은 미생물의 형태, 구조, 증식과 대사, 유전과 같은 기초부터 자연계에서의 미생물 생태, 사람을 포함한 다른 생물의 관계에 이르기까지 넓은 범위를 대상으로 한다(**기초미생물학**, basic microbiology). 또 이러한 내용을 학습한 후에 **분자생물학**(molecular biology), **면역학**(immunology), **생화학**(biochemistry), **환경과학**(environmental science) 등의 지식도 필요해진다(**그림 1-4**).

B. 의학미생물학

사람에게 질병을 일으키는 것은 미생물 중에서도 극히 일부이다. 사람, 동물, 식물에 질병을 일으키는 능력을 **병원성**(pathogenicity)이라고 하는데, 병원성을 가진 미생물(**병원미생물**, pathogenic microorganism)을 대상으로 하는 학문이 **병원미생물학**(pathogenic microbiology)이며 그중에서도 사람에게 감염을 일으키는 미생물을 대상으로 하는 것이 **의학미생물학**(medical microbiology)이다. 각 병원미생물의 성질, 형태, 병원성, 전파성, 사람에 대한 감염경로, 매개동물, 감염 예방과 제어, 감염 및 발병한 경우의 병태, 진단과 치료 등이 학습 대상이 된다.

즉, 의학미생물학은 특정 미생물이 어떤 경로와 기전으로 어떻게 질병을 일으키는지, 또 그 질병을 어떻게 예방하고 진단하며 치료하는지를 학습하여 임상에 활용함으로써 **감염병 극복**을 목표로 하는 학문이다.

인류는 각종 감염병과 공존하면서 한편으로는 투쟁해온 오랜 역사가 있으며 그 상황은 지금도 계속되고 있다. 오늘날 새로운 병원성미생물에 의

Note

응용미생물학
(applied microbiology)

미생물의 유효한 이용을 연구한다(항생물질의 발견과 개발, 발효산물을 식품이나 음료 등으로 이용).

수의미생물학
(veterinary microbiology)

가축, 어류 등 동물의 감염병을 대상으로 한다.

식물미생물학
(plant microbiology)

농산물 등의 식물 감염병을 대상으로 한다.

Note

신종 · 재출현 감염병 (emerging·re–emerging infectious disease)

그 원인으로서 인구의 증가, 도시화에 따른 자연환경의 변화, 주거지역 확대에 따른 사람과 야생동물의 접촉, 교통기관의 발달에 따른 사람과 물품의 대량·단시간 이동, 생활습관의 급격한 변화 등을 들 수 있다.

한 감염병(**신종 감염병**, emerging infectious disease)이 출현하고 있고, 또 유행이 끝난 감염병이 다시 유행(**재출현 감염병**, re-emerging infectious disease)하기도 한다. 나아가 의료의 발달과 함께 저항력이 저하된 사람에게만 발병하는 감염병(**기회감염**, opportunistic infection)이나 항균제에 저항성이 있는 세균의 병원 내 감염(**병원감염**, hospital infection)이 증가하고 있다.

구체적으로 설명하면 신종 감염병으로서 **사람면역결핍바이러스**(human immunodeficiency virus, HIV)에 의한 **후천성 면역결핍증후군**(에이즈, acquired immunodeficiency syndrome, AIDS)의 만연, **신종 코로나바이러스**(coronavirus; SARS코로나바이러스)에 의한 **중증급성호흡기증후군**(사스, severe acute respiratory syndrome, SARS)의 출현, 재출현 감염병으로서 **결핵**, **페스트** 등의 재유행이 있다.

AIDS는 1981년에 미국에서 처음 그 존재가 확인된 이래 전 세계에 폭발적으로 만연하여 WHO에 따르면 감염자는 4,000만 명, 누적사망자는 3,000만 명에 달한다고 한다. SARS는 2002년 말에 중국 남부에 갑자기 출현하여 2003년 7월에 WHO가 '종식'을 선언할 때까지의 약 8개월 동안 환자는 약 8,000명, 사망자는 약 800명이었다. 또한, 2015년 우리나라에 유입되어 확진자 186명, 사망자 38명을 낸 **MERS코로나바이러스**(MERS-CoV)에 의한 **중동호흡기증후군**(middle east respiratory syndrome, MERS)은 한국 사회에 큰 혼란을 일으켰다.

사람에게 사망률이 높은 감염병을 일으키는 **고병원성 조류인플루엔자 H5N1**의 유행이나 2009년부터 **인플루엔자바이러스 H1N1**의 세계적인 유행이 재출현 감염병의 대표적인 예로 들 수 있다.

감염과 발병은 미생물의 병원성과 **숙주**(host)의 감염방어기능이 상호 연관되어 있다. 즉, 미생물의 질병을 일으키는 힘과 사람의 질병을 방어하는 힘의 상대적 관계에 따라 질병에 걸리거나 걸리지 않게 된다. 최근 고령화와 질병으로 인해 감염병을 막는 힘(**감염방어기전**)이 약해져 있는 숙주, 이른바 **면역력결핍숙주**(immunocompromised host)가 증가하여 그러한 환자의 경우 본래 질병을 일으키지 않는 미생물인데도 불구하고 질병을 일으키는 **기회감염**이 증가하고 있다. 이 기회감염은 면역력이 떨어져 있는 AIDS 환자나 항종양제를 투여받고 있는 환자, 장기이식 환자에게서 많이 관찰된다. 또 기회감염은 면역력 결핍 환자가 많은 병원 내에서 병원감염으로서 발생하는 경우도 많아 병원관계자들의 골치를 썩이고 있다.

이처럼 의학미생물학은 항상 새로운 과제가 생겨나고 있으며 이 과제를 극복하기 위해서는 미생물학, 감염병학은 물론 면역학, 생화학, 약학, 역학, 공중위생학 등을 총동원해서 대응할 필요가 있으며, 의료종사자에게는 그에 상응하는 지식이 요구되고 있다.

Note

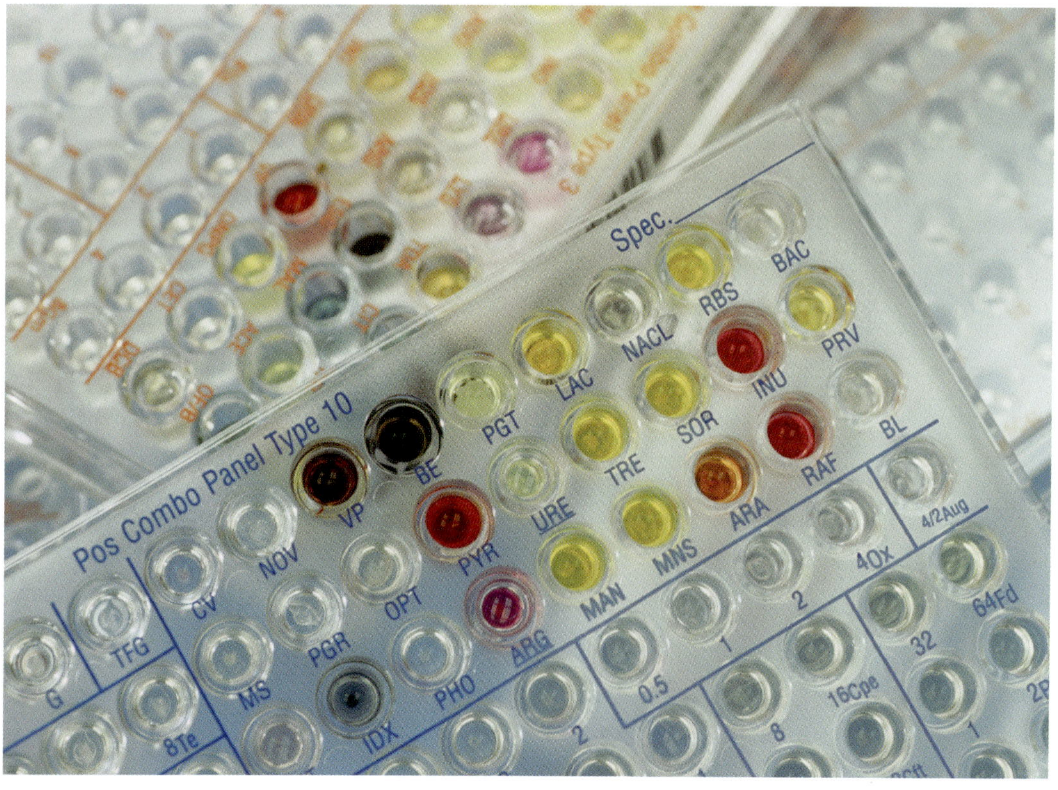

3 미생물의 발견

Note

A. 미생물의 발견 이전

그리스시대 의학자인 **히포크라테스**(Hippocrates, B.C.460~377)는 고대부터 '신의 벌'이라고 여겨 왔던 역병을 지진이나 홍수와 같은 재해 후에 발생하는 사실에 주목하여 공기의 오염(miasma)에 의한 것으로 보았다(**미아스마설**, miasma theory). 이 가설은 중세까지 통용되어 왔지만, 14~15세기에 이르러 유럽에서 천연두(smallpox), 페스트(흑사병, plague)가 대유행하고 나아가 매독(syphilis)이 확산되자 **전염설**을 주장하게 되었다.

프라카스토로(Girolamo Fracastoro, 1478~1553)는 『전염에 대하여(De Contagione)』라는 저서에서 각각의 전염병에는 '살아 있는 전염원'이 존재하며 직접 접촉을 통한 전염, 매개물을 통한 전염, 공기를 통한 전염이 있다고 언급했다. 그러나 이때에는 병원미생물이 아직 발견되지 않았다.

B. 미생물의 발견

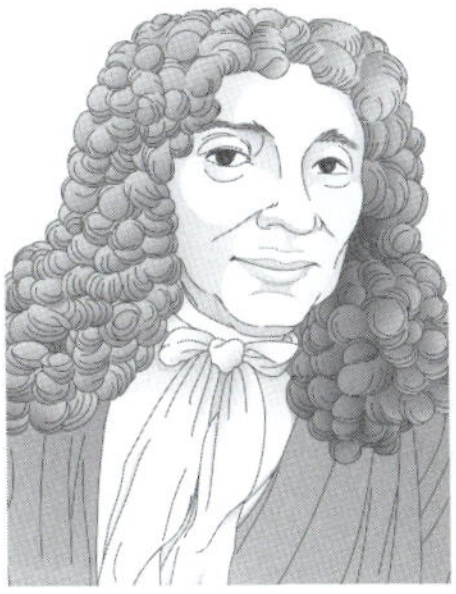

▶AV. 레벤후크

처음 미생물을 발견한 사람은 네덜란드 상인인 **레벤후크**(Antonie van Leeuwenhoek, 1632~1723)였다. 레벤후크는 렌즈를 연마해서 최대 266배 배율을 가진 현미경을 제작하여 주변 사물을 다양하게 관찰했고, 많은 미생물을 발견하여 기록했으며, 조류, 진균, 막대균, 스피로헤타 등의 스케치와 관찰기록을 당시 최고 학부인 런던왕립학회(The Royal Society of London)에 끊임없이 보냈다.

그 후 현미경이 개량되면서 다양한 미생물의 존재가 밝혀졌는데, 에렌베르크(Christian G. Ehrenberg, 1795~1829)는 1829년 레벤후크가 **극미동물**(animalcule)이라고 부른 미생물을 **bacterium**(그리스어로 곤봉이라는 뜻)이라고 명명했다. 그러나 그 미생물이 전염병의 원인이라는 사실까지는 여전히 밝혀내지 못했다.

병원성 세균, 병원성 바이러스의 발견 4

A. 미생물학의 시작

현재의 미생물학 기초를 구축한 사람은 프랑스의 **파스퇴르**(Louis Pasteur, 1822~1895)와 독일의 **코흐**(Robert Koch, 1843~1910)이다.

❶ 백조목플라스크 실험

파스퇴르는 특수한 형태의 플라스크를 이용하여 '생물은 무생물에서 발생한다'는 자연발생설을 부정하고 '생물은 생물에서만 발생한다'고 하는 사실을 증명했다.

그 플라스크는 백조의 목처럼 S자 모양의 가늘고 긴 관이 있고, 플라스크 안에 육즙을 넣어 끓여서 멸균시키면 목 부분에 물방울이 맺혀 플라스크 안과 외부가 차단되는 구조로 되어 있다. 이 구조를 통해 끓인 육즙은 외부 공기와 접촉되는 일이 없으면 부패하지 않는다(미생물은 발생하지 않는다. 파스퇴르는 이 실험 이전에 부패가 미생물의 오염에 따른 것임을 발견했다)는 것, 또 그와는 반대로 플라스크를 흔들어 육즙을 목 부분(즉 외부)과 접촉시키면 부패한다(미생물이 발생한다)는 것을 밝혔다. 눈에 보이지 않는 미생물의 존재를 간접적인 방법으로 증명한 것이다(**그림 1-5**).

Note

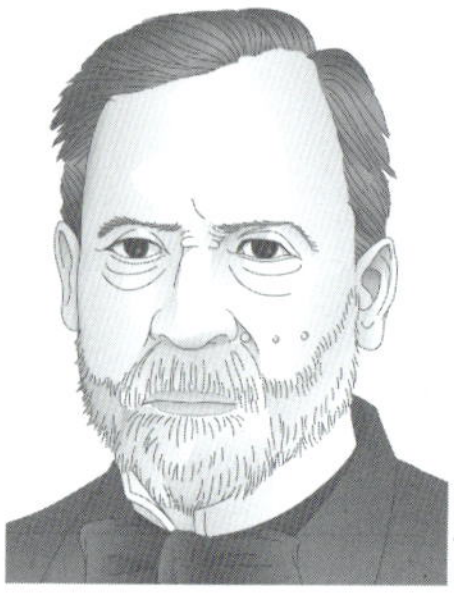

▶L.파스퇴르

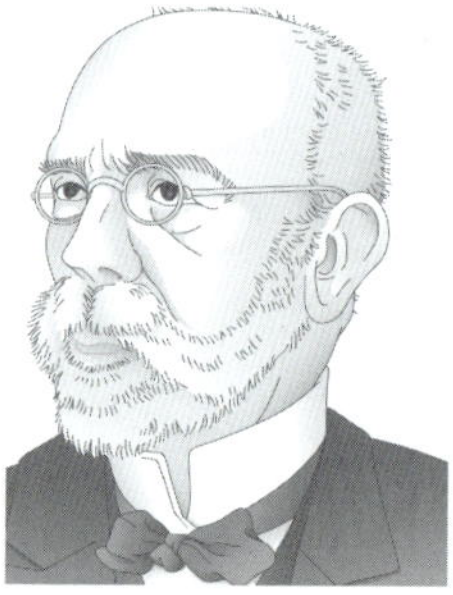

▶R.코흐

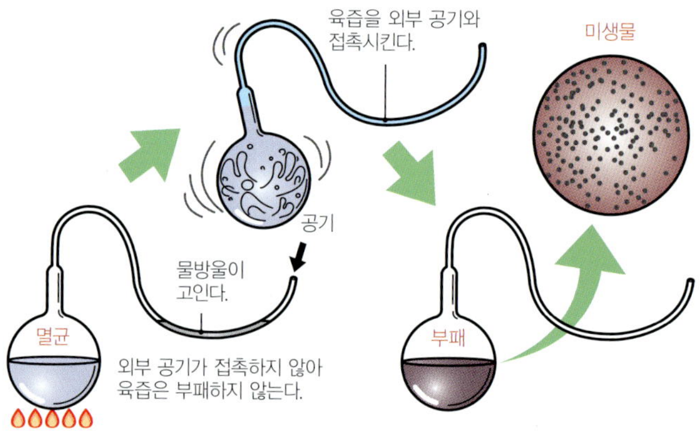

[그림 1-5] 백조목플라스크 실험

Note

❷ 부패와 저온살균

파스퇴르는 우유나 와인의 산패(rancidity; 부패)가 발효를 일으키는 미생물(효모) 이외의 미생물 때문에 발생하며 그 미생물은 효모보다 열에 약하다는 것을 발견했다. 이를 활용하여 산패를 막기 위한 저온살균법(pasteurization)을 고안했다.

❸ 순수배양

배지(medium, 培地)
세균을 증식시키기 위해 인공적으로 필요 영양소를 함유하는 증식환경을 말한다.

고형배지(solid medium)
코흐는 맨 처음 감자, 다음으로 육즙에 젤라틴을 첨가하여 고형배지를 만들었다. 그 후 1881년에 헤세(Walther Hesse)가 젤라틴을 한천으로 바꾸어 오늘날의 순수배양을 확립시켰다.

독일의 코흐는 **고형배지**를 고안하여 세균의 **순수배양**(pure culture)에 성공했다.

고형배지(solid medium)에 검체를 바르면 세균은 각각의 배지에서 증식하여 독립된 **집락**(colony)을 형성하는데, 1개의 집락은 1개의 세균이 증식한 것이며, 이 집락을 다른 배지로 옮겨서 배양하면 한종류의 세균 집단을 얻을 수 있다(**순수분리**)(**그림 1-6**).

어떤 질병(감염병)을 일으키는 미생물을 특정하기 위해서는 우선 그 질병에 걸린 환자에게서 병원체로 판단되는 미생물의 존재를 증명할 필요가 있다. 그러나 예를 들어 피부병변의 고름이나 삼출액 등에서 세균을 채취하려고 해도 그곳에는 여러 종류의 세균이 혼합되어 있어서 따로따로 채취할 수가 없다(병원균이 밝혀지지 않은 단계에서는 세균을 따로 채취해서 동물에 접종해보지 않으면 어느 세균이 병원성을 가진지 특정할 수 없다).

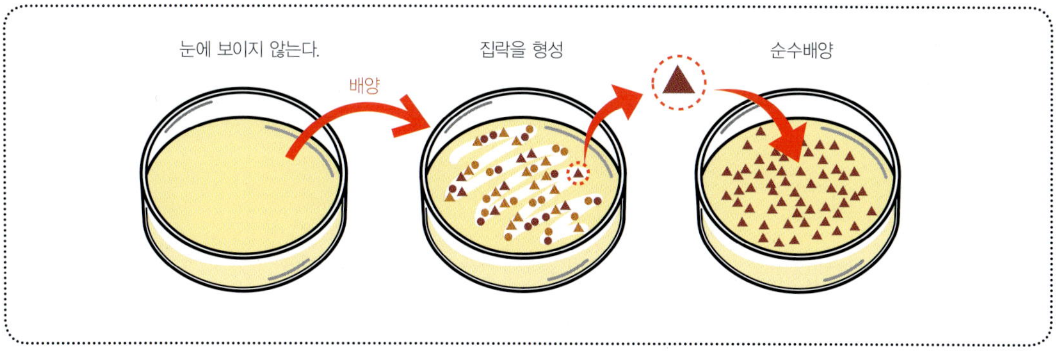

[그림 1-6] 순수배양

그때까지는 환자에게서 채취한 물질을 육즙 등에 넣어 세균에 영양을 공급하고 증식시켜(**배양**) 연구했기 때문에 이 액체에 들어 있는 다양한 종류의 미생물을 따로 채취할 수 없었다. 그래서 코흐는 **배지**(medium; 미생물을 배양하는 장소)를 액체에서 고형으로 바꾸어 배양함으로써 여러 종류의 세균을 따로 분리하는 데 성공한 것이다.

❹ 코흐의 4원칙

코흐는 이 순수배양을 통해 계속해서 병원균을 발견했다.

탄저병이 있는 동물에서 순수배양한 미생물(**탄저균**, *Bacillus anthracis*)을 다른 동물에 접종하여 탄저병을 발병시킴으로써 탄저균이 탄저병의 원인임을 증명했다.

그리고 전염병 환자에게서 분리된 미생물이 그 전염병의 원인임을 증명하려면 다음의 4가지 조건을 충족시켜야 한다고 보았다(**코흐의 4원칙**).

① 그 질병의 병변부위에서 항상 일정한 미생물이 검출되어야 할 것
② 검출된 미생물은 그 질병에만 관찰되어야 할 것
③ 그 미생물을 순수배양하여 감수성 있는 동물에게 접종하면 원래와 같은 질병을 일으켜야 할 것
④ 그 동물의 병변부위에서 다시 그 미생물이 검출되어야 할 것

이 코흐의 4원칙은 전염병의 병원성 세균 발견에 큰 영향을 미쳤다. 지금도 '코흐의 4원칙'의 중요성에 변함은 없지만, 현재는 이 4원칙을 충족시키지 않는 감염병이 확인되고 있다.

B. 병원균의 발견

코흐는 1876년에 **탄저균**(*Bacillus anthracis*), 1882년에 **결핵균**(*Mycobacterium tuberculosis*), 1883년에 **콜레라균**(*Vibrio cholerae*)을 발견했다.

1889년에 코흐의 제자인 **기타사토 시바사부로**(北里柴三郎, 1852~1931)가 혐기성균(무산소성균)인 **파상풍균**(*Clostridium tetani*)의 순수배양에 성공했고, 또 홍콩에서 페스트가 유행한 1894년에는 파스퇴르연구소의 **예르생**

Note

파상풍균
(Clostridium tetani)

1884년 독일의 니콜라이어(Arthur Nicolaier)에 의해 발견되었다.

페스트균
(Yersinia pestis)

기타사토는 페스트균을 그람양성균이라고 보고하고 예르생은 그람음성 막대균이라고 보고했다. 기타사토는 페스트균을 관찰했으나 혼입되어 있던 그람양성균에 마음을 빼앗기고 말았던 것이다. 그래서 페스트균의 학명은 예르생의 이름을 따서 *Yersinia pestis*(예르생의 페스트균)이라고 명명되었다.

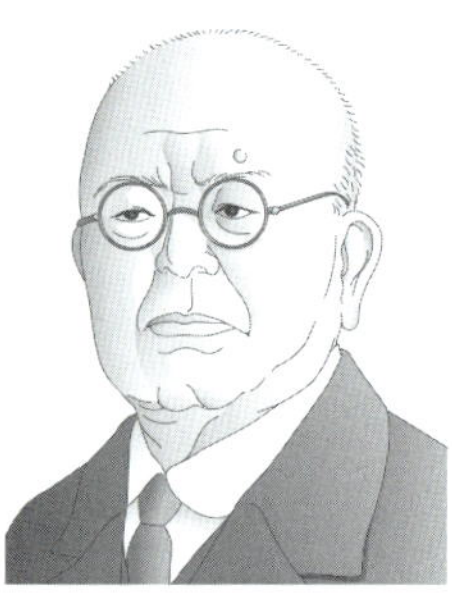

▶기타사토 시바사부로

(Alexander Yersin, 1863~1943)과 거의 동시에 **페스트균**(*Yersinia pestis*)을 발견했다. 실은 기타사토와 예르생은 그 이전부터 라이벌 관계로 예르생은 **디프테리아균**(*Corynebacterium diphtheriae*)의 독소를 발견하고, 기타사토는 디프테리아의 혈청요법을 성공시켰다. 이렇듯 두 사람은 홍콩에서 격전을 벌이듯 페스트균의 발견을 경쟁했다.

기타사토의 제자인 **시가 기요시**(志賀潔, 1870~1957)는 1897년에 **이질균**(*Shigella*)을 발견했는데, 이질균의 속명인 '*Shigella*'는 시가의 이름에서 유래하며 이질균이 생산하는 독소는 **시가독소**(Shiga toxin; 베로독소)라고도 불린다.

Note

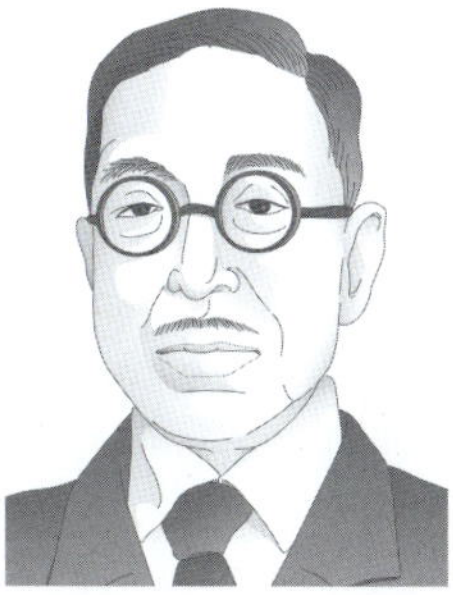

▶시가 기요시

베로독소(vero toxin)
병원성대장균(0-157)이 생산하는 단백질 독소를 말한다. 이질균을 생산하는 시가독소(shiga toxin)와 구조상 유사해서 시가유사독소라고도 한다.

C. 바이러스의 발견

병원균이 잇달아 발견되고 세균이 생산하는 독소에 관한 연구도 진행되면서 세균 배양액에서 세균을 제거하는 **'세균여과기'**가 개발되었다.

당시 이 여과기를 통과한 액체는 무균이라고 여겨졌으나 몇몇 감염병에서는 광학현미경으로 관찰할 수도, 한천배지로 배양 및 분리할 수도 없어 세균여과기를 통과해버리는 병원체의 존재가 의심되었다.

러시아의 **이바노프스키**(DA. Iwanowski, 1864~1920)는 1892년 담배모자이크병의 병원체가 세균여과기를 통과한다는 사실을 확인하고 세균보다도 미세한 입자가 있음을 발견했다. 그 후 이러한 병원체는 **여과성 병원체**(filterable microorganism), 더 이후에 **바이러스**(virus)라고 불리게 되었다.

독일의 뢰플러(FAJ. Löffler, 1852~1915)와 프로슈(P. Frosch, 1860~1928)는 1898년 소의 구제역이 여과성 병원체에 의한 것임을 발견했고, 미국의 리드(Walter Reed) 등은 1901년 황열병이 여과성 병원체에 의한 것임을 발견했다.

그 후에도 **유두종바이러스**(papillomavirus), **헤르페스바이러스**(herpesvirus), **인플루엔자바이러스**(influenza virus) 등 수많은 종류의 바이러스가 잇달아 발견되었다.

D. 바이러스의 배양

바이러스는 세균처럼 한천배지에서는 증식하지 않기 때문에 동정(분리)이 어려웠다. 타일러(Max Theiler, 1899~1972)는 1930년 황열병(yellow fever) 환자로부터 채취한 혈액을 쥐의 뇌 안에 접종하여 **황열바이러스**(yellow fever virus)**의 분리**에 성공했다.

그 후 우드러프(Alice Woodruff)와 굿파스처(Ernest Goodpasture, 1886~1960)는 1931년 발육 계란을 이용한 **바이러스증식법**을, 엔더스(John f. Enders, 1897~1985)는 시험관 내에서 바이러스를 증식시키는 **세포배양법**을 고안하여 1949년에 **폴리오바이러스**(poliovirus), 1950년에 **홍역바이러스**(measles virus)의 분리에 성공했다. 이후 세포배양법을 통해 바이러스가 잇달아 분리되었다.

Note

발육 계란
(embryonated egg)
수정된 달걀이 알맞은 습도와 온도에서 부란을 시작하여 발육된 것을 말한다.

E. 전자현미경

1939년에 **전자현미경**을 사용하여 처음으로 바이러스를 관찰했다. 1964년 엡스타인(Anthony Epstein)과 바(Yvonne M. Barr)는 전자현미경으로 버킷림프종(Burkitt's lymphoma)이라는 종양성 병변이 있는 환자의 림프구에서 **헤르페스바이러스**(herpesvirus)를 발견했는데, 이 헤르페스바이러스는 엡스타인과 바의 이름을 따서 **엡스타인-바바이러스**(Epstein-Barr virus, EB virus)라고 명명되었다.

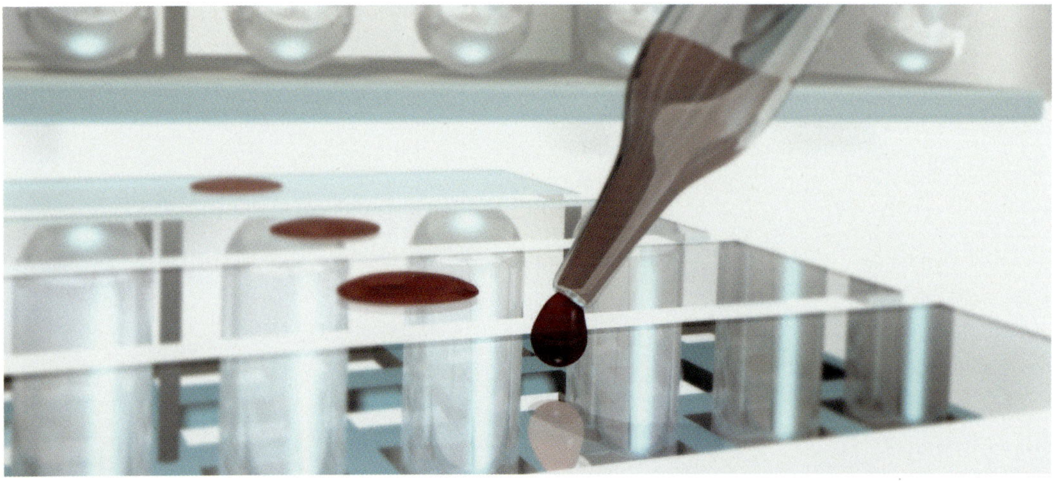

5 면역학의 시작

A. 백신

일찍이(1980년 무렵까지*) 사망률이 높은 천연두(마마, 두창, smallpox)라고 하는 바이러스성 질환이 유행했다.

영국의 **제너**(Edward Jenner, 1749~1823)는 소젖을 짜는 여성은 천연두에 잘 걸리지 않는다는 사실을 발견했다. 젖소의 젖에 천연두의 피부병변과 유사한 병변(우두, cowpox)이 관찰되는 경우가 있었는데, 소젖을 짜는 여성의 손에서도 비슷한 병변이 확인되었다. 그래서 제너는 1798년 소의 우두 병변 내용물을 8세 소년에게 접종하고 다음 해 그 소년에게 천연두(두창) 환자에게서 채취한 수포 내용물을 접종했으나 발병하지 않았다. 병원성미생물이나 바이러스와 같은 병원체가 발견되지 않았던 시대에 천연두의 발병을 안전하게 예방하는 방법을 개발한 것이며, 인위적으로 **면역**(immunity)을 유도하는 데 처음으로 성공했다.

1880년 파스퇴르는 병원성이 약한 **닭콜레라균** 배양액을 닭에 접종하면 가벼운 증상이 나타났으나 곧 회복되었고 그 이후에는 살아 있는 닭콜레라균을 접종해도 발병하지 않음을 발견했다(**그림 1-7**). 이를 바탕으로 두어 병원체를 약독화하여 접종하면 면역(저항력)을 유도하며 그 이후는 병원체를 감염시켜도 발병하지 않는다는 사실이 밝혀졌다. 이와 같은 방법으로 닭콜레라균이나 탄저균, 광견병 등의 병원체를 약독화 또는 불활성화하여 백신(vaccine)을 만들었다.

Note

*1980년 5월 세계보건기구(WHO)는 천연두 근절을 발표했다.

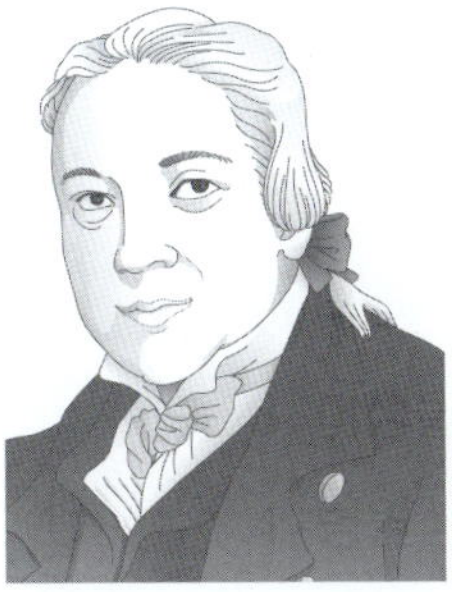

▶E. 제너

백신(vaccine)
제너가 개발한 천연두 예방법의 아이디어 원천이 된 '소'는 라틴어로 바카(vacca)라고 한다. 파스퇴르는 제너의 업적에 경의를 표하여 약독화 또는 무독화시킨 재료를 백신(vaccine)으로, 백신을 접종하는 것을 예방접종(vaccination)이라고 부를 것을 제안했다.

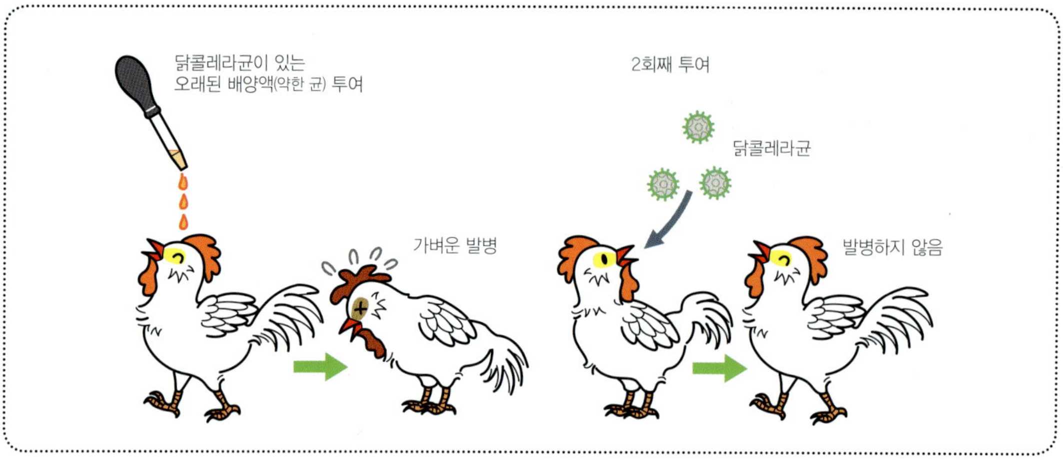
닭콜레라균이 있는
오래된 배양액(약한 균) 투여
가벼운 발병
2회째 투여
닭콜레라균
발병하지 않음

[그림 1-7] 백신

B. 면역혈청

코흐의 제자인 베링(Emil von Behring, 1854~1917)과 기타사토는 디프테리아나 파상풍의 독소에 대한 **항독소**(antitoxin) **항체**를 발견했다. 디프테리아독소(diphtheria toxin)를 모르모트(marmotte)에 주사하여 살아남은 모르모트의 혈액을 조사하니 혈청 중에 독소와 결합하여 독소의 활성을 중화하는 물질(**항체**, antibody)이 생산되어 있음을 발견했는데, 이 항독소 항체를 포함한 혈청을 다른 정상 동물에 투여한 후 디프테리아독소를 투여해도 발병하지 않음을 확인했다.

나아가 두 사람은 디프테리아독소에 면역된 양이나 말에서 항독소 항체(항독소혈청, antitoxic serum)를 얻어서 디프테리아 환자에게 투여하여 치료하는 방법(**항독소혈청요법**)으로 디프테리아 치료에 성공했다. 이 성과는 1890년 『디프테리아와 파상풍에 대한 동물의 면역기전』이라는 제목의 논문으로 발표되었다.

이후 여러 연구자에 의해 콜레라균에 면역된 모르모트의 배안(복강)에 콜레라균을 주입하면 균은 모두 녹아 버리는 현상(**용균현상**), 티푸스균에 면역된 토끼의 혈청에 티푸스균을 첨가하면 응집하는 현상(**응집반응**), 균체의 추출액과 그것을 이용하여 만든 면역혈청을 혼합하면 침강물이 생기는 현상(**침강반응**) 등이 밝혀졌다.

이러한 면역반응은 현재도 감염병 진단에 이용되고 있다.

Note

모르모트(marmotte)
기니피그를 일상적으로 이르는 말. 페루가 원산지이며 생물학, 의학의 실험동물로 널리 쓰인다.

Note

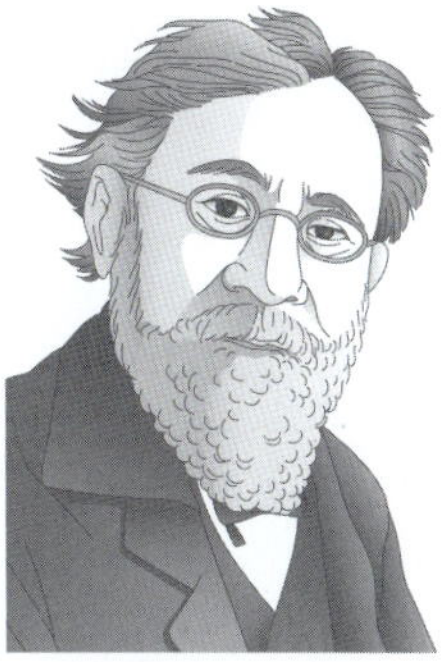

▶E. 메치니코프

세포의 식균작용

메치니코프는 투명한 불가사리 유충에 붉은 색소를 주입하여 불가사리의 '유주세포'가 색소를 흡수하는 것을 보고 '이 세포는 색소를 먹으려는 것이 아니라 스스로 이물질(색소)을 흡수함으로써 불가사리를 방어하고 있는 것은 아닌가?'하고 생각했다. 그래서 병원성이 있는 진균의 포자를 주입하여 보니 유주세포가 많이 모여들어 진균 포자가 세포 내에 흡수되는 것을 확인할 수 있었다. 이 사실에 근거하여 메치니코프는 '유주세포 = 탐식세포가 병원체를 탐식하여 감염을 방어하고 있다'고 주장하게 되었다.

C. 탐식세포

러시아의 메치니코프(Elie Metchnikoff, 1845~1916)는 1884년 세포의 **식작용**을 연구하여 '식균작용이 감염방어의 근간을 이루는 것이다'라고 발표하고 면역 연구에 앞장섰다.

지금은 **탐식세포**(호중구, 대식세포 등)의 식작용(phagocytosis)을 당연하게 여기지만, 당시 메치니코프의 발표는 바로 지지를 받지는 못했다. 세포 안에 세균이 들어가는 현상은 세포가 세균을 흡수한 것인지 세균이 세포에 침입한 것인지에 따라 의미가 전혀 달라지는데, 전자는 세포가 세균의 감염으로부터 몸을 지키기 위한 활동이고, 후자는 세균이 세포를 감염시키기 위한 활동이다. 실제로는 메치니코프가 주장한 바대로 탐식세포는 세균을 흡수하고 살균하여 감염방어를 담당하고 있는 것이다(지금은 대식세포에 흡수된 후 살균되지 않고 증식하는 성질의 세균이 존재한다는 것이 밝혀져 있다).

한편, 베링이나 기타사토에 의해 **항독소 항체**가 발견되자 항체에 관한 연구가 활발해졌다. 항체가 관여하는 감염방어는 **체액성 면역**(humoral immunity)이라고 불린다. 그 후 1950년대에 항체가 림프구에 의해 생산된다는 사실이 알려졌고 그 자세한 내용이 밝혀진 것은 최근에 들어서이다. 이처럼 미생물학의 연구에서 파생된 면역학은 비약적인 발전을 계속하고 있다.

D. 선천면역

정해진 항원인식기전을 갖지 않는 비특이적인 면역(감염방어기전)을 **선천면역**(innate immunity = 자연면역)이라고 한다. 기본적인 것에 피부 등 체표면의 장벽, 용해소체, 락토페린, 트랜스페린 등의 체액성 인자가 있다. 나아가 보체, 인터페론, 사이토카인, 탐식세포 등도 선천면역에 관여한다.

대식세포(큰포식세포, macrophage)는 특이적 면역과의 중간 역할을 하는 기능을 발휘한다. 최근에는 여기에 더해 미생물의 종류에 의존하는 선천면역에서의 병원체인식기전에 관한 연구가 주목을 받고 있다.

E. 후천면역

홍역에 걸렸던 적이 있는 사람은 다시는 홍역에 걸리지 않는다. 만약 걸리더라도 가볍게 끝난다. 이처럼 한 번 감염된 병원체에 특이적으로 발병 예방에 작용하는 면역기능을 **후천면역**(acquired immunity = 획득면역)이라고 한다.

후천면역에는 B세포에서 만들어지는 면역글로불린에 의한 면역(**체액성 면역**, humoral immunity) 및 T세포에 의한 면역 제어와 세포손상작용(**세포성 면역**, cellular immunity)이 있다. 이러한 연구는 20세기 후반, 특히 1970년대 이후가 되어 급속도로 진행되었다.

Note

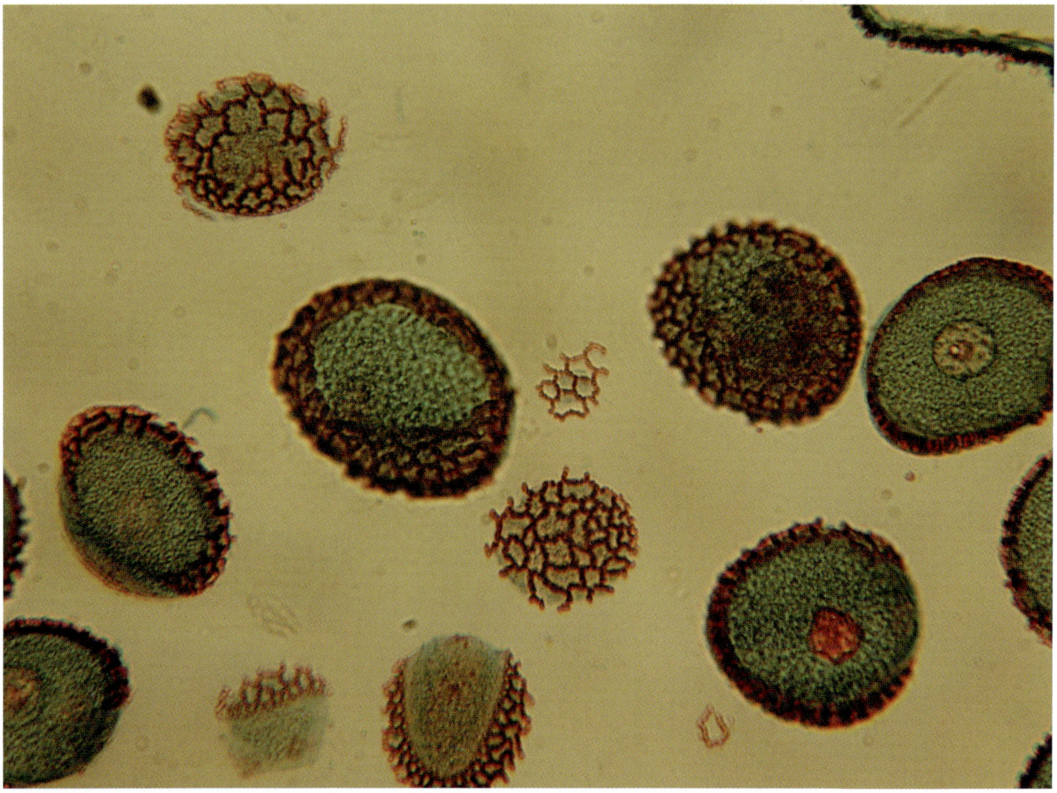

6 소독법, 항균제의 발견

A. 소독의 시작

영국 외과의사인 **리스터**(Joseph Lister, 1827~1912)는 1867년 파스퇴르의 자연발생설을 부정하기 위한 실험에서 힌트를 얻어 **석탄산**(페놀, phenol)에 의한 병원미생물의 **소독법**을 개발했다. 리스터는 외과수술의 상처를 석탄산에 적신 천으로 덮어 상처를 살균하고 외부 공기와 격리시킴으로써 고름(화농)을 방지하여 수술로 인한 사망률을 현저하게 저하시켰다.

멸균(sterilization)과 **소독**(disinfection)은 병원미생물을 억제하고 감염병을 예방하는 중심적인 역할을 하고 있다(p.187 참조). 멸균 및 소독법은 현저히 진보하여 각종 소독제가 개발되었고 병원미생물에 따라 유효한 약물이 사용되고 있는데, 최근 그 중요성은 더욱 커지고 있다.

앞에서 설명했듯이 병원 내에는 감염방어능력이 떨어진 환자(면역결핍숙주)가 많아 의료종사자나 의료기구 등을 통해 발생하는 병원감염(원내감염, hospital acquired infection)이 증가하고 있다. 감염원과 감염경로가 되는 환자의 배설물, 침구, 시트, 의류, 주변 물품, 환자 치료에 사용한 의료기구의 멸균과 소독, 환자와 접촉한 의료종사자 손의 멸균과 소독 등이 매우 중요해지고 있다.

Note

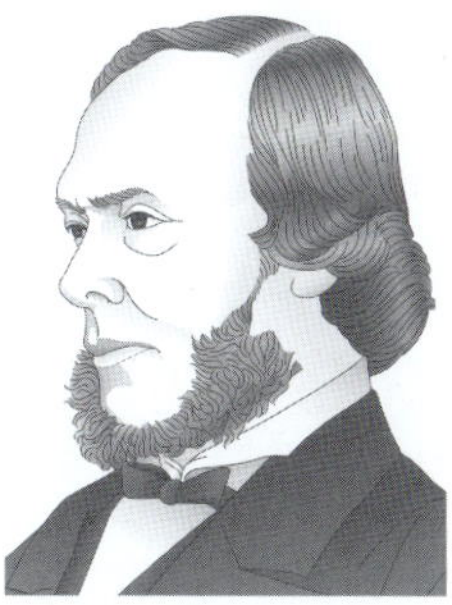

▶J. 리스터

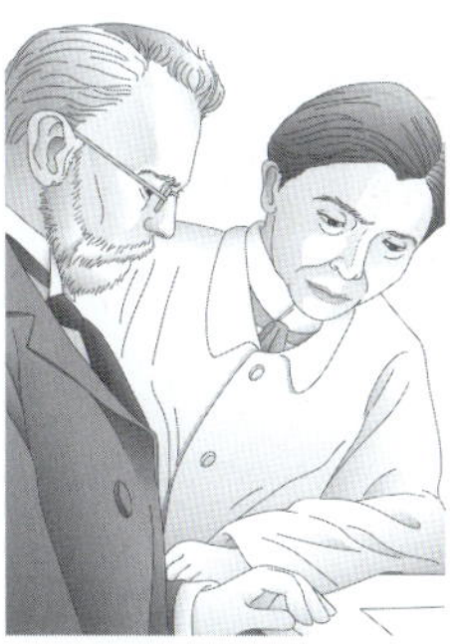

▶P. 에를리히(좌)와 하타 사하치로(우)

▶플로렌스 나이팅게일
1854년 34세의 나이에 크림전쟁 참전. 청결함과 무균법의 표준을 지켜 크리미아에서 6개월 동안 42%에 달하던 사망률이 2.2%로 떨어졌다.

B. 항균제의 발견

에를리히(Paul Ehrlich)는 1904년 병원미생물에 대해 증식억제를 나타내는 색소에 주목하여 트리판 레드(trypan red)에 아프리카수면병(African sleeping sickness)을 일으키는 원충인 파동편모충(*Trypanosoma*)에 대한 항균작용이 있다는 사실을 발견했다. 트리판 레드는 동물의 파동편모충증

(trypanosomiasis)에 유효성을 나타내는 색소이다. 1910년 에를리히 밑에서 수학하던 **하타 사하치로**(秦佐八郎, 1873~1938)는 **살바르산**(salvarsan)이 매독에 효과적이라는 사실을 발견했고, 이것이 **복용 항균제**의 시초가 되었다.

영국의 **플레밍**(Alexander Fleming, 1881~1955)은 1929년 푸른곰팡이(*Penicillium*)가 분비하는 '세균의 증식을 억제하는 물질'을 발견하여 항균제로서 그 사용을 시험했다. 이때는 정제가 불충분하고 독성이 강해서 실용화에 이르지 않았지만, 1941년 체인(Ernst B. Chain)과 플로리(Howard W. Florey)가 이 물질을 추출 및 분리하여 **페니실린**(penicillin)으로서 실용화했다.

또 이보다 약간 앞서 1935년 독일의 도마크(Gehard Domagk)가 프론토실(prontosil; 술폰아미드의 일종)의 항균 효과를 발견하여 현재까지도 **설파제**(sulfa drug)로서 합성되고 있으며 **화학요법**의 발전에 이바지했다.

페니실린의 발견과 실용화가 항균제에 의한 화학요법의 시작을 알렸고 그 후 많은 항균제가 잇달아 발견되었다. 1944년에 스트렙토마이신(streptomycin), 1947년에 클로람페니콜(chloramphenicol), 1948년에 테트라사이클린(tetracycline), 1950년에 에리스로마이신(erythromycin), 1957년에 카나마이신(kanamycin)이 발견 및 실용화되면서 감염병에 의한 사망률이 현저히 낮아졌다.

그러나 이들 항균제에도 약점은 있다. 항균제 중에도 세균이나 진균이 생산하여 다른 미생물에 작용하는 물질을 항생물질이라고 하는데, 이 물질에 작용을 받는 미생물도 그 작용으로부터 벗어나는 수단을 익히게 된다. 즉, 항균제를 계속 사용하면 처음에는 효과가 있어도 나중에는 효과가 사라지는 경우가 종종 있다. 효과가 있던 항균제에 세균이 저항성을 나타내게 되는 것을 **약물내성**(drug resistance)을 획득했다고 하며, 그러한 세균을 **약물내성균**(drug resistant bacterium)이라고 한다.

항균제의 남용은 약물내성균을 출현시켰다. 1941년 페니실린이 사용되기 시작하자 1940년대 후반에는 **페니실린 내성균**[페니실린분해효소(penicillinase)라고 하여 페니실린을 분해하는 효소를 가진 세균]이 출현하고, 이어서 페니실린 내성균에 효과가 있는 메티실린(methicillin)을 개발하여 사용하자 이번에는 **메티실린 내성균**(메티실린 내성 황색포도알균,

Note

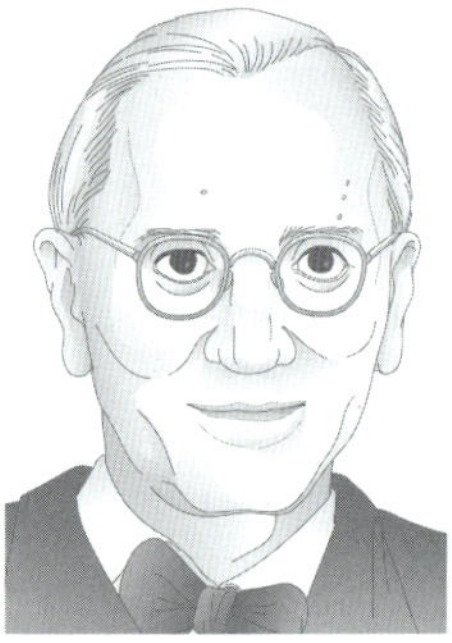
▶A. 플레밍

항바이러스제
(antiviral agent)

나가노 야스이치(長野泰一)와 고지마 야스히코(小島保彦)가 1954년에 바이러스를 억제하는 물질을 발견하고, 아이작스(Alick Isaacs)와 린덴만(Jean Lindenmann)이 그것을 인터페론(interferon, IFN)이라고 명명했다. IFN은 현재 항바이러스제로서는 B형 간염, C형 간염 등의 치료에 이용되고 있다.

엘리언(Gertrude Belle Elion)은 1970년대에 헤르페스바이러스 감염병에 효과적인 아시클로버(acyclovir)라고 하는 항바이러스제(antiviral agent)를 개발했다. 아시클로버는 세포에 독성을 나타내지 않고 바이러스(단순 헤르페스바이러스)의 증식을 특이적으로 억제하는 획기적인 항바이러스제라고 할 수 있다. 현재는 항인플루엔자제, 항HIV제, 항헤르페스바이러스제 등 많은 항바이러스제가 개발되어 임상에서 응용되고 있다.

Note

methicillin-resistant *Staphylococcus aureus*, MRSA)이 출현했다. 현재 많은 약물내성균이 밝혀지면서 큰 문제가 되고 있다.

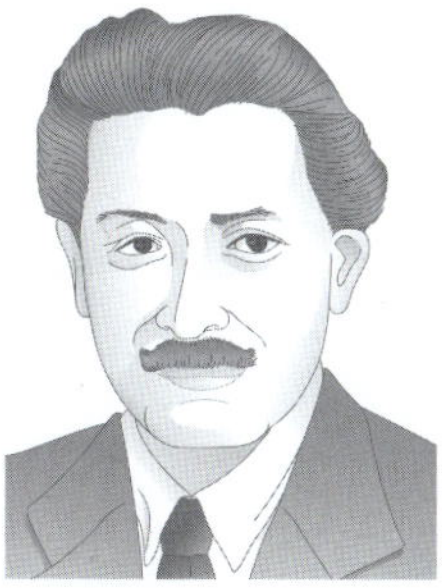
▶EB. 체인

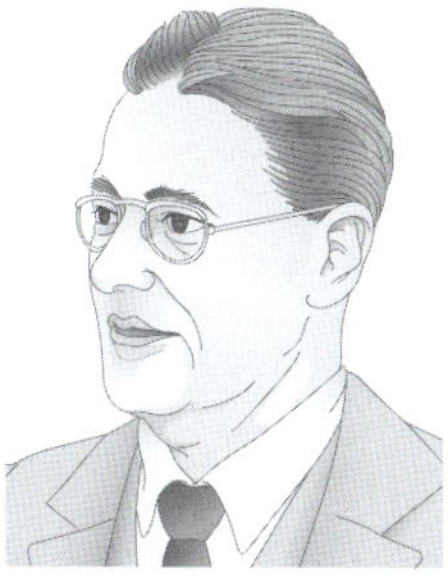
▶HW. 플로리

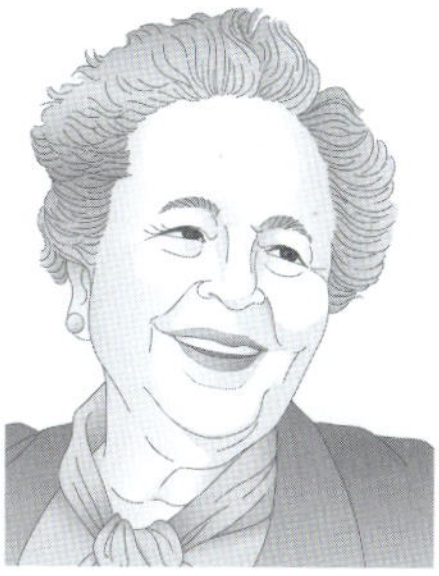
▶GB. 엘리언

국시 적중문제

Q 아동이 결핵에 걸려서 결핵약을 투약할 때 INH와 스트렙토마이신(streptomycin)을 함께 사용하는데 그 이유는?

① 전염력을 약화시키기 위해
② 약의 독성을 약화시키기 위해
③ 회복기간을 단축하기 위해
④ 제8뇌신경의 손상을 예방하기 위해
⑤ 균주의 저항성을 최소화하기 위해

A 항결핵제를 투여할 때 병용요법을 쓰는 이유는 내성균주의 출현을 예방하기 위함이다.

정답 : ⑤

의학미생물학의 발전 7

Note

파스퇴르와 코흐의 업적을 기반으로 하여 의학미생물학은 급속도로 발전했다. 병원균은 코흐의 탄저균 발견을 시작으로 잇달아 발견되어 현재는 1,000종이 넘는다. 병원성 바이러스는 이바노프스키의 담배모자이크병을 일으키는 여과성 병원체의 발견과 타일러의 황열바이러스 분리를 시작으로 현재는 사람에게서 분리되는 것만 해도 수백 종이 넘는다. 전자현미경을 통해 세균의 내부와 바이러스를 상세하게 관찰할 수 있게 된 지 많은 시간은 지나지 않았지만, 현재는 세균의 미세구조에서부터 바이러스의 유전정보인 DNA, RNA의 염기배열까지 해독되어 미생물학은 **분자, 유전자 수준**에서 밝혀지고 있다.

미생물학으로부터 파생된 **면역학**, **분자생물학**이 독립, 발전하여 서로 영향을 미치면서 미생물학의 발전에 기여했고 특히 **분자생물학**, **분자유전학**이 오늘날 미생물학의 발전을 지탱하고 있다.

즉, 현대의 의학미생물학은 미생물의 구조물, 조성, 기능, 대사, 생산 단백질 등을 분자 수준에서 해석하여 각 미생물의 성질이나 병원성 등을 연구하고, 또한 미생물의 유전정보를 암호화하는 DNA, RNA의 염기배열을 밝혀 이를 미생물의 분류와 감염병 진단에 이용하며, 미생물의 생태나 병원인자(미생물이 질병을 일으키는 인자) 등의 해명에 유전자 수준에서 다루어 감염병을 제어하는 것을 목표로 하고 있다.

A. 진단방법의 발전

감염병의 진단은 원래 환자에게서 채취한 **검체**(에 포함된 미생물)를 **배양**하고 **분리**해서 병원체의 존재를 확인하는(병원체 검출에 의해) 것이 기본이다. 그러나 미생물에 따라서는 배양하는 데 시간이 걸리거나 특히 바이러스는 분리배양이 어려운 경우가 있다. 최근 미생물을 유전자 수준에

Note

천연두(두창) 근절

1979년에 제네바에서 열린 세계 천연두근절확인 평의회가 근절확인선언서에 서명하고 1980년에 WHO가 세계의 천연두 근절을 선언했다.

폴리오바이러스 (Polio virus)

회색촉수염(소아마비)의 병원체이다. 장바이러스(Entero virus)의 일종으로 감염되더라도 90~95%가 증상이 없는 불현성으로 나타나며 1%미만에서 소아마비의 형태로 나타난다.

폴리오 근절운동

WHO는 1988년에 폴리오근절계획을 발표했다. 2002년까지 미대륙, 일본을 포함하는 서태평양지구, 유럽지구에서 폴리오 근절선언이 내려졌지만, 인도, 파키스탄, 아프가니스탄, 아프리카의 나이지리아와 그 주변 국가에서는 아직 소수의 환자가 발생하고 있다. WHO는 2005년까지 환자 발생을 없애고 2008년에 근절선언을 내리려고 했으나 아직 실현되고 있지 않다. 파키스탄이나 아프가니스탄, 나이지리아, 소말리아 등 10개국에서 발병 예가 확인되고 있다. 이 근절계획의 최종전을 폴리오 엔드게임이라고 부르고 있다.

서 해석함으로써 분리배양하지 않고 환자의 검체로부터 미생물의 **유전자**(DNA, RNA)를 검출하여 병원미생물을 동정하는 방법이 이용되고 있다.

시험관 안에서 **DNA**를 간단하게 **복제**하는 방법으로 개발된 것이 바로 **PCR법**(중합효소연쇄반응법, polymerase chain reaction method; p.210 참조)이다. PCR법을 통해 얻은 DNA를 이미 등록되어 있는 알려진 미생물의 DNA나 RNA와 대조하여 검체에 포함되어 있는 병원미생물을 알아낼 수 있다. 등록되어 있는 이미 알려진 미생물의 DNA나 RNA와 다른 DNA나 RNA가 있으면 이것이 새로운 미생물의 발견으로 이어지기도 한다.

B. 백신 개발

천연두(두창) 백신을 개발한 제너가 앞장서고 **백신**을 개발한 파스퇴르에 의해 확립된 감염예방법은 백신 개발기술의 발전과 집단접종의 시행을 통해 감염병 치료나 예방에 큰 성과를 올리고 있다. 그 대표적인 예가 1977년 '**천연두 근절**'의 성공이다. 현재, **폴리오 근절운동**이 세계보건기구(WHO)를 중심으로 진행 중에 있다. 나아가 많은 세균이나 바이러스에 대한 백신이 개발되어 감염 예방 효과를 발휘하고 있다.

지금까지 소아 감염병의 대표적인 질환인 홍역, 풍진, 볼거리 등의 바이러스성 질환이나 백일해, 파상풍, 디프테리아 등의 세균 감염병에 대한 백신이 개발되어 왔다. 최근에는 새로운 기술에 의거하여 **로타바이러스**(rotavirus)에 의한 설사, B형 인플루엔자균 감염병, 폐렴알균 감염병에 대한 백신도 개발되어 임상에 응용되고 있다. 또 자궁경부암의 원인이 되는 **사람유두종바이러스**(human papilloma virus, HPV)에 대한 백신도 개발되어 자궁경부암 환자가 감소하는 시대가 되었다.

백신에는 병원체의 감염성을 없앤 **불활성화백신**(inactivated vaccine), 병원성이 저하된 **약독백신**(attenuated vaccine), 병원체의 성분으로 항원이 되는 단백질인 **성분백신**(component vaccine)이 있다.

나아가 최근에는 재조합기술을 이용하여 **재조합 단백질백신**도 개발되고 있다. 항원이 되는 단백질을 암호화하는 유전자를 직접 체내에 주사하여 그 단백질을 체내 세포로 만들게 하면 백신과 같은 효과를 얻을 수 있을 것이라는 새로운 개념에 따라 연구가 추진되고 있다. 이를 **DNA 백신**(DNA vaccine)이라고 하는데, 아직은 실용화에 이르지는 못했다.

Note

C. 유전자 치료와 세균독소의 응용

미생물학의 새로운 분야로 **바이러스나 세균독소를 치료제로서 의료에 응용**하려는 시도가 추진되고 있다. 그중 하나가 숙주세포의 유전자에 침입할 수 있는 바이러스의 성질을 이용하여 개발된 유전자 치료이다. **유전자 치료**(gene therapy)란 **치료용 바이러스**(**벡터**, vector)에 유전자 질환의 원인이 되는 비정상적인 유전자를 정상 유전자로 바꾸도록 재조합한 후 환자에게 감염시켜서 비정상적인 유전자를 정상 유전자로 보충하여 질환을 개선하는 방법이다.

또 **세균독소**를 이용한 예에는 보툴리누스균이 생산하는 보툴리눔독소(botulinum toxin)를 얼굴신경 경련 등의 신경성 질환 치료가 있는데, 이는 신경성 질환에 보툴리눔독소를 투여하여 그 신경을 마비시키는 작용을 이용해서 경련을 개선하는 방법이다.

국시 적중문제

Q 다음 중 한번 질환을 앓고 난 후에 영구면역을 얻을 수 있는 질환이 아닌 것은?

가. 수두　　나. 홍역　　다. 풍진　　라. 매독

① 가, 나, 다　② 가, 다　③ 나, 라　④ 라　⑤ 가, 나, 다, 라

A 예방접종은 감염병을 예방하기 위해 백신을 투여하여 면역성을 인공적으로 생기도록 하는 것으로 디프테리아, 파상풍, 백일해, 소아마비, 뇌수막염, 홍역, 볼거리, 풍진 등이 있다.

정답 : ④

제2장

세균학

1. 세균의 형태와 구조
2. 세균의 증식
3. 세균의 대사
4. 세균의 유전
5. 세균의 병원성
6. 세균의 분류

[학습목표]

- 세균의 형태, 배열의 종류를 알 수 있다.
- 세균의 구조를 그림으로 나타낼 수 있다.
- 그람양성균과 그람음성균의 세포벽 차이를 알 수 있다.
- 세균의 협막, 편모, 섬모, 아포의 기능에 관해 설명할 수 있다.
- 세균의 증식에 필요한 조건을 열거할 수 있다.
- 산소요구성의 차이에 따른 세균의 분류를 알 수 있다.
- 세균의 이화대사와 동화대사에 관해 설명할 수 있다.
- 세균의 플라스미드와 그 기능을 알 수 있다.
- 세균의 돌연변이, 형질전환, 접합, 형질도입에 대해 간단하게 설명할 수 있다.
- 세균의 주요 병원성 인자(정착인자, 침입인자, 독성인자)에 관해 설명할 수 있다.
- 세균의 주요 외독소와 그 작용을 설명할 수 있다.
- 세균의 명명법을 알 수 있다.

주요 용어해설

- **균체외독소(외독소, exotoxin)** : 세균이 균체 밖으로 방출하는 독소를 일컫는 말로, 그 성분은 단백질 또는 폴리펩티드이다.
- **돌연변이(mutation)** : 어떤 집단의 대다수 형질과 다른 형질을 가지게 되는 것을 말하며, 이 단어는 '변화'를 의미하는 라틴어에서 유래한다. DNA 또는 RNA 위의 염기배열에 물리적 변화가 생기는 것을 유전자돌연변이(genomic mutation)라고 하고, 염색체의 수나 구조에 변화가 생기는 것을 염색체돌연변이(chromosomal mutation)라고 한다.
- **발효(fermentation)** : 좁은 의미에서는 효모균 등의 미생물이 무산소 조건에서 에너지를 얻기 위해 유기화합물을 산화해서 알코올, 유기산, 이산화탄소 등을 생성하는 과정이다. 넓은 의미에서는 미생물을 이용해서 식품을 제조하는 것, 유기화합물을 공업적으로 제조하는 것을 말한다.
- **세대시간(generation time)** : 세균이 분열하고 나서 다음에 분열할 때까지의 소요시간을 말한다.
- **병원성(pathogenicity)** : 세균이나 바이러스 등의 병원체가 다른 생물에 감염되어 숙주에게 감염병을 일으키는 성질 및 능력을 말한다.
- **아포(spore)** : 일부 세균이 만드는 매우 내구성 높은 세포 구조를 말한다. 아포막, 겉질, 중심으로 이루어지며, 아포막 바깥쪽에 외피를 갖는 것도 있다. 중심에는 DNA, 리보솜, 효소, 저분자 화합물 등이 들어 있으며 반결정 상태로 되어 있다.
- **이분열(binary fission)** : 원핵생물이나 원생생물과 같은 단세포생물이 번식을 위해 사용하는 무성생식방법으로, 세포분열처럼 하나의 세포가 둘로 갈라지는 형태를 취한다.
- **접합(conjugation)** : 원생동물의 섬모충류에서 관찰되는 유성생식방법으로, 2개의 배우자세포가 서로 융합하는 것을 말한다.
- **펩티도글리칸(peptidoglycan)** : 펩티드와 당으로 이루어진 고분자를 말하며, 세균의 세포막 바깥쪽에 층을 형성하는 세포벽의 주요 물질이다.
- **플라스미드(plasmid)** : 세포 내에서 복제되어 딸세포로 분배되는 염색체 이외의 DNA분자를 일컫는다. 세균이나 효모의 세포질 내에 존재하며 염색체의 DNA와는 독립하여 자율적으로 복제한다. 일반적으로 고리 모양의 이중가닥사슬 구조이다.
- **항원성(antigenicity)** : 항체에 결합할 수 있는 항원의 성질을 항원성이라고 한다.
- **협막(capsule)** : 일부 세균이 가진, 세포벽 바깥쪽에 위치하는 피막 모양의 구조물이다. 세균이 분비한 겔 상의 점액이 세포 표면에 거의 균일한 두께로 층을 형성한 것이다. 백혈구에 의한 식작용 등 숙주의 면역기전에 의해 제거되지 않도록 하는 역할을 하며 병원성 세균의 병원성에 관여하고 있다.
- **형질도입(transduction)** : 특정 증식양식을 갖는 파지(phage)가 감염 세균의 유전자를 입자 안으로 흡수한 후 다른 세균 안으로 도입시키는 현상을 말한다. 다양한 형질이 도입되는 경우를 보편형질도입, 특정한 형질이 도입되는 경우를 특수형질도입이라고 한다.
- **형질전환(transformation)** : 세포 외부로부터 DNA를 도입하여 그 유전적 성질을 바꾸는 것 또는 그 조작을 의미한다.

1 세균의 형태와 구조

Note

A. 크기와 형태

세균 대부분은 1μm에서 4~5μm의 크기이다(**표 2-1**). 예를 들어 포도알균(포도상구균, *Staphylococcus*)은 지름 0.8~1.0μm, 대장균(*Escherichia coli*)은 0.4~0.7×1~3μm이며, 광학현미경에서 1,000배로 확대해도 염색하지 않은 상태에서는 명확하게 관찰할 수 없으므로 균체를 염색해서 관찰한다(나중에 설명).

세균의 형태는 공 모양인 **알균**(구균, coccus), 막대 모양인 **막대균**(간균, bacillus), 나선 모양인 **나선균**(spirillum)의 3가지로 크게 나뉜다(**표 2-2**).

[표 2-1] 주요 세균의 크기(μm)

포도알균	0.8~1.0
대장균	0.4~0.7×1~3
콜레라균	0.5×1.5~3
결핵균	0.3~0.6×1~4
디프테리아균	0.3~0.8×1~8
탄저균	1.0~1.2×3~5
매독균	0.13~0.15×10~13
렙토스피라	0.1×6~20

❶ 알균(구균, coccus)

공 모양의 세균으로 지름 약 1μm이다. 공 모양이라고 하더라도 반구형, 삼각형, 콩팥 모양 등 다양하다. 종류에 따라 독특한 배열을 취하는데, 2개가 연결되는 **쌍알균**(쌍구균, diplococcus), 4개가 연결되는 **사련알균**(사련구균, tetragena), 사슬 모양의 **사슬알균**(연쇄상구균, streptococcus), 포도알 모양의 **포도알균**(포도상구균, staphylococcus) 등이 있다.

❷ 막대균(간균, bacillus)

막대 모양, 봉 모양의 세균으로, 짧은 지름이 약 0.3~1μm, 긴 지름이 0.5~10μm이다. 양 끝이 직각인 것, 둥근 것, 끝이 가는 것, 사슬 모양인 것 등 그 형태가 다양하다.

[표 2-2] 세균의 형태

형태			주요 세균
공 모양	포도알 모양	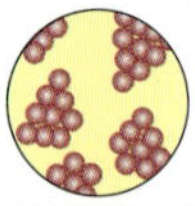	황색포도알균 (황색포도상구균) 등
	사슬 모양	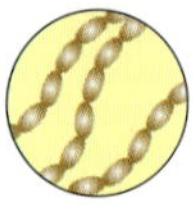	고름사슬알균 (화농연쇄상구균) 등
	쌍알 모양	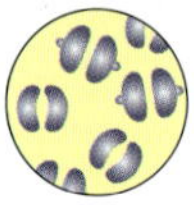	폐렴알균(폐렴구균), 임균, 수막염균은 붉은색이다.
막대 모양	사슬 모양	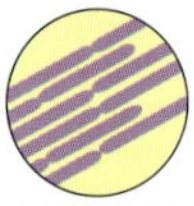	탄저균, 세레우스균 등
	짧은 막대 모양	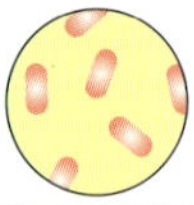	인플루엔자균 등
	가늘고 긴 막대 모양	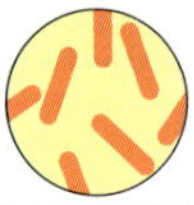	대장균, 녹농균 등
	곤봉 모양	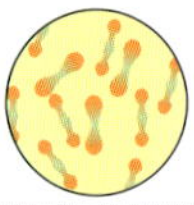	디프테리아균 등
나선 모양	짧은 나선 모양	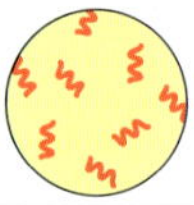	캄필로박터, 헬리코박터 등
	긴 나선 모양	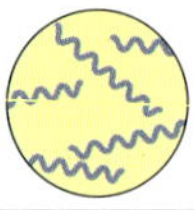	매독균, 재귀열 보렐리아, 황달출혈성 렙토스피라 등

Note

Note

❸ 나선균(spirillum)

나선 모양의 균체를 가진 세균으로, 나선이 짧은 것(2회전 정도)은 **캄필로박터속**(*Campylobacter*), **헬리코박터속**(*Helicobacter*) 등이 있고 나선이 긴 것(3회전 이상)은 **스피로헤타**(*Spirochaeta*)로서 **트레포네마속**(*Treponema*), **렙토스피라속**(*Leptospira*) 등을 포함한다. 나선 모양이라도 나선이 1회전 정도인 **콜레라균**(*Vibrio cholerae*), **장염비브리오균**(*Vibrio parahaemolyticus*)은 막대균으로 분류된다.

B. 염색과 관찰

❶ 그람염색(Gram stain)

세균을 염색한 후 관찰하여 염색성의 차이와 균체의 형태, 배열에 따라 균종을 감별한다. 세균 염색법 중 하나에 **그람염색**이 있으며, 그람염색으로 대부분의 세균을 2종류로 나누어 염색할 수 있다(**그림 2-1**).

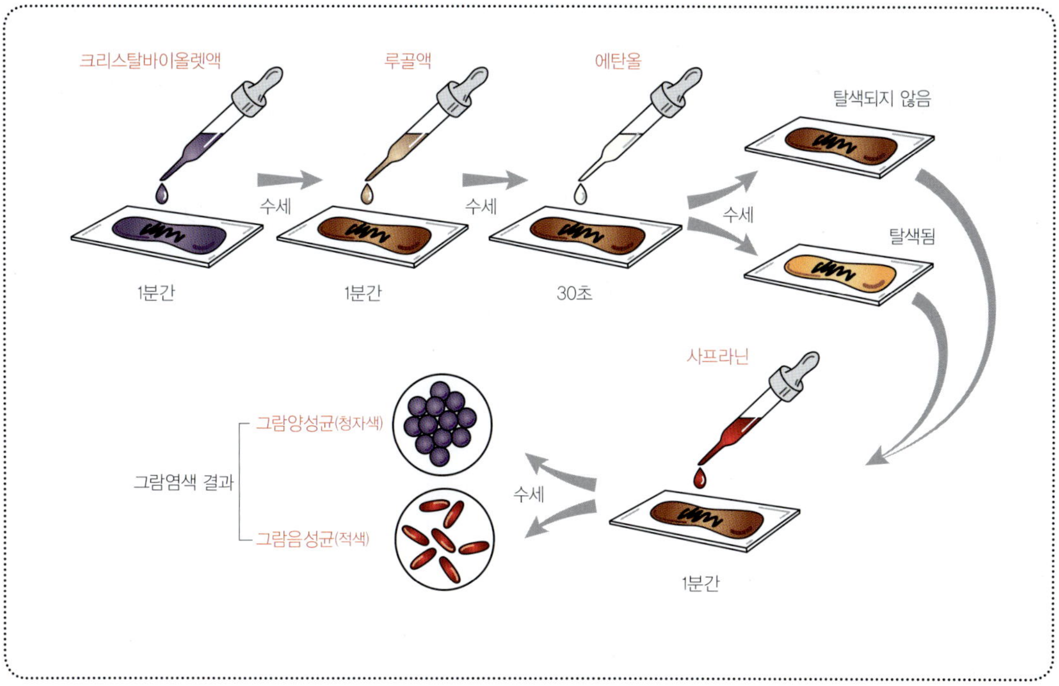

[그림 2-1] 그람염색

염색은 다음과 같은 순서로 이루어진다.

① 슬라이드글라스에 고정한 표본(세균)을 크리스탈바이올렛액으로 청자색으로 물들인다.

② 루골액(요오드) 처리를 하고 에탄올로 탈색한다(탈색되지 않고 그대로 청자색인 세균과 탈색되는 세균으로 나뉜다).

③ 탈색된 세균을 사프라닌으로 적색으로 염색한다.

청자색으로 염색되는 것을 **그람양성균**(Gram-positive bacterium), 적색으로 염색되는 것을 **그람음성균**(Gram-negative bacterium)으로 분류한다.

❷ 관찰

염색한 표본(건조하여 죽은 세균)은 보통 광학현미경에서 약 1,000배 확대하여 관찰하며, 세균을 살아 있는 채로(염색하지 않고) 관찰하려면 특수한 현미경이 필요하다. 최근 광원에 여러 종류의 레이저를 사용해서 세균을 입체적으로 관찰할 수 있는 현미경(공초점 레이저 광학현미경)도 이용되고 있다.

C. 구조

세균은 **단세포**의 **원핵생물**(procaryote)로, 핵막, 핵소체(인), 사립체(미토콘드리아), 세포질그물(소포체) 등이 없고 바깥이 단단한 **세포벽**(cell wall)에 덮여 있다. 세포질에는 **핵**(nucleus), **리보솜**(ribosome), **메소솜**(mesosome)이 있으며 균종에 따라 과립, **플라스미드**(plasmid)가 있다. 또 균종에 따라 표면에 **협막**(capsule), **편모**(flagellum), **섬모**(cilia) 등이 있다(**그림 2-2**).

Note

항산염색
(acid-fast stain)

결핵균(*Mycobacterium tuberculosis*)이나 나균(*Mycobacterium leprae*) 등 그람염색에는 잘 염색되지 않지만, 일단 염색되면 산성 알코올을 사용해도 잘 탈색되지 않는 성질을 가진 세균을 일컬어서 항산균(acid-fast bacterium)이라고 한다. 항산균인지 아닌지를 감별하는 방법이 항산염색이며, 항산균은 적색, 다른 세균은 청색으로 염색할 수 있다.

핵소체(nucleolus)

리보솜 RNA의 합성과 리보솜을 조합한다.

사립체(미토콘드리아, mitochondria)

진핵생물의 에너지를 생산한다.

세포질그물(소포체, endoplasmic reticulum)

단백질이나 지질의 합성과 수송에 관여한다.

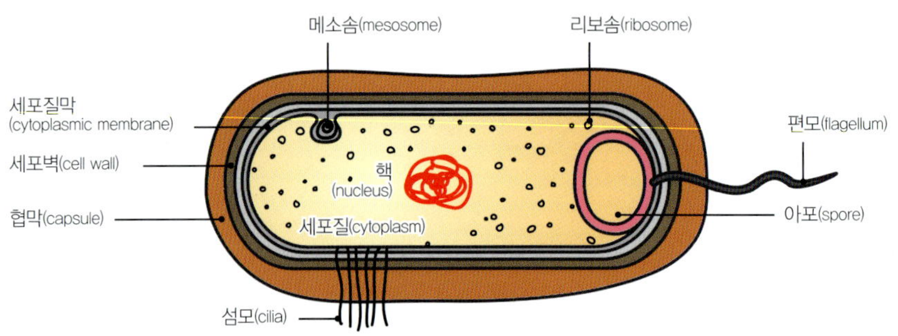

[그림 2-2] 세균의 구조

Note

리보솜(ribosome)
단백질을 합성한다.

메소솜(mesosome)
세포질과 연속적으로 세포질 안으로 함입된 구조물로, 기능은 밝혀지지 않았다.

과립(granum)
볼루틴과립, 글리코겐과립 등

플라스미드(plasmid)
(p.51 참조)

펩티도글리칸(peptidoglycan)
다당류와 펩티드의 화합물

❶ 세포벽(cell wall)

세포질막의 바깥쪽을 덮는 단단한 세포벽은 **세균의 형태를 유지하고 환경의 변화로부터 세균을 보호**하고 있다. 그 구조는 그람양성균과 그람음성균에서 다르지만, 기본구조로서 모두 **펩티도글리칸층**(**그림 2-3**)을 형성하고 있다.

그람양성균의 세포벽은 1층의 두꺼운 펩티도글리칸층[다당류(polysaccharide), 타이코산(teichoic acid), 펩티도글리칸(peptidoglycan), 단백질]로 이루어진다. 그람음성균의 세포벽에는 **바깥막**(외막, adventitia)이 있고 바깥막과 세포질막 사이가 얇은 펩티도글리칸층을 형성하고 있다. 바깥막은 지질다당체(lipopolysaccharide), 인지질(phospholipid), 지질단백질(lipoprotein), 단백질로 이루어지며 지질다당체는 **지질 A**(lipid A)와 **다당체**가 결합한 것이다. 지질 A는 고분자의 지질로, **내독소**(endotoxin)로서 발열, 혈관확장, 혈액응고작용 등을 유발한다(p.55 참조).

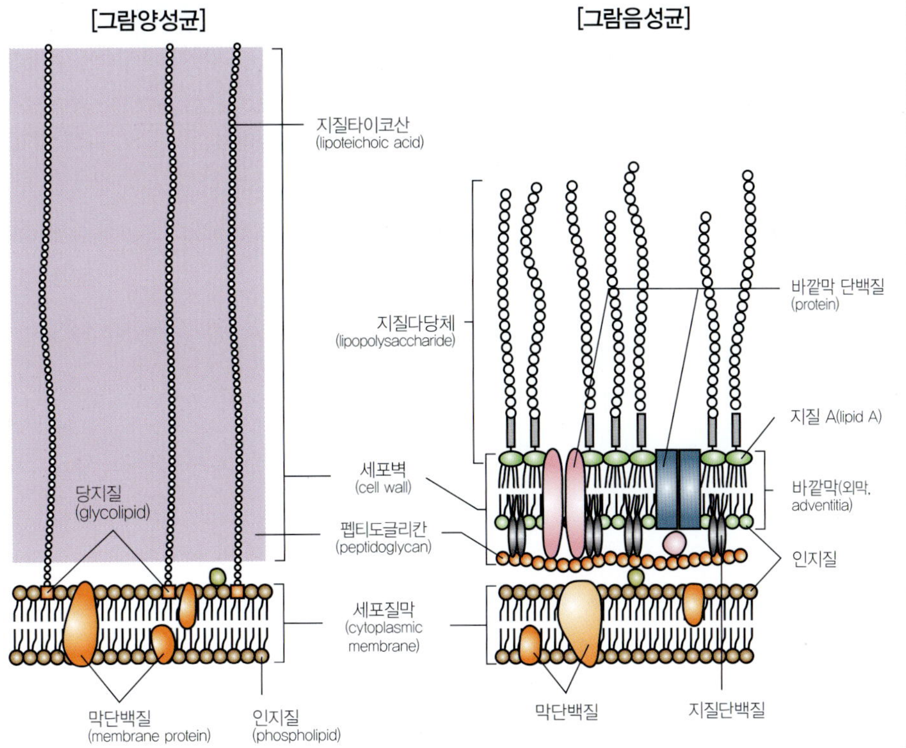

[그림 2-3] 세균의 세포벽

다당체의 일부는 **균체항원**(somatic antigen; O항원)으로서의 성질을 가진다. 또 바깥막의 단백질 일부는 물질을 흡수하기 위한 구조[관 모양의 작은 구멍을 가진 구조로 **구멍단백질**(porin)이라고 불린다]를 가진다.

❷ 세포질막(cytoplasmic membrane)

세포질막은 세포벽 안쪽에 있으며 세포질을 둘러싸고 있다. 인지질 이중층으로 구성되며 각종 단백질(투과효소, 호흡효소, 영양분을 가수분해하는 효소 등)이 포함되어 있다. **물질 흡수**, **대사산물 배출**, **에너지 생산**, **단백질 합성** 등의 기능을 한다. 또한 세포질 내에서 합성된 단백질을 균체 밖으로 분비하는 **분비장치**(secretion system)를 가진다. 그 단백질에는 질병을 일으키는 (병원인자의) **균체외독소**(exotoxin)와 **균체외효소**(exoenzyme)가 포함된다.

분비장치는 균종에 따라 다르며 그람음성균의 경우 ①세포질 내에서 세포 밖으로 직접 분비하거나, ②세포질 내에서 단백질 펩티드사슬과 결합하여 세포질막을 통과한 후 펩티드사슬을 유리시켜 단백질만 바깥막을 통과하여 분비하거나, ③분비장치가 주사바늘처럼 독소나 효소 등의 단백질을 다른 세포에 직접 주입하거나, ④단백질과 DNA를 모두 숙주세포에 직접 보내는 4가지 유형이 있다.

❸ 세포질(cytoplasm)

세포질은 콜로이드상으로 **핵**(nucleus), **플라스미드**(plasmid), **리보솜**(ribosome) 등도 포함되어 있다.

핵은 이중가닥의 환상구조인 DNA(염색체 DNA)로 이루어진다. 핵은 말그대로 세포의 중심인 컨트럴타워이며, 세포(세균 자신)의 유지와 증식에 필요한 단백질을 만들기 위한 유전정보(이른바 설계도)가 DNA의 염기배열로서 들어 있다.

플라스미드는 염색체 DNA와는 별개의 작은 환상 DNA로, 많은 세균이 가지고 있다. 플라스미드 DNA가 암호화하는 유전정보에 의해 발현되는 단백질은 세균의 유지와 증식에 반드시 필요한 것은 아니지만, **약물내성**이나 **병원성** 등의 특성이 있다. 예를 들어 **R플라스미드**(R plasmid)는 약물내성에 관여하고, **F플라스미드**(F plasmid)는 접합(p.51 참조)을 통해 다른 세균에 전달되어 F플라스미드가 지니는 유전정보가 전달된다.

Note

균체외독소(외독소, exotoxin) · 균체외효소(exoenzyme)

세균 밖으로 분비되는 독소와 효소를 말한다. 세균이 주위를 증식에 적합한 환경으로 만들거나 영양을 쉽게 흡수하기 위해 분비한다. 이것이 병원성 인자(질병을 일으키는 근원)가 된다(p.53 참조).

Note

리보솜은 RNA(DNA의 유전정보에 따라 단백질을 만드는 작용을 담당)를 함유하는 단백질 입자로, 이른바 단백질 합성장치이다.

❹ 협막(capsule)

대부분의 세균은 세포벽 바깥쪽에 **협막**을 형성하는데, 이른바 장벽이다. 세균이 분비하는 점액에 의한 협막 유사 구조를 **점액층**(slime layer), 점액층 가운데 섬유 유사 물질을 **당질층**(glycocalyx)이라고 한다. 협막이나 점액층은 대부분 **다당체**로 이루어진다.

당질층(glycocalyx)
세포막 바깥쪽에 결합해 있는 당사슬을 말한다.

협막은 탐식세포(phagocyte; 호중구, 대식세포)에 저항성을 나타내며 협막 덕분에 세균은 탐식세포의 탐식에서 벗어날 수 있다.

보체(complement)
항체와 반응하여 항체와 결합된 세포의 파괴를 일으키는 단백질을 말한다.

또 협막은 **보체나 항체의 공격으로부터 세균을 지키거나 동시에 병원성 인자가 지녀야 할 성질**을 가진다. 즉, 협막을 가진 세균은 생체가 갖춘 감염방어능력에 저항하여 질병을 일으키는 힘이 강하다.

점액층은 물질의 표면 부착(예를 들어 감염의 발판이 되는 상피세포 등에 접착)에 관여하고 있다. 당질층이 생체 내 성분과 섞여서 **균막**(biofilm)을 형성하면 그 안의 세균은 탐식세포의 탐식이나 항균제에 강한 저항성을 나타내게 된다.

균막(biofilm)
알지네이트(alginate)라고 불리는 점조성 다당체로 이루어진다.

❺ 편모(flagellum)

편모는 나선 모양의 구조물로, **운동기관**이다. 지름 12~30nm, 길이 1~70μm이며, **플라젤린**(편모단위단백, flagellin)이라는 단백질로 이루어지며 **항원성**(antigenicity)을 가진다(H항원이라고 한다).

편모의 수나 부착부위는 균종에 따라 다르다. 편모를 가지지 않는 **무모균**, 한쪽 끝에 1개를 가진 **단모균**, 양쪽 끝에 1개씩 가진 **양모균**, 한쪽 끝에 여러 개를 가진 **총모균**, 전체 주위에 수많이 가진 **주모균**이 있다(**표 2-3**).

편모와 운동성
편모의 수와 운동성은 일치하지 않는다. 대장균, 티푸스균은 주모균으로 25~330μm/초, 콜레라균은 단모균으로 55μm/초이다. 콜레라균의 운동속도는 자동차 속도로 바꾸면 60~120km/H에 상당한다.

❻ 섬모(cilia)

섬모는 편모보다 가늘고 짧은 섬유 모양의 구조물로, **섬모**(cilia)와 **성섬모**(sex pili)가 있다. 섬모는 감염 초기단계인 **숙주세포의 부착에 관여**하고, 성섬모는 세균 간의 접합(p.51 참조)에 관여하고 있다. 성섬모를 가진 세균은 성섬모를 통해 다른 세균에 접합하여 유전정보를 전달하는 **플라스미드**를 상대 세균으로 보낸다. 그 플라스미드는 상대 세균으로 삽입된다.

Note

[표 2-3] 편모와 주요 세균

무모균	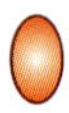	이질균, 폐렴알균(폐렴구균) 등
단모균	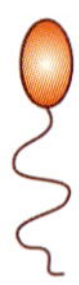	콜레라균, 장염비브리오균, 에어로모나스, 녹농균, 레지오넬라 등
양모균	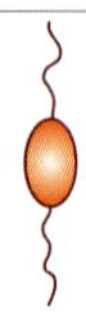	캄필로박터
총모균	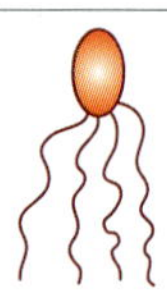	스피릴룸(나선균), 플레시오모나스, 세라티아 등
주모균	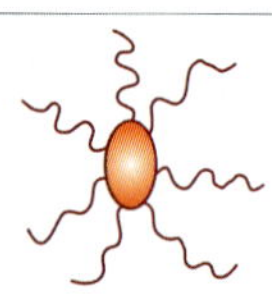	살모넬라균, 티푸스균, 대장균, 클로스트리듐속, 바실루스속 등

❼ 아포(spore)

그람양성균의 **바실러스속**(*Bacillus*)과 **클로스트리듐속**(*Clostridium*) 세균, 즉 **탄저균**(*Bacillus anthracis*)이나 **세레우스균**(*Bacillus cereus*), **파상풍균**(*Clostridium tetani*), **보툴리누스균**(*Clostridium botulinum*) 등은 영양부족, 건조 등의 환경 변화로 증식할 수 없게 되면 대사를 멈추고 균체 안에 **아포**를 형성한다.

아포 바깥쪽은 두꺼운 껍질로 덮여 있으며 균은 내부에서 생명을 유지한다. 아포는 핵 DNA 등이 이중막에 싸여 이른바 껍질에 담긴 상태가 되며, 주위의 균체가 녹으면 **유리 아포**가 되어 계속 살아간다. 아포는 가열, 건조, 소독제에 강한 저항성을 나타내며 균을 보호한다. 예를 들어

Note

아포의 열저항성
아포는 100℃의 가열에도 견딜 수 있으므로 안전하게 살균하려면 121℃에서 20분간 고압증기살균을 시행할 필요가 있다.

파상풍균(*Clostridium tetani*)은 아포를 형성하지 않으면 **자비소독**(boiling disinfection; 100℃에서 수 분간)으로 사멸시킬 수 있지만, 아포를 형성하면 100℃에서 1시간을 끓여도 상당수가 살아남는다. 아포를 열로 사멸시키려면 121℃에서 20분간 **고압증기멸균**(steam sterilization under pressure)이 필요하다.

증식하고 있는 세균을 **영양형**, 아포를 형성한 세균을 **휴면형**이라고 한다. 아포를 형성한 세균은 증식에 적합한 환경으로 바뀌면 휴면에서 깨어나 **발아**(germination)하며 다시 영양형으로 돌아와 증식한다. 아포가 사람의 체내에 들어오면 증식에 적합한 환경이 되기 때문에 발아하여 감염된 후 증식을 시작해서 사람에게 질병을 일으킨다(**그림 2-4**).

아포의 형태, 크기, 위치는 균종에 따라 다르다. 균체의 중앙부위에 형성된 것을 **중심형 아포**, 한쪽 끝에 치우쳐 형성된 것을 **편재성 아포**, 끝에 형성된 것을 **단재성 아포**라고 한다(**표 2-4**).

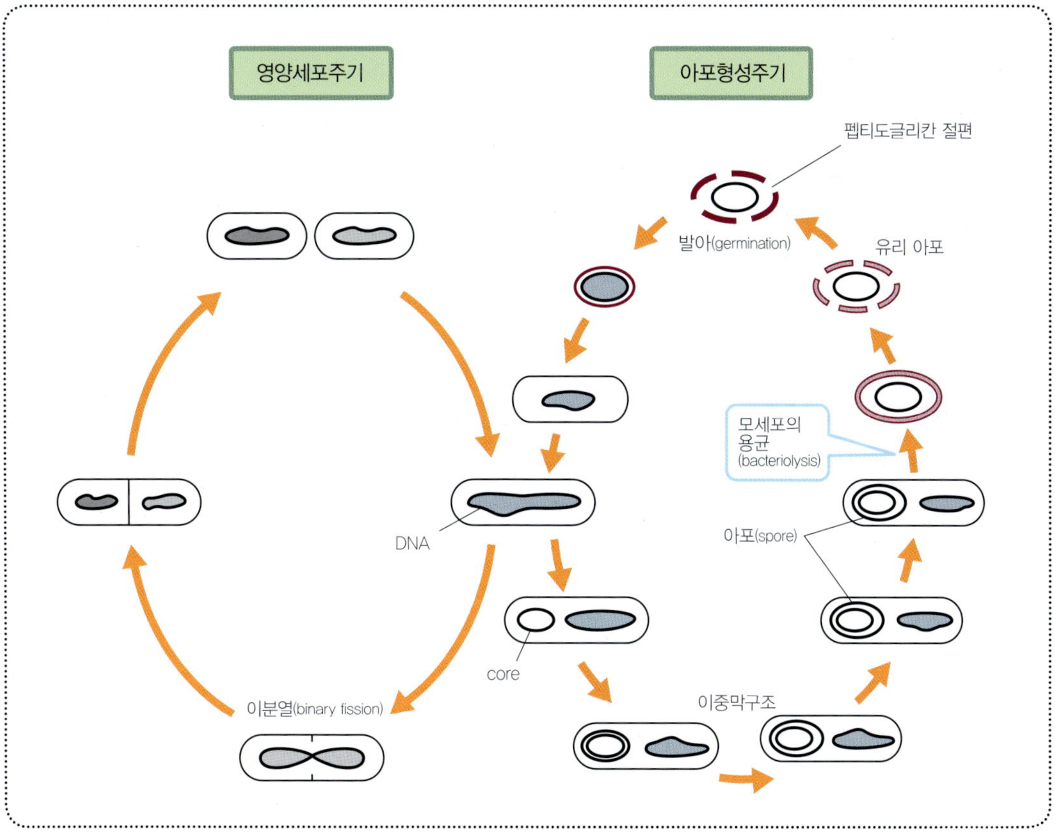

[그림 2-4] 아포형성균의 주기

[표 2-4] 아포의 위치, 형태, 크기와 세균

아포		① 위치 ② 형태 ③ 크기	주요 세균
중심성 아포	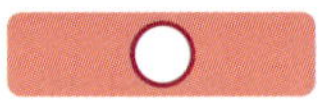	① 중앙부, ② 원형, ③ 균의 넓이보다 작다.	세레우스균
	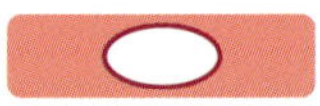	① 중앙부, ② 타원형, ③ 균의 넓이보다 작다.	탄저균
편재성 아포	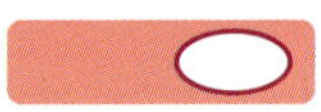	① 중간, ② 타원형, ③ 균의 넓이보다 작다.	웰치균 등
단재성 아포	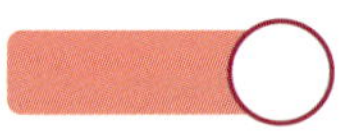	① 끝, ② 원형, ③ 균의 넓이보다 크다.	파상풍균 등
	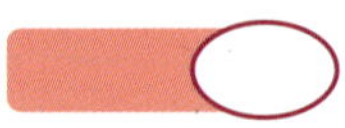	① 끝, ② 타원형, ③ 균의 넓이보다 크다.	보툴리누스균 등

국시 적중문제

Q 다음 중 제1군 감염병인 것은?

① 폴리오 ② 디프테리아 ③ 세균이질
④ 비브리오패혈증 ⑤ 수막알균성 수막염

A '감염병의 예방 및 관리에 관한 법률'에서 '제1군 감염병'이란 마시는 물 또는 식품을 매개로 발생하고 집단 발생의 우려가 커서 발생 또는 유생 즉시 방역대책을 수립해야 하는 감염병을 말한다(콜레라, 장티푸스, 파라티푸스, 세균이질, 창자출혈성 대장균 감염병, A형 간염).

정답 : ③

2 세균의 증식

Note

A. 영양

세균이 증식하려면 **영양**(nutrition; 즉 균체의 구성성분과 에너지)을 섭취해야 한다. 세균에는 유기물질을 필요로 하지 않고 무기물질만으로 발육하고 증식할 수 있는 **독립영양세균**(자력영양균, autotrophic bacterium)과 무기물질 외에 유기물질을 섭취해야만 발육하고 증식할 수 있는 **종속영양세균**(타력영양균, heterotrophic bacterium)이 있다. 병원균 대부분은 종속영양세균이며, 영양원으로서 다른 생물과 마찬가지로 탄소원, 질소원, 무기염류, 비타민, 필수아미노산 등을 필요로 한다.

B. 분열 및 증식

세균은 **이분열**(binary fission)을 통해 증식한다. 즉, 발육하여 일정한 크기에 도달하면 모세포가 동일한 염색체 DNA 2개의 딸세포로 분열되고 이를 반복함으로써 세포 수(세균 수)가 증가한다.

증식에 필요한 조건에는 다음과 같은 것이 있다.

❶ 수분

균체의 약 80%가 **수분**이며, 영양은 수용액으로서 섭취된다. 물은 필수이다.

❷ 온도

증식에 가장 적합한 온도범위를 **최적온도**(optimum temperature)라고 한다. 증식 가능한 온도범위는 상당히 넓지만, 증식률은 최적온도에서 벗어날수록 저하된다.

최적온도

저온균(psychrophilic bacterium)

- 최적온도 10~20℃
- 증식 가능온도 0~25℃

중온균(mesophilic bacterium)

- 최적온도 30~37℃
- 증식 가능온도 10~45℃

고온균(thermophilic bacterium)

- 최적온도 50~60℃
- 증식 가능온도 25~80℃

병원균 대부분은 사람의 체온(37℃ 전후)을 최적온도로 하는 **중온균**(mesophilic bacterium)이다. 즉, 사람에게 질병을 일으키는 중온균에게 체내는 증식환경에 적합하다는 뜻이다.

❸ 산소

산소 요구성에 따라 산소가 없으면 증식할 수 없는 편성 호기성균(절대산소성균, obligate aerobe), 산소가 있으면 증식할 수 없는 편성 혐기성균(절대무산소성균, obligate anaerobe), 산소 유무와 관계없이 증식할 수 있는 통성 혐기성균(조건무산소성균, facultative anaerobe), 산소분압이 낮은 상태에서 잘 증식하는 미호기성균(미세산소균, microaerophilic bacterium)으로 크게 나눌 수 있다.

편성 호기성균(절대산소성균)은 **호흡**(respiration)을 통해 에너지대사를 행하는 세균으로, **녹농균**, **결핵균**, **디프테리아균**, **레지오넬라** 등이 포함된다.

편성 혐기성균(절대무산소성균)은 **발효**(fermentation)를 통해 에너지대사를 행하는 세균으로, **파상풍균**, **보툴리누스균**, **박테로이데스속** 등이 포함된다.

통성 혐기성균(조건무산소성균)은 산소가 있을 때는 호흡, 산소가 없을 때는 발효를 통해 에너지대사를 행한다. 다만, 산소가 있을 때가 증식이 활발하다. **포도알균**(포도상구균), **대장균**, **이질균** 등 많은 병원성 세균이 포함된다.

미호기성균(미세산소균)은 산소농도가 대기보다 낮은 상태(3~15%)에서 잘 증식하는 세균으로, **캄필로박터속**, **헬리코박터속** 등이 포함된다.

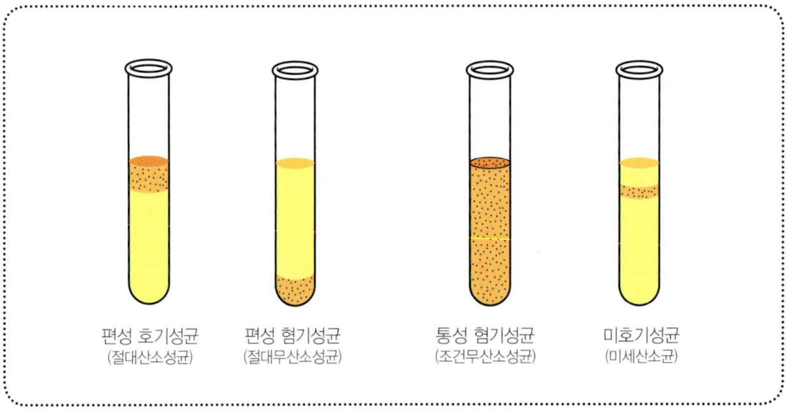

[그림 2-5] 산소 요구성에 따른 분류

Note

산소내성 혐기성균(산소내성 무산소성균, aerotolerant anaerobe bacterium)

산소가 없는 상태에서만 증식하지만 편성 혐기성균과 달리 산소가 있어도 사멸하지 않는 세균으로, **사슬알균**(연쇄상구균), **젖산균**(유산균) 등이 포함된다.

Note

❹ 이산화탄소

세균의 증식에 이산화탄소는 필요하지만 세균 자신이 대사를 통해 이산화탄소를 생산하기 때문에 대부분의 세균은 그 정도로도 충분하다. 그러나 고농도(5~10%)의 이산화탄소를 필요로 하는 세균(**임균**, **수막염균**, **캄필로박터속** 등)이 존재하며, 이러한 세균을 배양할 때에는 이산화탄소 농도를 높여야 한다.

❺ 수소이온농도(pH)

증식에 가장 적합한 pH 범위를 **최적 pH**(optimum pH)라고 한다. 그 위아래의 상당히 넓은 pH 범위까지 증식할 수 있다. 증식이 가능한 pH 범위와 최적 pH는 세균마다 다르다.

대부분의 병원균은 사람 체액의 pH(7.35~7.45)와 거의 같은 7.2~7.6이 최적 pH 범위이다. 다만, **결핵균**처럼 6.8~7.2로 낮은 pH를 좋아하는 세균이나 반대로 **콜레라균**처럼 7.6~8.4로 높은 pH를 좋아하는 세균도 있다.

❻ 삼투압

많은 세균은 염분농도가 0.9% 근처인 환경을 좋아하며, 3% 이상의 환경에서는 증식할 수 없다. 그러나 **장염비브리오균**처럼 염분농도가 3~5%로 높아야 증식할 수 있는 세균도 있으며, 또는 **포도알균**(포도상구균)처럼 염분농도 0.5~10%로 높아도 증식할 수 있는 세균도 있다. 전자를 **호염균**(halophilic bacterium), 후자를 **내염성균**(haloduric bacterium)이라고 한다.

C. 배양

증식에 필요한 영양소와 환경조건을 만들어 세균을 인공적으로 증식시키는 것을 **배양**(culture)이라고 한다. 세균성 병원체의 동정과 그 감염병 진단에 빼놓을 수 없는 기술이다.

❶ 배지

세균을 배양하는 장소를 **배지**(culture medium)라고 한다. **액체배지**(liquid medium)와 **고형배지**(solid medium)가 있으며, 고형배지는 액체배지에 한천(agar)을 1.5% 정도 첨가하여 끓인 다음 냉각시켜 반고형화한 것으로 일반적으로 **한천배지**(agar medium)라고 한다.

고형배지에 여러 세균을 포함하는 **검체**(질병에 따라 다르지만, 병원균이 들어 있다고 판단되는 조직, 혈액, 인두분비액, 가래, 대변, 소변, 고름 등)를 도포하여 배양하면 각 세균은 분열 및 증식을 반복하여 세균별로 독립된 **집락**(colony)을 형성한다. 이를 **분리배양**(isolation culture)이라고 한다. 나아가 1종류의 집락을 형성하는 세균만 액체배지 등에 순수하게 배양시키는 것을 **순수배양**(pure culture)이라고 한다.

세균에 따라 증식 조건이 다르므로 구분하여 사용할 수 있도록 각종 배지가 개발되어 있다.

❷ 배양법

증식에 필요한 조건이 세균의 종류에 따라 다르므로 배양법은 각각의 세균에 따라 다르다. 산소를 이용할 수 있는 편성 호기성균과 통성 혐기성균의 배양에는 일반 배양장치인 항온기(incubator)가 이용된다. 미호기성균에는 배지를 넣은 용기 내의 산소와 이산화탄소 농도를 일정하게 유지하는 배양장치가 이용된다. 산소가 있으면 증식할 수 없는 편성 혐기성균에는 무산소 상태를 유지하는 배양장치(혐기배양기)가 이용된다.

❸ 세대시간

하나의 세균이 2개의 세균으로 분열하는 데에 필요한 시간인 **세대시간**(generation time)은 균종이나 배양조건에 따라 다르다. 최적의 조건에서 배양했더라도 대장균에서 약 20분간, 결핵균에서 약 18시간으로 차이가 있다. 덧붙이자면 1개의 대장균을 10시간 배양하면 약 10^8개나 된다.

Note

고형배지의 형상

평판, 경사면, 반경사면, 고층이 있다.

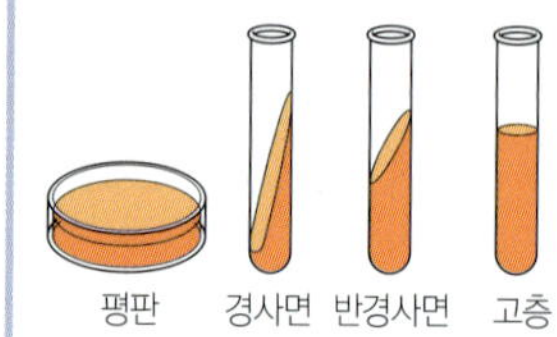

주요 세균의 세대시간

세균 – 세대시간

대장균 – 20분간

포도알균(포도상구균) – 30분간

이질균 – 25분간

살모넬라속 – 20분간

장염비브리오균 – 10분간

결핵균 – 18시간

Note

❹ 증식곡선

액체배지에 세균을 넣어 배양했을 때의 배양시간과 세균 수의 관계를 나타낸 것이 **증식곡선**(growth curve)이다. 세균을 배지에 넣으면 잠시 증식하지 않는 시기(**유도기**, lag phase)를 두었다가 증식을 시작하며 세균 수가 급속하게 증가한다(**대수증식기**, log phase). 증식이 진행되면 증식속도가 저하하여 증식되는 세균 수와 사멸하여 감소하는 세균 수가 같아지고(**정지기**, stationary phase) 이윽고 사멸하여 감소하는 세균 수가 많아지고 살아 있는 세균 수가 감소한다(**사멸기**, phase of decline)(**그림 2-6**).

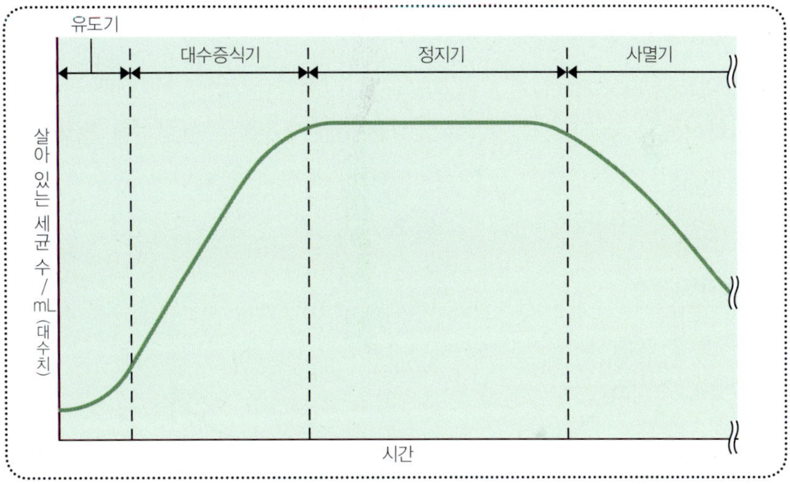

[그림 2-6] 세균의 증식곡선

국시 적중문제

Q 식중독과 식품의 보존방법에 대한 내용이다. 잘못된 것은?

① 포도알균(포도상구균) 식중독을 예방하기 위해서는 고름이 있는 사람이 음식을 취급하지 말아야 한다.
② 웰치균 식중독은 어류나 육류 또는 그 가공품 등 단백질 식품이 주요 원인식품이다.
③ 세균은 수분함량이 50% 이하에서는 번식하지 못한다.
④ 우유는 60~63℃에서 30분간 가열하는 저온살균법을 사용한다.
⑤ 저장음식에서 설탕에 절이는 비율은 일반적으로 50% 농도를 사용한다.

A 세균은 수분 함량이 15% 이하에서는 번식하지 못한다.

정답 : ③

세균의 대사 3

A. 대사경로

세균은 생명을 유지하고 증식하기 위해 세포 내에서 화학반응을 일으켜 필요한 물질을 생산하고 있다. 이 화학반응을 **대사**(metabolism)라고 하는데, 세균이든 동물세포이든 대사의 기본은 모두 같다.

대사에는 고분자물질을 저분자물질로 분해함으로써 에너지를 생산하는 **이화작용**(catabolism)과 저분자물질을 고분자물질로 합성하는 **동화작용**(anabolism)이 있다. 그 대사경로는 상당히 복잡하며 다양한 경로가 알려져 있는데, 일반적으로 세균은 **그림 2-7**과 같은 경로를 가지고 있다.

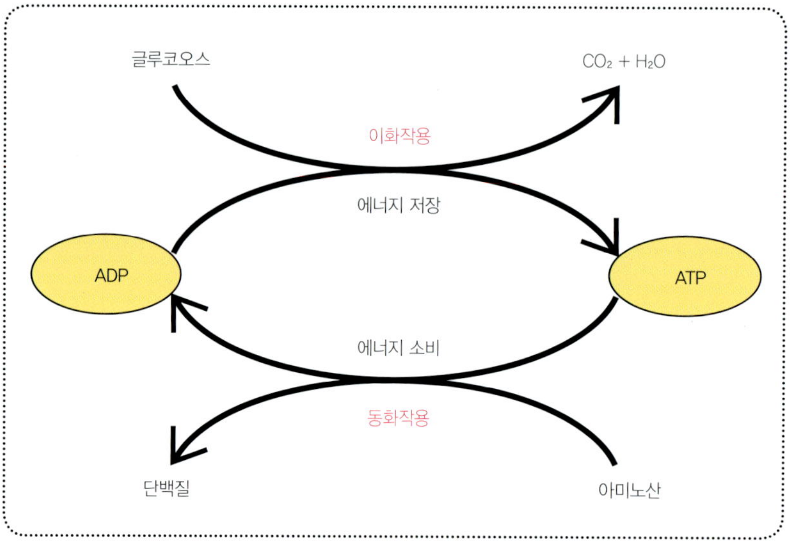

[그림 2-7] 세균의 대사경로

Note

B. 이화작용

에너지 생산은 주로 **글루코오스**(포도당, glucose)를 효소로 분해하여 에너지원이 되는 **ATP**(아데노신삼인산, adenosine triphosphate)를 생성함으로써 이루어진다. 이 대사경로에 **호흡**과 **발효**가 있다.

❶ 호흡(respiration)

글루코오스를 분해하여 ATP를 생성하는 경로는 2단계 과정으로 이루어진다. 제1단계는 글루코오스가 무산소 상태에서 분해되어 피루브산(pyruvic acid)이 되는 과정으로 **해당작용**(glycolysis)이라고 한다. 이 과정에서 1분자의 글루코오스에서 2분자의 ATP가 생성된다.

제2단계는 피루브산이 분해되어 ATP가 생성되는 과정으로, 여기에는 산소를 필요로 하는 경로와 필요로 하지 않는 경로가 있으며 전자가 **호흡**, 후자가 **발효**이다.

호흡경로에서는 피루브산이 아세틸 CoA(acetyl CoA)가 되고 **시트르산회로**(citric acid cycle; **TCA회로**)로 들어가 산소 존재하에서 산화분해를 받아 최종적으로 이산화탄소와 물이 된다(**그림 2-8**). 이 호흡을 통해 ATP를 생성하는 것은 증식에 산소가 필요한 **편성 호기성균**(절대산소성균), **미호기성균**(미세산소균)이며, 산소 존재하에서는 호흡을 하고 무산소 상태에서는 발효를 하는 것이 **통성 혐기성균**(조건무산소성균)이다.

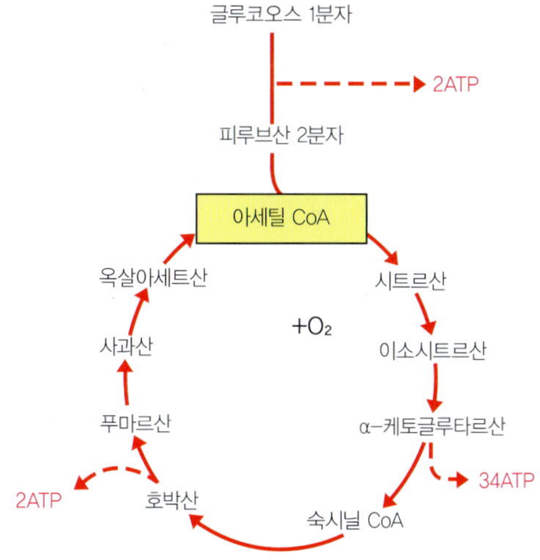

[그림 2-8] 글루코오스 분해(세포호흡)

❷ 발효(fermentation)

발효는 **무산소 상태**에서 피루브산을 분해하여 ATP를 생성하는 경로로, 그 과정에서 알코올, 유기산 등의 분해산물이 생긴다. 그 분해산물은 균종에 따라 다르다.

이 발효를 통해 ATP를 생성하는 것은 무산소 상태에서만 발육 및 증식하는 **편성 혐기성균**(절대무산소성균), 산소 존재하에서는 호흡을 하고, 무산소 상태에서는 발효를 하는 **통성 혐기성균**(조건무산소성균)이다.

C. 동화작용

균체의 구성성분은 핵산, 단백질, 지질, 당질 등이며, 세균은 이들 유기화합물을 합성하기 위해 외부로부터 저분자물질을 흡수한다. 또 증식에 필요한 암모니아, 나트륨, 칼륨 등의 무기염류, 발육에 필요한 비타민류도 외부로부터 흡수한다.

흡수한 물질에서 TCA회로 등의 대사경로를 거쳐 α-케토글루타르산, 호박산, 옥살아세트산 등이 생긴다. α-케토글루타르산은 글루타민산에서 프롤린(proline), 아르지닌(arginine), 글루타민(glutamine)을 만들고, 호박산은 포르피린(porphyrin)을 합성하며, 옥살아세트산은 아스파라긴산에서 리신(lysine), 아스파라긴(asparagine), 메티오닌(methionine) 등의 아미노산으로 바뀌어 균체의 구성에 이용된다.

호흡과 발효 과정에서 생긴 ATP 등의 에너지원을 이용하여 세균(세포) 내에서 합성 또는 외부로부터 받아들인 각 물질을 바탕으로 세균의 세포벽, 세포질막, DNA나 RNA의 핵산, 각종 단백질이 합성된다. 이들은 세균이 생존하기 위한 기본적인 기전이다.

Note

발효에 의한 산물

[세균명] 발효에 의한 주요 산물

[포도알균, 연쇄알균 등] 젖산

[장내세균 다수] 아세트산, 개미산, 호박산, 에탄올

[폐렴막대균, 세라티아, 바실루스속 등] 부틸렌글리콜, 아세토인, 에탄올, 젖산, 아세트산

[클로스트리듐속 등] 부티르산, 부탄올, 아세토인, 이소프로판올, 아세트산, 에탄올

[프로피오니박테륨속, 베일로넬라속 등] 프로피온산, 아세트산, 호박산

4 세균의 유전

Note

A. 형질유전

모세포에서 생긴 딸세포가 그 개체가 가진 특유의 형질을 이어받아 다음 세대로 전달하는 **유전**(inheritance)의 기전은 모든 생물에서 동일하다. 즉, 대장균은 분열을 반복하더라도 대장균이다. 그 개체가 가진 특유의 형질은 **DNA**(디옥시리보핵산, deoxyribonucleic acid)의 **유전정보**(genetic information; 염기배열에 의해 표현된다)로서 조합되어 있다. 각각의 유전정보를 담당하는 단위를 **유전자**(gene), 유전자를 통합한 것을 **유전체**(게놈, genome)라고 한다.

세균의 유전체는 **염색체**(chromosome)와 **플라스미드**(plasmid)의 2가지 형태로 존재하고 있다. 염색체에는 이중가닥 DNA로서 생존에 관여하는 기본적인 유전정보가 담겨 있다. 플라스미드는 염색체 DNA보다 작은 고리 모양 DNA로 생존에 꼭 필요한 것은 아니지만, 약물내성이나 병원성 등 세균의 성질에 관련된 중요한 유전정보를 포함하고 있다. 종종 다른 세균에 전파되며, 전파된 세균의 성질을 변화시킨다.

세균의 분열 시에 이들 DNA는 복제되어 2개가 되고, 2개의 딸세포가 1개씩 가진다. 세균은 무성적으로 증식하기 때문에 DNA 복제가 정확하게 이루어지면 유전정보는 그대로 이어져 유전적 형질은 변하지 않는다. 그러나 돌연변이가 생기거나 접합(p.51 참조)이 일어나서 유전정보가 변하고, 세균의 성질이 변하는 경우도 있다.

B. 돌연변이

분열(DNA 복제) 도중에 유전자(염기배열)에 변화가 생기는 것을 **돌연변이**(mutation)라고 한다. 돌연변이는 DNA의 복제 오류, 손상 등을 일으킨다. 그 확률은 10^{-6}~10^{-8}로 낮지만(10^6~10^8 염기에 1개의 오류만 일으킨다), 화학물질(돌연변이원, mutagen)의 작용, 자외선이나 방사선 조사 등의 영향이 가해지면 현저히 높아진다.

돌연변이 중 하나에 **S-R변이**(S-R variation)가 있다. 이 변이가 폐렴알균(폐렴구균)에서 일어나면 **협막다당체 발현 유전자**가 결손되어, 협막이 있고 감염력이 강한 **S형**에서 협막이 없고 감염력이 약한 **R형**으로 변한다.

> **Note**
>
> 돌연변이원(mutagen)
>
> 돌연변이원에는 염기유사 화합물, 알킬화제, 탈아민제 등이 있다.

C. 형질전환

세균의 DNA가 다른 세균 안으로 들어가 그 DNA에 조합되는 것을 **형질전환**(transformation)이라고 한다. 폐렴알균(폐렴구균)의 살아 있는 R형균(감염력을 갖지 않는다)과 죽은 S형 균(살아 있는 균이라면 감염력을 가진다)을 혼합하면 죽은 S형 균의 DNA가 R형 균의 DNA에 조합되어 R형 균이 S형 균으로 바뀌어 감염력을 가지게 된다(**그림 2-9**).

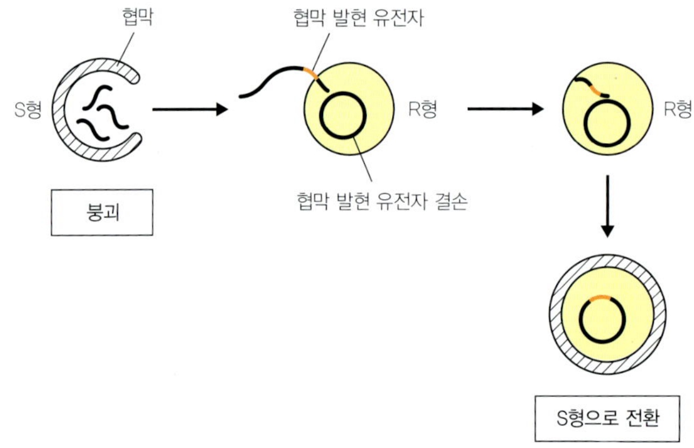

[그림 2-9] 형질전환

Note

플라스미드의 종류

접합 기능을 가진 플라스미드 외에 항균제를 분해하여 불활성화하는 기능을 가진 저항플라스미드(R플라스미드, resistance plasmid), 다른 세균을 죽이는 단백질을 생산하는 기능을 가진 콜리신 플라스미드(colicin plasmid), 외독소를 생산하는 기능을 가진 병원성 플라스미드(virulence plasmid) 등이 있다.

D. 접합

세균 간에 서로 접촉하여 한쪽 세균으로부터 다른 한쪽 세균에 유전자를 전달하는 것을 **접합**(conjugation)이라고 한다. 접합에는 **F플라스미드**(fertility plasmid)라고 불리는 플라스미드가 관여하고 있다.

예를 들어 F플라스미드를 가진 대장균(F^+균)과 F플라스미드를 가지지 않는 대장균(F^-균)을 성섬모(sex pili)로 끌어당겨 접합하면 F^-균에 플라스미드 DNA를 집어넣는다. 그 결과 양쪽 모두 F플라스미드를 가진 대장균(F^+균)이 된다(**그림 2-10**).

또 세균 내에서 F플라스미드 DNA의 일부가 염색체 DNA에 삽입되는 일도 있고, 염색체 DNA의 일부가 F플라스미드에 삽입되는 일도 있다.

즉, F플라스미드에 저장된 유전정보가 접합 시에 염색체 DNA의 유전정보를 전달하거나 염색체 DNA에 저장된 유전정보가 플라스미드의 유전정보로서 발현되는 경우도 있다.

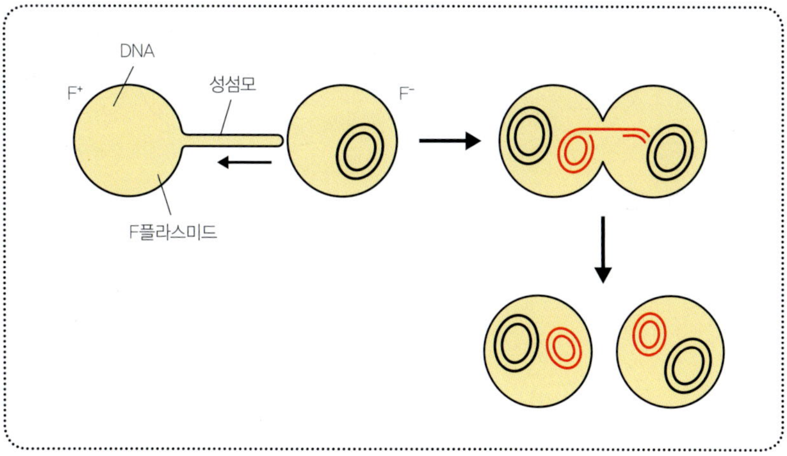

[그림 2-10] 접합

E. 형질도입

박테리오파지(bacteriophage; 세균을 숙주로 하는 바이러스)가 세균 A에 감염되면 파지 DNA가 염색체 DNA로 삽입된다. 그러면 세균 내에서 파지 DNA가 합성되고, 증폭이 일어나면 세균이 사멸되어염색체 DNA가 파괴된다. 세균 A의 염색체 DNA를 흡수한 파지 DNA가 합성되는 경우가 있는데, 이것이 **파지입자**(파지의 감염형)가 되어 세균 B에 감염되고 그 염색체 DNA에 파지 DNA가 삽입되면 세균 B는 세균 A의 유전형질을 전달받게 된다. 이처럼 유전자의 전달양식을 **형질도입**(transduction)이라고 한다(**그림 2-11**).

예를 들어 독소를 생산하지 않는 **디프테리아균**이 독소 유전자를 가진 파지에 감염되면 독소를 생산하는 디프테리아균으로 바뀌는 것이 알려져 있다.

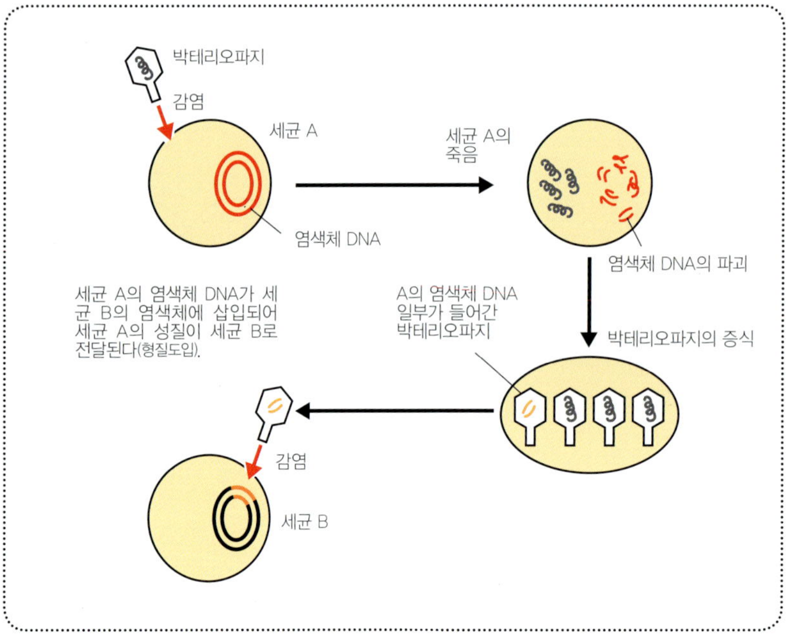

[그림 2-11] 형질도입

Note

5 세균의 병원성

Note

A. 병원성 인자

세균은 숙주에 침입한 후 조직에 정착하고 증식해서 조직과 세포를 파괴하거나 독소를 생산하여 **병원성**(pathogenicity)을 발휘한다. 그 병원성을 발휘하는 인자를 **병원성 인자**(virulence factor)라고 한다.

병원성의 강약은 세균의 종류에 따라 다르다. 발생하는 질병의 중증도에 따른 구분으로 레벨 3(병원미생물은 그 병원성이나 감염성의 정도에 따라 레벨이 분류되며 레벨 1에서 레벨 4까지 있다. 레벨 1, 2, 3, 4의 순서로 위험한 병원체로 간주된다)에 포함된 병원성이 강한 세균은 **페스트균**, **티푸스균**, **결핵균**, **탄저균** 등이다. 병원성 인자도 균종에 따라 다른데, **정착인자**, **침입인자**, **독성인자** 등으로 크게 나눌 수 있다.

❶ 정착인자(colonization factor)

세균은 기도, 창자, 요로 등의 점막을 통해 침입하여 감염되는 경우가 있다. 우선 침입 부위의 점막상피에 부착한다. 그런 다음 세균 표면의 섬모나 성분(점액층, 표층의 항원단백질 등)을 통해 숙주의 점막 상피세포 표면에 있는 당단백질, 당지질 등(수용체)에 결합(**정착**)한다. 이 정착을 담당하는 인자(세균 표면의 섬모나 성분 등)가 **정착인자**이다.

세균의 정착인자가 결합하는 세포막 상의 구조(수용체, receptor)는 정해져 있으며 이 수용체가 있는 부위에만 정착한다. **이질균**과 **임균**의 정착인자는 모두 **섬모**인데, 이질균의 섬모에 대한 수용체는 **창자세포**에, 임균의 정착인자인 바깥막 단백질에 대한 수용체는 **요관의 점막상피세포**에 있다.

대장균이 가진 섬모의 종류는 몇 가지가 있으며 어떤 종류의 섬모를 가졌는지에 따라 그 대장균이 정착하는 부위(수용체가 있는 부위를 말하며 창자, 콩팥깔때기, 방광 등의 요로)가 달라진다.

이에 따라 이질균은 우선 창자에 병변을 일으키고, 임균은 주로 비뇨·

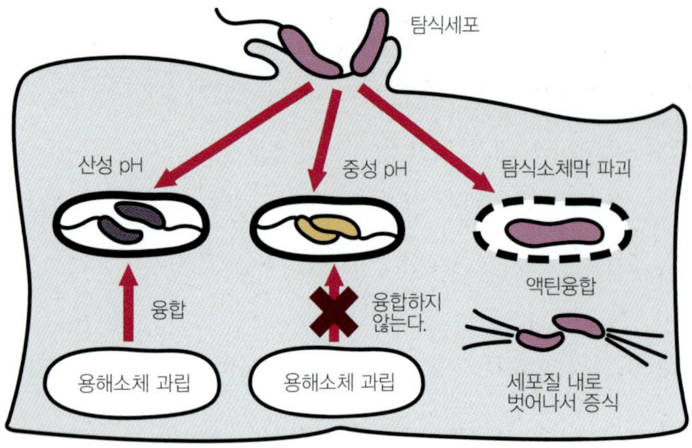

[그림 2-12] 탐식세포에 탐식된 병원체의 세포 내 증식

생식기에 일으키며, 대장균은 균종에 따라 창자나 요로(콩팥깔때기, 요관, 방광, 요도) 등에 병변을 일으키는 것이다.

Note

❷ 침입인자(invasive factor)

점막상피에 정착한 세균은 증식을 시작하여 점막상피에 머물거나 점막 아래에 침입하여 증식을 계속한다(**그림 2-12**).

점막상피에 머무르는 세균의 병원성 인자는 **외독소**(exotoxin)와 점막상피세포에 대한 **세포침입인자** 등이다. 예를 들어 **콜레라균**은 창자의 점막상피에 정착하여 그곳에서 증식하면서 외독소를 생산하여 점막상피세포를 파괴한다. 그러나 점막상피세포에 침입하는 일은 없다.

한편, **이질균**은 창자의 점막상피세포 수용체에 결합하면 점막상피세포 안으로 침입하고 증식하여 세포를 파괴한다. 그러나 점막상피세포보다 더 깊이는 침입하지 않는다.

점막 밑의 심부까지 침입하는 세균은 혈액, 림프액을 따라 원격 장기로 이동하여 그곳에도 병소를 형성한다.

이러한 세균은 숙주의 세포 밖에서 증식하는 무리(**세포 외 기생균**)와 세포 안에서 증식하는 무리(**세포 내 기생균**)로 크게 나눌 수 있다. 전자는 **고름사슬알균**(화농연쇄구균), **폐렴알균**(폐렴구균), **포도알균**(포도상구균), **임균** 등이며, 그 병원성 인자는 **외독소**와 **균체외효소**(extracellular enzyme)이다.

Note

후자로는 **결핵균**, **티푸스균**, **레지오넬라균** 등이 있으며, 대식세포(큰포식세포)에 흡수되어도 세균이 죽지 않고 오히려 증식한다.

즉, 이들 세균의 병원성 인자는 숙주의 탐식세포에 세균이 죽지 않고 증식하는 능력이다. 균체외효소는 세균이 증식에 필요한 영양소나 에너지원을 확보하기 위해 균체 밖으로 분비하는 효소이다(**표 2-5**).

세균은 고분자물질을 흡수할 수 없으므로 단백질분해효소 등을 분비해서 고분자물질을 분해하고(숙주의 조직을 파괴하여) 저분자물질로 바꾼 다음 흡수하여 대사에 이용한다. 이들 효소는 **증식인자**(growth factor)이면서 동시에 **침입인자**이기도 하다. 따라서 이들 효소에 의해 조직이 파괴되어 질병을 일으킨다.

[표 2-5] 주요 균체외독소

콜라겐분해효소(collagenase)	콜라겐을 분해한다.
혈장응고효소(coagulase)	혈액을 응고시켜서 세균 주위에 섬유소막을 형성한다.
히알루론산분해효소(hyaluronidase)	히알루론산을 분해한다.
스트렙토키나아제(streptokinase)	섬유소를 용해한다.
단백질분해효소 (proteolytic enzyme)	단백질을 분해한다.
DNA분해효소(deoxyribonuclease)	DNA를 분해한다.

B. 세균독소

세균이 생산하는 독소는 내독소(endotoxin)와 외독소(exotoxin)로 나뉜다. 내독소는 세균이 파괴될 때 방출되는 세포벽의 구성 성분이고, 외독소는 균체 밖으로 분비되는 독소(단백질)이다.

❶ 내독소(endotoxin)

그람음성균의 세포벽 바깥막을 구성하는 성분 중 하나인 **지질다당체**(lipopolysaccharide, LPS)는 **지질 A**(lipid A)와 **다당체**(polysaccharide)로 이루어지며 지질 A가 독성을 나타내기 때문에 **내독소**라고 불리고 있다. 세균이 파괴되지 않는 한 대량으로 방출되는 일은 없으나 세균의 증식과정에서 소량 방출된다. 외독소와 비교해서 독성은 약하지만, 열에 강하고 발열작용, 혈액응고작용 등을 가진다.

내독소를 동물에 대량으로 투여하면 쇼크를 일으킨다(**내독소쇼크**, endotoxin shock). 내독소를 가진 그람음성균에 감염되면 고열, 백혈구 증가, 쇼크 등의 증상을 나타내고 DIC(파종혈관내응고, disseminated intravascular coagulation)를 일으켜서 다발성 장기부전(multiple organ failure)에 빠지는 경우가 있다. 여기에는 내독소 자극에 의한 사이토카인(cytokine, p.155 참조)의 과잉생산이 관여하고 있다고 판단된다.

> **Note**
>
> **변성독소(toxoid)**
> 무독화독소. 포르말린을 이용해서 항원성을 손상시키지 않도록 무독화한 독소로, 백신으로써 이용된다. 외독소는 항원성이 강하고 변성독소화할 수 있지만, 내독소는 항원성이 약해서 변성독소화할 수 없다.

❷ 외독소(exotoxin)

외독소는 세균이 증식하는 과정에서 생산되어 병원성을 발휘하는 **단백질**을 말한다. 단일 단백질로 구성된 **단순독소**와 몇 개의 단백질로 구성된 **복합독소**가 있다. 복합독소는 독성을 가진 활성부위(active site)와 세포와 결합하는 결합부위(binding site)로 이루어지며 **A-B 성분독소**라고도 불린다.

Ⓐ 세포막에 작용하는 외독소

포도알균이 생산하는 독소, **사슬알균**(연쇄상구균)이 생산하는 스트렙토리신 O(streptolysin O) 등은 세포막 위의 콜레스테롤과 결합하여 세포막에 구멍을 뚫어 세포를 파괴한다. **웰치균**이 생산하는 독소, **포도알균**이 생산하는 독소 등은 세포막의 구성성분인 인지질을 분해하여 세포를 파괴한다(지질분해효소 활성에 의한 세포막 파괴).

Ⓑ 단백질 합성을 억제하는 독소

디프테리아균이 생산하는 **디프테리아독소**(diphtheria toxin), **녹농균**이 생산하는 **외독소 A**(exotoxin A) 등은 단백질 합성에 관여하는 물질인 **펩티드 신장인자**(peptide elongation factor)의 활성을 억제하고 단백질 합성을 정지시켜 세포를 파괴한다. **이질균, 창자출혈성 대장균 O-157**이 생산하는 **베로독소**(Vero toxin) 등은 단백질 합성에 관여하는 리보솜 RNA(rRNA)에 작용하여 단백질 합성을 정지시켜서 세포를 파괴한다.

Note

베로독소(Vero toxin)

Vero 세포에 작용하여 세포를 파괴하기 때문에 베로독소(VT)라고 불린다. 베로독소는 VT1과 VT2로 나뉜다. VT1은 이질균도 생산하며 그 경우 시가독소(Shiga toxin)라고 한다.

Ⓒ 창자에 작용하는 독소

콜레라균이 생산하는 **콜레라독소**(cholera toxin), **창자독소생성대장균**이 생산하는 **이열성 독소**(heat-labile toxin) 등은 창자 상피세포에 작용하여 물과 전해질의 분비를 촉진하여 **설사**를 일으킨다. **베로독소**, **장염비브리오균**이 생산하는 **내열성 용혈독** 등은 창자 상피세포에 작용하여 설사를 일으킨다. **황색포도알균**(황색포도상구균)이 생산하는 **창자독소**(장독소, enterotoxin)는 구토중추를 자극하여 **구토**를 일으키고 소화관에서 수분이 흡수되는 것을 억제하여 **설사**를 일으킨다.

Ⓓ 위에 작용하는 독소

헬리코박터 필로리가 생산하는 **공포화 치사독소**(vacuolating cytotoxin)는 위장 세포에 공포(vacuole)를 형성시켜 세포사를 일으킨다.

Ⓔ 심장에 작용하는 독소

장염비브리오균이 생산하는 **내열성 용혈독**은 심박조율기세포(pacemaker cell)에 작용하여 **심장박동을 정지**시킨다. **디프테리아독소** 등은 **심장근육을 마비**시킨다.

Ⓕ 신경에 작용하는 독소

보툴리눔독소(botulinum toxin)는 신경근접합부(신경근이음부, myoneural junction)신경말단의 아세틸콜린 방출을 억제하여 **이완성 마비**를 일으킨다. **파상풍독소**는 억제계통의 신경전달물질 방출을 억제하여 **경련성 마비**를 일으킨다.

Ⓖ 슈퍼항원이 되는 독소

황색포도알균(황색포도상구균)이 생산하는 **창자독소**와 **독성쇼크증후군 독소**, **사슬알균**(연쇄상구균)이 생산하는 **발적독소**(erythrogenic toxin; **성홍열**을 일으킨다) 등은 MHC 클래스 II 양성 세포(대식세포, B세포, 랑게르한스 세포, 혈관내피세포)에 작용하여 T세포를 과잉으로 활성화시킨다. 그 결과 대량의 사이토카인이 생산되어 발열, 발진, 쇼크 등의 증상을 일으킨다.

[표 2-6] 주요 외독소

독소	생산세균	작용(증상)
디프테리아독소	디프테리아균	세포독, 단백질 합성 억제 (신경마비, 심장근육장애)
녹농균 외독소 A	녹농균	세포독, 단백질 합성 억제
파상풍독소	파상풍균	신경독(경련성 마비)
보툴리눔독소	보툴리누스균	신경독(이완성 마비)
베로독소 시가독소	창자출혈성 대장균 O-157 등 이질균	세포독, 단백질 합성 억제, 창자독(출혈성 설사)
포도알균 창자독소	황색포도알균	창자독(설사) 신경독(구토)
콜레라독소	콜레라균	세포독, 창자독(설사)
장염비브리오균 내열성 독소	장염비브리오균	세포독, 창자독(설사)
장염비브리오균 내열성 용혈독	장염비브리오균	세포독, 창자독(설사), 심장독
스트렙토리신 O	사슬알균	용혈독
고름사슬알균 발적독소	A군 사슬알균	(발열, 발적, 쇼크)
독성쇼크증후군독소	황색포도알균	(발열, 발적, 쇼크)

[표 2-7] 외독소와 내독소의 특징 비교

특성	외독소	내독소
화학적 조성	단백질	지질다당체(Lipid A가 독성을 나타냄)
숙주에 미치는 영향	매우 다양함	유사함
발열	보통 발열은 유도하지 않음	사이토카인에 의해 발열 유도
유전자 위치	플라스미드와 염색체	염색체
열안전성	열에 민감(60~80℃에서 불활성)	매우 안정적임
면역원성	높은 항원성(항독소 생성)	면역원성이 낮음
생산	그람 양성과 그람 음성균	그람 음성균
분포	세포외로 분비	외막에 부착
독성 정도	매우 강함	약하며 특이성이 낮음
변성독소 생산	변성독소(toxoid)로 전환 가능	변성독소로 전환되지 않음

6 세균의 분류

Note

A. 학명

지금까지 **황색포도알균**(황색포도상구균), **대장균**, **콜레라균**, **이질균**, **파상풍균** 등의 이름을 주로 사용해 왔다(이름이 없는 경우는 **살모넬라속**, **캄필로박터속** 등 속명을 사용했다). 다른 생물과 마찬가지로 세균(진균, 원충)에도 **학명**(scientific name)이 있으며, 학명은 이명법으로 **속명**(genus)과 **종명**(species)으로 이루어진다. **황색포도알균**은 *Staphylococcus aureus*, **대장균**은 *Escherichia coli*, **콜레라균**은 *Vibrio cholerae*, **장염비브리오균**은 *Vibrio parahaemolyticus*이며, 국제적으로 학명은 **이탤릭체**로 표기되며 속명의 첫 글자는 대문자로, 종명은 소문자로 표기한다.

B. 분류

❶ 계층적 분류

기존의 계층적 분류체계에서는 **종**(species)을 기본으로 상위를 향해 **속**(genus), **과**(family), **군**(part), **문**(division)으로 분류한다. 예를 들어 **황색포도알균**(*Staphylococcus aureus*)은 **포도알균속**(*Staphylococcus*), **마이크로코카스과**(*Micrococcaceae*), **그람양성알균군**(*Gram-positive cocci*), **세균문**(*Bacteriomycota*)이 되고, **대장균**(*Escherichia coli*)은 **대장균속**(*Escherichia*), **장내세균과**(*Enterobacteraceae*), **그람음성 통성 혐기성 막대균군**(*Gram-negative facultatively anaerobic rods*), **세균문**(*Bacteriomycota*)이 된다.

그러나 최근 세균의 유전학적 해석이 진행되면서 각 세균의 발생계통에 따라 분류하는 방법이 개발되었다(생물이 가진 계급은 모두 유전자, DNA의 염기배열에 남겨져 있으므로 이를 해석함으로써 각 세균이 어떻게 발생해 왔는지, 어느 세균과 어느 세균이 유연관계에 있는지 등을 알 수 있다). 그래서 기존 과(family) 이상의 분류는 재검토가 필요해졌다.

Note

이 계통분류에서는 세균은 **그람음성균**, **클라미디아**, **그람양성균**으로 크게 나뉜다. 그람음성균은 **나선균**, **프로테오박테리아**, **사이토파가 · 박테로이데스**, **방추상**으로 분류되며, 나선균에는 **매독트레포네마**, **렙토스피라** 등이 분류된다. 프로테오박테리아(Proteobacteria)는 5가지 하위집단으로 나뉘며, **α 그룹**에는 **쯔쯔가무시병 리케치아** 등, **β 그룹**에는 **임균** 등, **γ 그룹**에는 **병원성 대장균**, **이질균**, **페스트균**, **콜레라균**, **녹농균**, **레지오넬라균** 등, **δ 그룹**에는 **디설포토마쿨럼속균**(기회감염을 일으킨다), **ε 그룹**에는 **헬리코박터속균**, **캄필로박터속균** 등이 분류된다.

사이토파가(Cytophaga)·**박테로이데스**(Bacteroides)에는 **박테로이데스속균** 등 기회감염을 일으키는 세균류, **방추상**에는 **스트렙토바실러스속균**(쥐물림증을 일으킨다) 등이 분류된다.

그람양성균은 **high GC%**와 **low GC%**(DNA의 염기, 구아닌과 시토신의 함유비율이 높은 그룹과 낮은 그룹)로 분류된다. 그람양성균의 high GC%에는 **결핵균**, **디프테리아균** 등, low GC%에는 **마이코플라스마**, **파상풍균**, **고름사슬알균**, **황색포도알균**, **탄저균** 등이 분류된다.

❷ 균주

각 단계의 세균을 **균주**(strain)라고 하며, 검체로서 채취한 균주의 종을 알아내는 작업을 **동정**(identification)이라고 한다. 새로운 종을 결정한 경우에는 그 기준이 되는 균주(**표준균주**, type strain)를, 새로운 속을 결정한 경우는 그 기준이 되는 종(**표준균종**, type species)을 보존하게 되어 있다.

❸ 감염원과 감염경로

감염원이나 감염경로를 특정하기 위해서는 종을 결정하면 되는 것이 아니라 다음의 성질을 결정하여 분류할 필요가 있다. 그 방법으로서 **혈청형**(serovar; O항원, H항원 등), **항원형**(pathovar; 병원성의 차이), **파지형**(phagovar; 박테리오파지의 감수성), **생물형**(biovar; 생화학적, 생리학적 특징) 등이 있다.

예를 들어 균종이 같은 병원균에 의한 식중독이 A, B, C 지역에서 같은 시기에 발생하여 A 지역과 B 지역의 병원균은 혈청형이 같고 C 지역의 병원균은 혈청형이 다른 경우, A 지역과 B 지역의 식중독은 감염원이 동

Note

일하다고 추정할 수 있으므로 공통하는 음식물 등을 검색하여 감염경로와 감염원을 밝혀낼 수 있다.

그러나 C 지역의 식중독은 A, B 지역과 다른 감염원이므로, 다른 음식물 등을 검색해야만 감염경로와 감염원을 파악할 수 있다. 최근 감염병에 세심하게 대응하기 위해 혈청형 등에 따라 균종을 세분화하여 진단하는 **형별 진단**이 중요해지고 있다.

❹ 형상과 성질에 따른 분류

그람염색에 양성인가 음성인가에 따라 그람양성균, 그람음성균으로, 형태가 공 모양인가 막대 모양 또는 나선 모양인가에 따라 알균, 막대균, 나선균으로, 산소 요구성(호기성인가 혐기성인가)에 따라 호기성균, 혐기성균으로, 아포 형성 여부에 따라 유아포균, 무아포균 등으로 분류되며, 이들을 조합하여 그람양성 알균, 그람음성 호기성 막대균, 그람음성 통성 혐기성 막대균, 그람양성 무아포 막대균 등으로 분류된다. 이러한 분류는 기존의 것이지만, 제9장의 '주요 병원균과 세균 감염병'에서는 이 분류에 따라 주요 병원균을 다루도록 한다.

국시 적중문제

Q 다음 중 학교에서 세균이질 환자가 발생했을 때 학교장이 취해야 하는 행동은?

① 병원에 연락한다.
② 즉시 관할 보건소장에게 신고한다.
③ 무조건 휴교 조치한다.
④ 환자를 집으로 돌려보낸다.
⑤ 환자와 접촉한 사람에게 예방접종시킨다.

A 학교장은 감염병 환자가 발생한 즉시 감독청에 보고 및 방역 당국(보건소)에 신고해야 한다.

정답 : ②

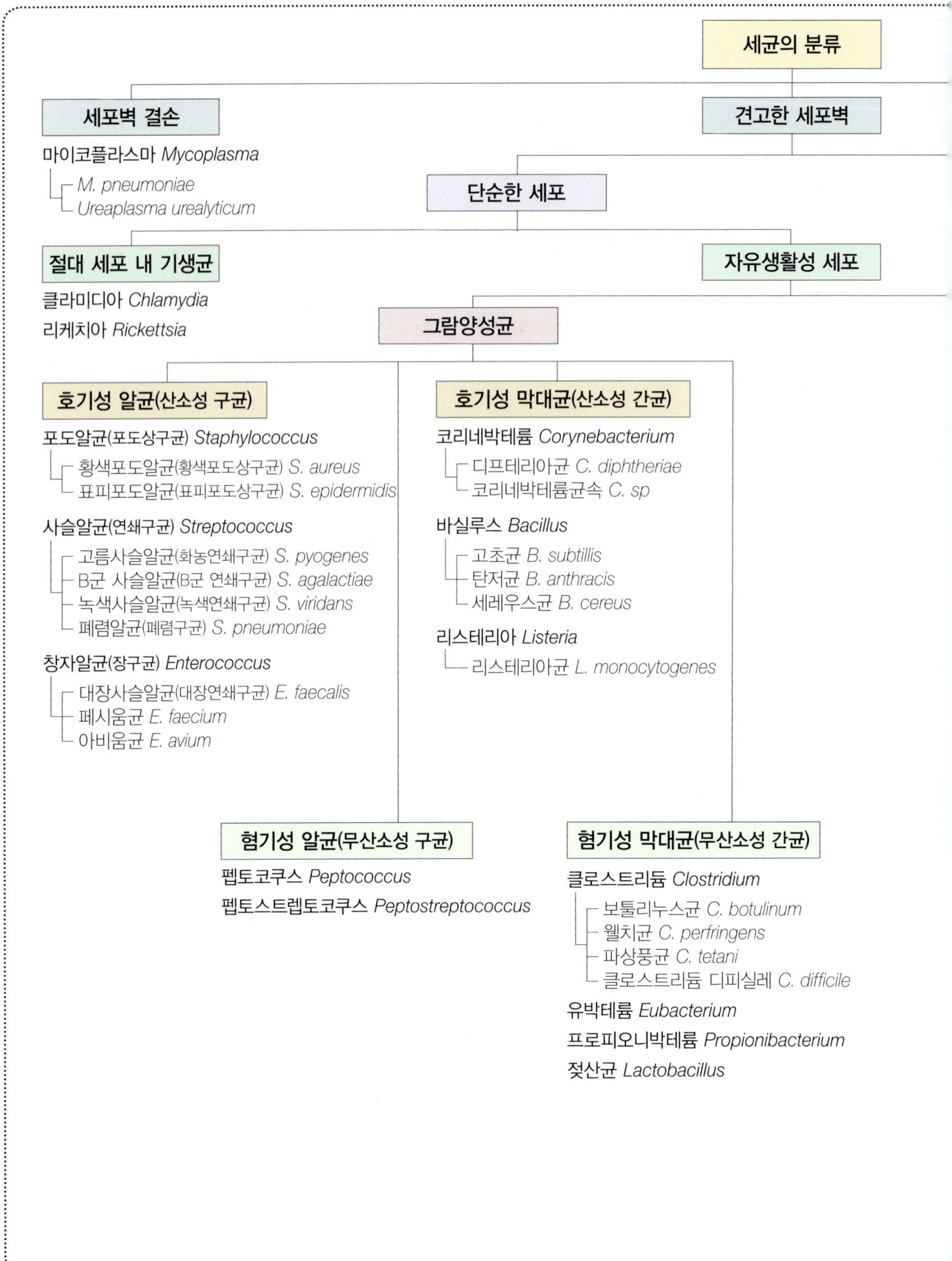
세균의 분류
세포벽 결손
마이코플라스마 Mycoplasma
M. pneumoniae
Ureaplasma urealyticum
견고한 세포벽
단순한 세포
절대 세포 내 기생균
클라미디아 Chlamydia
리케치아 Rickettsia
자유생활성 세포
그람양성균
호기성 알균(산소성 구균)
포도알균(포도상구균) Staphylococcus
황색포도알균(황색포도상구균) S. aureus
표피포도알균(표피포도상구균) S. epidermidis
사슬알균(연쇄구균) Streptococcus
고름사슬알균(화농연쇄구균) S. pyogenes
B군 사슬알균(B군 연쇄구균) S. agalactiae
녹색사슬알균(녹색연쇄구균) S. viridans
폐렴알균(폐렴구균) S. pneumoniae
창자알균(장구균) Enterococcus
대장사슬알균(대장연쇄구균) E. faecalis
페시움균 E. faecium
아비움균 E. avium
호기성 막대균(산소성 간균)
코리네박테륨 Corynebacterium
디프테리아균 C. diphtheriae
코리네박테륨균속 C. sp
바실루스 Bacillus
고초균 B. subtillis
탄저균 B. anthracis
세레우스균 B. cereus
리스테리아 Listeria
리스테리아균 L. monocytogenes
혐기성 알균(무산소성 구균)
펩토코쿠스 Peptococcus
펩토스트렙토코쿠스 Peptostreptococcus
혐기성 막대균(무산소성 간균)
클로스트리듐 Clostridium
보툴리누스균 C. botulinum
웰치균 C. perfringens
파상풍균 C. tetani
클로스트리듐 디피실레 C. difficile
유박테륨 Eubacterium
프로피오니박테륨 Propionibacterium
젖산균 Lactobacillus

[그림 2-12] 세균의 분류

유연한 세포벽(스피로헤타)

매독균 *Treponema pallidum*
렙토스피라 *Leptospira*

섬유상

노카르디아 *Nocardia*

세균과 진균의 중간에 위치하는 것

결핵균 *Mycobacterium tuberculosis*

나병균 *Mycobacterium leprae*

비정형마이코박테륨 *atypical Mycobacterium*

그람음성균

호기성 알균(산소성 구균)

나이세리아 *Neisseria*
- 임균 *N. gonorrheae*
- 수막염균 *N. meningitidis*

브란하멜라 *Branhamella*
- 카타르할리스 *B. catarrhalis*

호기성 막대균(산소성 간균)

헤모필루스 *Haemophilus*
- 인플루엔자균 *H. influenza*
- 파라인플루엔자균 *H. parainfluenza*
- 연성하감균 *H. ducreyi*

보르데텔라 *Bordetella*
- 백일해균 *B. pertusis*
- 파라백일해균 *B. parapertusis*
- 기관지패혈증균 *B. bronchiseptica*

대장균 *Escherichia*
- 대장균 *E. coli*

시트로박터 *Citrobacter*
- 시트로박터 프렌디 *C. freundii*

살모넬라 *Salmonella*
- 장티푸스균 *S. typhi*
- 파라티푸스 A균 *S. paratyphi-A*
- 파라티푸스 B균 *S. schottmuelleri*
- 쥐티푸스균 *S. typhimurium*
- 장염균 *S. enteritidis*

이질균 *Shigella*
- 이질이질균 *S. dysenteriae*
- 플렉스네리이질균 *S. flexneri*
- 손네이이질균 *S. sonnei*

클레브시엘라 *Klebsiella*
- 폐렴막대균 *K. pneumoniae*
- 클레브시엘라 옥시토카 *K. oxytoca*

엔테로박터 *Enterobacter*
- 엔테로박터 클로아케 *E. cloacae*

세라티아 *Serratia*
- 세라티아 마르세센스 *S. marcescens*

column

세균학의 창시자로 불리는 코흐

세균학 창시자로 불리는 코흐의 가장 큰 업적은 결핵균 발견이었다. 그가 베를린 생리학회에서 이 사실을 발표한 1882년 3월 24일은 후세 학자들에 의해 '미생물학이 시작된 날'로 불리며, '결핵의 날'로 지정될 정도였다.

그뿐이 아니었다. 1883년에는 이집트와 인도에 발생한 콜레라의 원인균인 비브리오 콜레라균을 발견해 독일 의학의 우수성을 세계에 떨쳤다. 미생물학의 기초를 확립한 이런 화려한 업적을 배경으로 1885년 베를린 의과대학의 교수가 된 그의 문하에는 각국의 유학생들이 몰려들었다. 코흐의 실험실은 19세기 말 세계 의학의 중심이었다.

그러나 세월이 흐르자 승승장구하던 코흐의 연구도 한계에 부딪혔다. 코흐는 조급해지기 시작했다. 다시 한 번 세상을 놀라게 할 커다란 성과에 집착하던 그는 1890년 결정적인 실수를 저질렀다. 자신이 개발한 '튜버클린'이라는 물질로 결핵을 고칠 수 있다고 발표한 것이었다.

여론의 반응은 폭발적이었다. 세계의 언론이 열광했고 찬사가 쏟아졌다. 약의 효력이나 안전성이 확인되기도 전에 독일 황제가 코흐에게 훈장을 주었을 정도다. 곧 수천 명의 환자를 대상으로 튜버클린 치료가 시행되었다. 그러나 결국 튜버클린은 폐결핵에 아무런 효과가 없으며 심지어는 해로울 수도 있다는 사실이 밝혀졌다. 코흐의 신용은 땅에 떨어지고 말았다.

튜버클린 사태의 후 폭풍은 당초의 열광만큼 거셌다. 항간에는 코흐가 재혼에 필요한 자금을 마련키 위해 거금을 받고 제약회사에 비밀 처방을 팔았다는 소문이 돌았다. 악성 루머에 시달린 코흐는 결국 튜버클린의 제조법을 밝혔다. 튜버클린은 단지 글리세린으로 추출한 결핵균 성분일 뿐이었다.

그러자 이번에는 튜버클린이 돈이 될 것 같지 않자 뒤늦게 처방을 공개했다는 비난이 일었다. 때마침 부인과 이혼하고 31세 연하인 18세의 신부와 재혼한 코흐는 도저히 예전의 평판을 회복할 수가 없었다.

그 후의 코흐는 별다른 과학적 업적을 남기지 못했다. 1905년 노벨 의학상을 수상하기는 했지만 1910년에 심부전으로 사망하기까지 그의 말년은 쓸쓸했다. 생전에 권위적이고 무뚝뚝하며 비사교적이었던 성격 탓에 장례식 역시 초라했다. 조문객 열 명이 참석한 가운데 장례식은 6분 만에 끝났다. 많은 시민들이 애도를 표하며 파리의 거리로 쏟아져 나왔던, 평생의 경쟁 상대였던 파스퇴르의 장례식과는 사뭇 대조적인 마지막이었다.

이재담 울산의대 인문사회의학과 교수의 칼럼

제3장

진균학

1. 진균의 생태
2. 진균의 형태와 구조
3. 진균의 발육과 증식
4. 진균의 영양과 대사
5. 진균의 분류와 병원성

[학습목표]

- 균사와 효모 각각의 특징을 설명할 수 있다.
- 진균의 세포벽과 세포막의 특징을 설명할 수 있다.
- 진균의 세포소기관과 그 기능을 이해할 수 있다.
- 진균과 세균의 차이를 열거할 수 있다.
- 출아와 포자에 의한 증식을 설명할 수 있다.
- 포자의 종류를 알 수 있다.
- 병원성 진균의 4종류를 설명할 수 있다.
- 표재진균증과 심재진균증을 설명할 수 있다.

주요 용어해설

- **거짓균사(가성균사, pseudohypha)** : 출아한 세포가 길게 신장하여 분리되지 않고 마치 균사 모양을 이루는 것을 말한다.
- **격벽(septum)** : 균사를 구분하고 있는 판을 말한다.
- **끝성장(첨단성장, apical growth)** : 생물의 성장에서 그 가늘고 긴 몸통 한쪽 끝에서 바깥을 향해 새로운 몸통이 형성되는 성장방식을 가리키는 말이다.
- **세대시간(generation time)** : 세균이 분열하고 나서 다음에 분열할 때까지의 소요시간을 말한다.
- **무격균사(aseptate hypha)** : 격막을 가지고 있지 않은 균사를 말한다.
- **무성생식포자(asexual spore)** : 진균류의 포자로서 세포의 접합에 따르지 않고 형성되는 것을 말한다.
- **발아(budding)** : 생물이 수를 늘리기 위한 방법 중 하나로, 부모의 몸통 일부에서 자손 몸통이 생기고 이것이 점차 커져 독립하는 방식이다. 식물의 싹이 자라는 모습과 비슷하여 이 명칭이 붙었다. 무성생식의 하나이다.
- **유격균사(septate hypha)** : 격벽을 형성하는 균사를 말하며 대부분의 사상균이 여기에 해당한다.
- **유사분열(mitosis)** : 진핵생물 세포분열의 핵분열 양식 중 하나로, 세포분열 시에 염색질이 염색체를 형성하고 이 염색체가 방추체에 의해 분배되는 분배양식을 말한다. 유사분열을 동반하는 세포분열을 가리켜서 유사분열이라고도 한다.
- **유성생식포자(sexual spore)** : 웅성 배우자와 자성 배우자의 접합으로 생기는 포자를 말한다.

1 진균의 생태

Note

A. 진균과 인류생활의 관계

진균(fungus)은 곰팡이가 주를 이루며 효모, 버섯을 포함한 **진핵생물**(eukaryote)의 한 종류로, 자연환경 중에 널리 존재한다. 그 대부분은 주위의 유기물과 무기물을 영양원으로 하여 번식하는 **부패균**(saprophyte)이며, **유기물 분해자**로서 중요한 역할을 하고 있다.

예를 들어 수목이나 식물의 낙엽, 야생동물의 사체 등이 부패하지 않고 언제까지나 남아 있다면 지구상의 자연환경은 전혀 다른 모습이 되어 있을 것이다. 그러나 진균이 이들을 분해하여 무기질로 되돌림으로써 환경순환이 일어나며 생태계가 유지되고 있다.

또 대부분의 진균은 사람에게 질병을 일으키지 않고 오히려 그 일부는 사람의 생활에 이익을 가져다주고 있다. 예를 들어 술, 빵, 치즈, 된장, 간장 등은 진균에 의한 **발효**(fermentation)를 이용하여 만드는 식품이다.

B. 병원성 진균

현재까지 알려진 진균은 약 70,000종 이상으로 세균의 약 6,000종보다 훨씬 많다. 병원성 진균(pathogenic fungus)은 병원성 세균, 병원성 바이러스의 종보다 적지만, 그래도 약 400종에 달한다. 일부를 제외하고 **감염력은 약하다**. 그러나 면역력 결핍 숙주가 증가함에 따라 일반적으로 병원성이 낮은 진균에 의한 감염병(**기회감염**, opportunistic infection)이 증가하고 있다.

진균의 형태와 구조 2

Note

A. 형태

진균은 일반적으로 생리학적 상태의 차이에 따라 **영양형**과 **휴지형**으로 나뉜다. 영양형은 영양을 섭취하며 발육하고 있는 상태의 진균을 말하고, 휴지형은 분열을 정지하고 대사활성도 거의 검출되지 않는 진균을 말한다. 진균에서는 **포자**(spore)가 휴지형에 해당한다.

진균의 영양형에는 실 모양인 **균사**(hypha)와 공 모양인 **효모**(yeast)의 2가지 형태가 있다. 전자는 다세포로 **사상균**(filamentous fungus), 후자는 단세포로 **효모형 진균**(yeast-like fungus)이라고 불린다(**그림 3-1**).

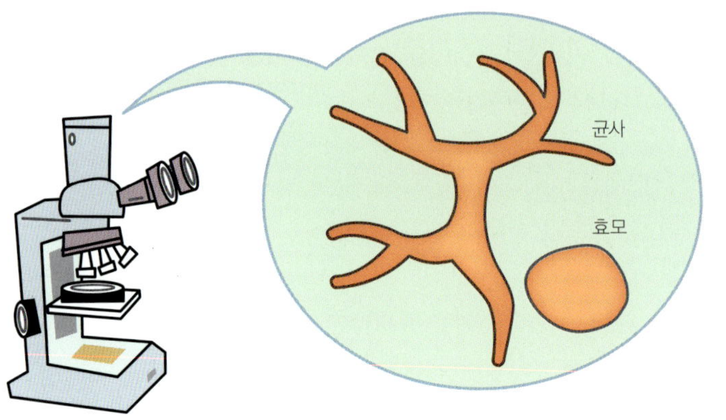

[그림 3-1] 진균의 형태

❶ 균사(hypha)

균사는 일정한 폭을 가진 세포가 일정 방향으로 연결되어 맨 끝에서부터 발육하고(**끝성장**, apical growth), 분지되어 무수한 가지를 뻗은 형태를 취한다. 또 인접한 균사끼리 결합된 덩어리인 **균사체**(mycelium)를 만든다.

Note

❷ 효모(yeast)

효모는 보통 5~6μm의 **공 모양**(원형), **타원형**을 띤다. 대다수의 효모는 씨앗이 싹을 틔우듯이 모세포에서 **발아**(budding)하여 증식하지만, 몇몇 효모는 **분열**(fission)이라는 형식으로 증식한다. 균종에 따라서는 **거짓균사**(가성균사, pseudohypha)라고 불리는 실 모양을 나타낸다.

❸ 이형성 진균(두형태진균, dimorphic fungus)

발육조건에 따라 균사와 효모의 두 가지 형태를 모두 취하는 진균이 다수 존재하는데, 이를 **이형성 진균**(두형태진균)이라고 한다. 병원성을 가진 이형성 진균의 대부분은 부생(환경이나 인공배지) 조건에서는 균사, 감염 조직 내에서는 효모 형태를 취한다.

대표적인 것에 **콕시디오이데스**(*Coccidioides immitis*), **히스토플리스마**(*Histoplasma capsulatum*) 등이 있다. **칸디다 알비칸스**(*Candida albicans*)는 배양조건에 따라 또 감염 조직 내에서도 효모형과 균사형의 두 형태를 취하는데, 감염 조직 내에서는 주로 균사형으로 발육한다.

B. 세포구조

진핵생물인 진균의 세포구조는 원핵생물인 세균과는 분명히 다르다. 세균에는 없는 **핵막**(nuclear membrane)이 있고 사립체(미토콘드리아), 세포질그물(소포체) 등의 **세포소기관**을 가지며 **세포벽**의 주성분도 세균과 다르다(**그림 3-2**).

❶ 세포벽(cell wall)

세포벽은 강인한 그물구조로 그 조성은 다당체가 80~90%를 차지하며, 그 밖에 단백질, 지질, 색소 등을 함유한다. 그물구조를 이루는 **섬유상 다당체**는 효모의 경우 **β-D-글루칸**(β-D-glucan), 사상균의 경우 **키틴**(chitin)이 주성분이다. 그물구조 사이를 채우는 것은 가용성 다당체와 단백질과의 복합체(당단백질이라고 함)이다. 그 다당체 부분은 효모에서는 주로 **만난**(mannan), 사상균 및 각종 이형성 진균에서는 주로 **갈락토만난**(galactomannan)이 차지하고 있다.

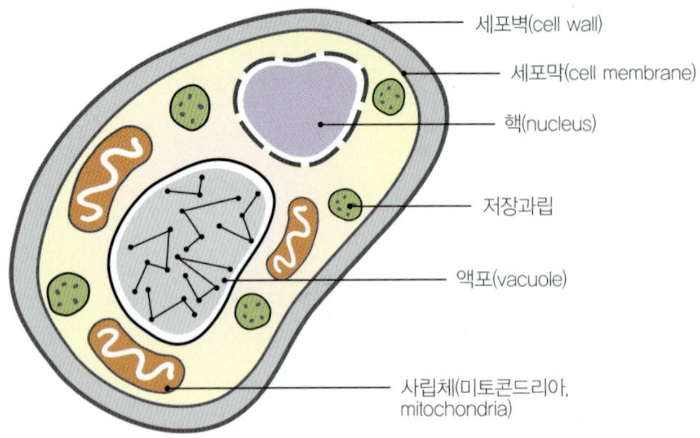

[그림 3-2] 세포구조

[표 3-1] 진균과 세균의 차이

	진균	세균
크기	3~5μm 이상	0.2~5μm
핵	핵막 있음 여러 개의 염색체	핵이 없음 1개의 염색체
사립체	있음	없음
세포질그물	있음	없음
리보솜의 크기	80S	70S
세포벽 성분	키틴, β-D-글루칸	펩티도글리칸

β-D-글루칸, 만난, 갈락토만난은 진균세포벽 특유의 성분으로, 사람의 세포에는 존재하지 않는다. 따라서 이들 다당체의 검출이 진균 감염병 진단에 응용되고 있다.

❷ 세포막(cell membrane)

세포막의 조성은 지질이 대부분을 차지하며 세균의 세포막에는 없는 **스테롤**(sterol)이 함유된 것이 특징이다. 주요 스테롤로서 에르고스테롤을 함유하는 것이 특징적이다.

세포막은 세포 안팎으로 물질수송, 세포 내 삼투압 조절 등의 기능을 담

Note

β-D-글루칸 (β-D-glucan)
글루코오스의 중합체

키틴(chitin)
N-아세틸글루코사민의 중합체

만난(mannan)
만노스의 중합체

갈락토만난 (galactomannan)
갈락토오스와 만노스의 중합체

다당체합성효소
β-D-글루칸합성효소(beta-D-glucan synthase), 키틴합성효소(chitin synthase) 등

다당체분해효소
β-글루칸분해효소(beta-glucanase), 키틴분해효소(chitinase) 등

Note

당하며, 이를 위해 특수한 효소인 **다당체합성효소**와 **다당체분해효소** 등을 함유하고 있다. 이들 효소를 통해 다당체를 합성 및분해하고 세포벽을 형성하여 발육 및 증식해간다. 이들 효소는 항진균제의 표적으로서 주목받고 있다.

❸ 세포질(cytoplasm)

세포질에는 사립체(미토콘드리아, mitochondria), 액포(vacuole), 세포질그물(소포체, endoplasmic reticulum), 리보솜(ribosome), 골지체(Golgi body) 등의 **세포소기관**이 있다.

사립체는 산소를 이용하여 에너지를 생산하는 장치이다. 액포는 동물의 진핵세포에 있는 용해소체(리소좀, lysosome)에 해당하는 세포소기관으로, 세포 내의 노폐물을 흡수하여 처리하는 기관이다. 약물이 세포 내로 들어온 경우에도 액포에 흡수되어 약물이 작용하기 어려운 **약물내성**(drug resistance)이 생기기도 한다.

리보솜은 단백질 합성장치, 세포질그물(소포체)은 그 단백질에 당이나 지질을 부가하여 세포 내로 운반하는 장치이다. 골지체는 분비단백질의 당사슬 변형이나 용해소체 단백질을 처리한다.

❹ 핵(nucleus)

이중막에 의해 세포질로부터 완전히 격리되어 있다. 핵 안에는 염색체(chromosome)와 핵소체(nucleolus)가 존재하며, **유사분열**(mitosis)을 한다.

유사분열(mitosis)
세포분열 과정에서 2개로 나뉜 염색체에 방추체(spindle)라고 하는 실 모양의 구조물이 부착하여 염색체를 양 끝으로 끌어당겨서 세포를 이분열하는 것을 말한다.

진균의 발육과 증식 3

A. 균사의 발육

진균의 증식은 **포자**(spore)의 **발아**(germination)에서 시작된다. 포자를 적당한 온도와 수분이 있는 조건에 놓아두면 발아하여 발아관(germ tube)을 형성하고, 발아관은 분지되어 길어지면서 균사가 되어 발육을 계속한다. 균사는 끝성장(첨단성장, apical growth)을 통해 길이를 늘리는데(**그림 3-3**), 일정하게 늘어난 후 **격벽**(septum)을 형성하여 세포를 나눈다. 그러나 일부 진균은 격벽을 형성하지 않는다. 격벽을 형성하는 유형을 **유격균사**(septate hypha), 형성하지 않는 유형을 **무격균사**(aseptate hypha)라고 한다.

Note

격벽(septum)
고등진균(자낭균, 담자균 등)은 유격균사를 형성하는데, 하등진균(접합균 등)에서는 무격균사가 관찰된다.

B. 균사의 분화

균사는 발육하여 **영양균사**[vegetative hypha; **기질균사**(substrate hypha)]와 **생식균사**(reproductive hypha)의 2가지로 분화된다. 영양균사는 영양원(기질)에 부착하여 흡수한 영양소를 균사의 뿌리에서 끝으로 보내는 역할을 한다. 생식균사는 끝에 있는 세포가 생식기관으로 분화하여 포자를 만든다.

공기균사
(aerial hypha)
생식균사처럼 공중을 향해 발육해 가는 균사를 말한다.

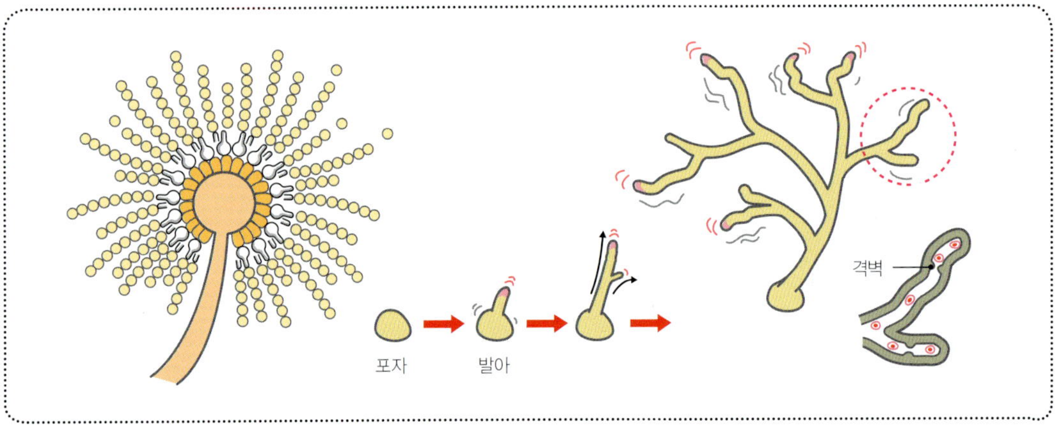

[그림 3-3] 균사의 발육

Note

C. 발아에 의한 증식

효모는 **발아**(budding)라고 하는 양식으로 증식한다. 즉, 모세포가 돌출하여 원시세포를 형성하고(발아), 원시세포가 성장하여 딸세포가 되며, 딸세포가 성숙하여 모세포로부터 분리되어 성장해간다.

이형성 효모에서는 딸세포의 분리가 늦어지면 모세포에 부착한 채로 늘어나고 그 끝에서 발아하여 딸세포가 생기는 과정을 반복하면서 비엔나 소시지와 같은 형상이 되는 **거짓균사**도 있다(**그림 3-4**).

소수의 병원성 효모에서는 모세포가 늘어나 **유사분열**을 일으킨 다음에 늘어난 세포를 나누는 **격벽**에 의해 핵이 나뉘고 격벽이 2개의 딸세포로 나뉘는 **분열** 양식을 취한다.

완전균과 불완전균
진균은 기본적으로 무성생식을 통해 발육하고 증식하는데, 대부분의 진균은 유성생식능력을 가지고 있다. 유성생식능력을 가진 진균을 완전균, 유성생식능력이 확인되지 않은 진균을 불완전균이라고 한다. 불완전균이라도 유성생식능력이 확인되면 완전균으로 다시 분류된다.

D. 진균의 생식

진균의 생식방법에는 **유성생식**(sexual reproduction)과 **무성생식**(asexual reproduction)이 있다. 진균에는 암수의 구별이 있으며, 수컷주와 암컷주 2가지의 세포가 접합하여 핵융합과 감수분열이 일어나서 포자를 만드는 것이 유성생식이며, 이 포자를 **유성생식포자**(sexual spore)라고 한다.

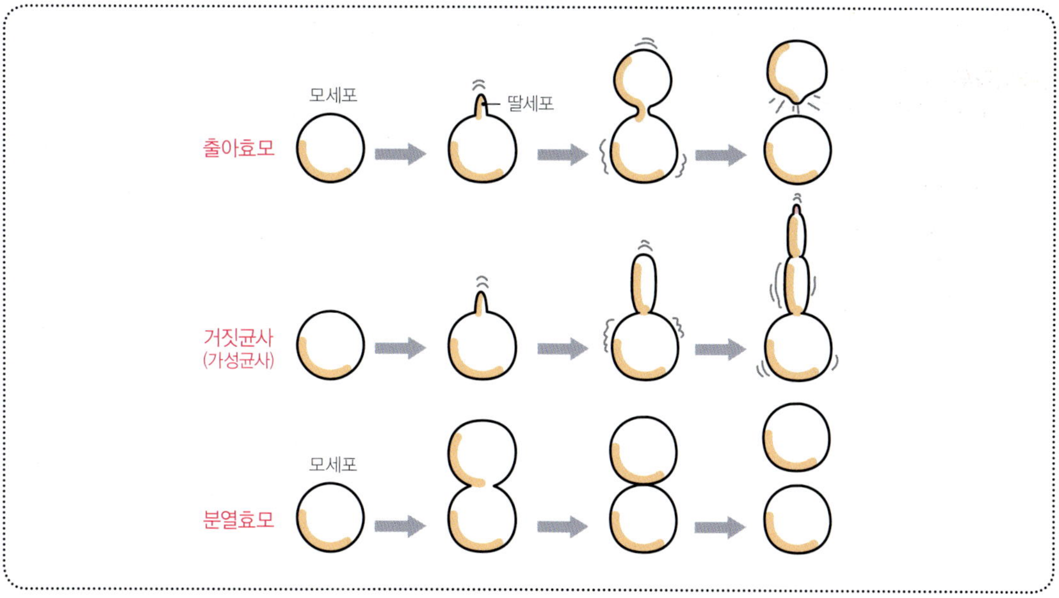

[그림 3-4] 효모의 출아, 거짓균사의 분열

Note

수컷주와 암컷주가 접합하지 않고 포자를 만드는 것이 무성생식이며, 이 포자를 **무성생식포자**(asexual spore)라고 한다. 유성생식능력을 가진 진균이라도 보통은 무성생식을 통해 증식하고 있으며, 일반적으로 관찰되는 포자는 대부분이 무성생식포자이다.

❶ 유성생식포자(sexual spore)

진균의 대부분은 영양이나 환경 등의 조건이 발육에 적합하지 않고 배우자의 교배가 가능한 경우에는 유성생식으로 전환되어 유성생식포자를 형성한다. 유형으로는 **접합포자**(sporont), **자낭포자**(ascospore), **담자포자**(basidiospore) 등이 있다(**그림 3-5**).

❷ 무성생식포자(asexual spore)

포자의 형상, 크기, 구조, 형성되는 방식 등은 균종에 따라 다르다. 특정 생식기관 안에 포자주머니(포자낭, sporocyst)라고 하는 주머니 모양의 내부에 형성되는 속포자(내생포자, endospore)와 영양형 균체 밖에 형성되는 **바깥포자**(외포자, exospore)가 있으며, 전자는 **포자주머니포자**(포자낭포자, sporangiospore), 후자는 **분생포자**(conidiospore)라고 한다.

Ⓐ 포자주머니포자(포자낭포자, sporangiospore)

대표적인 예는 **접합균**에서 관찰되는 것으로, 균사에서 뻗은 곁가지(**포자주머니자루**, sporangiophore)에 주머니 모양의 **포자주머니**(포자낭)가 생기고, 그 안에 다수의 포자가 형성된 것이다.

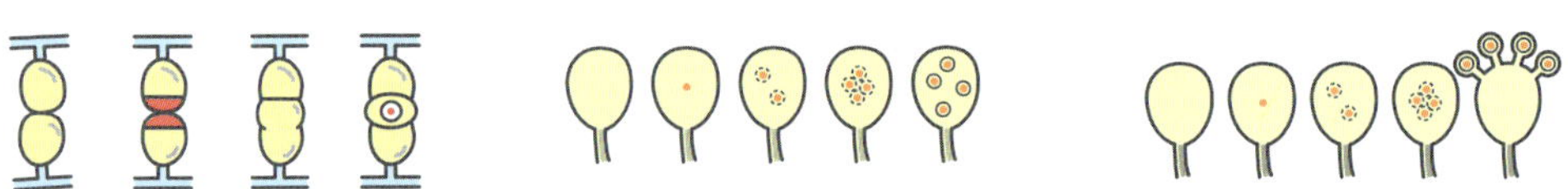

① 접합포자(sporont)

균사에서 뻗은 배우자가 접합하여 두 배우자 중간에 배우자주머니를 형성하고 그 안에 형성된 포자

② 자낭포자(ascospore)

한쪽 배우자의 핵이 다른쪽 배우자 안으로 들어가 분열을 반복해서 포자주머니를 형성한다. 발생한 4개의 새로운 핵은 포자가 된다.

③ 담자포자(basidiospore)

두 배우자가 융합하여 복합균사체로서 성장하며 균사의 끝에서 두 배우자의 핵이 융합하고 분열을 거쳐 4개의 핵이 생긴다. 담자기라고 하는 공 모양의 모세포에서 나오는 돌출된 플라스크형 구조체로 가서 포자를 형성한다.

[그림 3-5] 유성생식포자

Note

▶칸디다 알비칸스의 후막형 분생포자

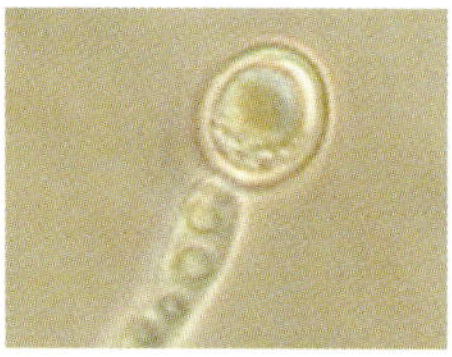

Ⓑ **분생포자**(conidiospore)

접합균 이외의 진균에서 관찰되는 무성생식포자는 모두 분생포자이며, 다음과 같이 다양한 유형이 있다(**그림 3-6**).

- **분아형** : 원시세포의 균사 끝 또는 측벽이 부풀어서 포자주머니가 형성되는 것
- **후막형** : 균사의 끝 또는 중간에 두꺼운 막에 싸인 대형 포자가 형성되는 것. **칸디다 알비칸스**(*Candida albicans*)에서 관찰된다.
- **분절형** : 균사가 끊어지고 세포가 일렬로 연결되어 세포의 일부가 포자가 된 것

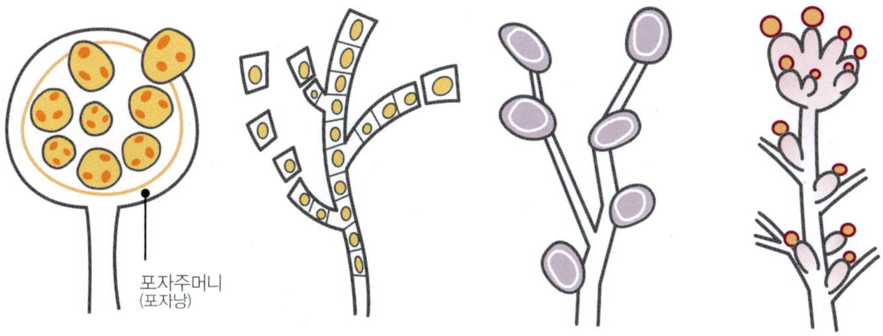

[그림 3-6] 분생포자

국시 적중문제

Q 칸디다증의 증상으로 옳은 것은?

가. 외음부의 가려움증 **나. 배뇨 시 통증**
다. 백색대하 **라. 성교 시 통증**

① 가, 나, 다 ② 가, 다 ③ 나, 라 ④ 라 ⑤ 가, 나, 다, 라

A 칸디다증은 진균의 일종인 칸디다(*Candida*)에 의해 신체의 일부 또는 여러 부위가 감염되어 발생하는 감염 질환으로, 외음부의 가려움과 치즈 형태의 질분비물, 질통증, 성교통, 외음부의 따가움, 배뇨 시 통증, 외음부 피부의 부종과 홍반, 소음순 안쪽으로 하얀 분비물 등이 나타난다.

정답 : ⑤

진균의 영양과 대사 4

Note

A. 영양

진균은 모두 종속영양생물로 영양원으로 유기물을 필요로 한다. 전분 등의 다당류에서부터 단당류, 유기산에 이르는 각종 탄수화물(유기탄소화합물), 아미노산, 펩티드 등의 유기질소화합물을 영양원으로 하여 증식한다.

B. 대사

대부분의 사상균과 일부 효모는 **호흡**(respiration)을 통해(산소를 이용하여) 에너지를 생산한다(호기성). 대부분의 효모와 일부 사상균은 호흡뿐만 아니라 **발효**(fermentation)를 통해서도(산소를 이용하지 않아도) 에너지를 생산할 수 있다(통성 혐기성).

진균은 특수한 대사경로를 가지며 각종 대사산물을 생산한다. 그 대표적인 예가 **페니실린**(penicillin) 등의 항생물질이나 **진균독소**(마이코톡신, mycotoxin)라고 하는 물질이다.

C. 배양

진균의 영양요구성은 단순하여 글루코오스(glucose)와 펩톤(pepton)으로만 구성된 **사부로 포도당배지**(Sabouraud glucose medium)에서 증식하는 것이 많다. 일반적으로 호기적 조건에서 비교적 높은 습도, 25~30℃의 온도 범위가 발육 및 증식에 가장 적합하다.

5 진균의 분류와 병원성

Note

A. 진균의 분류

사상균과 효모로 분류하는 방식은 발육형 차이에 따른 분류법으로 진균의 생물학적 분류법은 아니다. 진균의 경우 예전부터 유성생식에 의해 발생하는 형태(유성생식형, teleomorph)에 따라 분류되어 왔다.

병원성 진균은 **접합균류**(*Zygomycota*), **자낭균류**(*Ascomycota*), **담자균류**(*Basidiomycota*), **불완전균류**(*Deuteromycota*)의 4가지 문으로 분류된다(**표 3-2**).

B. 진균의 병원성

❶ 진균 감염병의 범주

분생포자나 균사(효모)의 흡입을 통한 기도감염, 접촉을 통한 피부감염 등이 있다. 또 소화관 안이나 피부 표면에 상주하는 진균이 숙주의 감염 방어력 저하에 동반하여 증식하여 감염병으로 발전하는 경우가 있다(**기회감염**, opportunistic infection).

진균 감염병은 감염부위에 따라 **표재진균증**(superficial mycosis), **심부피부진균증**(subcutaneous mycosis)과 **심부진균증**(deep-seated mycosis)으로 크게 나뉜다(**표 3-2**).

표재진균증은 피부의 표층(털, 손톱 포함)이 손상을 입는 질환이고, 심부피부진균증은 진피, 피부밑조직 및 주변 근육막이나 뼈가 손상을 입는 질환이며, 심부진균증은 심부에 있는 장기가 손상을 입는 질환이다.

[표 3-2] 진균의 분류

	유성생식포자	무성생식포자	균사 형태	주요 병원성 진균
접합균	접합포자	속포자	무격균사	털곰팡이(*Mucor*)
자낭균	자낭포자	바깥포자	무격균사	아스페르길루스(*Aspergillus*) 분아진균(*Blastomyces*) 히스토플라스마(*Histoplasma*)
담자균	담자포자	바깥포자	유격균사	크립토코쿠스(*Cryptococcus*)
불완전균		바깥포자	유격균사	칸디다(*Candida*) 콕시디오이데스(*Coccidioides*) 표피사상균(*Epidermophyton*)

❷ 진균중독증(mycotoxicosis)

진균이 생산하는 **진균독소**(마이코톡신, mycotoxin)에 의해 중독증이 발생한다. 주로 비병원성 진균이 생산하는 저분자 독소에 오염된 식품을 섭취함으로써 발병한다. 아스페르길루스가 생산하는 **아플라톡신**(aflatoxin)처럼 강한 발암성을 나타내는 물질도 있다.

❸ 진균성 알레르기

진균의 포자 혹은 대사산물이 항원이 되며, 아토피피부염이나 천식 등 각종 알레르기성 질환의 원인이 된다.

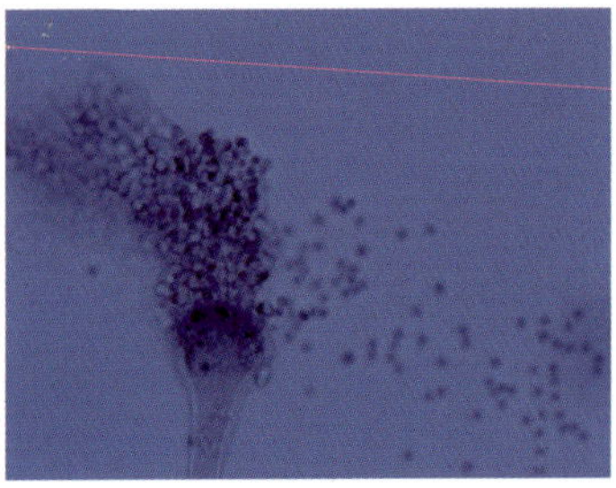

▶아스페르길루스 푸미가투스 (*Aspergillus fumigatus*)

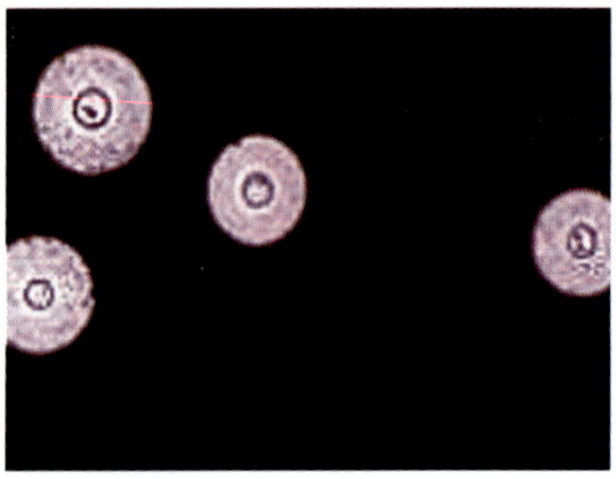

▶크립토코쿠스 네오포르만스 (*Cryptococcus neoformans*) 먹물염색

균체 주위에서 협막이 관찰된다.

Note

제4장

원충학

1. 원충의 특징
2. 원충의 종류와 병원성

[학습목표]

- 원충의 분류학적 위치(진핵생물, 기생충, 단세포 등)를 알 수 있다.
- 원충의 운동기관을 설명할 수 있다.
- 영양형과 포낭에 대해 설명할 수 있다.
- 원충의 무성생식과 유성생식에 따른 증식을 설명할 수 있다.
- 난포낭에 대해 설명할 수 있다.
- 원충의 종류를 열거할 수 있다.
- 원충의 감염경로를 설명할 수 있다.
- 주요 원충의 기생부위를 알 수 있다.

주요 용어해설

- **거짓발(위족, pseudopodium)** : 편모나 섬모와 나란히 원생생물의 3가지 이동양식 중 하나를 담당하고 있다. 이러한 거짓발에 의한 운동을 아메바운동이라고 한다.

- **무성생식(asexual reproduction)** : 생식방법의 하나로, 1개의 개체가 단독으로 새로운 개체를 형성하는 방법이다. 생식세포가 단독으로 새로운 개체가 된다.

- **분열소체(merozoite)** : 분열생식(merogony)을 하는 세포를 분열모세포(meront), 분열생식의 결과 생성되는 딸세포를 분열소체라고 한다.

- **세포외피(당질층, glycocalyx)** : 세포 바깥의 고분자물질(당단백질)을 가리키는 일반적인 명칭이며, 어떤 종의 세균, 상피세포 등에서 생성된다.

- **내부원형질(내육, endoplasm)** : 살아있는 세포 안에 들어있는 움직이는 물질을 말한다.

- **외피층(외육, ectoplasm)** : 아메바 · 짚신벌레 등의 원생동물의 몸을 구성하는 원형질의 일부로 내외 두 부분 중 바깥쪽의 과립이 적은 균질한 겔에 가까운 부분을 말한다.

- **유성생식(sexual reproduction)** : 2개의 개체 또는 세포끼리 전체 유전체(게놈)에 이르는 DNA 교환을 함으로써 부모와는 다른 유전자형 개체를 생산하는 것이다.

- **접합체(zygote)** : 배우자의 접합 결과 형성된 세포를 말한다. 예를 들어 수정에 의해 형성되는 수정란도 여기에 속한다.

- **중간숙주(intermediate host)** : 어떤 종의 기생충이 발육할 때 성숙기와 유생기에 숙주를 달리하는 경우가 있는데, 유생기의 숙주를 중간숙주, 성숙기의 숙주를 종숙주라고 한다.

- **포자소체(sporozoite)** : 포자형성(sporogony)을 하는 세포를 접합포자(sporont), 포자형성의 결과 '포자' 안에 생기는 감염성 세포를 포자소체라고 한다.

1 원충의 특징

A. 원충과 기생충

원충(protozoa)은 단세포의 진핵생물로, 운동기관(거짓발, 편모 등)을 가진 것이 많고 **원생생물**이라고 불리고 있다. 병원성 원충은 사람이나 동물에 기생하면서 병원성을 나타내기 때문에 기생충의 부류이기도 하다(기생충을 크게 원충과 연충으로 나누기도 한다).

원충은 10~100μm 크기의 미생물로, 충체를 관찰하려면 광학현미경이 필요하다. **기생충**(parasite; 연충)은 작은 선충이라도 1mm 정도의 크기이므로 육안으로 관찰할 수 있어서 미생물에는 포함되지 않는다.

* 원충의 종류는 p86 참조.

B. 형태

원충의 운동형태는 다양하여 거짓발(위족, pseudopodium)로 이동하는 것, 편모(flagellum)로 운동하는 것, 세포 표면에 빼곡하게 난 섬모로 운동하는 것 등이 있다(**그림 4-1, 4-2**).

Note

연충(helminth)
형태에 따라 선충, 흡충, 조충으로 나뉘며, 다세포이다.

- **선충**(nematoda): 지렁이처럼 가늘고 길며 암수딴몸(자웅이체)이다.
- **흡충**(fluke): 형태는 다양하며 입빨판(구흡반, oral sucker)과 배빨판(복흡반, ventral sucker)의 2가지 빨판을 가진다. 대부분 암수한몸(자웅동체)이다(주혈흡충은 예외).
- **촌충**(cestode): 긴 테이프와 같은 형태로 암수한몸이다.

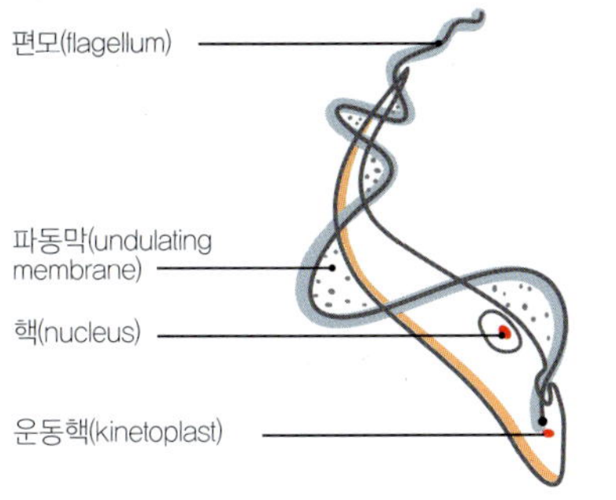

[그림 4-1] 아프리카 파동편모충

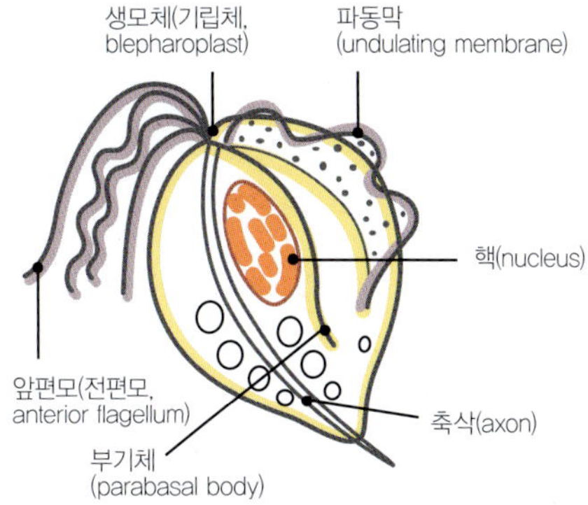

[그림 4-2] 질편모충(영양형)

예를 들어 **크루스파동편모충**(*Trypanosoma cruzi*)은 편모와 파동막을 가지고 운동하지만, 세포 내에 기생할 때는 운동성이 없는 무편모형이 된다.

또 **말라리아원충**(*Plasmodium* sp.)은 혈구에 기생하는 시기에는 움직이지 못하지만, 모기의 중간창자(중장)에 흡수된 수컷 생식모체로부터 편모의 방출이 일어나 이때는 운동성을 가진다. 또한, 이 편모만 떨어져 나와 암컷 생식모체와 접합하여 접합체가 되며, 나아가 운동접합체(충양체, 융합동체, ookinete)가 되어 중간창자 상피세포에 침입한다.

리슈만편모충(*Leishmania* sp.)은 샌드플라이의 흡혈로 사람에게 감염되는데, 샌드플라이에 기생할 때에는 편모만 가진 앞편모형을 취하고, 세포(대식세포)에 기생할 때에는 무편모형을 취한다.

이질아메바(*Entamoeba histolytica*, **그림 4-3**)나 **람블편모충**(*Giardia lamblia*, **그림 4-4**)은 환경조건에 따라 거짓발(위족) 또는 편모를 움직이는 **영양형**(trophozoite)과 운동성이 결여된 **포낭형**(cyst)의 2가지 형태를 취한다. 영양형은 분열과 증식활동을 하고 있는 상태의 충체이다. 주위 환경이 충체에 불리해지면 주머니를 만들어 운동성이 없는 포낭이 된다. 포낭형은 대변이나 수중에서 오랫동안 살아남고, 소독약에도 강한 저항성을 가진다. 또 감염성을 가진다.

톡소포자충(*Toxoplasma* sp.)의 경우 영양형은 다른 동물에 감염을 일으키지 않지만, 영양형 일부가 저항성을 가진 포낭형이 되면 다른 동물에 감염을 일으킨다. 사람은 돼지(**중간숙주**, intermediate host)로부터 배출된 포낭, 고양이로부터 배출된 성숙 난포낭(oocyst)에 의해 감염된다.

C. 구조

❶ 세포외피(cell envelope)

원충은 세균이나 진균과 달리 세포벽을 갖지 않는다. 세포막 바깥쪽은 **세포외피**(당질층, glycocalyx)로 덮여 있다.

Note

중간숙주(intermediate host)와 종숙주(definitive host)

기생충(원충 포함)이 생겨나서 발육하고 성충이 되며 다음 세대를 생산할 때까지를 생활사라고 한다. 중간숙주는 유충이 기생하는 숙주로, 유충은 이 숙주 안에서 무성생식을 통해 증식한다. 종숙주는 성충이 기생하는 숙주로, 성충은 이 숙주 안에서 유성생식을 통해 증식한다. 말라리아원충은 모기 체내에서 유성생식을, 사람 체내에서 무성생식을 하기 때문에 말라리아원충에게는 사람이 중간숙주, 모기가 종숙주가 된다. 톡소포자충은 고양이의 중간창자 상피세포 안에서 유성생식을 하여 난포낭이 형성되기 때문에 사람은 중간숙주가 되지만, 고양이가 중간숙주가 될 수도 있다.

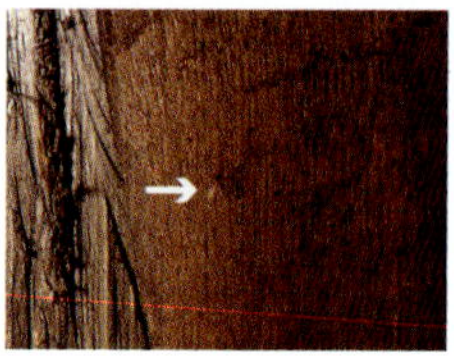

▶샌드플라이의 암컷 성충

리슈만편모충을 매개하는 샌드플라이의 암컷 성충. 몸길이는 모기보다 짧아 2mm 정도의 소형이다. 사진에서는 흰색 날개만 관찰된다.

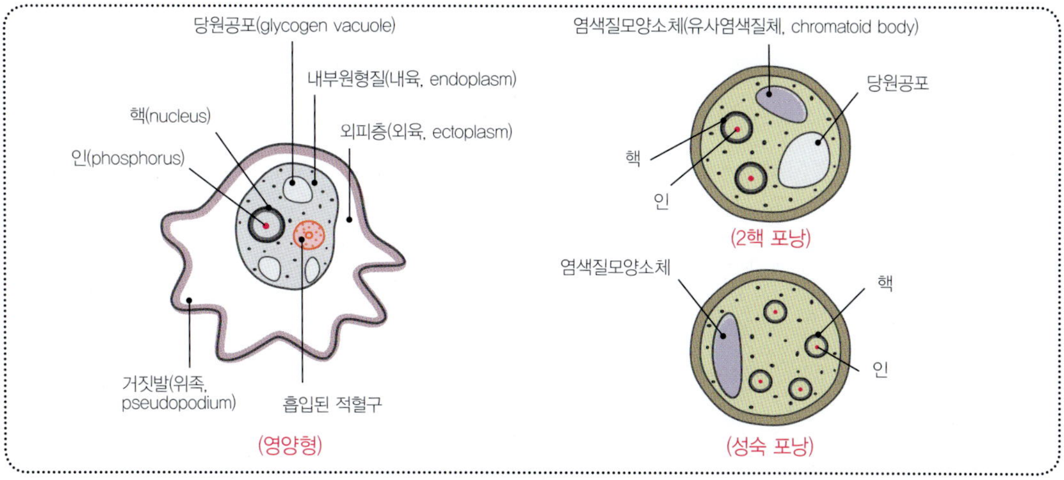

[그림 4-3] 이질아메바

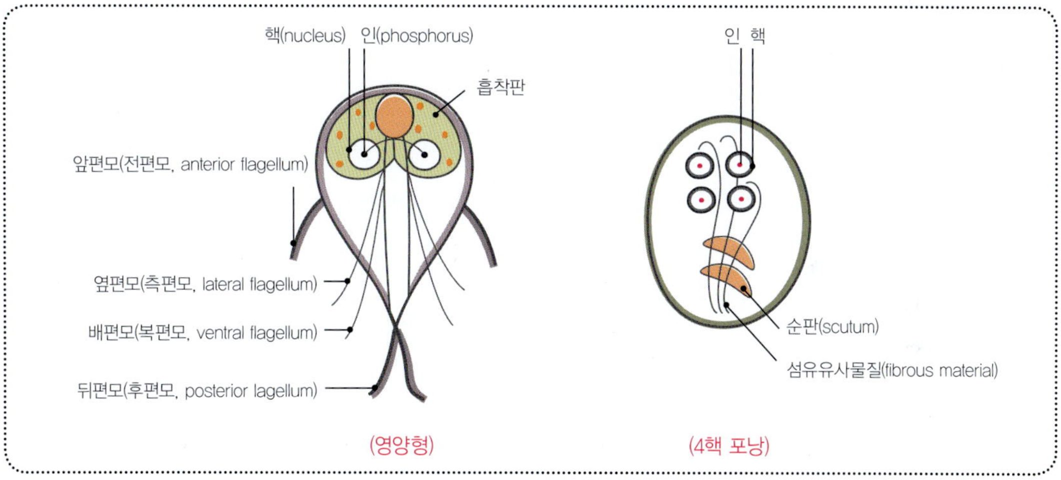

[그림 4-4] 람블편모충

Note

❷ 세포질(cytoplasm)

세포질은 **외피층**(외육, ectoplasm)과 **내부원형질**(내육, endoplasm)로 나뉜다(각각을 **세포바깥질**, **세포속질**이라고도 한다).

외피층(외육)은 세포를 보호하고 운동, 섭식, 배설 등의 기능을 한다. 운동을 하는 원충은 거짓발(위족, pseudopodium), 편모(flagellum), 파동막(undulating membrane), 섬모(cilia) 등의 운동기관을 가진 것이 많다(운동성이 없는 원충도 있다).

내부원형질(내육)은 핵, 사립체(미토콘드리아), 골지체, 세포질그물(소포

Note

체) 등의 세포소기관을 가지며, 영양을 저장하고 소화, 대사, 생식 등의 기능을 한다. 핵은 핵막으로 싸여 있다.

유성생식을 하는 것은 암수가 접합체를 형성한 후에 다른 발육단계를 거쳐 일정한 수의 포자소체(sporozoite)를 감싸는 **난포낭**(oocyst; 접합자낭)을 형성한다. 또 다른 증식형식으로 2개의 충체가 접촉하여 핵을 교환하는 **접합**(conjugation)을 하는 것도 있다.

D. 분열 및 증식

원충의 증식양식은 종류에 따라 다르다. 원충의 생식에는 **무성생식**(asexual reproduction)과 **유성생식**(sexual reproduction)이 있는데, **아메바류**나 **편모충류** 등 무성생식만으로 분열하여 증식하는 것과 **톡소포자충**이나 **말라리아원충** 등의 포자충류에서는 무성생식 외에 암컷(**자성 생식모체**)과 수컷(**웅성 생식모체**)이 생겨 이들의 융합에 의한 유성생식을 번갈아 반복하는 것이 있다.

원충 발견의 역사를 살펴보면 우선 병원체와 비슷한 것이 발견되고 이를 배양, 동물접종시험, 매개곤충이 있는 병원체는 매개능시험 등을 거쳐 원충의 생활사가 점차 밝혀지게 되었다.

모든 원충은 우선 무성생식에서의 증식이 관찰되었다. 일부의 원충에서는 유성생식도 일어나지 않을까 여겼지만 어디서 어떻게 일어나는지가 불명확했고 그것이 조금씩 밝혀지게 된 것이다.

예를 들어 **말라리아원충**은 모기의 중간창자(중장) 내에서, 또한 20℃ 이하에서 웅성 생식모체로부터 편모 방출이 일어난다. 모기 체내에서는 유성생식, 사람 체내에서는 무성생식이 이루어진다. 말라리아원충은 모기의 창자 내에서 **유성생식**을 하여 **접합체**(zygote)가 **운동접합체**(충양체, ookinete)로 바뀌어 중간창자 상피세포를 관통하고 그 바깥쪽 세포에 붙어 **난포낭**(oocyst)으로 바뀌어, 많은 **포자소체**(sporozoite)가 만들어진다. 이 포자소체가 모기의 **침샘**(타액선)에 도달하여 흡혈 시 인체 안으로 들어오면 간세포로 들어가 분열체로 발육한다. 이것이 **분열소체**(merozoite)가 되어 방출되고 적혈구 안으로 침입하며, 무성생식을 통해 증식하여(다수분열) 여러 개의 분열소체로 발육한 뒤 적혈구를 파괴하고 방출되면 또 다른 적혈구에 침입하는 과정을 반복한다.

유성생식은 분열소체 일부가 **자성 생식모체**, **웅성 생식모체**로 되어 모기 체내에 들어가 앞에서 설명한 발육단계를 거쳐 포자소체가 된다.

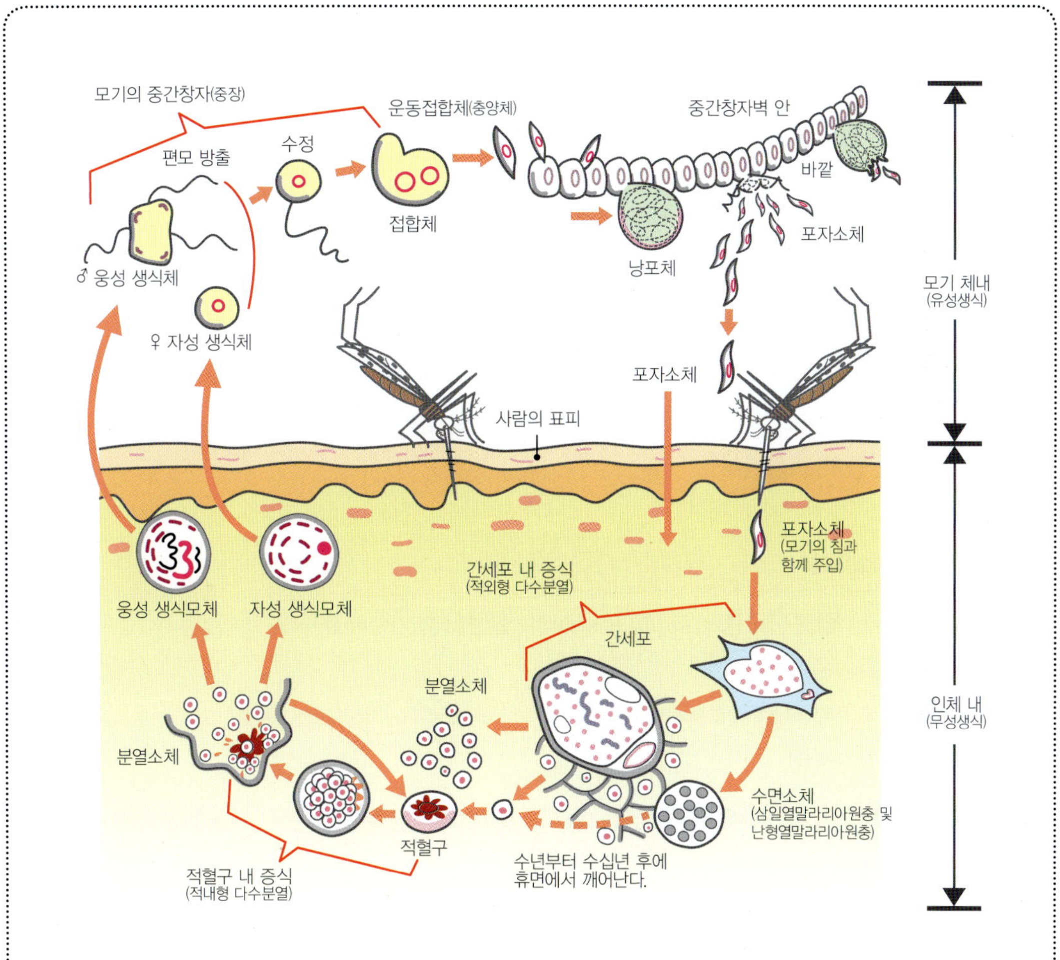

[그림 4-5] 말라리아원충의 생활사

원충의 종류와 병원성 2

Note

A. 종류

병원성 원충은 형태와 운동성 등에 따라 크게 4가지로 분류된다. 그러나 분류학적 위치가 불분명한 **주폐포자충**(폐포자충, *Pneumocystis carinii*) 등도 있다.

❶ 근족충류(*Rhizopoda*)

거짓발(위족)로 운동하며, **이질아메바**(*Entamoeba histolytica*), **네글레리아**(*Naegleria fowleri*) 등이 포함된다.

❷ 편모충류(*Flagellata*)

편모로 운동하며, **람블편모충**(*Giardia lamblia*), **질편모충**(*Trichomonas vaginalis*) 등이 포함된다.

❸ 포자충류(*Sporozoa*)

유성생식과 무성생식을 하며, 운동성은 없다. **말라리아원충**(열원충, *Plasmodium* sp.), **와포자충**(*Cryptosporidium* sp.) 등이 포함된다.

❹ 섬모충류(*Ciliata*)

섬모로 운동하며, **대장 발란티듐**(대장섬모충,*Balantidium coli*) 등이 포함된다.

B. 감염경로

원충의 감염경로와 감염양식은 종류에 따라 다르다.

❶ 입안감염(경구감염, oral infection)

음식물을 통해 감염되는 것(**대장 발란티듐** 등), **물을 통해** 감염되는 것(**이질아메바, 람블편모충, 와포자충** 등)이 있다. 예를 들어 와포자충은 소의 창자 내에서 증식하여 감염성이 있는 난포낭(oocyst)을 하루 수십억 개를 대변 중으로 배출하여 물이나 음식물을 오염시켜 감염을 확산시킨다.

❷ 접촉감염(contact infection)

숙주 간의 접촉을 통해 감염되는 것(**질편모충, 이질아메바**)이 있다.

❸ 동물매개감염(arthropod-borne infection)

절지동물의 매개에 의해 감염되는 것(**말라리아원충, 리슈만편모충, 크루스파동편모충** 등)이 있다.

❹ 태반감염(placental infection)

임신 중에 **태반을 통과**하여 감염되는 것(**톡소포자충, 말라리아원충** 등)이 있다.

C. 기생부위

기생부위에 따라 **창자 기생 원충, 비뇨·생식기 기생 원충, 혈액·조직 기생 원충** 등으로 크게 나눌 수 있다.

창자 기생 원충은 **이질아메바, 람블편모충, 와포자충, 대장 발란티듐** 등이 있다. 이질아메바는 주로 큰창자(대장)와 간에, 람블편모충은 주로 샘창자(십이지장)에서 작은창자(소장) 상부, 때로 쓸개관(담관), 쓸개주머니(담낭), 와포자충은 주로 작은창자, 때로 위, 쓸개관, 쓸개주머니, 이자관(췌장관), 호흡기에 기생하며, 대장 발란티움은 큰창자에 기생한다.

Note

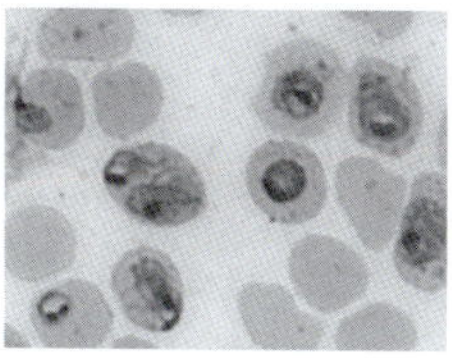

▶쥐말라리아원충

적혈구에 감염된 쥐말라리아원충(*Plasmodium berghei*)의 고리형과 영양체로, 열대열말라리아원충과 같이 다른 발육단계의 원충이 관찰된다.

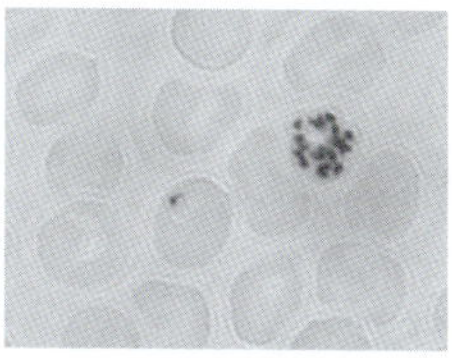

▶열대열말라리아원충

적혈구에 감염된 열대열원충(*Plasmodium falciparum*)의 고리형과 분열체로, 다른 발육단계의 원충이 동시에 관찰된다.

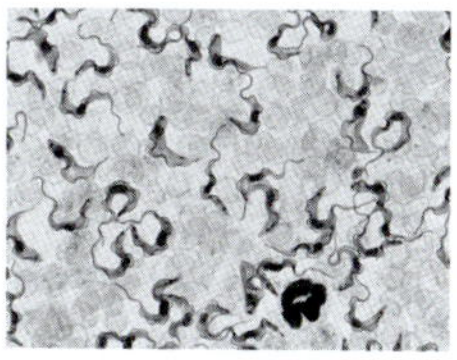

▶가축파동편모충

가축파동편모충(*Trypanosoma brucei brucei*) 병원성 원충의 혈류형 비뇨·생식기 기생 원충에는 **질편모충** 등이 있다. 질편모충은 성교를 통해 여성의 질이나 남성의 요도에 감염된다.

혈액·조직 기생 원충은 **말라리아원충**, **리슈만편모충**, **톡소포자충** 등이 있다. 말라리아원충은 간의 적혈구, 리슈만편모충은 피부와 점막, 톡소포자충은 내피계통, 신경, 근육 등의 세포에 기생한다.

Note

D. 원충 감염에 의한 질환

원충이 기생하여 발생하는 질환에는 감염과 증식에 동반한 조직파괴에 의한 것과 원충이 생산하는 물질에 의한 것이 있다. 전자의 예로는 **말라리아원충**의 적혈구 파괴로 인한 빈혈과 **이질아메바**의 창자벽 파괴로 인한 설사를 들 수 있다. 후자의 예로는 **이질아메바**나 **대장 발란티듐**이 분비하는 **조직용해효소**의 조직 파괴로 인한 설사를 들 수 있다.

와포자충은 작은창자의 점막상피 미세융모 안에 기생하며 이를 파괴한다. 건강한 사람에게서는 무증상 내지는 가벼운 설사를 일으키며 자연 치유되지만, 면역력이 떨어진 사람에게서는 심한 설사, 복통, 구토가 이어지고 쇠약해져 사망하는 일도 있다. AIDS 진단을 위한 지표 질환의 하나로 꼽히고 있다.

국시 적중문제

Q 다음 중 정기적으로 예방접종을 해야 하는 질병은?

가. 유행귀밑샘염　나. 세균이질　다. B형 간염　라. 성홍열

① 가, 나, 다　② 가, 다　③ 나, 라　④ 라　⑤ 가, 나, 다, 라

A '감염병의 예방 및 관리에 관한 법률'에 따라 정기적으로 예방접종을 해야 하는 질병은 디프테리아, 폴리오, 백일해, 홍역, 파상풍, 결핵, B형 간염, 유행귀밑샘염, 풍진, 수두, 일본뇌염, 기타 보건복지부장관이 지정하는 감염병 등이다.

정답 : ②

column

원충증의 역학 현황

이질아메바에 의한 장관아메바증인 아메바이질(amebic dysentery) 환자는 개발도상국을 중심으로 전 세계에서 약 5억 명이 감염되어 4,000만 명이 발병하고 있다. 말라리아원충에 의한 말라리아 환자는 WHO의 집계에 따르면 전 세계에서 연간 3~4억 명이 발병하여 150~270만 명이 사망했다.

리슈만편모충에 의한 리슈만편모충증(leishmaniasis)은 2종류가 있는데, 전 세계에서 2종류를 모두 합쳐서 약 200만 명의 신규 환자가 나오고 있으며, 치료하지 않으면 100%가 사망하는 질환이다.

크루지파동편모충에 의한 샤가스병(Chagas' disease)은 전 세계에서 2,000만 명의 환자가 있고, 치사율은 성인에서 10%, 소아에서 거의 100%이다.

람블편모충에 의한 람블편모충증(lambliasis)은 전 세계에서 약 2억 명이 감염되어 약 150만 명이 발병하고 있지만, 다른 원충증과 달리 미국, 캐나다, 오스트레일리아 등의 선진국에서도 관찰된다.

국내에서의 역학 현황을 살펴보면 아메바이질은 서울 등의 대도시에서는 거의 전파되지 않고 식수사정이 좋지 않은 농촌이나 도서지방에서는 아직도 감염률이 높은 지역이 남아 있으며 0.1~0.5% 정도로 관찰된다.

말라리아는 1984년 2건의 발생 이후 발견되지 않다가 1993년 비무장지대 복무 중인 군인의 감염 이후 증감을 거듭하고 있다. 리슈만편모충증은 우리나라에서 자연 발생한 사례는 없고 중국으로부터 유입된 사례와 중동에서 유입된 사례가 있으나 매개곤충이 없는 관계로 유입된 사례에 의해 토착화될 가능성은 없다.

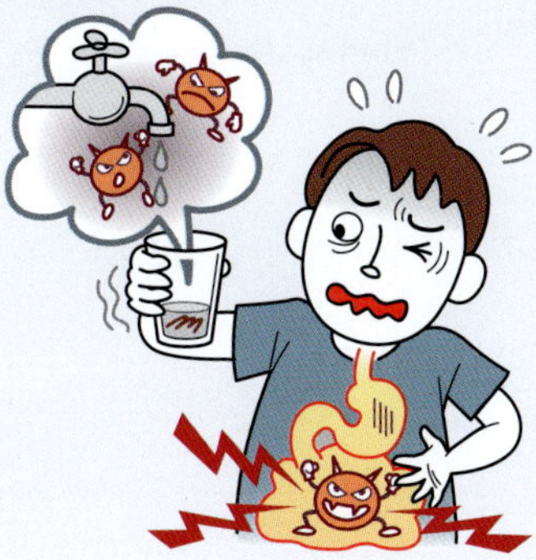

column

뎅기열

■ 법정감염병(제4군) 뎅기열은 모기를 매개로 하는 바이러스 질환으로 혈청형이 다른 4개의 바이러스(DENV1, DENV2, DENV3, DENV4)에 의해 발생.

주요 매개체 : 이집트숲모기(*Aedes aegypti*), 흰줄숲모기(*Aedes albopictus*)

잠복기 : 주로 4~7일 (범위 : 3~14일)

주요 증상 : 갑작스런 고열, 두통, 근육통, 관절통, 백혈구감소증, 혈소판감소증, 출혈 등

진　단 : 환자 검체(혈액)에서 바이러스 분리 또는 유전자 검출
혈청학적 진단 : 특이 IgM 항체 양성, 회복기/급성기 IgG 항체가 4배 이상 증가

치　료 : 대증치료. 출혈성 경향이 있으므로 수액 보충 필요
아스피린 등 출혈 위험을 증가시키는 약제 금지
환자를 조기 발견, 치료하여 중증 발현을 막는 것이 중요

환자관리 : 환자격리 : 혈액 및 체액 격리(헌혈 금지)
접촉자격리 : 필요 없음

예　방 : 모기에 물리지 않는 것이 가장 중요
모기접촉을 미연에 방지
방충망, 모기장, 기피제 사용
긴 소매, 긴 바지를 입어 노출 부위 최소화

참조 –질병관리본부

제5장

바이러스학

1. 바이러스의 특징
2. 바이러스의 형태와 구조
3. 바이러스의 증식
4. 바이러스의 유전
5. 바이러스의 분류
6. 바이러스의 병원성

[학습목표]

- 바이러스의 특징을 열거할 수 있다.
- 바이러스의 크기 단위를 알 수 있다.
- 바이러스 구조의 각 부위 명칭을 말할 수 있다.
- 바이러스 유전체의 특징(DNA, RNA, 단일가닥, 이중가닥, 마이너스사슬, 플러스사슬 등)을 설명할 수 있다.
- 캡시드, 외피에 관해 설명할 수 있다.
- 바이러스의 증식과정(흡착, 침입, 탈락, 유전체복제, 조합, 방출)을 설명할 수 있다.
- 박테리오파지의 종류, 숙주세균의 용원화에 관해 설명할 수 있다.
- 바이러스 돌연변이의 주요 내용을 알 수 있다.
- 바이러스의 분류(과, 아과, 속, 종)와 그 표기법을 설명할 수 있다.
- 바이러스 감염에 의한 세포변성 효과에 관해 설명할 수 있다.
- 바이러스 감염의 확대(국소감염형, 전신감염형)에 대해 설명할 수 있다.
- 주요 종양바이러스를 말할 수 있다.

주요 용어해설

- **비리온(virion)** : 완전한 입자 구조를 가지고 감염성을 가진 바이러스 입자를 말한다. 비리온은 그 종류에 따라 다양한 크기와 형태가 있으며 그 크기는 20~30nm 정도이다.
- **세포내섭취(엔도시토시스, endocytosis)** : 세포가 세포 밖에 있는 물질을 흡수하는 과정 중 하나이다. 세포에 필요한 물질 중에 어떤 것은 극성을 가지고 또 분자가 큰 경우가 있으며 소수성 물질로 구성된 세포막을 통과하기 어렵기 때문에 세포내섭취를 통해 세포 안으로 운반한다.
- **외피(envelope)** : 캡시드 바깥쪽을 둘러싸는, 주로 인지질로 이루어진 이중막(bilayer)이다. 단순헤르페스바이러스나 인플루엔자바이러스, 사람면역결핍바이러스 등 일부 바이러스입자에 관찰되는 막상의 구조를 말한다. 이들 바이러스에서 외피는 바이러스입자(비리온)의 가장 바깥쪽에 위치해 있으며 바이러스의 기본구조가 되는 바이러스 유전체 및 캡시드 단백질을 덮고 있다.
- **종양바이러스(oncovirus)** : 바이러스 가운데 종양 형성에 관여하는 바이러스를 말한다. 암바이러스라고도 한다. 그 대부분은 DNA 바이러스 또는 레트로바이러스이며, 프로바이러스(provirus)화했을 때에 종양유전자가 활성화된다.
- **침입(penetration)** : 세포 표면에 흡착한 바이러스가 세포 안으로 들어가는 과정이 침입이다.
- **무성생식포자(asexual spore)** : 진균류의 포자로서 세포의 접합에 따르지 않고 형성되는 것을 말한다.
- **캡시드(capsid)** : 유전체를 감싸는 단백질 껍질로, 캡소미어(capsomere)라는 구성단위로 이루어진다.
- **탈각(exuviation)** : 바이러스 유전체가 캡시드에서 탈출하는 과정을 탈각이라고 한다.
- **흡착(adsorption)** : 바이러스가 숙주세포의 표면에 접착하는 과정이 흡착이다.

1 바이러스의 특징

Note

바이러스(virus)는 지금까지 설명한 원핵생물인 세균(bacterium), 진핵생물인 진균(fungi), 원충(protozoa)과는 근본적으로 다르다.

그 주요 특징은 다음과 같다.

Ⓐ 가장 작은 병원체

세균, 진균, 원충은 크기가 μm(mm의 1/1,000) 단위인 데에 비해 바이러스는 nm(μm의 1/1,000) 단위로 상당히 작다.

Ⓑ 세포로 이루어져 있지 않다

생명체의 기본단위인 세포로 이루어져 있지 않다. 그러나 생명의 설계도인 유전자(DNA 또는 RNA)를 가지고 특수한 방법으로 증식한다. 따라서 생물과 무생물의 중간이라고 볼 수 있다.

Ⓒ DNA와 RNA 중 하나만 가진다

모든 생물은 DNA와 RNA를 모두 가진다. 세포는 DNA → RNA → 단백질이라는 순서로 특이적 유전정보에 따라 특정 단백질을 생산하고 생명을 유지하며 증식한다. 그러나 바이러스는 RNA와 DNA 중 하나만 가지며, 단독으로는 단백질을 합성할 수 없다.

Ⓓ 세포 내에서만 증식할 수 있다

바이러스는 살아 있는 세포 내에서만 증식할 수 있다(절대기생성). 바이러스는 스스로 단백질을 합성할 수도, 에너지를 생성할 수도 없지만(증식할 수도 없다), 세포에 기생(감염)하면 그 세포의 기능을 이용하여 증식할 수 있다. 바이러스는 세포 밖에서는 단순한 미립자이고 무생물이지만, 일단 살아 있는 세포 내에 기생하면 생물로서의 특징(증식과 복제)을 나타낸다.

바이러스의 형태와 구조 2

Note

A. 크기와 형태

바이러스는 **바이러스입자**(viral particle)로서 감염된다. 감염성을 가진 성숙한 바이러스 입자를 **비리온**(virion)이라고 한다.

바이러스입자의 크기는 **파보바이러스과**(*Parvoviridae*)가 18~20nm, **피코르나바이러스과**(*Picornaviridae*)가 28~30nm, 바이러스 중에서 가장 큰 **폭스바이러스과**(*Poxviridae*)도 300~350nm로 광학현미경으로는 관찰할 수 없다. 관찰을 하기 위해서는 **전자현미경**이 필요하다. 외형은 대부분이 공 모양이며 포탄 모양(**랍도바이러스과**, *Rhabdoviridae*), 끈 모양(**필로바이러스과**, *Filoviridae*)도 있다(**그림 5-1, 표 5-1**).

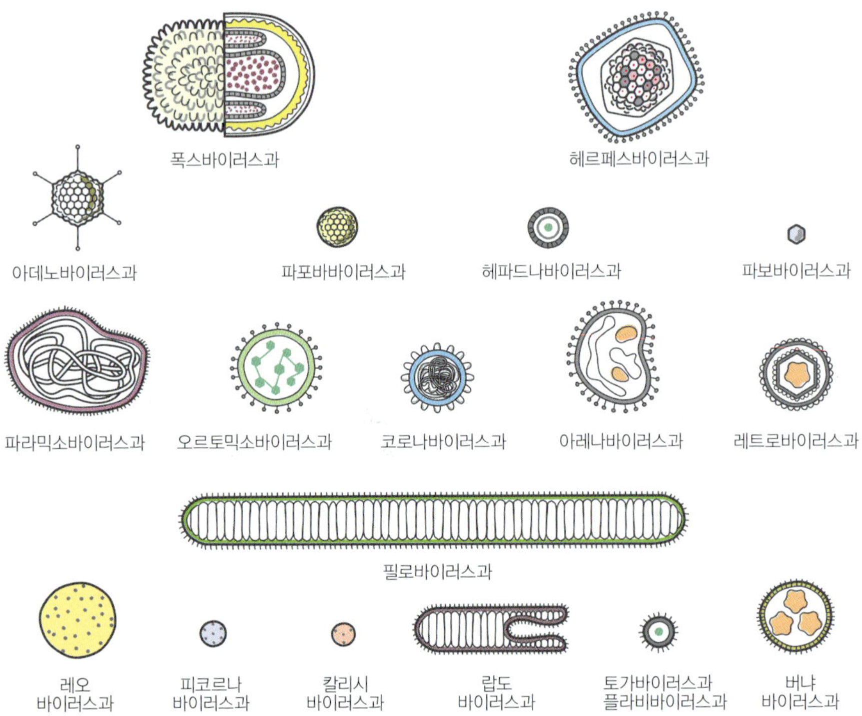

[그림 5-1] 바이러스의 종류

Note

[표 5-1] 주요 바이러스의 크기와 형태

바이러스	형태	크기(nm)
사람파보바이러스 B19	공 모양	18~20
사람아데노바이러스	공 모양	70~90
단순헤르페스바이러스	공 모양	150~200
B형 간염바이러스	공 모양	42
두창바이러스	벽돌 모양	200×200×350
노로바이러스	공 모양	27~38
로타바이러스	공 모양	60~80
웨스트나일바이러스	공 모양	40~60
사람면역결핍바이러스	공 모양	80~100
인플루엔자바이러스	공 모양	80~120
SARS코로나바이러스	공 모양	120~160
광견병바이러스	포탄 모양	70×180
에볼라바이러스	끈 모양	80×1,000

B. 기본구조

바이러스는 유전정보를 전달하는 핵산(**유전체**), 이를 감싼 단백질 껍질(**캡시드**), 껍질을 둘러싼 지질막(**외피**)으로 이루어진다. 유전체와 캡시드만 있고 외피를 갖지 않는 것[**아데노바이러스과**(*Adenoviridae*) 등]도 있다.

❶ 유전체(게놈, genome)

바이러스는 **DNA**나 **RNA** 중 하나의 유전체를 가진다. 따라서 바이러스는 DNA 바이러스와 RNA 바이러스로 나뉜다.

DNA 바이러스의 대부분은 **이중가닥 DNA**를 가지지만, 예외적으로 **파보바이러스과**는 **단일가닥 DNA**를 가진다. RNA 바이러스의 대부분은 선형의 **단일가닥 RNA**를 가지지만, 예외적으로 **레오바이러스과**(*Reoviridae*)

는 **이중가닥 RNA**를 가진다. 또 **오르토믹소바이러스과**(*Orthomyxoviridae*) 등은 몇 개로 나뉜(분절) 유전자를 가진다.

유전체에 있는 유전자 수는 세균과 비교하면 상당히 적다. 그 예상되는 수는 **아데노바이러스**가 6개, **A형 인플루엔자바이러스**가 10개, **거대세포바이러스**가 200개이며, 몇 개에서 200개 정도까지의 범위 내이다. 세균은 결핵균이 4,000개, 대장균이 균주에 따라 4,300~6,000개로 훨씬 많다. 참고로 사람은 40,000개이다. 바이러스 또한 유전체에 있는 유전정보에 근거하여 증식한다.

유전정보는 유전체 즉, DNA 또는 RNA의 **염기서열**(base sequence)로서 부호화되어 있으며, 그 염기서열은 모든 생물에 공통한다. 즉, DNA는 A(**아데닌**, adenine), T(**티민**, thymine), G(**구아닌**, guanine), C(**시토신**, cytosine) 4종류의 염기로 구성되고, RNA는 T가 U(우라실, uracil)로 바뀌어 A, U, G, C 4종류의 염기로 구성된다. 생물 중에서 유전체로서 RNA를 가진 것은 바이러스뿐이다.

바이러스의 유전정보 즉, 염기서열의 수는 세균 등에 비해 극단적으로 적다.

❷ 캡시드(capsid)

캡시드는 유전체를 감싸는 단백질 껍질로, **캡소미어**(capsomere)라고 하는 구성단위로 이루어진다. 캡소미어가 일정한 법칙으로 배열되어 캡시드를 구성하고 있으며 그 캡시드와 유전체를 합해서 **뉴클레오캡시드**(nucleocapsid)라고 한다.

대부분의 뉴클레오캡시드는 **입체대칭형**(cubic symmetry)이거나 **나선대칭형**(helical symmetry)이다(**그림 5-2, 5-3, 5-4**). 입체대칭형은 정이십면체로, 핵산(DNA 또는 RNA)을 이십면체의 캡시드가 둘러싸고 있다. 나선대칭형은 나선 모양으로 배열하는 캡소미어 안쪽에 핵산이 나선 모양으로 들어가 있다.

Note

캡소미어(capsomere)
아데노바이러스의 뉴클레오캡시드는 정이십면체, 캡시드의 수는 252개로, 20개의 정삼각형과 12개의 꼭짓점으로 이루어진 입체대칭형이다. 12개의 꼭짓점에 위치하는 캡소미어는 5개의 캡소미어에, 변 및 면에 위치하는 캡소미어는 6개의 캡소미어에 둘러싸여 있다. 전자를 펜톤(penton), 후자를 헥손(hexon)이라고 하며, 펜톤은 12개, 헥손은 총 240개이다.

Note

❸ 외피(envelope)

외피는 캡시드 바깥쪽을 둘러싸는, 주로 인지질로 이루어진 **이중막**(bilayer)이다. 이 이중막은 숙주의 세포막에서 유래한다. 세포 내에서 생성된 자손 바이러스입자가 성숙하는 과정에서 형성된다. 표면에 외피를 관통하고 있는 당단백질(**돌기**, spike)을 가진다. 이것이 숙주세포에 흡착하여 감염의 발판이 된다.

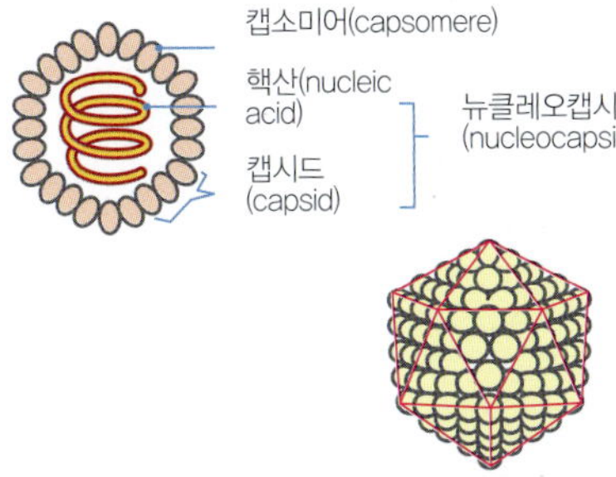

[그림 5-2] 입체대칭형(정이십면체) - 외피 없음

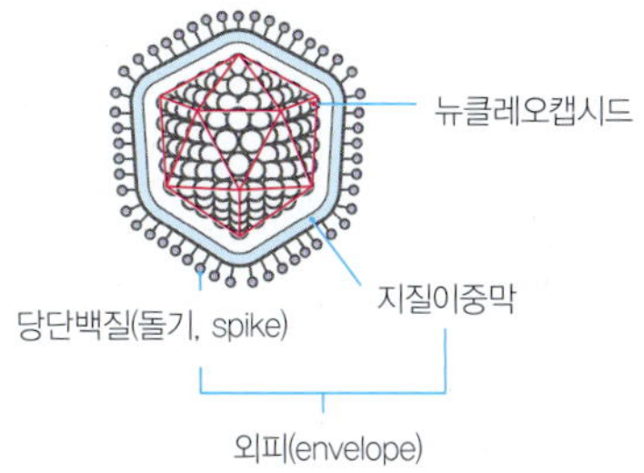

[그림 5-3] 입체대칭형 - 외피 있음

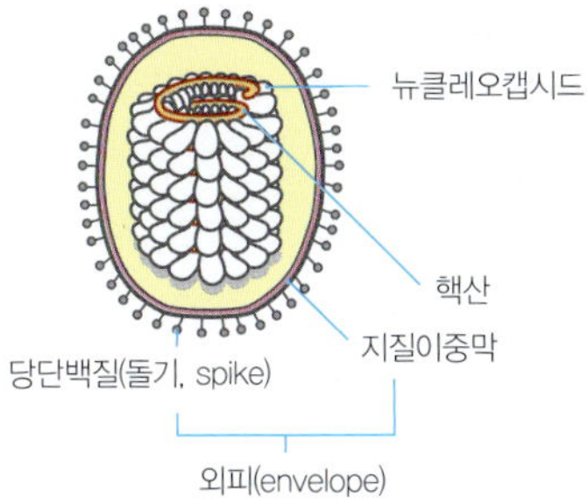

[그림 5-4] 나선대칭형- 외피 있음

국시 적중문제

Q 바이러스가 원인인 감염병은?

가. 성홍열　　나. 돌발진　　다. 백일해　　라. 홍역

① 가, 나, 다　② 가, 다　③ 나, 라　④ 라　⑤ 가, 나, 다, 라

A 바이러스에 의한 감염병에는 홍역, 풍진, 수두, 폐렴, 유행귀밑샘염(볼거리), 돌발피진 등이 있다.

정답 : ③

바이러스의 증식 3

Note

A. 증식과정

바이러스입자(부모)는 숙주세포에 침입(감염)하여 그 세포의 증식시스템(대사, 단백질합성 등)을 이용하여 자신의 유전체를 복제하고 자신의 구성성분인 단백질을 합성하며, 그것을 재료로 하여 다수의 바이러스입자(자손)를 생산한다. 그 바이러스입자가 각각(외피를 가진 바이러스는 외피를 만들어) 성숙하여 세포 밖으로 방출되어 새로운 세포에 침입해서 동일한 과정을 거쳐 바이러스입자(자손)를 만드는 과정을 반복하여 증식한다.

일반적으로 1개의 바이러스가 1개의 세포에 감염되어 증식한 경우 100~1,000개의 자손 바이러스가 생산된다. 바이러스의 증식은 세포 흡착, 침입, 탈각, 유전체복제와 유전자발현, 조립과 방출의 각 단계를 거친다(**그림 5-5**).

❶ 흡착(adsorption)

바이러스가 숙주세포의 표면에 접착하는 과정이 **흡착**이다. 숙주세포 표면에 있는 바이러스 **수용체**(receptor)에 바이러스 표면에 있는 단백질(외피를 가진 바이러스는 외피의 당단백질, 외피를 가지지 않는 바이러스는 캡시드의 단백질)이 결합(흡착)한다.

바이러스에 따라 수용체가 결정되어 있다. 즉, 바이러스는 자신에게 맞는 바이러스 수용체를 가진 세포에만 흡착함으로써 감염 세포를 선택하고 있다. 흡착에 관여하는 바이러스 표면에 있는 단백질과 숙주세포의 수용체는 '**열쇠와 열쇠구멍**'의 관계에 있다.

예를 들어 외피 표면에 돌기 모양의 당단백질을 가진 인플루엔자바이러스는 기도점막 상피세포의 수용체와 결합하고, 표면에 깊은 홈 모양의 구조를 가진 폴리오바이러스는 인두점막 혹은 창자점막 상피세포에 있는 돌기 모양의 수용체와 결합하여 흡착한다. '열쇠'가 들어맞는 '열

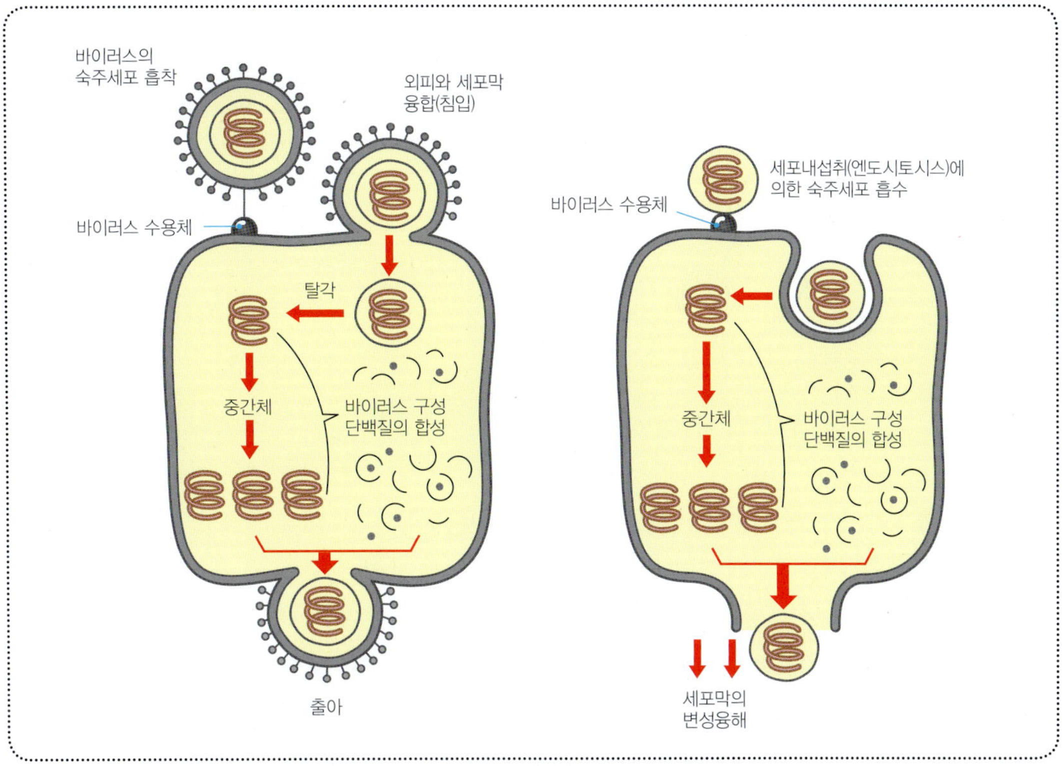

[그림 5-5] 바이러스의 증식과정

Note

쇠구멍', 즉 바이러스가 흡착하는 세포는 정해져 있다. **인플루엔자바이러스**(influenza virus)를 비롯해 **리노바이러스**(rhinovirus), **코로나바이러스**(coronavirus), **아데노바이러스**(adenovirus) 등은 **기도점막**, **로타바이러스**(rotavirus), **노로바이러스**(norovirus) 등은 **창자점막**, **단순헤르페스바이러스**(herpes simplex virus)는 **입안**, **결막**, **성기**, **외음부 등의 점막** 세포가 가진 수용체에 결합하여 흡착한다.

❷ 침입(penetration)

세포 표면에 흡착한 바이러스가 세포 안으로 들어가는 과정이 **침입**이다. 외피를 가진 바이러스는 외피와 **세포막의 융합**이 일어나 뉴클레오캡시드가 세포 안으로 들어간다. 혹은 세포의 식작용(**그림 5-6**)인 **세포내섭취**(엔도시토시스, endocytosis)를 통해 바이러스가 세포 안으로 들어간다. 또 외피를 갖지 않는 바이러스는 세포막에 구멍을 뚫거나 세포막을 분단하여 세포 안으로 침입한다.

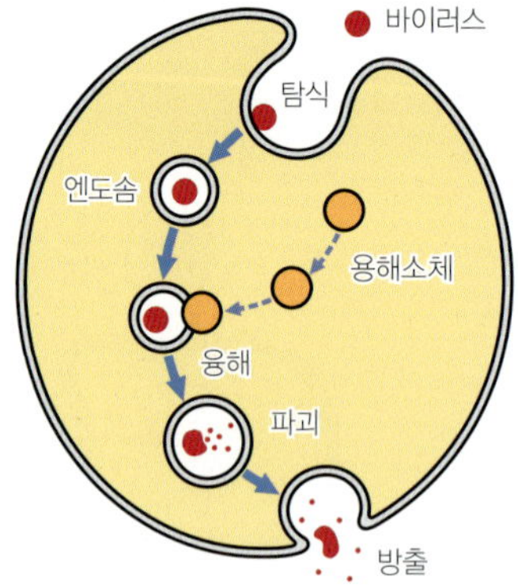

[그림 5-6] 식작용(phagocytosis)

대부분의 바이러스는 세포내섭취를 통해 세포 안으로 들어간다. 세포 표면에 흡착된 바이러스는 세포질막의 일부로 이루어진 소포인 **엔도솜**(endosome)으로 둘러싸여 세포질 안으로 들어간다. 이 소포는 세포 내에서 이물질 등을 분해하고 처리하는 소포인 **용해소체**(리소좀, lysosome)와 융합한다. 용해소체 안에서 바이러스 표면이 분해되고 캡시드 형태가 붕괴되어 바이러스 유전체가 캡시드에서 탈출하여 용해소체 밖으로 방출된다. RNA 바이러스의 유전체는 세포질 내로, DNA 바이러스는 핵막 수용체를 통해 핵 안으로 들어간다.

❸ 탈각(exuviation)

앞에서 설명한 바이러스 유전체가 캡시드에서 탈출하는 과정을 **탈각**이라고 한다. 탈각 후 캡시드는 바이러스에 따라서 완전히 분해되기도 하고, 분해되지 않고 남아서 그 안에서 바이러스 유전체의 전사가 이루어지기도 한다.

❹ 유전체복제(replication)와 유전자발현(transcription)

RNA 바이러스의 경우 바이러스 유전체가 탈각하여 세포질로 방출되면 바이러스 유전체에서 유전정보를 복사한 **mRNA**가 만들어지거나[이 과정을 **전사**(transcription)라고 한다] 바이러스 유전체인 RNA 자신이 mRNA로 작용하여 바이러스 단백질을 만든다[이 과정을 **번역**(translation)이라고 한다]. RNA 바이러스 유전체는 스스로 이 전사와 번역이라는 과정을 행

Note

mRNA

전령 RNA. DNA의 유전정보를 전달하는 역할을 맡는다. mRNA의 정보를 바탕으로 단백질이 합성된다.

전사(transcription)

유전체에서 유전정보가 복제됨으로써 DNA 전사의 경우 다음과 같은 과정을 거친다. ①이중가닥 DNA를 나누는 효소가 작용하여 단일가닥 DNA가 생긴다. ②RNA를 합성하는 효소(RNA 중합효소)가 단일가닥 DNA에 결합하면 4종류의 염기가 모여서 DNA 사슬의 염기와 결합된다. ③염기 간이 결합하면 RNA 중합효소가 작용하여 RNA가 생긴다.

Note

하는 기능을 갖고 있지 않아 숙주세포의 시스템을 이용하여 먼저 바이러스 유전체를 복제하는 데 필요한 효소 등의 단백질을 만들고 이어서 바이러스 유전체와 바이러스입자의 구성성분인 구조단백질을 만든다. 그리고 다음 단계에서 바이러스입자가 조립된다.

DNA 바이러스의 경우 탈각한 바이러스 유전체는 세포의 핵막을 통해 핵 안으로 들어가 세포의 DNA에 삽입된 후 앞에서 설명한 대로 전사와 번역이 이루어져 바이러스 복제에 필요한 단백질이나 구조단백질을 만든다. DNA 바이러스는 이 과정 대부분을 세포가 가진 기능과 효소를 이용하고 있다.

바이러스 유전체의 복사와 복제 기전은 DNA 바이러스와 RNA 바이러스가 서로 다르다. DNA 바이러스는 일반적으로 숙주세포의 핵 안에서 대부분의 과정을 숙주 세포의 기능과 효소를 사용하여 행한다. RNA 바이러스는 일반적으로 숙주세포의 세포질에서 주요 과정을 독자적인 기능과 효소를 사용하여 수행한다.

❺ 조립(assembly)과 방출(release)

바이러스의 구성요소인 유전체와 구조단백질이 갖추어지면 바이러스입자의 조립이 시작된다. 예를 들어 아데노바이러스의 경우 유전체(DNA)와 핵심단백질(core protein)이 결합하고 이것을 둘러싸듯이 캡소미어가 조립되어 뉴클레오캡시드를 형성하여 바이러스입자가 된다.

외피가 형성되는 장소는 바이러스에 따라 다르지만, 세포막에서 형성되는 바이러스의 경우 세포막과 바이러스의 당단백질을 찌르듯이 결합하고 **출아**(budding)에 의해 외피가 터져 바이러스입자로서 세포 밖으로 방출된다(세포막 일부가 바이러스입자를 둘러싸고 바깥쪽으로 부풀어 세포막 = 외피에 덮인 상태가 되어 세포막에서 유리된다). 외피를 갖지 않는 바이러스는 세포가 붕괴되어 방출된다.

B. 바이러스의 증식속도

세포에 감염된 바이러스가 그 세포 내에서 증식하는 과정을 시간적 흐름으로 나타낸 것을 **1단계 증식곡선**(one-step growth curve)이라고 한다.

일반적인 바이러스가 세포에 흡착하여 침입 및 탈핵하는 과정에서 바이러스입자의 구조를 상실하기 때문에 감염성이 있는 바이러스입자가 소실된다. 이 시기를 암흑기라고 한다.

유전체복제, 단백질합성이 진행되며 그들이 조립되어 감염성 바이러스입자가 증가하고 그 증식속도는 지수적 비율로 증가한다. 이 시기를 성숙기라고 한다(**그림 5-7**). 비리온 수가 최고치에 도달하면 그 증식은 멈추고 세포도 죽음에 이르는데 이 시기를 방출기라고 한다.

Note

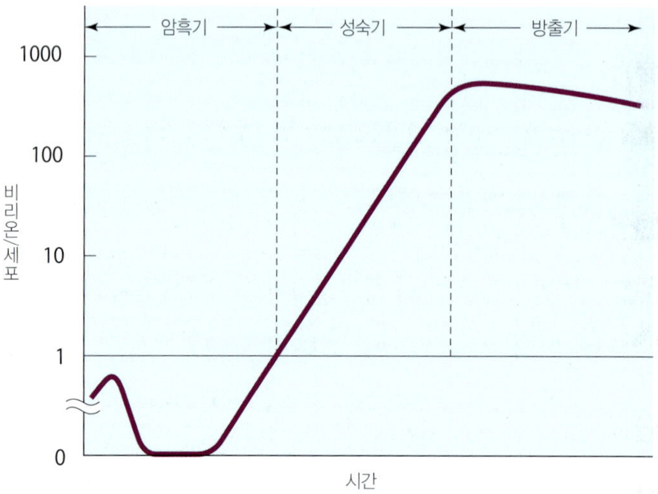

[그림 5-7] 바이러스의 1단계 증식곡선

국시 적중문제

Q 병원체가 호흡계통으로 침입하여 병을 일으키는 질병은?

가. 폐결핵　　나. 홍역　　다. 수두　　라. 소아마비

① 가, 나, 다　② 가, 다　③ 나, 라　④ 라　⑤ 가, 나, 다, 라

A 소아마비의 병원체 침입 경로는 소화계통이다.

정답 : ①

4 바이러스의 유전

Note

A. 돌연변이

바이러스의 유전체 복제 시 유전자의 변화(염기서열의 변이) 즉, **돌연변이**(mutation)가 일어나는 빈도는 DNA 바이러스와 비교하면 RNA 바이러스에서는 비교적 높다. 돌연변이 중에서 **항원성 돌연변이**, 항바이러스제에 대한 **감수성 돌연변이**, **조건치사성 돌연변이** 등이 많이 일어난다.

❶ 항원성 돌연변이

숙주가 보유하고 있던 부모 바이러스에 대한 항체로는 변이주(돌연변이가 일어난 자손 바이러스)가 중화(세포에 감염성을 잃게 되는 것을 말한다)되지 않게 된다. 이를 **중화저항성 돌연변이주**(neutralization escape mutant)라고 한다. 숙주세포의 흡착에 작용하는 막단백질에 돌연변이가 일어나는 경우가 많다.

예를 들어 인플루엔자바이러스에 감염되면 그 바이러스에 대한 중화항체가 생산되고 그 후 같은 항원형의 인플루엔자바이러스가 기도에 침입해도 그 항체가 작용하여 감염되지 않거나 감염되어도 가벼운 증상만 나타나게 된다. 그러나 같은 인플루엔자라도 막단백질에 돌연변이가 생겨 항원성이 변이되면 변이주에는 그 항체가 작용하지 않게 되어 감염이 일어나기 쉽다. 같은 항원형의 인플루엔자바이러스가 반복해서 감염되는 이유는 바로 이 때문이다.

❷ 항바이러스제에 대한 감수성 돌연변이

부모 바이러스에 유효한 항바이러스제에 대해 내성 변이주가 생기기도 하는데, 이러한 변이주를 **약물내성 돌연변이주**(drug-resistant mutant)라고 한다.

예를 들어 단순헤르페스바이러스에는 아시클로버(acyclovir)라고 하는 항바이러스제가 사용된다. 아시클로버는 단순헤르페스바이러스가 발현하는 티미딘인산화효소(thymidine kinase)에 의해 인산화되어 항바이러스 활성을 발휘하는데, 아시클로버 사용 중에 티미딘인산효소를 부호화하는 유전자에 돌연변이가 생겨 아시클로버의 인산화하는 능력을 저하시키는 아시클로버 내성주가 생기기도 한다(p.229 참조).

❸ 조건치사성 돌연변이

어떤 조건 하에서는 증식할 수 있지만 어떤 조건 하에서는 증식할 수 없게 되는 돌연변이를 **조건치사성 돌연변이**(conditional lethal mutant)라고 한다. 그 대표로서 **온도민감성 돌연변이**(temperature-sensitive mutant)가 알려져 있다. 증식에 최적인 온도보다 낮은 온도에서 바이러스의 증식을 반복하면 고온에서도 보통으로 증식할 수 있는 바이러스가, 증식기능에 관여하는 단백질을 발현하는 유전체 일부에 돌연변이가 생겨 그 온도에서 증식능력이 극단적으로 저하되는 경우가 있다. 이를 온도민감성 돌연변이라고 하며 그러한 바이러스를 온도민감성 돌연변이주라고 한다. 일반적으로는 온도민감성 돌연변이주의 병원성은 저하된다.

B. 유전자재조합

2종류의 바이러스가 하나의 세포에 동시에 감염되면 각각의 부모 바이러스 유전자의 재조합이 일어난다. 여기에는 뉴클레오티드의 일부가 바뀌는 **분자내재조합**(intramolecular recombination)과 분절화한 유전체가 서로 치환되는 **유전자재조합**(genetic recombination)이 있다(**그림 5-8**).

C. 유전적 재활성화

활성(**감염성**) **바이러스**와 **불활성 바이러스**가 **혼합감염**(mixed infection)되면 불활성 바이러스의 유전체를 가진 활성 바이러스가 생겨나는 현상을 **유전적 재활성화**(genetic reactivation)라고 한다. 즉, 감염성을 갖지 않는 바이러스 A의 유전체가 감염성을 갖는 바이러스 B의 유전체에 삽입되어 바이러스 A의 유전체의 성질을 가지며 감염성을 가진 바이러스 B가 생겨나는 것이다.

Note

유전적 중복

여러 개의 바이러스가 1개의 세포에 감염되면 하나의 바이러스입자 내에 2개 이상의 유전체를 가진 것이 출현하는 현상이다. 동종 바이러스 간에 일어나는 것을 동종 유전적 중복, 이종 바이러스 간에 일어나는 것을 이종 유전적 중복이라고 한다.

분자내재조합의 예

폴리오백신은 병원성을 저하시킨 폴리오바이러스(생백신)이다. 최근 폴리오백신과 폴리오바이러스가 속하는 피코르나바이러스과의 다른 바이러스가 한 사람의 개체에 동시에 감염되어 이들 재조합체가 생성되었다. 이 재조합체는 야생형 폴리오바이러스(강독성)의 성질을 획득하며 이에 따른 폴리오 유행이 확인되고 있다.

유전자재조합의 예

A형 인플루엔자바이러스의 유전자재조합 예(p.359 참조)

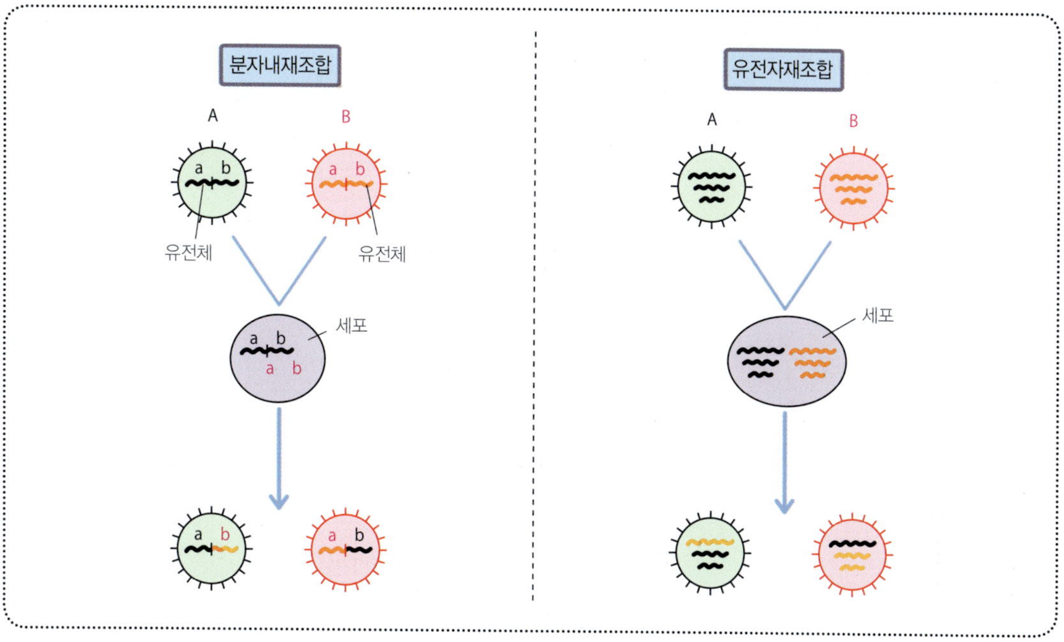

[그림 5-8] 유전자재조합의 예

Note

D. 상보

2종류의 바이러스가 하나의 세포에 동시에 감염되었을 때 한쪽 또는 양쪽 바이러스의 증식이 활발해지는 현상을 **상보**(complementation)라고 한다. 바이러스 유전체의 변화는 일어나지 않는다. 예를 들어 상보에 의해 증식능력을 갖추지 못한 쪽의 바이러스가 증식능력을 갖추고 있는 다른 쪽 바이러스의 기능을 빌려 증식할 수 있게 된다.

분자 : 물질의 성질을 이루고 있는 가장 작은 알갱이 즉, 분자를 더 쪼개면 그 성질을 이룰 수 없다는 것임

원자 : 분자를 이루고 있는 알갱이의 수

$H_2O \rightarrow H$(수소) + O_2(산소 2개)

바이러스의 분류 5

A. 국제적인 분류법

바이러스는 지금까지 약 4,000종이 알려져 있으며 사람에게서 분리된 것만 해도 수백 종에 이른다. 이 종(species)을 기본으로 상위체계를 **속**(genus), **과**(family)로 분류한다. 속과 과 사이에 **아과**(subfamily)를 두는 경우도 있다. 과보다 상위에 **목**(order)을 두는 경우도 있다.

예를 들어 일반적으로 입술헤르페스를 일으키는 단순헤르페스바이러스 1형의 정식 명칭은 다음과 같다.

- 헤르페스바이러스과(*family Herpesviridae*)
- 알파헤르페스바이러스아과(*subfamily Alphaherpesvirinae*)
- 심플렉스바이러스속(*genus Simplexvirus*)
- 사람헤르페스바이러스 1형(*human herpesvirus 1*)

유행귀밑샘염(일명 볼거리)을 일으키는 멈프스바이러스의 정식 명칭은 다음과 같다.

- 모노네가바이러스목(*order Mononegavirales*)
- 파라믹소바이러스과(*family Paramyxoviridae*)
- 파라믹소바이러스아과(*subfamily Paramyxovirinae*)
- 루불라바이러스속(*genus Rubulavirus*)
- 멈프스바이러스(mumps virus)

B. 성질에 따른 분류

일반적으로 바이러스의 형태, 성질, 유전체의 성상 등에 따른 분류가 널리 이용되고 있으며, 다음과 같이 분류한다(**그림 5-9, 표 5-2**).

- **숙주**에 따라 동물바이러스, 식물바이러스, 박테리오파지 등으로 분류한다.

Note

바이러스 명명법

접미사를 붙여서 목, 과, 속명을 표기한다. 목은 '…*virales*', 과는 '…*varidae*', 아과는 '…*virinae*', 속은 접미사가 종과 같은 '…*virus*'이므로 genus를 붙인다.

Note

- **바이러스입자**의 형태에 따라 공 모양 바이러스, 끈 모양 바이러스, 포탄 모양 바이러스 등으로 분류한다.
- **외피**를 갖는 바이러스와 갖지 않은 바이러스로 분류한다.
- **뉴클레오티드의 형상**에 따라 입체대칭형(정이십면체)과 나선대칭형 등으로 분류한다.
- **핵산의 종류**에 따라 DNA 바이러스와 RNA 바이러스로 분류한다.
- **유전체가 단일가닥인지 이중가닥인지**에 따라 이중가닥 DNA바이러스, 단일가닥 DNA 바이러스, 이중가닥 RNA 바이러스, 단일가닥 RNA 바이러스로 분류한다.
- **유전체 RNA가 mRNA의 기능을 가진지의 여부**에 따라 플러스사슬 RNA 바이러스 혹은 마이너스사슬 RNA 바이러스로 분류한다.
- **역전사효소**를 갖는 것은 역전사바이러스로 분류한다.
- **절지동물을 매개 동물**로 하는 바이러스(**절지동물 매개 바이러스**, arthropod-borne virus)로 분류한다.

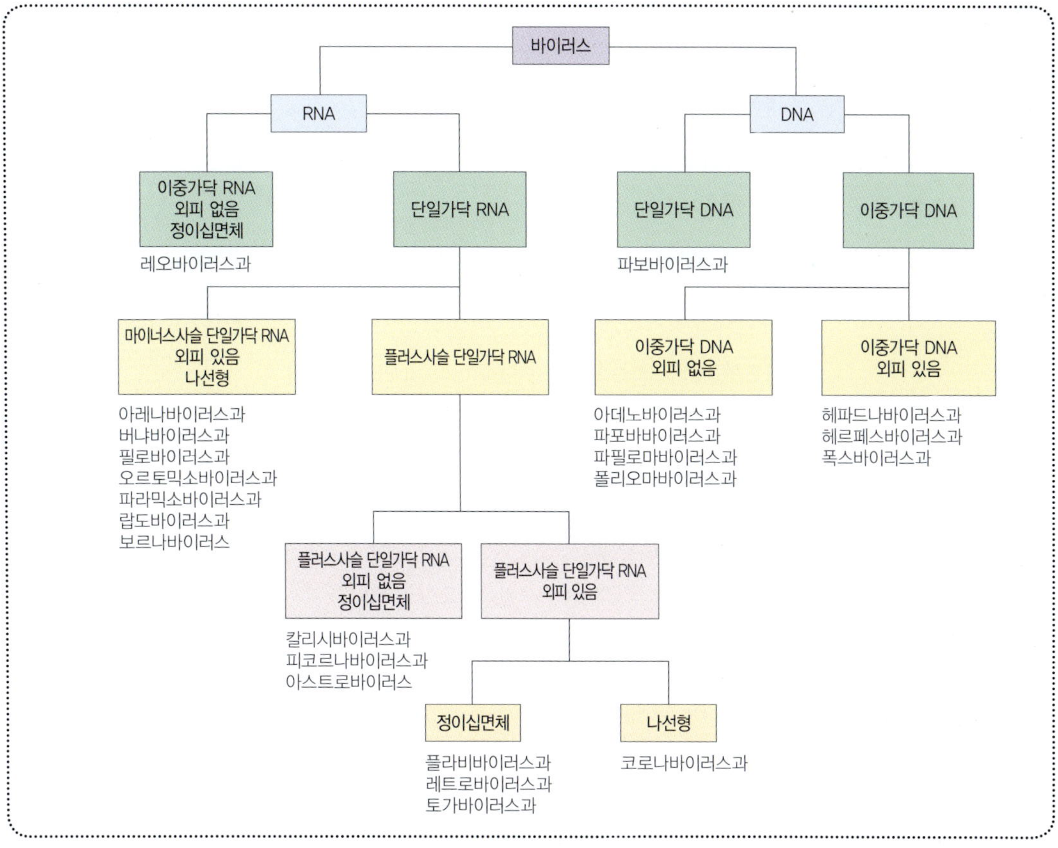

[그림 5-9] 바이러스의 분류

[표 5-2] 바이러스의 분류(국제바이러스분류위원회, 2005년)

제1군(Group I) - 이중가닥 DNA			질환
미오바이러스과			
시포바이러스과	람다 유사 바이러스속		
	T1 유사 바이러스속		
	T5 유사 바이러스속		
	L5 유사 바이러스속		
	c2 유사 바이러스속		
	PsiM1 유사 바이러스속		
포도바이러스과	T7 유사 바이러스	장내세균파지 T7, T3	
	P22 유사 바이러스	장내세균파지 P22	
	Φ29 유사 바이러스	고초균파지 Φ29, Nf, M2	
헤르페스바이러스과 (α헤르페스바이러스아과)	심플렉스바이러스속 (단순바이러스속)	단순헤르페스바이러스 1형 (HHV-1, HSV-1)	입술헤르페스
		단순헤르페스바이러스 2형 (HHV-2, HSV-2)	성기헤르페스
	바리셀로바이러스속 (수두바이러스속)	수두대상포진바이러스 (HHV-3, VZV)	수두·대상포진
헤르페스바이러스과 (β헤르페스바이러스아과)	거대세포바이러스속	거대세포바이러스 (HHV-5, CMV)	
	로세오로바이러스속 (Roseolovirus)	사람헤르페스바이러스 6형 (HHV-6) 사람헤르페스바이러스 7형 (HHV-7)	돌발발진 돌발발진
헤르페스바이러스과 (γ헤르페스바이러스아과)	림포크립토바이러스속	EB바이러스(HHV-4, EBV)	전염단핵구증 버킷림프종
	라디노바이러스속	카포시육종 관련 헤르페스 바이러스(HHV-8, KSHV)	카포시육종
폭스바이러스과 (초르도폭스바이러스아과)	오르토폭스바이러스속	두창바이러스 백시니아바이러스 우두바이러스 원숭이폭스바이러스	천연두 사람원숭이두창
폭스바이러스과 (기타)	몰루시폭스바이러스속	전염물렁종바이러스	전염물렁종 (물사마귀)
아데노바이러스과	마스트아데노바이러스속	사람아데노바이러스	기도감염병 등
파필로마바이러스과	파필로마바이러스속	사람유두종바이러스(HPV)	사마귀
폴리오마바이러스과	폴리오마바이러스속	JC 폴리오마바이러스 BK 폴리오마바이러스 시미안바이러스40	진행다초점백질뇌병증 출혈방광염

※ 붉은색 표기의 바이러스 : 사람에게만 감염되는 바이러스

제2군(Group II) - 단일가닥 DNA			질환
파보바이러스과 (파보바이러스아과)	에리트로바이러스속	파보바이러스 B19	감염홍반
	보카바이러스속	사람보카바이러스	
	데펜도바이러스속	아데노수반바이러스	
파보바이러스과 [덴소바이러스아과]	덴소바이러스속		
	브레비덴소바이러스속		
씨코바이러스과	아넬로바이러스속	TT바이러스	
제미니바이러스과			
나노바이러스과			
이노바이러스과	이노바이러스속	장내세균파지 M13	
	프렉트로바이러스속	Acholeplasma phage MV-L51 Spiroplasma phage 1-aa	
미크로바이러스과			

제3군(Group III) - 이중가닥 RNA			질환
레오바이러스과	오쏘레오바이러스속	레오바이러스	
	로타바이러스속	로타바이러스	설사
	오르비바이러스속		
	콜티바이러스속	콜로라도진드기열바이러스	

제4군(Group IV) - 단일가닥 RNA 플러스사슬(mRNA로서 작용)			질환
코로나바이러스과	코로나바이러스속	사람코로나바이러스 (229E, OC43) SARS 코로나바이러스	기도 감염병 SARS
	토로바이러스속	사람토로바이러스 말토로바이러스	
토가바이러스과	알파바이러스속	동부말뇌염바이러스 서부말뇌염바이러스 베네수엘라말뇌염바이러스 치쿤구니야바이러스 신드비스바이러스 셈리키삼림바이러스 바마삼림바이러스 마야로바이러스 로스리버바이러스	발열성 질환
	루비바이러스속	풍진바이러스	풍진
	아테리바이러스속	말동맥염바이러스 원숭이출혈열바이러스	

※ 붉은색 표기의 바이러스 : 사람에게만 감염되는 바이러스

계속 ···▸

플라비바이러스과	플라비바이러스속	일본뇌염바이러스 황열바이러스 뎅기바이러스 서나일바이러스 쿤진바이러스 세인트루이스뇌염바이러스 멀레이밸리뇌염바이러스(오스트리아 뇌염) 러시아뇌염바이러스 일레우스뇌염바이러스 러시아춘하뇌염바이러스 중앙유럽진드기매개성 뇌염바이러스 옴스크출혈열바이러스 키야사나삼림열바이러스	뇌염 황열 발열성 질환 뇌염 뇌염 뇌염 뇌염 뇌염 뇌염 뇌염
	헤파시바이러스속	C형 감염바이러스(HCV)	간염, 간경화, 간세포암
	미분류	G형 간염바이러스	
	페스티바이러스속	소바이러스성 설사바이러스 1형, 2형 돼지콜레라바이러스 보더병바이러스	
피코르나바이러스과	엔테로바이러스속	폴리오바이러스 콕사키바이러스 에코바이러스 엔테로바이러스	폴리오(급성 이완성 팔다리마비) 수족구병, 헤르페스목구멍염, 발열성 질환
	라이노바이러스속	라이노바이러스	기도 감염병
	헤파토바이러스속	A형 간염바이러스	간염
	파레초바이러스속	사람파레초바이러스	
	코부바이러스속	아이치바이러스	
	아프토바이러스속	구제역바이러스	
칼리시바이러스과	노로바이러스속	노워크바이러스	설사
	사포바이러스속	삿포로바이러스	설사
	라고바이러스속	토끼출혈열바이러스	
	베시바이러스속	고양이칼리시바이러스 돼지수포진바이러스	
아스트로바이러스과	마마스트로바이러스속	사람아스트로바이러스	설사
	아바스트로바이러스속		
헤페바이러스과	헤페바이러스속	E형 간염바이러스	간염
미정	토바모바이러스속	담배모자이크바이러스	

※ 붉은색 표기의 바이러스 : 사람에게만 감염되는 바이러스

제5군(Group V) – 단일가닥 RNA 마이너스사슬(mRNA의 상보사슬. 주형으로서 사용)			질환
파라믹소바이러스과 (파라믹소바이러스아과)	레스피로바이러스속	사람파라인플루엔자바이러스 1형, 3형	기도 감염병
	루블라바이러스속	사람파라인플루엔자바이러스 2형, 4형 멈프스바이러스	기도 감염병 볼거리
	모르빌리바이러스속	홍역바이러스	홍역
	아불라바이러스속	뉴캐슬병바이러스	
	헤니파바이러스속	헨드라바이러스 니파바이러스	뇌염 뇌염
파라믹소바이러스과 (뉴모바이러스아과)	뉴모바이러스속	RS바이러스	기도 감염병
	메타뉴모바이러스속	사람 메타뉴모바이러스	
랍도바이러스과	리사바이러스속	광견병바이러스	광견병
	베시클로바이러스속	수포성 입안염바이러스	
필로바이러스과	마버그바이러스속	마버그바이러스	출혈열
	에볼라바이러스속	에볼라바이러스	출혈열
보르나바이러스과	보르나바이러스속	보르나바이러스	
오르토믹소 바이러스과	A형 인플루엔자바이러스속		기도감염병
	B형 인플루엔자바이러스속		기도감염병
	C형 인플루엔자 바이러스속		기도감염병
	토고토바이러스속		
	이사바이러스속		
아레나바이러스과	아레나바이러스속	라사바이러스 림프구성 맥락수막염바이러스 사비아바이러스 가나리토바이러스 주닌바이러스 마추포바이러스	출혈열 수막염, 뇌염 출혈열 출혈열 출혈열 출혈열
	델타바이러스속	D형 간염바이러스	간염
버냐바이러스과	오소버냐바이러스속	부니암웨라바이러스 캘리포니아뇌염바이러스 라크로스바이러스	뇌염 뇌염 뇌염
	플레보바이러스속	리프트밸리열바이러스 샌드플라이열바이러스(나폴리형, 시칠리아형) 토스카나바이러스	발열성 질환 발열성 질환
	헌터바이러스속	한탄바이러스 신놈브레바이러스	신증후성출혈열 헌터바이러스폐증후군
	나이로바이러스속	크리미아콩고출혈열바이러스	출혈열

※ 붉은색 표기의 바이러스 : 사람에게만 감염되는 바이러스

계속 ···▸

제6군(Group VI) – 단일가닥 RNA 플러스사슬(복제에 의한 DNA 중간체를 포함)			질환
레트로바이러스과 (렌티바이러스아과)	렌티바이러스속	사람면역결핍바이러스(HIV)	AIDS
레트로바이러스과 [온코바이러스아과(RNA 종양바이러스)]	C형 온코바이러스속	성인T세포백혈병바이러스	성인T세포 백혈병

제7군(Group VII) – 이중가닥 DNA(복제에 의한 RNA 중간체를 포함)			질환
헤파드나바이러스과		B형 간염바이러스	간염
칼리모바이러스과	칼리모바이러스속	콜리플라워모자이크바이러스	

※ 붉은색 표기의 바이러스 : 사람에게만 감염되는 바이러스

국시 적중문제

Q 다음의 행위 중 AIDS가 전염될 수 있는 상황은?

① 포옹을 한다. ② 가벼운 키스를 한다. ③ 콘돔을 사용한 성관계를 한다.
④ 주삿바늘을 함께 사용한다. ⑤ 악수를 한다.

A 단순한 피부접촉, 가벼운 키스, 포옹, 콘돔을 사용한 성관계 등으로는 AIDS의 감염 위험이 거의 없다.

정답 : ④

Q AIDS 전염을 예방하기 위해 간호사가 숙지해야 할 내용과 관련이 없는 것은?

가. 주삿바늘 사용 후 캡을 씌운다.
나. 성관계 시 콘돔을 사용하도록 한다.
다. 환자가 사용한 식기는 따로 관리한다.
라. 포옹으로 감염되지 않는다는 것을 알린다.

① 가, 나, 다 ② 가, 다 ③ 나, 라 ④ 라 ⑤ 가, 나, 다, 라

A 주삿바늘 사용 후 캡을 다시 씌우지 않아야 하며, 환자가 사용한 식기는 따로 관리하지 않아도 된다.

정답 : ②

6 바이러스의 병원성

A. 숙주세포의 변화

바이러스에 감염되면 숙주세포에 각종 변화가 일어난다. 보통 숙주세포의 대사기능은 바이러스의 증식을 위해 사용되고 세포 자신의 DNA 복제와 단백질합성은 억제된다. 그 결과 세포에 형태 변화(원형화, 협소화, 파괴 등)가 일어나는데, 이를 **세포병변효과**(cytopathic effect, CPE)라고 한다. 또 바이러스에 따라서는 **봉입체**(포함체, inclusion body) **형성**, **세포막 융합**, **다핵거대세포**(multinuclear giant cell) **형성** 등의 변화도 일어난다.

바이러스가 증식한 후 숙주세포는 파괴되어 다수의 바이러스입자가 방출된다. 이렇듯 세포를 파괴하는 성질을 **세포파괴성**이라고 한다. 많은 바이러스가 이 세포 파괴에 의해 조직 및 장기의 손상, 즉 질병을 일으키는데, 예를 들어 로타바이러스(rotavirus)는 작은창자(소장)에서 점막상피의 융모세포를 파괴하여 수분 흡수장애가 생김으로써 설사를 일으킨다.

반대로 바이러스에 감염되면 세포 자신의 DNA 복제, 단백질합성이 촉진되어 세포가 무제한적으로 분열되는 경우가 있는데, 종양바이러스에 의해 일어나는 악성전환(malignant transformation; **발암**)이라고 하는 변화이다. 예를 들어 헤르페스바이러스과인 **EB바이러스**(Epstein-Barr virus)는 림프조직을 비정상적으로 증식시켜 버킷림프종을 일으키고, **사람유두종바이러스**(human papilloma virus)는 자궁목암(자궁경부암)을 일으킨다.

나아가 세포에 바이러스가 지속적으로 감염되어 세포증식에 영향을 미치지 않는 경우도 있다(지속감염).

B. 감염 확산

대부분 바이러스는 호흡기관, 소화기관, 비뇨·생식기관의 점막이나 피부 등을 통해 체내로 침입하여 가까운 조직 세포에 감염되어 증식한다.

Note

포함체(봉입체, inclusion body)

바이러스 감염 세포를 염색하면 관찰되는 세포 내의 호산성 혹은 호염기성 영역을 말한다. 내용물은 바이러스의 핵산이나 단백질 집합체, 비리온(바이러스입자)의 집합체 등이다.

다핵거대세포(multinuclear giant cell)

세포 융합으로 1개의 세포 내에 여러 개의 핵이 존재하는 세포를 말한다.

접촉억제(contact inhibition)

배양세포는 증식하여 1층으로 빼곡하게 채워진 상태가 되면 증식을 멈추는데, 이를 접촉억제라고 한다. 그러나 종양바이러스에 감염되어 악성전환을 일으킨 세포는 접촉억제가 일어나지 않아 무제한적으로 증식하여 여러 층이 되기도 한다.

Note

그 후 주위로 감염을 확산시켜가는 바이러스(**국소감염형**)와 림프와 혈액을 통해 원격 장기로 가서 그곳에서 감염, 증식하는 바이러스(**전신감염형**)로 나뉜다. 전자는 침입 부위의 장기를 손상시키고, 후자는 원격 장기를 손상시킨다. 전자의 예에는 **인플루엔자바이러스**, **로타바이러스** 등이 있고, 후자의 예로는 **폴리오바이러스** 등이 있다.

인플루엔자바이러스(influenza virus)는 호흡기를 통해 침입하여 호흡기에서 증식하며 기침과 가래 등의 호흡기 증상을 일으킨다. **로타바이러스**(rotavirus)는 소화관을 통해 침입하여 소화관에서 증식하며 설사 등의 소화기 증상을 일으킨다. 한편, **폴리오바이러스**(poliovirus)는 입을 통해 침입하여 창자간막림프절에서 증식한 후 혈액으로 들어가고 중추신경으로 이동하여 척수에 존재하는 운동신경세포(앞뿔세포라고 함)를 파괴하여 손발의 마비를 일으킨다. 또 **일본뇌염바이러스**(Japanese encephalitis virus)는 절지동물을 매개(바이러스를 보유한 모기의 흡혈)로 하여 피부를 통해 침입하여 혈류를 따라 중추신경으로 이동하여 뇌염을 일으킨다. 다만, 국소감염형이라고 하더라도 경우에 따라서는 다른 장기에도 증상을 일으키는 경우가 있어 국소감염형과 전신감염형을 분명하게 나눌 수 있는 것은 아니다.

신경의 축삭을 따라 이동하는 바이러스도 있는데, **광견병바이러스**(rabies virus), **단순헤르페스바이러스**(herpes simplex virus), **수두대상포진바이러스**(varicella-zoster virus) 등이 그 예이다(나중에 설명). 광견병바이러스는 주로 바이러스를 보유한 개에게 물려 피부를 통해 침입하며, 말초신경 말단에서 중추신경계통으로 들어간 후 척수를 지나 뇌에 도달하여 환각, 흥분 등의 정신증상, 호흡곤란, 삼킴곤란 등을 일으킨다.

C. 종양바이러스

바이러스에 감염되어 숙주세포가 악성전환(발암)을 일으키면 그 세포는 **종양세포**로서의 성질을 가지게 된다. 즉, 무작위적으로 증식하여 그 조직과 장기의 기능을 손상시킨다. 이처럼 숙주세포에 악성전환을 일으키는 바이러스를 **종양바이러스**(oncovirus)라고 한다.

사람에게 암을 일으키는 종양바이러스로는 RNA 바이러스인 **레트로바**

이러스(retrovirus), DNA 바이러스인 **헤르페스바이러스**(herpesvirus), **유두종바이러스**(papillomavirus), **헤파드나바이러스**(hepadnavirus) 등이 알려져 있다.

레트로바이러스과에서는 성인T세포백혈병을 일으키는 **HTLV-1**(사람 T세포림프친화바이러스, human T-cell lymphotropic virus type-1) 등이 종양바이러스이다. 같은 레트로바이러스과라도 AIDS를 일으키는 사람면역결핍바이러스(human immunodeficiency virus, HIV)는 종양바이러스가 아니다.

헤르페스바이러스과에서는 **버킷림프종**, **코인두암종**을 일으키는 **EB바이러스**(엡스타인-바 바이러스, Epstein-Barr virus), **카포시육종**을 일으키는 **사람헤르페스바이러스 8형**(human herpesvirus-8, HHV-8; 카포시육종 관련 헤르페스바이러스), 유두종바이러스과에서는 **자궁목암**(자궁경부암)을 일으키는 **사람유두종바이러스**(human papilloma virus, HPV), 헤파드나바이러스과에서는 **간세포암종**을 일으키는 **B형 간염바이러스**(hepatitis B virus, HBV), 플라비바이러스과에서는 **간세포암종**을 일으키는 **C형 간염바이러스**(hepatitis C virus, HCV) 등이 종양바이러스이다.

Note

바이러스에 의한 세포의 암 발생

암은 세포가 무질서하게 무제한적으로 증식한 것으로, 세포의 암 발생을 촉진하는 것은 세포증식인자, 억제하는 것은 암억제단백질이다. RNA 종양바이러스는 암유전자에 의해 세포증식인자와 유사한 단백질을 생산해서 세포의 암 발생을 유도하고 DNA 종양바이러스는 암억제단백질에 결합하여 불활성화하는 단백질을 생산해서 세포의 암 발생을 유도한다고 한다.

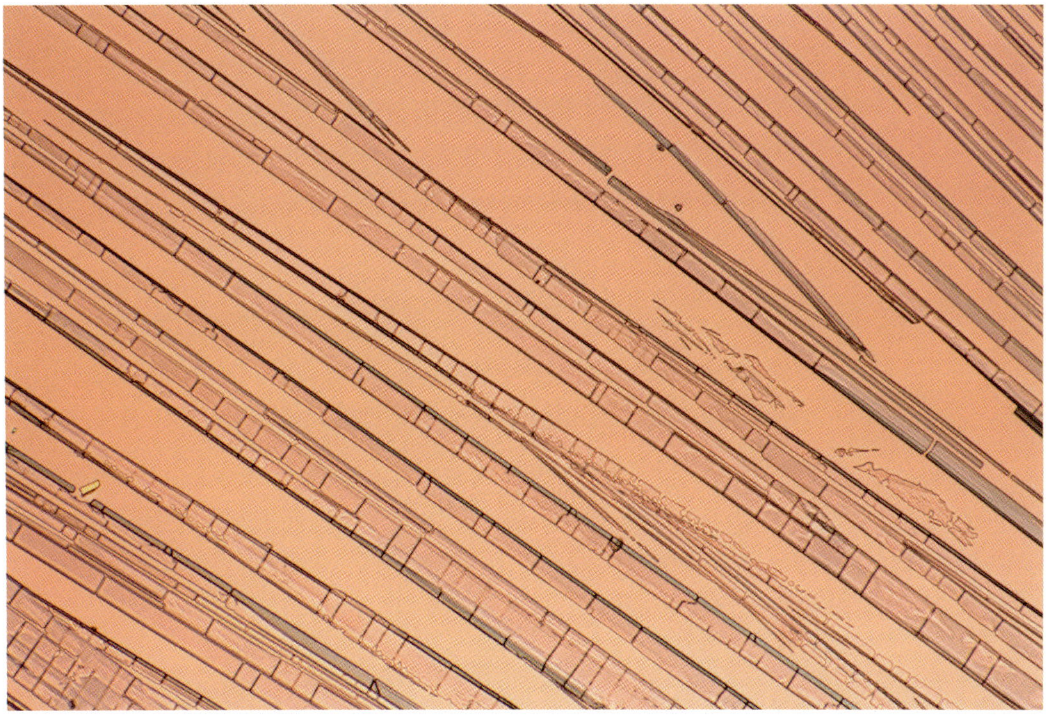

column

로타바이러스

리스테리아 모노사이토제네스(Listeria monocytogenes)의 감염에 의한 위장관염.

로타바이러스는 5세 이하의 영유아에서 급성 감염을 유발하여 설사, 복통, 구토 등의 위장관염 증세를 보이는 병원체로 알려져 있으며 급성 위장관염을 유발하는 바이러스 가운데에 영유아에게 가장 발생빈도가 높은 것으로 보고되어 있음.

발생현황 :
- 5세 이하에서 설사증으로 입원하는 소아의 1/3이 로타 바이러스에 의한 것으로 사료됨.
- 생후 1개월 이하 영유아 감염의 약 1/3에서 설사가 생기지만 이외에는 불현성 감염임.
- 6개월에서 2세의 연령층에서 발생률이 가장 높음.
- 우리나라와 같은 온대지방에서는 사계절 내내 환자가 발생할 수 있으나 흔히 겨울철에 유행함.
- 최근 수년간 국내에서의 로타 바이러스 발생 현황을 계절적으로 분석해보면 봄철에도 많이 발생하는 양상을 보이고 있음.

발생현황 : 분변~구강 경로가 주된 전파경로이며, 접촉 감염 및 호흡기 감염도 가능하며, 오염된 물을 통한 감염 사례가 보고됨.

임상증상 :
- 로타 바이러스에 감염되면 48시간 이하의 잠복기를 거쳐 중등도의 발열과 구토에 이어 수양성 설사를 보임.
- 구토와 발열은 2일째 호전되나 설사는 흔히 5~7일간 지속됨.
- 어린이(생후 3개월부터 2세 이하의 소아) 감염성 설사의 주원인
- 잠복기는 24~72시간

치 료 :
- 탈수 예방 및 교정이 중요(다른 위장관질환보다 탈수가 사망의 주요 원인으로 작용하는 경우가 많음).
- 수액 공급이나 전해질 보충 등 대증요법
- 신생아실 또는 산후조리원에서 1명 이상 발생 시에는 역학조사 실시

로타 바이러스는 다른 바이러스가 생존하기 어려운 환경에서도 생존할 수 있기 때문에 청결한 환경 유지 및 개인 위생관리가 로타 바이러스 감염증의 철저한 예방에 도움이 되지는 않음. 따라서 사전에 감염을 차단하기 위한 예방 접종이 중요하며, 국내의 경우 2007년과 2008년 식약청으로 부터 인증받은 로타릭스, 로타텍이라는 로타 바이러스 백신의 접종이 가능함.

참조 –질병관리본부

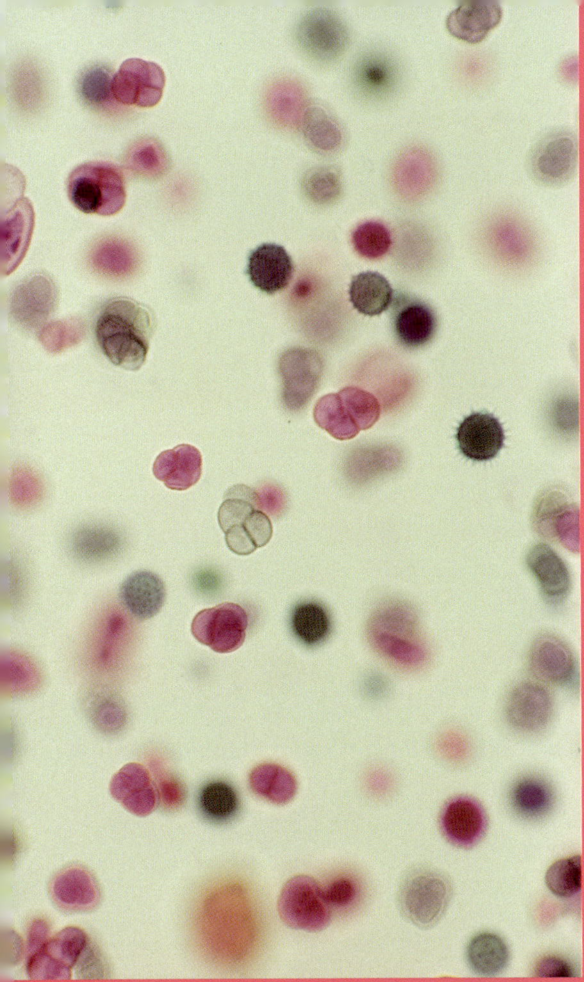

2부

감염과 감염병

제6장

감염

1. 감염의 성립
2. 감염 후의 경과
3. 감염원과 감염경로
4. 병원성 인자와 감염방어기전

[학습목표]

- 감염성립의 주요 요인을 열거할 수 있다.
- 타협숙주, 기회감염에 관해 설명할 수 있다.
- 증상감염과 무증상감염, 급성 감염과 만성 감염에 관해 설명할 수 있다.
- 주요 감염원을 들 수 있다.
- 주요 감염경로(수평전파, 수직전파, 비말감염, 비말핵감염, 매개감염, 접촉감염, 매개체감염, 동물유래감염)를 설명할 수 있다.
- 주요 인수공통감염병을 열거할 수 있다.
- 침입구에서 일어나는 세균과 감염방어능력의 공격과 방어기전을 설명할 수 있다.
- 바이러스와 감염방어능력의 공격과 방어를 설명할 수 있다.

주요 용어해설

- **감염(infection)** : 미생물이 숙주 체내로 침입하여 특정 조직이나 점막 표면에 부착하고 증식하여 숙주에게 어떠한 영향을 미치는 상태를 말한다.
- **공기감염(aerial infection)** : 미생물을 포함하는 비말이 공중에 부유하는 비말보다 작은 입자(부유세균)가 되어 실내에 흩어지고 그 입자를 흡입함으로써 일어나는 감염을 말한다.
- **내인성 감염(endogenous infection)** : 숙주에 상주하고 있는 미생물에 의해 증상을 일으키는 경우를 말하며, 면역력이 저하된 숙주에게 일으키는 기회감염, 균교대증, 이소성 감염이 여기에 해당한다.
- **매개감염(vehicle-borne infection)** : 식기, 주삿바늘, 의류 등의 오염된 물건, 물, 음식물, 혈액 등의 매개물을 통해 일어나는 감염을 말한다.
- **매개체감염(vector-borne infection)** : 동물이나 곤충 등의 생물을 매개로 일어나는 감염을 말하며, 생물매개체감염이라고도 한다.
- **무증상감염(불현성 감염, inapparent infection)** : 감염이 성립되어도 임상적으로 확인할 수 있는 증상이 나타나지 않는 감염 양식을 말한다.
- **비말감염(droplet infection)** : 보균자의 기침, 재채기 혹은 대화 중에 미생물을 포함한 비말이 흩어지고 그 비말을 흡입함으로써 일어나는 감염을 말한다.
- **오염(contamination)** : 미생물이 숙주의 피부나 점막 표면 등에 단순히 부착만 한 상태를 말한다.
- **외인성 감염(exogenous infection)** : 생체 밖에서 침입한 미생물에 의해 감염이 일어나는 것을 말한다.
- **인수공통감염병(zoonosis)** : 사람과 동물 모두에 감염 또는 기생하는 병원체에 의한 감염병을 말한다.
- **잠복감염(latent infection)** : 임상적으로 확인되는 증상을 나타내지 않고 체내에 병원체가 존속하는 상태이며, 지속감염의 일종이다.
- **접촉감염(contact infection)** : 미생물이 존재하는 병소와 직접적인 접촉을 통해 일어나는 감염을 말한다.
- **정착(colonization)** : 미생물이 숙주에 부착하여 증식은 해도 숙주에 영향을 미치지 않는 상태를 말한다.
- **증상감염(현성 감염, apparent infection)** : 감염이 성립되어 발열, 화농성 병변 등의 증상이 나타난 경우를 말한다.

1 감염의 성립

Note

유행의 형태

- 세계적 유행(pandemic)
  : 전 세계적인 유행
- 지역적 유행(epidemic)
  : 전국적 혹은 여러 도시에 걸친 유행
- 지방적 유행(endemic)
  : 한 도시 내에서 산발적으로 관찰되는 유행
- 산발적 유행(sporadic outbreak)
  : 조금씩 계속해서 관찰되는 유행

A. 감염이란?

미생물이 **숙주**(host) 체내로 침입하여 특정 조직이나 점막 표면에 부착하고 증식하여 숙주에 어떠한 영향을 미치는 상태를 **감염**(infection)이라고 한다. 피부나 점막 표면 등에 단순히 부착만 한 상태를 **오염**(contamination), 부착하여 증식하더라도 숙주에 영향을 미치지 않는 상태를 **정착**(colonization)이라고 하며 감염과 구별한다(**그림 6-1**).

감염이 일어난 경우를 '감염의 성립'이라고 한다. 감염으로 인해 조직이나 장기가 손상을 받아 증상이 나타나는 것을 발병이라고 하며, 그 질환을 **감염병**(infectious disease)이라고 한다. 미생물이 일으키는 질환은 대부분이 감염병이지만, 독버섯(진균의 일종)에 의한 중독 등은 감염병에 포함되지 않는다.

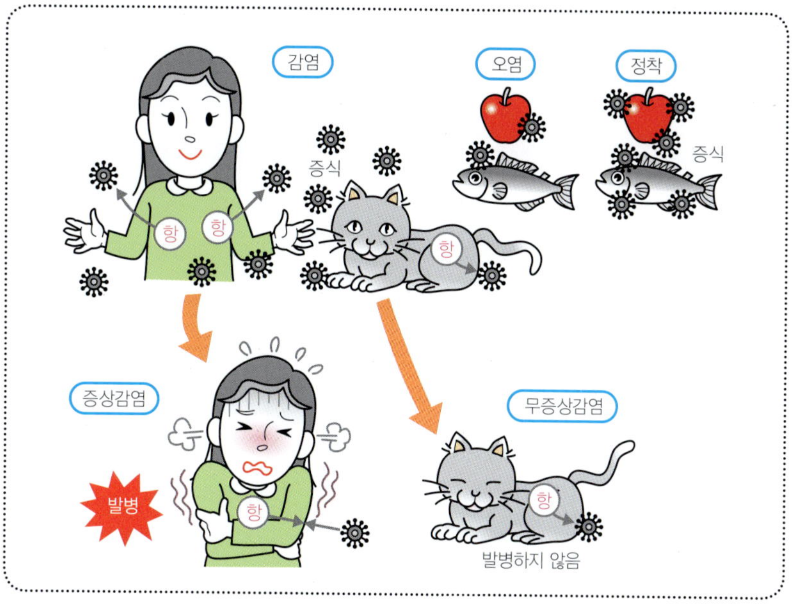

[그림 6-1] 감염·오염·정착

감염병 가운데 사람에게서 다른 사람에게 전염되는 것을 **전염병**(communicable disease), 전염에 의해 환자가 많이 발생하는 것을 **유행**(epidemic)이라고 한다.

B. 감염의 성립 요인

감염의 성립 여부는 미생물의 **독력**(균력, 발병력, virulence)과 숙주 **감염 방어기전**의 상호관계에 따라 결정된다.

미생물의 독력을 결정하는 **독성인자**(발병인자, virulence factor)에는 **조직 침입성**(invasiveness)과 **독소생산성**(toxigenicity)이 있다. 조직침입성 인자에서는 협막(capsule), 편모(flagellum), 세포외효소(extracellular enzyme) 등이, 독소생산성 인자에서는 **외독소**(exotoxin), **내독소**(endotoxin, p.55 참조)가 그 역할을 담당한다.

숙주의 감염방어력은 미생물의 침입을 저지하는 국소의 물리적 · 화학적 방어, 미생물에 대한 백혈구의 탐식작용, **정상상재균무리**(normal bacterial flora)에 의한 병원미생물의 증식 억제 등의 **비특이적 방어**와 특정 미생물의 감염을 막는 면역인 **특이적 방어**가 있다. 건강한 여성의 질 내에는 되데르라인막대균(Doderleins bacillus)이 정상상재균무리로서 정착해 있다. 이 세균은 젖산을 생산하여 질 내의 환경을 산성으로 유지해서 병원체(칸디다 등의 진균)의 증식을 억제하고 있다(비특이적 방어력). 홍역백신을 접종하여 홍역에 대해 특이적으로 방어력을 유도할 수 있다(특이적 방어력).

미생물의 독력이 숙주의 감염방어력보다 강하면 감염병을 발병하고 숙주의 감염방어력이 미생물의 독력보다 강하면 감염이 성립되어도 발병하지 않는다. 이와 같이 **숙주-병원체 관계**(host-pathogen relationship)는 상호적이며 숙주의 감염방어력이 저하되면 보통은 독력이 약하여 사람에게 감염되어도 증상을 일으키지 않는 미생물이라 하더라도 발병을 일으키는 경우가 있다. 이러한 감염을 **기회감염**(opportunistic infection, **표 6-1**)이라고 하며, 감염방어력이 현저하게 떨어진 숙주를 **면역저하숙주**(immunocompromised host)라고 한다. 노인, 당뇨병 등의 만성 질환 환자, AIDS 등에 의한 면역결핍 환자, 강력한 화학요법 등에 의해 생체가 심한

Note

독력
(균력, 발병력, virulence)
병원성(pathogenicity; 질병을 일으키는 능력)의 강약 정도를 말한다.

정상상재균무리
(normal bacterial flora)
피부나 점막에 정착하여 상주하는 세균무리(진균도 존재한다)를 말한다. 보통은 숙주에 해를 미치지 않으며 공생상태에 있다.

기회감염
(opportunistic infection)
녹농균, 폐렴막대균(폐렴간균), 세라티아 등의 세균, 칸디다, 크립토코쿠스, 사람폐포자충 등의 진균, 단순헤르페스바이러스, 거대세포바이러스 등의 바이러스에 의한 감염이 대표적이다.

Note

침습을 받고 있는 악성종양 환자, 장기이식을 받은 환자, 교원병 등에 대한 치료로서 면역억제제가 투여되고 있는 환자에게 면역저하 숙주가 많다. 최근에는 기회감염이 증가하여 문제가 되고 있다.

[표 6-1] 기회감염을 일으키는 대표적 미생물

세균	피부포도알균(피부포도성구균) 황색포도알균(황색포도성구균) 창자알균(장구균) 모락셀라속 녹농균 레지오넬라 대장균 기타 장내세균(엔테로박터, 시트로박터, 프로테우스, 세라티아 등) 박테로이데스
진균	칸디다속 아스페르길루스속 크립토코쿠스속 사람폐포자충
바이러스	단순헤르페스바이러스 수두대상포진바이러스 거대세포바이러스 JC바이러스
원충	와포자충

C. 증상감염과 무증상감염

감염이 성립되어도 발병한다고는 볼 수 없다. 감염이 성립되어 발열, 화농성 병변 등의 증상이 나타난 경우를 **증상감염**(현성감염, apparent infection)이라고 하고, 감염이 성립되어도 증상이 나타나지 않는 경우를 **무증상감염**(불현성 감염, inapparent infection)이라고 한다(**그림 6-1** 참조).

증상감염인가, 무증상감염인가는 감염된 미생물의 종류, 미생물의 독력과 숙주의 감염방어력 등의 상호관계 등에 따라 결정된다.

증상감염과 무증상감염의 비율은 감염된 미생물에 따라 크게 차이가 난다. 예를 들어 일본뇌염바이러스에서는 무증상감염이 압도적으로 많아 감염자 약 2,000명 중 1명이 뇌염을 발병한다. 한편, 수두대상포진바이러스에서는 대부분(70~80%)이 수두를 발병하며 증상감염이 주체가 된다.

또 감염이 성립되어도 미생물의 독력과 숙주의 감염방어력이 대항(길항)하여 미생물의 증식이 억제되어서 무증상감염이 되는 경우도 있다. 바이러스의 무증상감염이 장기간에 걸쳐 계속되는 경우를 **잠복감염**(latent infection)이라고 한다. 잠복감염 중 바이러스의 독력과 숙주의 감염방어력 대항이 무너져 발병하는 경우도 있으며(**재활성화**, reactivation), 반대로 병원체가 축출되어 제거되는 경우도 있다. 잠복감염되어 있던 병원체가 재활성화되어 질병을 발병하게 하는 대표적인 예가 수두대상포진바이러스에 의한 대상포진이다.

Note

국시 적중문제

Q 유행하는 질병 가운데 크기별 질병 발생에 관한 용어로 부적절한 것은?

① 세계적 유행(범유행성) ② 유행성 ③ 돌연유행성
④ 지방적 유행(지방성) ⑤ 산발적 유행(산발성)

A 돌연유행성은 시간적 특성을 나타내는 용어이다.

정답 : ③

Q 숙주와 병원체가 접촉하여 감염이 실패할 경우 작용하는 요인이 아닌 것은?

① 병원체의 낮은 감염력 ② 불충분한 병원체의 양 ③ 부적합한 침입경로
④ 숙주의 높은 감수성 ⑤ 숙주의 특이면역

A 숙주의 감수성이 높으면 감염이 성립할 확률이 더 높다.

정답 : ④

2 감염 후의 경과

Note

잠복기 (incubation period)
미생물이 침입한 후 발병할 때까지의 기간을 말한다. 미생물의 종류에 따라 각각 다르다.

이차감염 (secondary infection)
어떤 미생물에 감염된 후 그것이 원인으로 다른 미생물에 감염된 경우를 말한다. 예를 들어 인플루엔자바이러스에 감염된 후 폐렴알균, 인플루엔자막대균 등에 의한 폐렴이 이차감염으로서 발병하는 경우가 있다.

혼합감염 (mixed infection)
동시에 다른 미생물이 감염된 경우를 말한다.

감염병은 일과성(급성)으로 경과하는 것을 **급성 감염병**(acute infection), 지속성(만성)으로 경과하는 것을 **만성 감염병**(chronic infection)으로 분류할 수 있다.

보통 숙주 내에서 미생물이 증식하여 일정 이상의 양에 도달하면 발병하며, 증식을 계속하면 결국 숙주는 사망한다. 그러나 미생물이 침입하여 증식하기 시작하면, 숙주의 **감염방어면역**(protective immunity)이 유도되어 해당 미생물을 쫓아내거나 제거하려고 한다. 그 결과로 감염병은 치유된다. 이것이 급성 감염병의 경과이며 **비지속감염**이라고도 한다. 이질균에 의한 설사, 인플루엔자바이러스 등에 의한 기도 감염병이 이러한 경과를 거치며 병원체가 제거된다. 처음 수두대상포진바이러스에 감염되면 급성 감염병으로서 수두를 발병한다. 숙주 체내에서는 감염방어면역이 유도되어 수두는 치유되지만, 바이러스는 체내(신경절)에 잠복하여 제거되지 않는다.

여러 가지 이유로 감염방어면역계가 미생물을 제거하지 못하면 감염이 장기간에 걸쳐 지속되는 경우가 있으며, 이것이 지속성의 만성 감염(**지속감염**이라고도 한다)이다.

만성 감염에는

① 감염 후 장기간에 걸쳐 증상이 계속되고 병원미생물의 배출(감염원이 된다)이 계속되는 경우,

② 무증상이지만 미생물이 장기간에 걸쳐 체내에 계속 잠복하는 경우,

③ 무증상이 계속된 후 재활성화에 의해 일과성으로 발병하거나 혹은 지속성으로 증상이 계속되는 경우 등이 있다.

① 은 결핵균, 매독균, B형 및 C형 간염바이러스 등의 감염에서 관찰된다.

② 는 결핵균, 티푸스균, 리케치아, 말라리아원충, 사람면역결핍바이러스 등의 감염에서 관찰된다. 바이러스, 리케치아, 클라미디아의 경우는 잠복감염이라고 한다.

③ 의 재활성화에 따른 일과성의 감염은 단순헤르페스바이러스, 수두대상포진바이러스 등에서, 지속감염은 결핵균, B형 및 C형 간염바이러스, 사람면역결핍바이러스 등에서 관찰된다.

Note

상재균
(토박이균, indigenous bacterium)
상재세균, 상주균, 고유세균, 토착성 세균이라고도 한다.

상재균무리
(토박이균무리, resident flora)
상재세균총, 주세균총, 토착세균총이라고도 한다.

국시 적중문제

Q 인체의 정상상재균(정상토박이균)에 관한 설명으로 옳은 것은?

가. 정상상재균은 감염에 대한 인체의 비특이적 방어기전 중 하나이다.
나. 정상상재균의 방어기전을 증대시키기 위해 화학요법제를 사용하는 것이 효과적이다.
다. 정상상재균은 인체의 조직 표면에서 병원균의 침입을 막는다.
라. 정상상재균은 숙주조직에 침투하여 미생물을 탐식한다.

① 가, 나, 다 ② 가, 다 ③ 나, 라 ④ 라 ⑤ 가, 나, 다, 라

A 정상상재균은

1. 신체의 일부분에서 정상균으로서 존재하며 인체를 방어하고,
2. 질병을 유발하지 않고 미생물의 성장을 억제하며 항세균성 물질을 분비하고 정화작용을 통해 건강 유지에 관여한다.

정답 : ②

Q 홍역으로 입원한 어린 환자의 부모에게 홍역에 관해 더 알려야 하는 내용은?

① 공기전파 ② 비말전파 ③ 접촉전파 ④ 매개전파 ⑤ 혈액매개전파

A 공기전파 : 결핵, 수두, 홍역 등
비밀전파 : 풍진, 유행귀밑샘염, 디프테리아, 아데노바이러스 등
접촉전파 : MRSA, VRE, VISA 등

정답 : ①

3 감염원과 감염경로

Note

A. 감염원

감염은 감염원의 차이에 따라 **내인성 감염**(endogenous infection)과 **외인성 감염**(exogenous infection)으로 크게 나눌 수 있다. 내인성 감염은 숙주 내의 토박이균(상주균)이 다른 부위에 침입해서 감염을 일으키는 것이고, 외인성 감염은 외부로부터 미생물이 침입하여 감염을 일으키는 것이다(**그림 6-2**).

외인성 감염의 경우에는 미생물이 원래 서식하고 있는 장소(토양, 해수, 식물 등), 미생물에 오염된 사물(음식물, 물, 식기, 의류, 공기 등), 감염된 사람이나 동물 등 모두가 감염원이 된다.

사람이 감염원인 경우에는 발병한 환자 외에 발병하지 않아도 병원체를 배출하고 있는 **잠복기보균자**(incubatory carrier), **무증상감염자**(inapparant carrier), **무증상보균자**(asymptomatic carrier), **회복기보균자**(convalescent carrier)도 감염원이 된다.

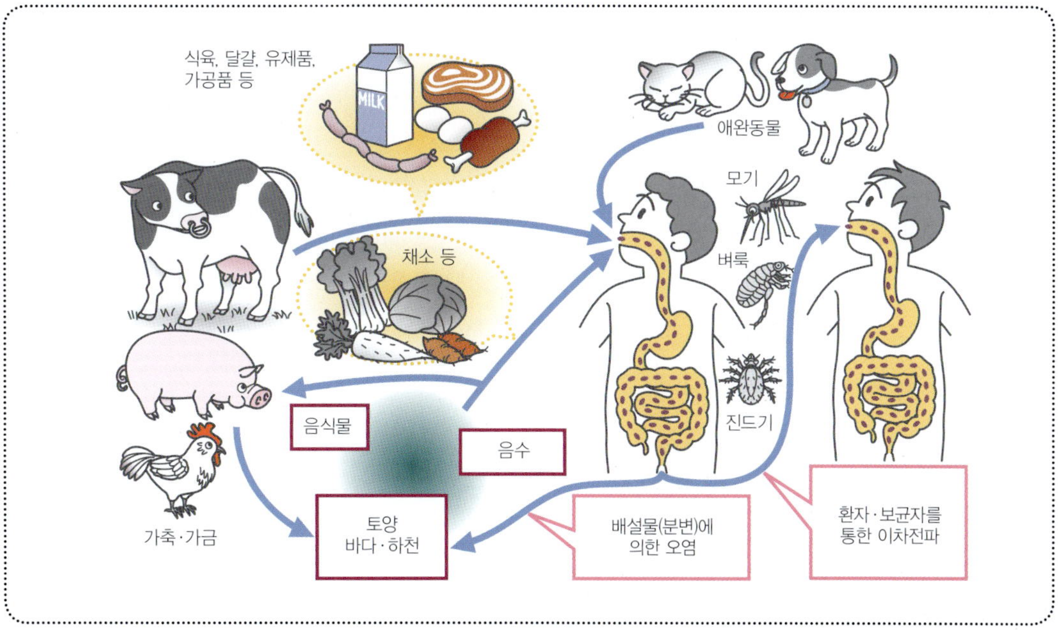

[그림 6-2] 감염경로

곤충이나 동물이 감염원인 경우도 있다. 일본뇌염바이러스, 말라리아 원충 등을 매개하는 절지동물(모기 등), 라사바이러스, 한타바이러스 등을 보유하는 설치류, 앵무새병 클라미디아를 매개하는 앵무새, 잉꼬 등이 감염원이 된다.

식품이 감염원인 경우에는 살모넬라균, 캄필로박터균 등을 보균하고 있는 소, 돼지, 닭 등의 육류나 노로바이러스에 오염된 조개류(굴) 등이 감염원이 된다.

Note

B. 감염경로

병원미생물이 숙주에게서 다른 숙주에 도달하는 과정을 **전파**(transmission)라고 한다. 전파에는 **수평전파**와 **수직전파**가 있다.

❶ 수평전파(horizontal transmission)

수평감염(horizontal infection)이라고도 한다. 사람에게서 사람에게 미생물이 전해지는 전파양식으로, **직접감염**과 **간접감염**이 있다. 직접감염에는 비말감염, 접촉감염, 교상감염 등이 있고, 간접감염에는 공기감염, 물매개감염, 음식물감염, 매개체감염 등이 있다.

Ⓐ 비말감염(droplet infection)·공기감염(aerial infection)

보균자의 기침, 재채기 혹은 대화 중에 미생물을 포함한 비말이 흩어지고 그 비말을 흡입함으로써 일어나는 감염을 **비말감염**(**그림 6-3**)이라고 한다. 그 미생물을 포함한 비말이 공중에 부유하는 비말보다 작은 입자(부유세균, bioaerosol)가 되어 그 입자가 실내에 흩어지고 그 입자를 흡입함으로써 일어나는 감염을 **공기감염**(**그림 6-4**)이라고 한다(**표 6-2**).

비말감염과 공기감염에서는 미생물이 기도를 통해 침입하기 때문에 기도감염(respiratory tract infection)이라고 한다.

Ⓑ 매개감염(vehicle-borne infection)

식기, 주삿바늘, 의류 등의 오염된 물건, 물, 음식물, 혈액 등의 매개물을 통해 일어나는 감염을 **매개감염**(**그림 6-5**)이라고 한다.

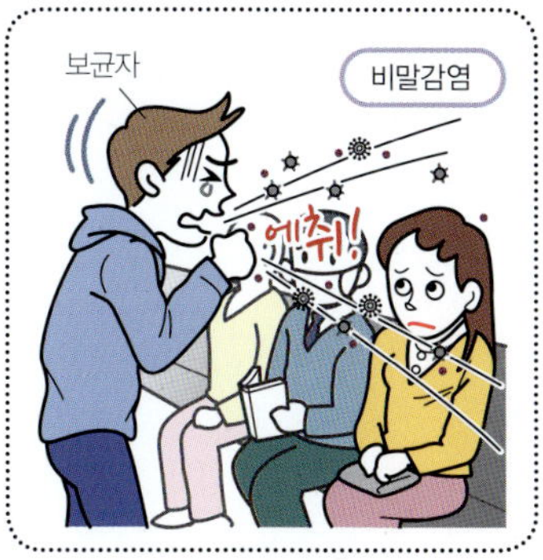

[그림 6-3] 비말감염

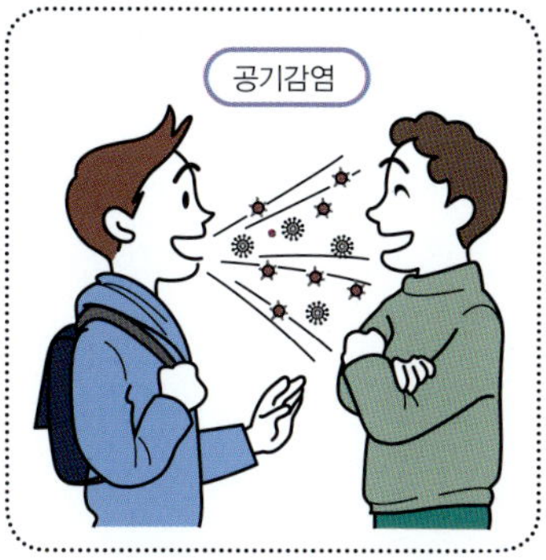

[그림 6-4] 공기감염

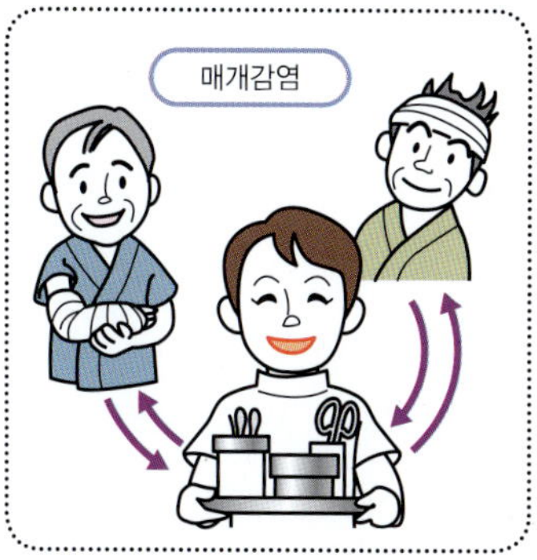

[그림 6-5] 매개감염

Note

[표 6-2] 비말감염 및 공기감염을 일으키는 미생물

비말감염	세균	결핵균 폐렴마이코플라스마 폐렴클라미디아
	바이러스	인플루엔자바이러스 풍진바이러스 멈프스바이러스
공기감염	세균	결핵균 레지오넬라속균
	진균	아스페르길루스속균
	바이러스	인플루엔자바이러스 홍역바이러스 수두대상포진바이러스

이 가운데 동일 식수를 이용하는 지역에서 발생한 감염을 **물매개감염**(water-borne infection), 동일 식품을 통해 발생한 감염을 **식품매개감염**(food-borne infection)이라고 한다.

물과 음식물(영양원)은 미생물의 증식에 필요한 것이며 미생물에 오염되기 쉽기 때문에 물과 음식물을 통해 미생물이 침입하는 경우가 상당히 많다. 이 경우 미생물이 입을 통해 위와 창자에 침입하기 때문에 **입안감염**(경구감염, oral infection)이라고 한다(**표 6-3**).

입안감염 (oral infection)
구강감염, 경구감염 이라고도 한다.

육류, 어류 등을 날것으로 섭취하는 식품은 처음부터 병원미생물을 포함하는 경우가 있다. 예를 들어 고기와 계란이 살모넬라균, 어패류가 장염비브리오균, 우유가 황색포도알균에 오염되어 있는 경우도 있다. 또

채소나 식물은 토양에 서식하는 세레우스균이나 보툴리누스균에 오염되어 있으며, 소고기, 돼지고기, 닭고기는 소, 돼지, 닭 등의 창자에 있는 창자출혈성 대장균, 살모넬라속이나 캄필로박터속의 균 등에 오염되어 식품 중에서 증식하여 음식물감염(이른바 **식중독**)을 일으킨다.

음용수를 통해 감염되는 경우가 많은 미생물은 콜레라균, 이질균, 캄필로박터, 와포자충, A형 간염바이러스, 폴리오바이러스 등이 있다. 수돗물 등의 공동 음용수가 오염되면 대규모의 **물매개감염**을 일으킨다.

[표 6-3] 식품매개감염을 일으키는 미생물

세균	황색포도알균 세레우스균 창자출혈성 대장균 이질균 살모넬라속 장염비브리오균 콜레라균 캄필로박터속 웰치균 보툴리누스균
바이러스	노로바이러스 아스트로바이러스 E형 간염바이러스

ⓒ 접촉감염(contact infection)

미생물이 존재하는 병소와 직접적인 접촉을 통해 일어나는 감염을 **접촉감염**이라고 한다. 고전적 성병(매독이나 임질), 클라미디아 감염병(클라미디아 트라코마티스에 의함), 성기헤르페스(단순헤르페스바이러스에 의함), 질편모충 감염병 등의 전형적인 질환에는 성적 접촉으로 감염되는 성매개병(sexually transmitted disease, STD)이 있다(**표 6-4**). 성매개병의 병원미생물은 세균, 바이러스, 진균, 원충 등 다양하다.

성매개병의 병원미생물 침입 경로는 주로 성기(항문, 인두인 경우도 있음)인데, 성기 및 성기 주변의 조직과 장기를 손상시키는 미생물(임균, 연성하감균, 클라미디아, 마이코플라스마, 단순헤르페스바이러스, 사람유두종바이러스, 질편모충 등)과 성기 이외의 조직과 장기를 손상시키는 미생물(매독트레포네마, B형 간염바이러스, 사람면역결핍바이러스, 사람T세포림프친화바이러스 1형, 이질아메바 등)이 있다.

Note

식중독(food poisoning)
음식물 중에서 증식한 세균 등의 미생물 혹은 미생물이 생산하는 독소 등을 섭취하여 설사, 복통, 구토 등의 증상을 나타내는 병태를 말한다. 세균성 식중독은 감염형(살모넬라속, 장염비브리오균, 병원대장균, 캄필로박터속, 웰치균 등에 의함)과 독소형(보툴리누스균, 세레우스균, 황색포도알균 등에 의함)으로 분류된다.

접촉감염의 대표적인 예로서 성매개병을 설명했는데, 병원미생물의 전파 대부분은 이 접촉 감염경로에 따른다.

[표 6-4] 성매개병을 일으키는 미생물

세균	임균 연성하감균 매독트레포네마 클라미디아 트라코마티스 마이코플라스마
바이러스	단순헤르페스바이러스 B형 간염바이러스 사람유두종바이러스 사람면역결핍바이러스 거대세포바이러스 사람T세포림프친화바이러스
진균	칸디다 알비칸스
원충	질편모충 이질아메바 람블편모충

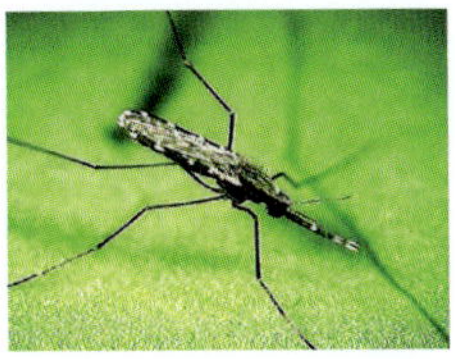

▶작은학질모기

열대열·삼일열·사일열말라리아원충을 매개하는 작은학질모기(*Anopheles minimus*) 암컷 성충(성충 날개에는 백색과 흑색의 명료한 반점이 있다.)

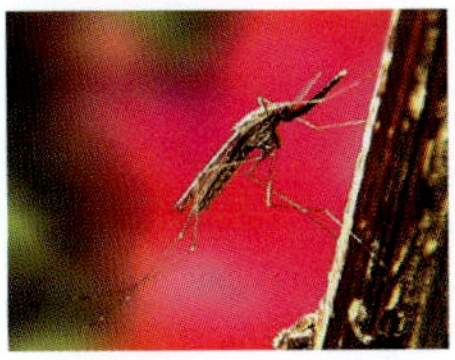

▶중국얼룩날개모기

삼일열말라리아원충을 매개하는 중국얼룩날개모기(*Anopheles sinensis*) 암컷 성충(약 45도의 각도로 정지한 성충은 뒷다리를 높이 드는 습성이 있다.)

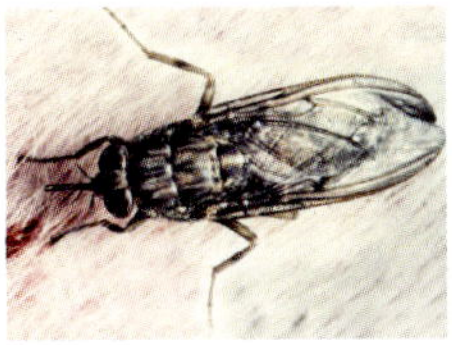

▶체체파리

수면병의 병원충인 파동편모충을 매개하는 체체파리(*Glossina morsitans centralis*)

Ⓓ 매개체감염(vector-borne infection, 생물매개체감염)

동물이나 곤충 등의 생물을 매개로 일어나는 감염을 **매개체감염**이라고 하며, 생물매개체감염이라고도 한다(**표 6-5**). 페스트균을 매개하는 벼룩, 일본뇌염바이러스와 말라리아원충 등을 매개하는 모기, 파동편모충을 매개하는 체체파리 등의 절지동물이 매개체이다.

[표 6-5] 매개체감염을 일으키는 대표적인 미생물

	병원미생물	: 질환	매개동물
바이러스	일본뇌염바이러스 황열바이러스 뎅기바이러스	: 일본뇌염 : 황열 : 뎅기열	작은빨간집모기 이집트숲모기 흰줄숲모기 이집트숲모기
원충	말라리아원충 파동편모충	: 말라리아 : 수면병	학질모기 체체파리
세균	페스트균 발진티푸스 리케치아 쯔쯔가무시 리케치아	: 페스트 : 발진티푸스 : 쯔쯔가무시병	쥐벼룩 이 쯔쯔가무시

이들은 피부를 물어 병원미생물을 사람에게 전파하는데, 이 감염을 피부경유감염(경피감염, percutaneous infection)이라고 한다.

또한, 매개체감염에는 포함되지 않지만 피부감염을 일으키는 미생물에는 개가 물어서 감염되는 광견병바이러스(광견병), 고양이가 할퀸 상처를 통해 감염되는 바르토넬라속균(고양이할퀌병) 등이 있고, 주삿바늘 등에 의해 감염되는 사람면역결핍바이러스(후천성 면역결핍증후군), B형 · C형 간염바이러스(감염) 등이 있다.

ⓔ 동물 유래 감염

병원미생물을 보유하는 동물과 접촉하여 감염되는 질환이 동물 유래 감염병이다(**표 6-6**).

동물 유래 감염병은 감염원이나 감염경로, 병원성 모두 다양하며, 사람에게 병원성을 나타내지만, 동물에게는 나타내지 않는 것과 사람과 동물 모두에게 병원성을 나타내는 것이 있다. 이처럼 사람과 동물에 감염되는 병원체에 의한 감염병을 **인수공통감염병**(zoonosis)이라고 한다(**표 6-6**).

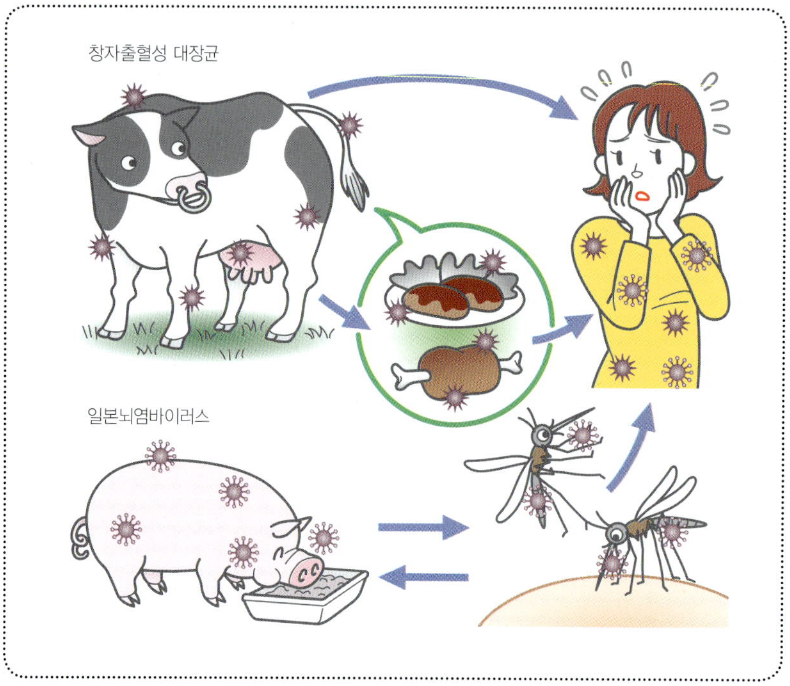

[그림 6-6] 인수공통감염병

Note

인수공통감염병(zoonosis)
본래 사람 이외의 동물이나 어류, 파충류, 양서류에 감염을 일으키는 미생물에 사람도 감염되어 발병하는 감염병으로, 바이러스에 의한 것에서부터 기생충에 의한 것까지 다양하다. 최근의 신종 감염병 대부분은 인수공통감염병이다.

Note

예를 들어 출혈성 설사나 드물게 콩팥기능상실(용혈요독증후군)을 일으키는 병원성 대장균에 감염된 소에서 생산된 우유가 감염원이 되어 이 균에 의한 식중독이 유행하는 경우가 있다.

일본뇌염바이러스는 돼지와 모기(작은빨간집모기) 사이에서 감염을 일으키고 있다. 사람은 일본뇌염바이러스를 보유하는 모기에 물려서 일본뇌염에 감염되어 뇌염을 발병한다.

[표 6-6] 인수공통감염병을 일으키는 미생물

종류	병원미생물	질환	감염원 동물	감염경로(매개체)
세균	페스트균	페스트	설치류*	피부경유(쥐벼룩)
	이질균	이질	영장류	입안
	창자출혈성 대장균	창자출혈성 대장균 감염병	소	입안
	탄저균	탄저	소	피부경유, 입안, 기도
	브루셀라속	브루셀라증	소, 염소, 양, 돼지	피부경유, 입안
	보렐리아속	라임병	사슴, 쥐	피부경유(진드기)
	리케치아	쯔쯔가무시병, 발진티푸스	설치류*	피부경유(진드기)
	클라미디아	앵무병	앵무새, 잉꼬	기도
	살모넬라속	살모넬라증	소, 돼지, 닭, 거북	입안
	예르시니아속	예르시니아증	개, 돼지, 설치류*	입안
	리스테리아속	리스테리아증	소, 염소, 양, 말, 돼지, 토끼, 닭, 오리	피부경유, 입안
	렙토스피라속	웨일병(바일병)	설치류*	접촉
	야토병균	야토병	산토끼	접촉
	스피릴룸	쥐물림증	래트	피부경유(물림)
	바르토넬라속	고양이할퀌병	고양이	피부경유
	콕시엘라속	Q열	양, 소, 염소	입안, 기도
바이러스	에볼라바이러스	에볼라출혈열	박쥐	접촉
	크리미아·콩고출혈열바이러스	크리마아·콩고 출혈열	산토끼, 양	접촉, 피부경유(진드기)
	마버그바이러스	마버그출혈열	이집트 과일박쥐	접촉
	라사바이러스	라사열	설치류(다유방쥐)	접촉, 기도
	광견병바이러스	광견병	개, 여우	피부경유(물림)
	웨스트나일바이러스	웨스트나일열	조류	피부경유(모기)
	한타바이러스	신증후군출혈열, 한타바이러스 폐증후군	쥐	피부경유, 접촉, 기도

*설치류(쥐, 햄스터, 마멋, 다람쥐 등)

계속 ···›

	일본뇌염바이러스	일본뇌염	돼지, 말	피부경유(모기)
	뎅기바이러스	뎅기열	원숭이, 사람	피부경유(모기)
	황열바이러스	황열	원숭이, 사람	피부경유(모기)
	고병원성 조류 인플루엔자바이러스	고병원성 조류 인플루엔자바이러스 감염병	조류	기도
	원숭이두창바이러스	사람원숭이두창	설치류*	피부경유, 기도
진균	콕시디오이데스	콕시디오이데스증	설치류*	기도
	히스토플라스마	히스토플라스마증	개, 고양이, 소, 말	기도
	크립토코쿠스	크립토코쿠스증	소, 말, 고양이	기도
	아스페르길루스	아스페르길루스증	조류	기도
원충	톡소포자충	톡소포자충증	고양이, 가축, 비둘기	피부경유, 입안
	이질아메바원충	아메바이질	영장류	접촉
프리온	프리온	변형 크로이츠펠트-야콥병	소	입안

*설치류(쥐, 햄스터, 모르모트, 다람쥐 등)

❷ 수직전파(vertical transmission)

수직감염(vertical infection)이라고도 한다. 병원미생물(바이러스를 포함)이 모체에게서 태아, 신생아에게 직접적으로 전해지는 전파양식으로, 태반을 통해 모체 혈액에서 태아 혈액으로 미생물이 이동하는 **태반경유감염**(경태반감염, diaplacental infection), 출산 시에 산도에서 감염되는 **산도감염**(birthcanal infection), 모유를 통해 감염되는 **모유감염**(breastfeeding infection) 등이 있다(**표 6-7**).

> **Note**
>
> TORCH
>
> 태내에서 태아를 감염시켜 장애를 일으키는 미생물을 일컫는 말이다. TORCH란 영어 약자로, T는 toxoplasmosis(톡소포자충증), O는 others(매독, B형 간염 등), R은 rubella(풍진), C는 cytomegalovirus infection(거대세포바이러스 감염병), H는 herpes simplex virus infection(단순헤르페스바이러스 감염병)의 약어이다.

[표 6-7] 대표적인 수직감염

	병원체	병원체	질환
태반경유감염	바이러스 세균	거대세포바이러스 풍진바이러스 매독균	선천거대세포바이러스 감염병 선천풍진증후군 선천매독
산도감염	바이러스 세균	단순헤르페스바이러스 HIV B형 간염바이러스 B군 사슬알균 임균 클라미디아 트라코마티스	신생아헤르페스 AIDS B형 간염 수막염 각결막염 클라미디아폐렴
모유감염	바이러스	HTLV HIV	성인T세포백혈병 AIDS

4 병원성 인자와 감염방어기전

Note

미생물의 침입부위

- 피부
- 점막
  - 기도
  - 소화관
  - 비뇨기, 생식기

A. 침입구

미생물이 숙주의 조직 안으로 침입하는 장소를 **침입구**라고 한다(**그림 6-7**). 침입구는 미생물에 따라 대부분 결정되어 있다. 가장 많은 것이 기도나 소화관의 점막이며, 입안과 기도를 통해 각각 흡입되거나 섭취되어 그 부위의 점막조직에 부착 및 증식하여 병원성 인자에 의해 감염을 일으키는 미생물이 많다.

건강한 피부는 미생물의 침입을 허용하지 않는다. 그러나 병원미생물을 매개하는 모기, 진드기, 벼룩 등 절지동물에 물린 상처를 통해, 병원미생물을 보유하는 쥐, 들쥐 등에 물린 상처를 통해 혹은 병원미생물에 오염된 주사기 등의 삽입부위를 통해 침입하는 경우가 많다. 또 상처, 화상 등에 의해 피부장벽(**비특이적 방어**의 하나)이 무너지면 황색포도알균 등의 증식을 허용하여 고름이 생기는 경우가 있다.

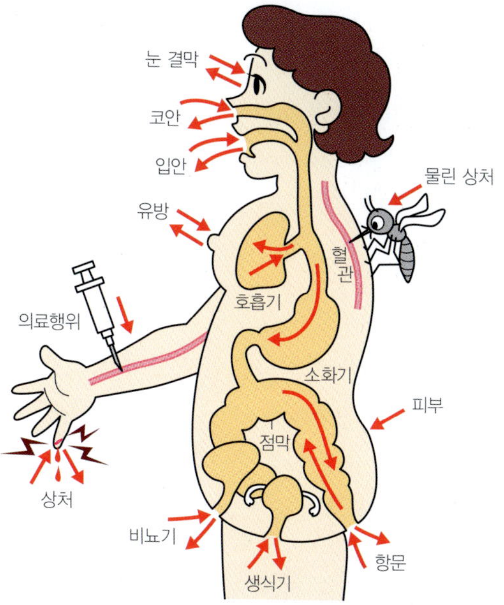

[그림 6-7] 미생물의 침입 및 배출부위

B. 세균과 감염방어기전

침입구에서는 **감염의 성립**을 둘러싸고 미생물의 **병원성 인자**와 숙주의 **감염방어기전**이 서로 공방을 펼친다.

기도를 통해 침입한 세균에 대해서는 기도의 점막과 섬모에 의한 감염방어기전이 작용하고, 입안을 통해 침입한 세균에 대해서는 위 분비액, 창자 분비액, 창자 상재균(토박이균)에 의한 감염방어기전이 작용한다. 기도 점막은 세균을 부착시키고, 섬모가 미생물을 입 쪽 방향으로 운반하여 배출한다. 위 분비액은 산성, 창자 분비액은 알칼리성으로 병원균을 살균 혹은 활성을 억제하여 감염이 성립되는 것을 막아주는 역할도 한다. 코, 입안, 인두, 창자, 질 등의 정상세균무리는 상재균 이외의 균 증식을 저지하는 물질을 생산하여 조직에 부착하지 못하도록 방해하여 감염방어를 한다.

점막 분비액에 포함되어 있는 용균효소(lysozyme; 효소의 일종), IgA 항체(면역글로불린의 일종)는 점막 표면의 감염방어를 담당하고 있다. 용균효소는 그람양성균의 세포벽을 파괴하고, IgA 항체는 세균의 정착인자와 결합하여 상피에 부착하는 것을 저지한다. 예를 들어 어떤 세균에 의한 기도 감염병에 걸리면 그 세균에 대한 IgA 항체가 생산되어 기도 점막에 분비된다. 다시 이 세균이 침입하더라도 항체 덕분에 감염 성립이 억제된다. 즉, IgA 항체는 감염 후에 생산되기 때문에 그 감염방어는 특이적으로 감염 후에 작용한다.

세균이 침입하여 감염이 성립되면 감염방어기전은 **염증**(inflammation)을 일으켜 백혈구(탐식세포)나 감염방어를 담당하는 세포와 물질(보체 등)을 침입구에 모은다. 백혈구에 포함된 탐식세포(호중구나 대식세포)는 세균을 **탐식**하여 살균하고, 보체는 세포막에 구멍을 뚫는 물질을 만들어 살균한다.

그러나 세균은 이러한 감염방어기전에 대항하거나 피하면서 감염을 계속 지속하려고 한다. 협막을 형성함으로써 용균효소, 보체에 의한 살균, 탐식세포에 의한 탐식에서 벗어나는 세균(폐렴사슬알균, 탄저균 등)이 존재한다. 백혈구를 손상시키는 독소를 생산하여 그 식작용에 대항하는 세균(황색포도알균, 녹농균 등)도 존재한다. 또 IgA 항체를 분해하는 효소(IgA 단백질분해효소)를 생산하여 그 공격에서 벗어나는 세균(임균, 수막염균, 인플루엔자균 등)도 존재한다.

Note

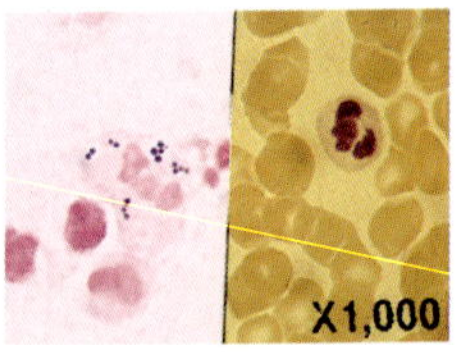

▶호중구에 탐식된 황색 포도알균
그람염색

탐식세포에 탐식된 후 그 안에서 탐식세포의 살균물질을 분해하는 효소를 생산하여 살아남아 증식하는 세균(결핵균, 티푸스균, 레지오넬라속 등의 세포 내 기생세균)도 존재한다.

C. 바이러스와 감염방어기전

대부분의 바이러스도 각각 특정 경로를 침입구로 이용한다. 침입구에는 그 바이러스의 단백질과 결합하는 **바이러스수용체**를 가진 세포가 존재한다. 침입구의 점막 상피세포에 감염되어 그곳에서 증식하고 대부분의 바이러스는 심부 및 먼 위치의 조직으로 감염이 더 확대된다. **매개체감염**에 의해 피부를 통해 체내로 침입한 바이러스도 대부분은 혈행성, 림프성, 또는 신경을 따라 이동하여 최종적으로는 바이러스 수용체를 가진 **표적세포**(target cell)에 도달하여 증식함으로써 질환을 일으킨다.

과거의 감염 혹은 백신접종에 의해 그 바이러스에 대한 IgA 항체가 침입구인 점막에 존재하면 그곳에서 바이러스와 결합하여 감염력을 잃게 한다(**중화**라고 한다). IgG 항체는 혈액이나 림프액 중에 존재하며 나타난 바이러스를 중화하여 심부 및 먼 위치의 조직 등으로 원격 부위로 감염이 확대되는 것을 저지한다.

바이러스가 세포에서 증식하기 시작하면 그 숙주세포는 **인터페론**(interferon, IFN)을 생산하여 세포 밖으로 분비하는데, 인터페론이 주위 세포 표면에 존재하는 수용체와 결합하면 그 세포 안에서 항바이러스 단백질이 합성되어 침입한 바이러스의 증식을 억제한다. 이것을 **간섭**(interference)이라고 한다.

바이러스에 대한 감염방어에서 무엇보다 큰 역할을 하는 것이 면역(immunity)이며, 면역은 바이러스에 감염된 세포를 파괴하여 감염이 확대되는 것을 저지한다. **세포독성T세포**(cytotoxic T cell, **Tc세포**), **자연살해세포**(natural killer cell, **NK세포**)가 그 역할을 맡고 있다(p.145, 149 참조).

Note

인터페론 유발인자
세포를 자극하여 인터페론을 생산시키는 물질을 말한다. 바이러스 이외에 세균(리스테리아속, 세라티아속 등) 일부, 마이코플라스마, 리케치아, 클라미디아, 원충(톡소포자충, 파동편모충 등), 미생물 유래 물질(내독소, 변성독소, 항생물질 등), 합성 폴리뉴클레오티드 등이 있다.

인터페론의 분류
α형 : 백혈구나 대식세포가 바이러스 감염 등의 유발인자에 의해 생산된다.

β형 : 섬유모세포 등이 합성 세가닥사슬 RNA에 의한 자극 등의 유발인자에 의해 생산된다.

γ형 : 림프구나 NK세포가 항원자극이나 사이토카인 등의 유발에 의해 생산된다.

국시 적중문제

Q 슈퍼마켓에서 쇼핑카트의 손잡이에 소독제를 뿌리는 것은 감염경로 중에 무엇을 차단하기 위한 행위인가?

① 저장소, 탈출구 ② 저장소, 전파방법 ③ 탈출구, 전파방법
④ 전파방법, 침입구 ⑤ 침입구, 개체의 감수성

A 쇼핑카트의 손잡이를 통해 균이 전파되는 전파방법은 비활성 물체를 통한 간접적 접촉이며, 미생물의 성장과 증식이 일어나는 곳이 저장소이고 유기체가 저장소에서 떨어지는 경로를 탈출구라고 한다. 탈출구 중 사람에게 흔한 탈출로는 호흡, 위장, 비뇨생식 경로, 손상된 피부이다. 혈액과 조직 또한 병원체의 탈출구가 될 수 있다.

정답 : ②

Q 다음 중 병원감염을 예방하는 데 가장 중요한 것은?

① 손 씻기 ② 가운 착용 ③ 마스크 착용
④ 멸균장갑 착용 ⑤ 소독제 사용

A 미생물의 전파를 방지하는 데 가장 효과적인 방법은 손 씻기이며, 손에 묻은 균을 제거하기 위해 흐르는 물에 비누와 마찰을 이용하여 손을 닦는 기술이다.

정답 : ①

Q 다음 중 병원감염 위험성이 가장 높은 대상자는 누구인가?

① 생후 2주 된 신생아
② WBC 수치가 6,000인 42세 여자
③ 표준체중 미달이며 채식만 하는 66세 여자
④ 1주 동안 유치 도뇨관을 삽입하고 있는 68세 남자
⑤ 매일 담배를 2갑 피우는 70세 남자

A 병원감염은 수술 절개부위, 비뇨기계, 호흡기계, 혈액계, 화상, 정맥계에 주로 발생하므로 1주 동안 유치 도뇨관을 삽입하고 있는 환자에게 위험성이 가장 크다.

정답 : ④

제7장

면역학

1. 면역이란 무엇인가?
2. 면역담당세포
3. 항체와 보체
4. 사이토카인
5. 면역반응
6. 알레르기

[학습목표]

- 면역의 정의를 말할 수 있다.
- 선천면역과 후천면역의 차이를 알 수 있다.
- 항원에 관해 설명할 수 있다.
- 면역담당세포인 림프구, 대식세포, 과립성 백혈구 등의 기능을 설명할 수 있다.
- 항체(면역글로불린)의 종류를 들 수 있다.
- 보체의 기능을 설명할 수 있다.
- 주요 사이토카인과 그 작용을 설명할 수 있다.
- 항원인식기전을 이해할 수 있다.
- 체액성 면역과 세포성 면역의 차이와 각각의 기전에 관해 설명할 수 있다.
- 알레르기(I~IV형)에 관해 설명할 수 있다.

주요 용어해설

- **면역(immunity)** : 체내에 침입하는 박테리아나 바이러스 등을 저지하는 장벽을 만들고 유지함으로써 생체를 방어하는 기전이다.

- **면역글로불린(immunoglobulin, Ig)** : '항체'라는 이름은 항원에 결합한다고 하는 기능을 중시한 것으로, 물질로서는 면역글로불린이라고 한다. 모든 항체는 면역글로불린이며, 혈청 중의 γ글로불린에 해당한다.

- **면역반응(immune response)** : 외부 이물질(항원)을 제거하기 위해 작용하는, 인체에서 매우 중요한 생리기능이다.

- **불완전항원(incomplete antigen)** : 면역원성이 결여되어 반응원성만 가진 항원을 말한다. 즉, 특이항체와 반응은 하지만, 항체나 림프구의 증식이나 분화를 유도하지 않는 성질을 가진 물질이다. 합텐(hapten)이라고도 불린다.

- **사이토카인(시토카인, cytokine)** : 면역계통의 세포에서 분비되는 단백질로, 표적세포가 특정되어 있지 않은 정보전달을 하는 것을 말한다. 많은 종류가 있는데, 특히 면역, 염증에 관계된 것이 많다. 또 세포의 증식, 분화, 세포사 또는 상처치유 등에 관여하는 것이 있다.

- **알레르기(allergy)** : 면역반응이 특정 항원에 대해 과도하게 일어나는 것을 말한다.

- **전신아나필락시스(generalized anaphylaxis)** : 사람이나 다른 포유류에서 관찰되는 급성의 전신성 I형 알레르기반응 중 하나이다.

- **종양괴사인자(tumor necrosis factor, TNF)** : 사이토카인의 한 종류이며, 좁은 의미에서 TNF는 TNF-α, TNF-β, LT-β의 3종류이다. TNF-α는 주로 대식세포에 의해 생산되어 고형암에 대해 출혈성 괴사를 일으키는 사이토카인으로서 발견되었다. 종양괴사인자라고 하면 일반적으로 TNF-α를 가리키는 경우가 많다.

- **주조직적합복합체(MHC)** : 면역반응에 필요한 많은 단백질의 유전자정보를 포함하는 거대한 유전자군을 말한다.

- **항원(antigen)** : 면역반응을 유도하는 물질을 면역세포 위의 항원수용체에 결합해서 면역반응을 유도시키는 물질을 일컫는 말이다. 항체나 림프구의 기능에 의해 생체 내에서 제거된다.

- **TLR(Toll-like receptor, 톨유사수용체)** : 동물의 세포 표면에 있는 수용체 단백질로, 각종 병원체를 감지해서 자연면역(획득면역과 달리 일반 병원체를 제거하는 비특이적인 면역반응)을 작동시키는 기능이 있다.

1 면역이란 무엇인가?

A. 면역의 정의

면역(immunity)은 '역병에서 벗어나다'라는 뜻을 가진 말로, 한 번 감염병에 걸리면 동일한 감염병에 다시 걸리지 않게 되는 현상(예를 들어 홍역에 걸리면 두 번 다시 홍역에 걸리지 않게 된다)을 나타내는 개념이었다. 그러나 그 후 병원미생물의 감염으로부터 생체를 지키는 작용(**감염방어면역**, protective immunity)뿐만 아니라 종양을 제거하는 작용(**종양면역**, tumor immunity)도 있음이 밝혀지게 되었고 나아가 알레르기질환, 자가면역질환, 이식의료에 면역이 깊이 관여한다는 사실이 알려지면서 면역의 개념이 널리 확대되었다.

현재 면역은 '**자기와 비자기를 식별하여 비자기에 대한 생체의 반응**'으로 이해되고 있다. 원래 체내에 존재하는 것(**자기**)과 존재하지 않는 것(**비자기**)을 구분하여, 체내에 침입(출현)하는 후자를 이물질로 인식하여 제거함으로써 생체를 보호하는 기전이다.

B. 선천면역과 후천면역

병원미생물의 감염으로부터 생체를 보호하는 장치를 **감염방어기전**이라고 하며 그 중심적인 역할을 맡고 있는 것이 면역(감염방어면역)이다. 여기에는 **선천면역**과 **후천면역**이 있다.

❶ 선천면역(innate immunity)

하등생물에게도 보존되어 있는 방어기전으로 감염이 일어나면 단시간에 발동하여 병원체를 제거하며, 고등생물에서는 후천면역을 유도한다. 주요 기능은 항균펩티드, 보체성분, 렉틴에 의한 제거와 탐식세포의 옵소닌화, 활성화 탐식세포(호중구, 대식세포)에 의한 탐식과 살균이다.

대식세포, 가지세포의 막 표면 위에 있는 TLR(Toll-like receptor, 톨유사수

Note

종양면역(tumor immunity)
정상세포가 변화하여 종양세포가 되면 이물질로 간주하여 Tc세포(면역담당세포의 일종)가 공격하여 제거하려고 하는 기전을 말한다.

알레르기(allergy)
과도한 면역반응으로 조직손상을 일으키는 병태(p.165 참조)이다.

자가면역(autoimmunity)
면역은 자기(장기, 세포 등의 구성성분)에 대해서는 공격하지 않지만(면역허용, immunologic tolerance), 감염 등 어떠한 원인으로 면역허용이 무너지면 자기에게 공격을 가하게 되어 자가면역질환을 일으키는 기전을 말한다.

이식면역(transplantation immunity)
이식받은 장기 즉, 비자기인 장기에 대해 Tc세포가 공격하여 제거하려고 작용하는 기전(거부반응)을 말한다.

용체)은 병원체를 인식함과 동시에 신호를 전달하여 후천면역을 일으키는 역할을 한다. 비특이적 방어능력의 하나이다.

❷ 후천면역(acquired immunity)

미생물에 감염됨으로써 얻어지는 면역으로, 앞에서 설명한 '홍역에 걸리면 다시는 걸리지 않게 되는' 현상의 기본이 되는 방어기전이다. 특이적 방어능력을 말한다.

C. 항원

면역반응을 유도하는 물질을 **항원**(antigen)이라고 한다. 항원이 되는 물질은 이물질 구성성분의 일부로 주로 단백질이며, 다당체, 지질, 핵산 등도 있다. 미생물로 말하면 세균의 세포벽 성분, 바이러스의 외피 단백질, 캡시드 단백질 등이 항원이 된다.

항원을 인식하여 면역을 성립시키는 일련의 생체반응을 **면역반응**(immune response)이라고 한다. 면역반응을 유도하는 성질인 **면역원성**(immunogenicity)을 가진 항원을 **완전항원**(complete antigen), 면역원성은 없지만 항체와 특이적으로 결합하는 성질을 가진 항원을 **불완전항원**[incomplete antigen; 합텐(hapten)]이라고 한다. 단백질은 완전항원이 된

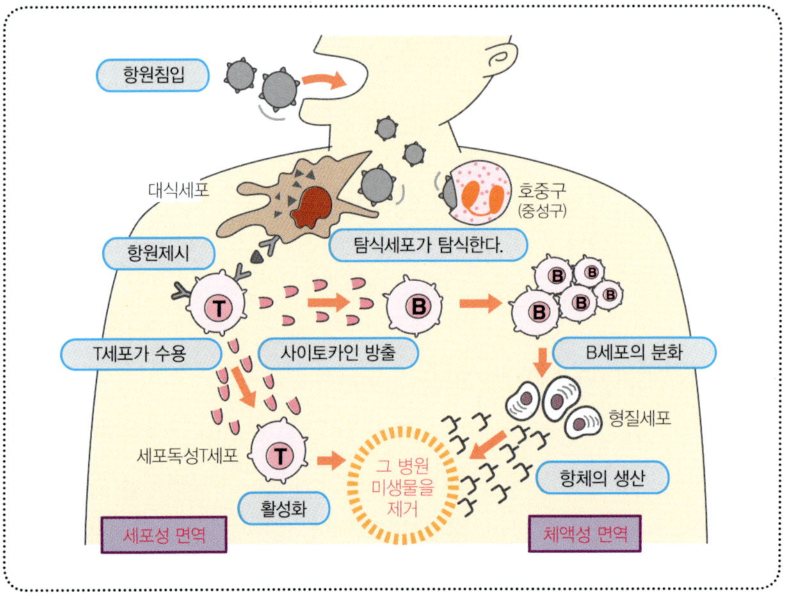

[그림 7-1] 면역반응

Note

탐식세포(포식세포, phagocyte)
미생물 등의 이물질을 탐식하여 처리하고 살균하는 세포를 말한다.

염증반응(inflammatory response)
이물질의 침입을 인식한 세포(대식세포)가 생산하고 방출하는 사이토카인(p.155 참조)에 의해 혈관투과성이 항진하여 국소의 염증반응이 일어난다. 또 전신적인 반응(발열, 피로감, 권태감, 기면 등)도 일어난다(급성기반응).

옵소닌화(opsonization)
옵소닌화는 항체나 보체 등으로 병원체나 이물질을 둘러싼다. 이 결과 탐식세포에 의한 탐식이 촉진된다. 이 작용을 옵소닌화라고 한다.

항원 특이적
항원분자 중 실제로 항체와 결합하는 부분을 항원결정인자(에피토프, epitope)라고 한다. 항원결정인자와 항체분자의 결합부위반응은 엄밀하게 1:1 반응이며, 특이적 결합이라고 한다.

Note

다. 다당체도 대부분은 완전항원이 되지만, 지질이나 핵산은 불완전항원이며 단백질과 결합하여 완전항원이 된다. 또한, 후천면역은 대부분의 면역담당세포와 성분이 관여하여 일어나는 항원 특이적인 면역반응으로, 주로 B세포의 항체가 관여하는 **체액성 면역**(humoral immunity)과 주로 T세포가 관여하는 **세포성 면역**(cellular immunity)이 있다(**그림 7-1**).

국시 적중문제

Q 염증이 생겼을 때 나타나는 4가지 증상이 아닌 것은?

① 발열　② 발적　③ 종창　④ 통증　⑤ 설사

A 염증 발생 시에 나타나는 증상은 발열, 발적, 종창, 통증이다.

정답 : ⑤

Q 발열단계 중 발열기 환자에게서 관찰되는 증상은?

가. 갈증　나. 따뜻하고 상기된 피부　다. 근육통　라. 식욕부진

① 가, 나, 다　② 가, 다　③ 나, 라　④ 라　⑤ 가, 나, 다, 라

A 그 밖에도 오한 소실, 빛에 대한 민감성 증가, 생기 없는 흐릿한 눈 등의 증상이 나타난다.

정답 : ⑤

Q 다음 중 감염 방어기전에 대한 설명으로 옳지 않은 것은?

① 특이적 면역기전을 획득면역이라고 한다.
② 이미 만들어져 있는 항체를 주입하면 특이적 면역기전이 형성된다.
③ 모체의 항체를 받아 자연 면역기전이 형성된다.
④ 인위적인 예방접종으로 특이적 면역기전이 형성된다.
⑤ 점막면에서 분비하는 용균효소에 의해 특이적 면역기전이 형성된다

A 점막면에서 분비하는 용균효소에 의해 비특이적 면역기전이 형성된다.

정답 : ⑤

Q 항체에 대한 설명으로 틀린 것은?

① 항원을 무력화시키거나 제거한다.　② 태반을 통해 유일하게 통과되는 항체는 IgG 이다.
③ 항원이 들어오면 맨 처음 혈액검사에서 IgM 항체가 검출된다.
④ B림프구에 의해 생성된다.　⑤ I 형 알레르기 반응을 일으키는 것은 IgA 이다.

A I 형 알레르기 반응을 일으키는 것은 IgE이다.

정답 : ⑤

면역담당세포 2

A. 면역담당기관

면역기전은 항원의 종류를 구분하는 기능을 가진 림프구를 중심으로 성립되고 있다. 림프구는 조혈줄기세포에서 분화하여 **골수**(bone marrow), **가슴샘**(흉선, thymus), 가슴샘외조직(소화관, 간)에서 분화 및 성숙한 후 지라, 림프절 등에서 기능한다.

조혈줄기세포는 골수에서 자가 재생하여 골수계 전구세포와 림프계 전구세포로 분화한다. 골수계 전구세포에서는 단핵구 · 대식세포, 과립성 백혈구(호중구, 호염기구, 호산구), 비만세포 등이 분화된다. 림프계 전구세포에서는 B세포(=B림프구), T세포(=T림프구), NK세포 등이 분화된다. B세포는 골수에서 분화 및 성숙한 후 말초(혈액, 림프조직)로 이동하

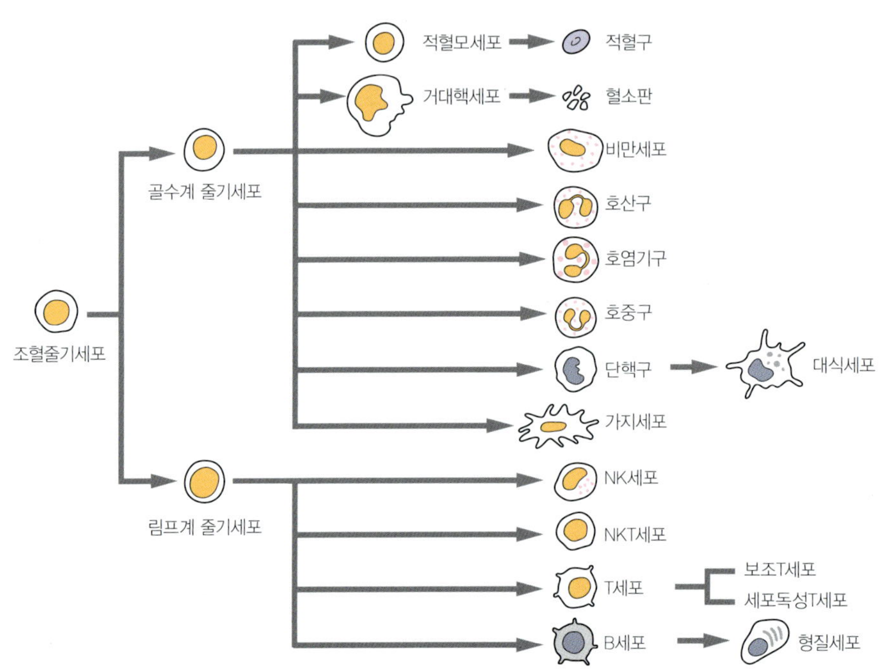

[그림 7-2] 면역담당세포

Note

점막 부속 림프조직

상기도의 코인두 관련 림프조직(Nasopharyngeal-Associated Lymphoreticular Tissue, NALT), 하기도의 기관지 관련 림프조직(bronchus-ALT, BALT), 창자의 창자 관련 림프조직(gut-ALT, GALT) 등이 있다.

CD항원

Cluster of Differentiation의 약자. 많은 CD항원이 알려져 있지만, T세포에서는 CD4 분자와 CD8 분자가 중요하다. CD4 분자를 가진 T세포는 Th세포로 분화하고, CD8 분자를 가진 T세포는 Tc세포로 분화한다.

세포독성T세포 (cytotoxic T cell, Tc)

살해T세포라고도 한다.

고, T세포는 주로 가슴샘에서 분화 및 성숙한 후 말초로 이동한다. 즉, B세포는 **골수유래세포**(bone marrow-derived cell), T세포는 **가슴샘유래세포**(thymus-derived cell)와 **가슴샘외유래세포**(extrathymus-derived cell)이다.

면역담당세포의 분화와 성숙을 담당하고 있는 골수와 가슴샘을 **1차 림프기관**(primary lymphoid organ), 면역담당세포가 항원과 접촉하는 지라, 림프절, 점막 부속 림프조직을 **2차 림프기관**(secondary lymphoid tissue and organ)이라고 한다. 미생물 등 생체에 침입한 이물질은 대식세포나 가지세포에 포획되어 2차 림프기관으로 운반된다. 골수나 가슴샘에서 성숙한 B세포나 T세포는 혈액에서 2차 림프기관으로 이동하고 이물질과 만나 면역반응을 일으킨다.

B. 림프구

림프구는 **T세포**(=T림프구)와 **B세포**(=B림프구)로 크게 나뉜다.

❶ T세포(T cell)

T세포 표면의 항원수용체는 항원을 인식하기 위한 T세포수용체(T-cell receptor, **TCR**)와 신호를 전달하는 CD3 분자로 이루어진 복합체이다. T세포는 이 수용체에서 **항원제시세포**(antigen presenting cell; **대식세포**, **가지세포**)가 제시한 항원 펩티드를 인식하면 활성화되어 보조T세포(helper T cell, Th), 세포독성T세포(cytotoxic T cell, Tc) 등으로 분화되어 면역반응을 담당하고, 같은 항원성을 가진 이물질을 제거하도록 작용한다(**그림 7–3**). T세포는 가슴샘 내에서 $CD4^+$ T세포 또는 $CD8^+$ T세포로 분화된다. $CD4^+$ T세포는 주조직적합복합체(Major Histocompatibility Complex, MHC) 등급 II 분자에 친화성이 있고, $CD8^+$ T세포는 MHC 등급 I 분자에 친화성이 있다.

T세포의 충분한 활성화를 위해서는 TCR에서의 자극에 추가하여 항원제시세포와 T세포 안의 분자에 의한 상호 자극이 필요하다.

$CD4^+$ T세포는 보조T세포(Th세포)라고도 불린다.

Th세포는 면역반응을 유도하는 **사이토카인**(cytokine; 세포 간의 정보전달물질)을 생산한다. 이 사이토카인은 특성에 따라 Th_1세포와 Th_2세포로 나뉜다.

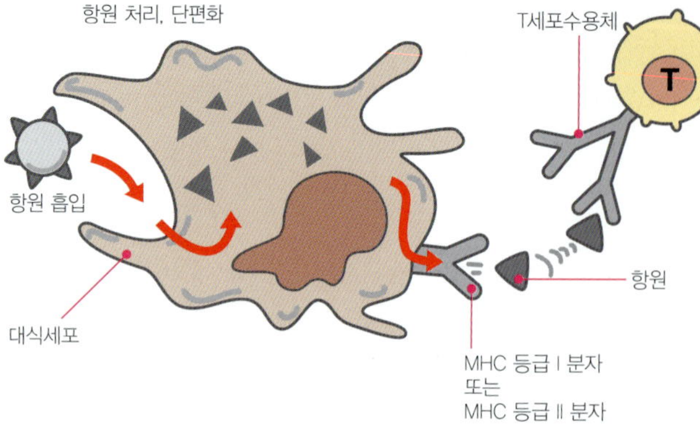

[그림 7-3] 단핵구와 대식세포에 의한 항원제시

Th_1은 Tc세포의 기능을 촉진하고, Th_2는 항체생산을 촉진한다(**그림 7-4**).

Tc세포는 감염세포, 종양세포를 공격하여 제거하도록 작용한다.

❷ B세포(B cell)

B세포는 세포 표면에 T세포와 다른 항원수용체(B-cell receptor, BCR)를 가진다. BCR에서 항원을 직접 인식하면 활성화되어 최종적으로 형질세포(plasma cell)로 분화된 후 면역글로불린(항체)을 생산하며, 항체가 그 항원과 결합함으로써 이물질을 제거하도록 작용한다(**그림 7-5**).

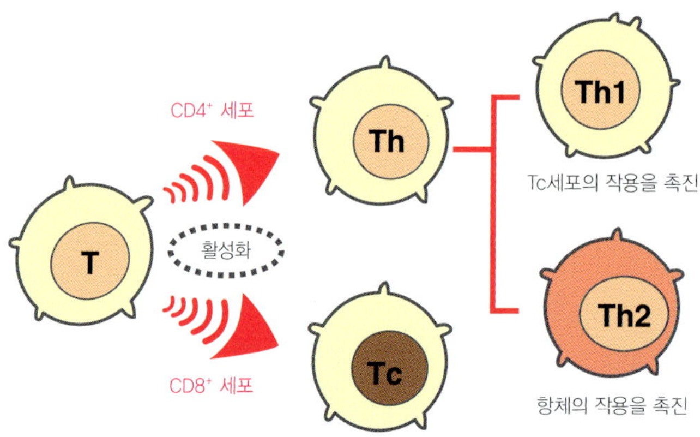

[그림 7-4] T세포의 분화

Note

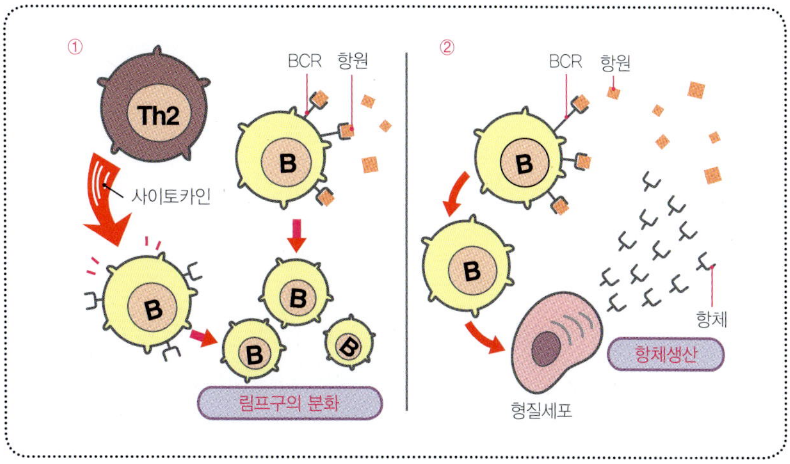

[그림 7-5] B세포

C. 단핵구·대식세포

단핵구(monocyte)는 혈액세포(백혈구)의 일종으로 혈액 안을 순환하지만, 조직으로 이행하여 **대식세포**(큰포식세포, macrophage)로 분화된다.

대식세포는 대형 세포로, 강력한 탐식능력을 가지며, 호중구(중성구)와 함께 탐식세포로서 작용한다. 이물질을 인식하고 탐식하여 제거함과 동시에 이물질을 소화 및 단편화하여 그것을 세포 표면에 있는 **MHC(주조직적합복합체)**에 결합시켜 항원으로서 T세포에 제시한다.

MHC(주조직적합복합체)
major histocompatibility complex의 약자이다. 사람에서는 HLA(사람백혈구항원, human leukocyte antigen)이다. HLA-A, B, C는 MHC 등급 I 분자로서 내재성 항원(바이러스, 세포 내 기생세균 등의 항원)을, HLA-DR, DQ, DP는 MHC 등급 II 분자로서 외래성 항원(생체 내로 침입한 항원)을 제시한다. T세포는 항원을 직접 인식하지 못하고, 항원제시세포의 MHC 등급 I, 등급 II 분자에 결합한 항원 펩티드를 T세포수용체에 의해 인식한다.

D. 가지세포

가지세포(수상세포, dendritic cell)는 가지처럼 생긴 돌기를 가진 세포로, **골수계통 가지세포**와 **림프구계통 가지세포**로 크게 나뉜다. 대식세포처럼 탐식기능은 가지지 않으나 림프구에 항원을 제시하는 중요한 기능을 한다.

E. 과립성 백혈구

과립성 백혈구(granulocyte)는 주로 골수에서 만들어지고 세포질에 큰 과립을 가진 백혈구로, 과립의 염색성에 따라 **호중구**(중성구), **호염기구**, **호산구**로 나뉜다.

❶ 호중구(중성구, neutrophil)

호중구는 말초 백혈구의 50~70%를 차지한다. 강력한 탐식능력을 가지며, 감염부위나 염증부위에 신속하게 모여 이물질(**항원**)을 포획하여 **탐식**한다.

세포질 내에 산성 가수분해효소, 골수세포형과산화효소(미엘로퍼옥시다아제, myeloperoxidase) 등의 활성산소생산효소, 단백질분해효소를 함유하는 과립이 많이 존재하여 탐식한 이물질을 **소화**하고 **살균**한다.

또한 표면에 IgG 항체와 결합하는 수용체, 보체 성분과 결합하는 수용체를 가지며, 이들의 항체, 보체 성분과 결합한 항원을 효율적으로 접착시켜 탐식한다.

❷ 호염기구(basophil)

호염기구는 말초 백혈구 중에서 0.5% 이하로 가장 적다. 세포질 내에 염기성 색소에 염색되는 **히스타민**(histamine) 등의 **화학매개체**(chemical mediator)나 각종 효소를 함유하는 과립을 가지며 염증반응과 알레르기반응에 관여하며, 비만세포(mast cell)와 비슷한 작용을 한다. 그러나 탐식능력은 가지고 있지 않다.

표면에 IgE 항체와 결합하는 수용체를 가지며, 항원과 결합한 IgE 항체의 자극에 의해 과립의 내용물(**히스타민** 등)을 방출하여 **류코트리엔**(leukotriene)을 생산한다.

❸ 호산구(eosinophil)

호산구는 말초 백혈구의 1~3%를 차지하며 세포질 내에 산성 색소에 염색되는 대형 과립을 가진다. 호염기구가 방출하는 호산구화학주성 인자(호산구화학쏠림성 인자, eosinophil chemotactic factor)에 의해 활성화되어 과립의 내용물(주요 염기성 단백질, 호산구 양이온 단백질 등)을 방출한다. 이에 따라 기생충을 손상시켜서 생체를 지키며 또 알레르기에 의한 염증반응을 증폭시키기도 한다.

F. 자연살해세포(NK세포)

자연살해세포(natural killer cell, NK세포)는 림프구와 유사한 세포로, 림

Note

화학매개체(chemical mediator)
비만세포가 그 과립 안의 물질로 비만세포의 반응을 조직에 전달한다는 의미에서 화학전달물질이라고 한다.

비만세포(mast cell)
세포 표면에 IgE 수용체에 결합해 있는 IgE에 항원이 반응하면 활성화하여, 다음과 같은 화학매개체를 방출한다. 이들 화학매개체는 민무늬근(평활근)을 수축시키고 혈관투과성을 높여서 즉시형 알레르기를 일으킨다.

히스타민(histamine) : 기관지와 소화관의 민무늬근 수축, 위액분비 촉진, 모세혈관의 투과성 항진 등

세로토닌(serotonin) : 민무늬근 수축, 혈관투과성 항진

헤파린(heparin) : 혈액응고 억제

호산구화학주성 인자(호산구화학쏠림성 인자, eosinophil chemotactic factor) : 호산구를 떠다니게 하여 그 작용을 촉진시킨다.

류코트리엔(leukotriene) : 민무늬근 수축

프로스타글란딘(prostaglandin) : 혈관투과성 항진

Note

NK 수용체와 살해억제 수용체(killer inhibitory receptor)

NK세포 표면에 발현하는 수용체로, 항체와 항원과 같은 1:1의 대응성을 가지지 않는다. 표적세포 위의 당사슬 등을 인식하여 세포손상을 유도하는 수용체와 MHC 등급 I 분자를 인식하여 세포손상을 억제하는 수용체가 존재한다.

프구보다 크고 과립을 가진다. **대형과립림프구**(large granular lymphocyte, LGL)라고도 불린다. 특정 바이러스 감염세포나 종양세포 일부를 표적으로 하여 Tc세포와 비슷한 세포독성을 나타낸다.

Tc세포는 Th세포의 도움을 받아 분화하지만, NK세포는 처음부터 손상작용을 가진 세포로서 존재한다.

또 하나의 특징은 B세포나 T세포와 같은 항원 특이적 세포 클론이 분화되는 것이 아니라 하나의 NK세포가 몇 개의 다른 표적을 인식한다. NK세포의 NK 수용체에서 표적세포의 당사슬 등을 인식함과 동시에 표적세포에 **MHC 등급 I 분자**가 존재하는 경우에는 NK 활성이 억제된다. 즉, 표적세포에 MHC 등급 I 분자가 많이 존재하면 할수록 NK세포에 의해 손상을 받기 어려워진다.

G. 자연살해T세포(NKT세포)

NK세포와 T세포 두가지의 표면항원을 갖는다. NKT세포는 매우 한정된 종류의 TCR을 발현하고 있으며, 그것을 인식할 수 있는 항원은 한정된 당지질항원이다. Th_1/Th_2의 균형이나 NK세포의 기능을 조절한다. 간과 골수에 많고 말초혈액, 림프절, 이자에는 적다.

국시 적중문제

Q 체내에 침입한 바이러스, 진균 또는 암세포에 대한 면역기전에 관여하는 면역세포는?

① B세포 ② T세포 ③ 그물내피계통 ④ 보체 ⑤ 대식세포

A T세포의 종류와 역할은 다음과 같다.

1) 보조T세포, 유도T세포, 억제T세포 : 다양한 인자, 사이토카인과 림포카인을 통해 면역 활동을 강화한다.
2) 세포독성T세포, 세포용해T세포 : 바이러스에 감염된 세포나 이식된 기관을 포함한 비자기세포를 선택하여 공격하고 파괴한다.
3) 자연살해세포(NK세포) : 비자기세포를 무작위로 공격한다. 특히 돌연변이를 일으키거나 악성으로 신체세포를 공격하고, 이식 기관을 공격한다.

정답 : ②

항체와 보체 3

A. 항체

항체(antibody)는 항원(antigen)과 특이적으로 결합하는 단백질로, 혈청단백질 중의 γ-글로불린 분획으로 구분되기 때문에 **면역글로불린**(immunoglobulin, Ig)이라고도 불린다. B세포는 항원과 반응하면 그 항원에 반응하는 클론을 증식하고, 나아가 항체생산세포(형질세포)로 분화하여 그 항원에 대한 항체를 생산한다.

❶ 기본구조

항체의 기본구조는 4개의 폴리펩티드로, **그림 7-6**과 같이 2개의 **H사슬**(무거운 사슬, heavy chain)과 2개의 **L사슬**(가벼운 사슬, light chain)이 S-S결합(disulfide bond)으로 연결되어 전체적으로는 Y자 형을 하고 있다.

항체를 **파파인**(papain)이라는 단백질분해효소로 분해하면 2개의 Fab와 1개의 Fc로 나뉜다. Fab의 N 말단 쪽은 항원과 결합하는 부분으로 각종 항원에 대응하기 때문에 아미노산 배열이 일정하지 않아서 **가변**(variable, V) **영역**이라고 불린다. Fc는 세포의 수용체(Fc 수용체)와 결합하는 부분으로

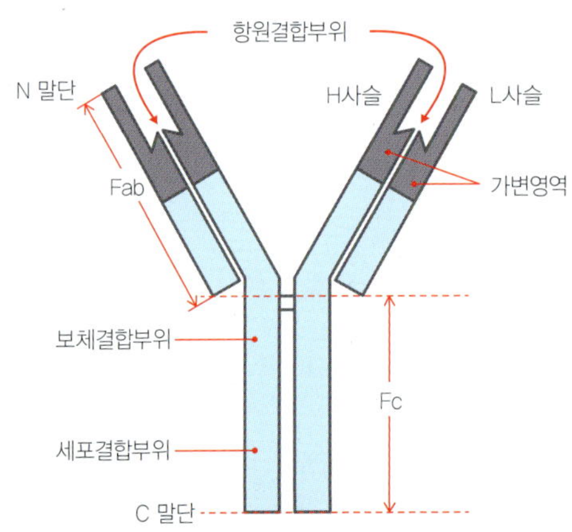

[그림 7-6] 항체의 기본구조

Note

(보체와 결합하는 부분도 있다), 아미노산 배열은 각 Ig의 종류에 따라 일정하여 **불변**(constant, C) **영역**이라고 불린다.

❷ 종류

항체는 H사슬의 종류에 따라 다음의 5가지로 나뉜다(**그림 7-7**).

Ⓐ IgG

혈중에 가장 많이 존재하는 Ig로, 그 개체에서 처음 만나는 항원이 체내로 침입하면 IgM 다음으로 혈중에 출현한다. IgG 항체는 체내에서는 장기간 유지된다. 그래서 같은 항원이 다시 체내에 침입하면 즉시 대량으로 생산되어 재침입한 항원(바이러스 등)과 결합하여 항원을 불활성화시킨다. 태반 통과성이 있어 신생아는 모체 유래의 IgG를 가지고 있다(생후 3~6개월에 소실된다).

Ⓑ IgM

가장 큰(분자량 약 100만) Ig로, 항원이 체내에 침입하면 맨 처음 생산되어 감염 초기의 방어에 중요한 역할을 한다. IgG보다 빨리 출현하여 조기에 최고에 도달하지만, 감염 후 2~3개월 후에는 소실된다. 오량체(5개

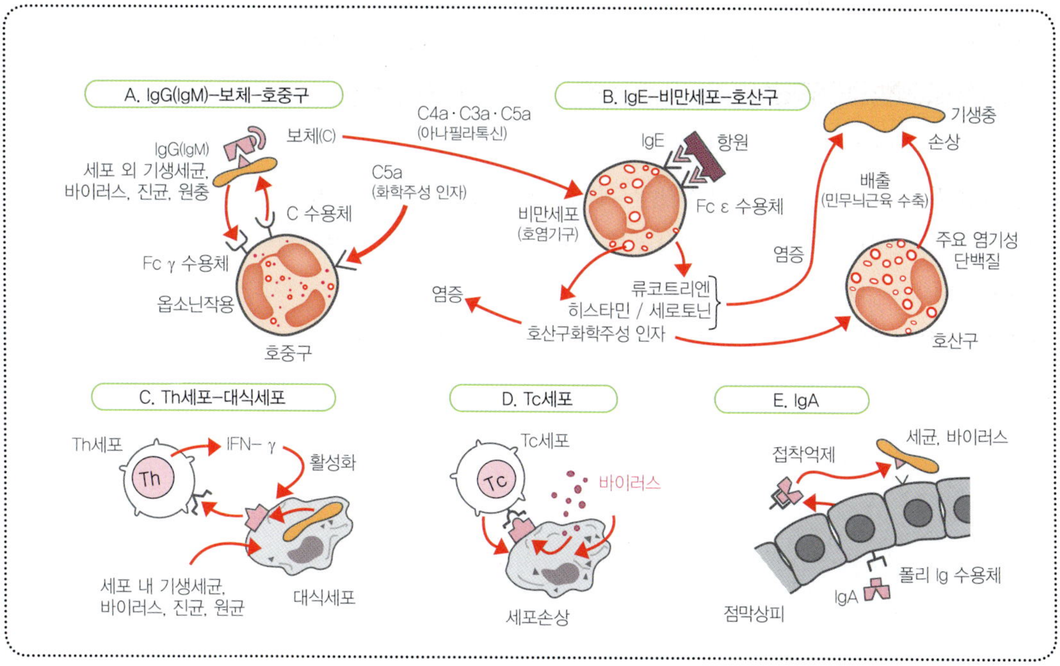

[그림 7-7] 생체방어의 경로

의 IgM이 Fc 부분에서 J사슬에 의해 결합)로 존재하며 대량의 항원과 결합할 수 있어서 적혈구 응집능력, 세균 응집능력 등이 좋다.

Note

Ⓒ IgA

단량체의 혈청 IgA와 이량체의 분비형 IgA가 있다. 분비형 IgA는 외분비액(모유, 눈물, 침, 기도 분비액, 전립샘액, 질 분비액, 창자 분비액 등)에 함유되어 있으며, 각각의 점막에서 감염방어를 맡고 있다.

Ⓓ IgE

Ig 가운데에서 혈중농도가 가장 낮다. 비만세포와 호염기구 표면의 IgE 수용체에 결합하여 존재하며, 항원과 결합하여 비만세포, 호염기구를 자극해서 히스타민 등의 화학매개체를 분비하여 염증반응을 촉진한다. 즉시형 알레르기의 원인이 된다(p.165 참조).

Ⓔ IgD

혈청 중에 1mg/dL 정도 존재하는 IgD의 기능은 불분명하다. B세포의 막표면 위에 존재하는 IgD는 B세포가 항원과 반응하여 항체생산세포로 분화되는 데 중요한 작용을 한다고 보고 있다.

[표 7-1] 면역글로불린 종류의 특성

특성	면역글로불린의 종류				
	IgG	IgM	IgA	IgE	IgD
생화학적으로 발견되는 주요 부위	인체 내 체액	혈청	혈청과 외분비물	조직에 부착	림프구 표면에 부착
고정된 보체	있음	있음	없음	없음	없음
태반 통과성	있음	없음	없음	없음	없음
주요 기능	응집반응 해독성 바이러스의 중화 포식작용의 강화	응집반응 세포용해 포식작용의 강화	점막 표면의 보호	과민반응 중 즉각적 형태의 매개	림프구의 활성화와 억제의 조절

B. 보체

보체(complement)는 C1부터 C9까지 9종류의 단백질과 그 활성화를 촉진하거나 억제하는 인자(B, D, H, I인자 등)로 이루어진다. 보체단백질은 혈청 총단백질의 약 5%를 차지하며, 정상적인 혈청 중에서는 활성이 없는 형태

Note

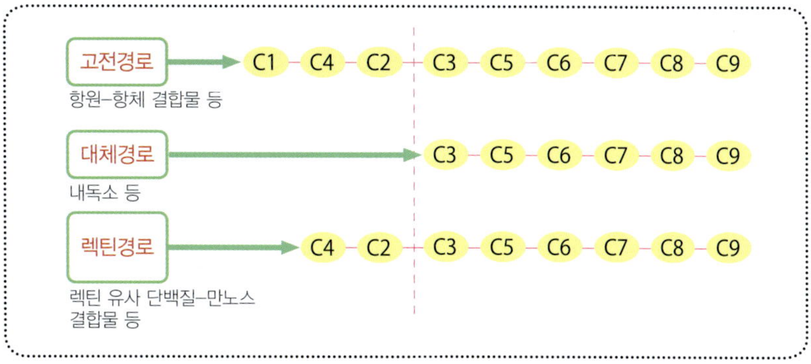

[그림 7-8] 보체의 활성화 경로

로 존재하지만, 항원-항체 결합물이나 이물질과 만나면 연쇄반응적으로 활성화되어 이들을 제거하도록 작용한다.

이 활성화의 경로로서 **고전경로**, **대체경로**, **렉틴경로**의 3가지가 알려져 있다(**그림 7-8**).

❶ 고전경로(classical pathway)

활성화의 계기는 항원-항체 결합물이다. 즉, 항원에 결합한 IgG, IgM의 Fc 부분에 보체인 C1이 결합하여 활성화가 시작된다. C1에 이어 C4, C2가 결합하고, 다음으로 C3이 결합하여 활성화된다. 활성화된 C3의 작용에 의해 이후 C5~C9가 활성화된다.

❷ 대체경로(alternative pathway)

활성화의 계기는 그람음성균의 내독소, 효모의 다당체, 종양세포, 바이러스 감염세포 등 미생물의 세포벽 성분, 세포의 막 성분이다. C1, C4, C2는 활성화되지 않고 바로 C3이 활성화하고 그 작용으로 C5~C9가 활성화된다.

렉틴(lectin)
당사슬에 특이적으로 결합하는 단백질이다. 미생물 표면의 당사슬과 결합한 만노스 결합 렉틴(mannose binding lectin, MBL)은 호중구 표면의 MBL 수용체에 의해 미생물을 포획하기 쉬워진다.

❸ 렉틴경로(lectin pathway)

활성화의 계기는 혈청 중 렉틴 유사 단백질(만노스 결합 렉틴)과 미생물 표면의 만노스(mannose; 육탄당)를 함유하는 당사슬과의 결합이다. 이것이 항원-항체 결합물과 C1의 결합을 대신하여 C4, C2, 이어서 C3을 활성화하고 그 작용으로 C5~C9가 활성화된다.

어떠한 경로이든 C3 이후의 활성화는 거의 같다(대체경로에서 만들어지는 C5 전환효소는 고전경로, 렉틴경로에서 만들어지는 C5 전환효소와 조성이 다르다).

중요한 작용을 하는 것은 C3 분자의 활성화로 생산되는 C3a와 C3b, C5 분자의 활성화로 생산되는 C5a와 C5b 및 C5b~C9(C5b6789라고 표기한다)이다.

C3a와 C5a는 비만세포를 자극하여 과립(화학매개체)을 방출시키고, 그 작용을 통해 혈관투과성을 높인다[아나필라톡신(anaphylatoxin)이라고 한다]. 이에 따라 탐식세포(호중구, 단핵구, 대식세포)가 혈중에서 조직으로 넘어가도록 도와준다.

C5a는 탐식세포를 감염부위로 유도하고 그 이동(**화학주성**, chemotaxis)을 촉진한다(백혈구주화성 촉진).

C3b는 미생물의 표면에 결합한 채로 남아 C5 이후를 활성화함과 동시에 그 미생물을 탐식세포가 탐식하기 쉽게 한다(**옵소닌화**, opsonization).

C9까지 반응하여 C5b6789가 생겨나면 세포막이 항원인 경우 그 세포막에 구멍을 뚫어 손상시킨다. 미생물에서는 바이러스의 외피, 그람음성균 등의 세포막이 공격 대상이며, 바이러스는 불활성화, 세균은 살해된다(**용균반응**, lytic reaction). 이 때문에 C5b6789는 **막공격복합체**(membrane attack complex, MAC)라고 불린다.

Note

국시 적중문제

Q 아나필락시스에 관여하는 면역체는?

① IgE ② IgG ③ IgM ④ IgA ⑤ IgD

A 아나필락시스(과민증, anaphylaxis)는 IgE 항체에 의해 매개되며, 갑자기 발생한다. 초기에는 국소적 가려움증, 부종, 콧물 등의 증상을 보이다가 수분 안에 쌕쌕거림, 호흡곤란, 청색증이 나타나고 순환기 쇼크에 빠지게 된다.

정답 : ①

Q 즉시형 과민반응에서 면역글로불린 E(IgE)가 비만세포를 자극해 히스타민이 방출되어 나타나는 증상은?

가. 꽃가루병 나. 알레르기천식 다. 알레르기코염 라. 국소적 과민반응

① 가, 나, 다 ② 가, 다 ③ 나, 라 ④ 라 ⑤ 가, 나, 다, 라

A 즉시형 과민반응이란 항원에 대한 비만세포의 IgE 항체에 대한 반응으로 고초열, 알레르기천식, 전신적 과민반응, 알레르기코염, 아토피성 알레르기 등의 증상이 나타난다.

정답 : ①

4 사이토카인

Note

A. 종류와 작용

활성화된 림프구가 생산하는 단백질로, 다른 세포의 수용체에 결합하여 그 작용이 나타나도록 하는 물질을 **림포카인**(lymphokine)이라고 한다. 또 대식세포(큰포식세포)가 생산하는 같은 작용의 물질을 **모노카인**(monokine)이라고 하며, 이러한 유사 물질을 모두 일컬어서 **사이토카인**(cytokine)이라고 한다.

사이토카인은 분자량 2만 전후의 단백질 또는 당단백질로, 많은 종류가 알려져 있다. T세포, B세포, 대식세포, 섬유모세포종(fibroblastoma) 등 많은 종류의 세포가 생산하며, 혈액계통이나 신경계통의 발생, 염증반응, 면역반응, 종양발생, 초기배아 발생 등 다양한 생물반응을 조절한다.

사이토카인은 그 사이토카인수용체를 가진 세포에 결합함으로써 정보를 전달한다. 다만, 1개의 사이토카인이 2가지 이상의 작용을 하고, 2개 이상의 사이토카인이 같은 작용을 하는 사이토카인 상호간의 다양성과 중복성이 알려져 있으며 그 작용방식은 매우 복잡하다.

그 작용에 따라 사이토카인을 분류하면 림프구의 분화, 증식, 활성화에 관여하는 사이토카인, 조혈과 혈구의 분화에 관여하는 사이토카인, 염증의 유발과 조절, 염증세포의 주화성에 관여하는 사이토카인으로 크게 구분할 수 있다(**표 7-2~7-5**).

최근 사이토카인수용체와 그 신호전달경로의 분자 기반이 차츰 밝혀지고 있다. 이 복잡한 사이토카인의 작용으로 세포성 면역, 체액성 면역, 자연면역, 염증반응, 항바이러스작용, 알레르기반응 등이 조절되고 있다.

[표 7-2] 림프구의 분화·증식·활성화에 관여하는 사이토카인

종류	생산세포	주요 작용
IL-2	Th_1세포	Th_1세포의 증식과 활성화, 세포독성T세포의 분화, B세포의 증식과 활성화, NK세포의 증식과 활성화, IFN-γ의 유도
IL-12	가지세포, 대식세포	Th_1세포의 분화, T세포·NK세포에서의 IFN-γ 생산유도, NK세포의 증식과 활성화
IL-15	단핵구, 태반, 뼈대근육, 콩팥, 허파, 간, 심장, 상피세포	Th_1세포의 증식과 활성화, 세포독성T세포의 증식과 분화
IL-18	대식세포, 각질형성세포, 뼈모세포 유사세포, 작은창자 상피세포	Th_1세포의 분화, IFN-γ의 유도, B세포의 증식과 활성화
IFN-γ	T세포, NK세포	Th_1세포의 분화, 대식세포의 활성화, B세포의 증식과 활성화, NK세포의 증식과 활성화
IL-1	대식세포, 가지세포, 호중구, NK세포, 섬유모세포, 내피세포	Th_2세포의 증식과 활성화, 호중구의 활성화와 이동, 간세포에 의한 급성기 단백질의 생산, 섬유모세포에 의한 단백질분해효소의 생산
IL-4	T세포, NKT세포	Th_2세포의 증식과 활성화, B세포의 증식과 분화, IgG·IgE로 클래스전환
IL-10	T세포, B세포, 비만세포	Th_2세포의 증식과 활성화, 대식세포의 활성화 억제, Th_1세포의 분화 억제
IL-5	T세포	B세포의 증식과 분화, IgA로 클래스전환
IL-6	T세포	B세포의 증식과 활성화, Th_1세포의 증식과 분화, 세포독성T세포의 증식과 활성화, 급성기 단백질의 유도
IL-13	T세포	B세포의 증식과 활성화, 단핵구로부터 IL-1, IL-8의 생산억제
IL-14	T세포	B세포의 증식 유도, 항체생산 억제

[표 7-3] 조혈·혈구의 분화에 관여하는 사이토카인

종류	생산세포	주요 작용
IL-3	T세포, 내피세포	줄기세포의 증식과 분화
GM-CSF	T세포, 내피세포, 섬유모세포	골수세포의 증식과 분화
G-CSF	내피세포, 섬유모세포, 대식세포	과립성 백혈구의 증식과 분화
M-CSF	대식세포, 내피세포	단핵구, 대식세포의 증식과 분화
IL-4	T세포	비만세포의 분화(기타는 표 7-1 참조)
IL-9	$CD4^+$세포	비만세포의 증식, 태아가슴샘세포의 증식
IL-5	T세포	호산구의 분화(기타는 표 7-1 참조)
IL-7	골수 간질세포, 가슴샘 간질세포	B전구세포의 증식과 분화, 단핵구의 활성화, GM-CSF의 생산

[표 7-4] 염증 유발과 조절, 염증세포의 이동에 관여하는 사이토카인

종류	생산세포	주요 작용
IL-1	대식세포, 호중구, T세포, B세포, 내피세포, 섬유모세포	염증 유발, 호중구의 이동, 발열과 쇼크, 급성기 단백질 유도(기타는 표 7-1 참조)
IFN-γ	T세포, NK세포	대식세포의 활성화, MHC 발현 유도, Th_1세포의 분화(기타는 표 7-1 참조)
TNF-α	대식세포, NK세포	염증 유발, 대식세포의 활성화
TNF-β	T세포	염증 유발, 대식세포의 활성화
TGF-β	대식세포, T세포	염증 억제, 세포증식의 억제
IL-8	대식세포, 섬유모세포, 내피세포, 호중구	호중구의 활성화와 이동, 호염기구의 이동
IL-16	T세포	$CD4^+$세포의 이동, 호산구의 이동
MCP-1	대식세포, T세포, 섬유모세포, 내피세포	대식세포의 이동
MIP-1	대식세포, T세포	T세포의 이동

[표 7-5] 사이토카인 패밀리의 분류

패밀리	사이토카인	수용체의 신호계통
클래스 I	IL-2, 3, 4, 5, 6, 7, 8, 9, 10, 11, 12, 13, 15, 21, 23, 27, GM-CSF, LIF, OSM, CNTF, 렙틴, EPO, TPO, G-CSF, GH, 프로락틴	JAK키나아제의 결합, STAT인자의 활성화
클래스 II	IL-10, 19, 20, 22, 24, 28, 29 IFN-α, β, γ 등	JAK키나아제의 결합, STAT인자의 활성화
TNF/Fas	Fas리간드, TNF-α, β, RANKL, CD30리간드, CD40리간드 등	이량체 수용체, NF-κB, 카스파제의 활성화
TGF	TGF-β, BMP, 액티빈 등	Ser/Thr키나아제 수용체, SMAD인자의 활성화
증식인자	EGF, PDGF, FGF, NGF, VEGF, SCF 등	Tyr키나아제 수용체
케모카인	IL-8, MCP, MIP, RANTES, Eotaxin 등	7회 막관통형 수용체, 삼량체 GTP 결합 단백질
IL-1	IL-1, 18	톨유사수용체(Toll-like receptor)와 상동, NF-κB의 활성화
기타	IL-16, 17, 25 등	

B. 대표적인 사이토카인의 특징

Note

❶ IL(인터루킨, interleukin)-1

대식세포(큰포식세포)를 비롯해 **가지세포**(수상세포), 호중구(중성구), NK 세포 등 많은 세포가 감염에 의한 세균의 지질다당질(lipopolysaccharide) 등의 자극을 받아서 생산된다. 림프구를 비롯해 호중구, 상피세포, 간세포, 섬유모세포, 뼈세포 등 많은 세포에 작용한다.

호중구를 이동시켜서 감염 부위로 모으고, 간세포를 자극하여 CRP(C반응단백질) 등의 급성기 단백질을 만들게 하며, 신경계통을 자극하여 발열, 식욕부진, 졸음 등을 일으키고, **감염 초기**의 생체방어에 중요한 역할을 한다.

❷ IL-2

활성화된 Th_1세포의 증식을 촉진한다. 대부분의 Th_1세포는 스스로 IL-2를 만들어 이용한다.

❸ IL-4, IL-5, IL-6

Th_2세포에 의해 만들어져 B세포의 증식과 분화를 촉진한다. IL-4는 B세포의 수용체에 결합하여 활성화시켜 MHC 클래스 II의 발현을 촉진시킨다. IL-5는 항체 생산을 촉진한다. IL-6은 T세포에도 작용하여 증식과 분화를 유도함으로써 혈액줄기세포나 형질세포의 증식을 촉진한다. 또 염증에도 관여하므로 IL-1, TNF와 함께 **염증사이토카인**이라고 불린다.

❹ IL-10, IL-12

IL-10은 IL-4와 함께 Th_2세포의 분화를 촉진하고 Th_1세포의 분화를 억제한다. IL-12는 IFN-γ와 함께 Th_1세포의 분화를 촉진하고 Th_2세포의 분화를 억제한다.

❺ IFN(interferon)

백혈구가 만드는 IFN-α, 바이러스에 감염된 섬유모세포가 만드는 IFN-β, T세포가 만드는 IFN-γ가 있다. IFN-α와 IFN-β는 구조적으로 비슷하지만, IFN-γ는 IFN-α, IFN-β와 구조적으로 비슷하지 않다. 바이러스에 감염되어 생산되는 것은 주로 IFN-α와 IFN-β의 부분으로, 대식세포, 가지세포의 **TLR**(Toll-like receptor, **톨유사수용체**)에 가해지는 자극에 의해서도 생산된다. 또 활성화 B세포를 분화시키고 세포독성T세포, NK세포를 활성화한다. IFN-γ를 **면역인터페론**(immune interferon)이라고 하며 대식세포의 활성화인자로서 작용한다. 항체 생산에서 IgE로의 클래스전환(class switch)을 조절하여 알레르기를 제어하는 작용이 주목을 받고 있다.

Note

TLR(Toll-like receptor, 톨유사수용체)
대식세포나 가지세포의 막표면에 존재하여 병원체를 인식하고 그 반응신호를 전달하는 역할을 한다. 초파리 등의 하등동물에 그 프로토타입이 관찰된다. 현재 TLR1에서 9까지의 존재가 알려져 있으며 TLR3은 바이러스의 이중가닥 RNA, TLR4는 세균의 지질다당류, TLR5는 플라젤린을 인식한다.

❻ TNF(종양괴사인자, tumor necrosis factor)

대식세포가 생산하는 TNF-α와 T세포가 생산하는 TNF-β가 있다. TNF-β는 **림프독소**(lymphotoxin)라고도 한다. 세균(그람음성 막대균) 감염에서는 발열, 쇼크, 호중구의 활성화 등을 일으킨다.

❼ IL-8, MCP, MIP

호중구, 호염기구, 호산구, 대식세포, T세포 등을 염증부위로 이동시키는 작용을 하는 사이토카인을 케모카인(chemokine)이라고 한다. IL-8은 호중구의 이동을 유도하고, MCP(monocyte chemoattractant protein), MIP(macrophage inflammatory protein)는 단핵구 및 대식세포, T세포의 이동을 유도한다.

케모카인(chemokine)
백혈구의 화학주성 인자로, 구조상 시스테인의 위치에 따라 4가지로 분류되는 복수의 폴리펩티드를 일컫는다.

국시 적중문제

Q 다음 괄호 안에 들어갈 내용으로 알맞은 것은?
백혈병에 걸린 어린 환자는 (　　) 감소로 인한 감염을 예방하기 위해 격리를 해야 한다.

① 호중구(중성구)　② 호산구　③ 호염기구　④ 혈소판　⑤ 림프구

A 절대호중구수(ANC)가 500/μL 이하로 감소하게 되면 감염이나 다른 여러 가지 질병에 대한 저항력이 매우 약해진다.

정답 : ①

면역반응 5

A. 면역의 성립 과정

생체 내에 병원미생물이 침입하면 우선 탐식세포(호중구, 대식세포)가 출동하여 이를 탐식한다. 대식세포는 탐식한 미생물을 세포 내에서 살균하고 동시에 소화 및 절편화하여 그것을 세포 표면에 항원으로서 제시한다(**그림 7-3**, p.146 참조). 대식세포 이외에 항원제시세포인 가지세포도 병원미생물의 항원을 세포 표면에 제시하여 T세포가 그 항원을 인식하면 **면역반응**(immune response)이 일어난다. $CD4^+$ T세포가 사이토카인을 방출하여 B세포를 활성화시킴으로써 항체 생산을 촉진하며, 한편 $CD8^+$ T세포가 세포독성T세포를 활성화하고 감염 세포의 처리를 촉진하여 그 병원미생물을 제거한다(**그림 7-9**).

이렇게 해서 면역이 성립되면 T세포나 B세포의 일부가 그 항원을 기억

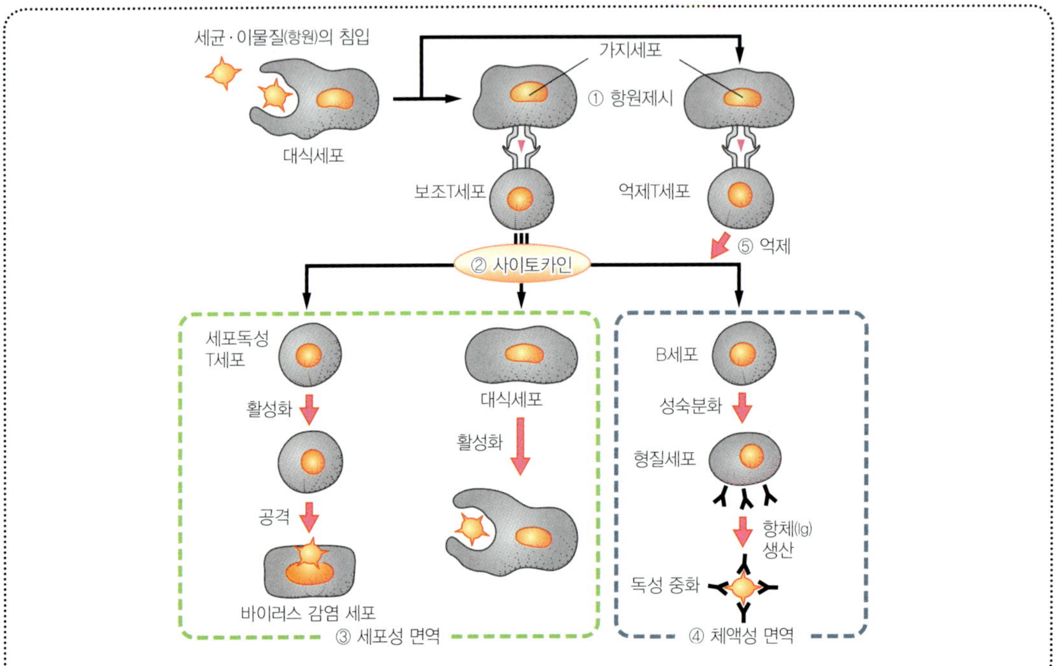

[그림 7-9] 면역기전

Note

하여 다음 감염에 대비한다. 또다시 같은 항원이 침입하면 첫 번째 면역반응(**1차 면역반응**, primary immune response)보다 항체가 빨리 더 많이 생산되고, 더 오래 지속되는 면역반응(**2차 면역반응**, secondary immune response)이 일어난다. 같은 감염병에 다시 걸리지 않거나 걸리더라도 가벼운 증상만 나타나는 것은 이러한 2차 면역반응에 따른 것이다.

B. 항원인식

병원미생물이 침입해오면 각 조직에서 감시하고 있는 대식세포가 그것을 인식하여 IL-1, TNF-α 등의 사이토카인을 방출해서 국소에 염증을 일으킨다. 이 대식세포는 세포 표면에 세균의 지질다당류(lipopolysaccharide), 플라젤린(flagellin), 바이러스의 이중가닥 RNA 등과 결합하는 수용체(**TLR, 톨유사수용체**)를 가지고 이물질을 인식한다.

염증부위로 호중구가 이동하여 병원미생물을 탐식한다. 또 병원미생물을 제거하는데 필요한 단백질(보체성분, 단백질분해효소 등)이 합성된다. 염증부위에서는 보체도 활성화되어 병원미생물 제거에 가담한다. 탐식세포의 하나인 대식세포도 병원미생물의 탐식과 처리에 참여한다.

탐식(engulfment)
접착, 흡수, 소화의 3단계가 있다. 세균 등의 항원에 IgG, IgM이 결합하여 항원-항체 복합체가 되고 나아가 보체가 결합하면 이것이 탐식세포의 수용체에 결합한다. 즉, 항체나 보체를 통하여 세균과 탐식세포가 접착하기 때문에 탐식세포에 의한 세균의 탐식이 진행된다.

이러한 **비특이적 방어**(**선천면역**, innate immunity)로 제거할 수 없는 병원미생물에 대해 생체는 **항원특이적 방어**(**후천면역**, acquired immunity)로 대항한다.

생체 내로 침입한 병원미생물 등의 외래 항원은 대식세포, 가지세포에 탐식되고 그 내부에서 분해되어 항원펩티드가 되며, MHC 클래스 II 분자와 결합하여 세포 표면으로 제시된다. 바이러스나 세포 내 기생균 등의 내재항원은 MHC 클래스 I 분자와 결합하여 세포 표면에 제시된다.

이 MHC 클래스 I/II 분자로 제시된 항원에 T세포가 가진 T세포수용체(T-cell receptor, TCR)가 결합함으로써 T세포는 항원을 인식한다. 다만, MHC 클래스 I/II 분자와 T세포수용체의 결합뿐만 아니라 MHC 클래스 II 분자와 CD4 분자 또는 MHC 클래스 I 분자와 CD8 분자가 결합하지 않으면 T세포는 항원을 인식할 수 없다.

C. Th_1세포와 Th_2세포

CD4⁺ T세포는 보조T세포라고 불린다. 보조T세포(Th세포)는 TCR에 의해 항원제시세포가 제시한 항원을 인식하게 되면 활성화된다. 외래 항원과 한 번도 접촉한 적이 없는 Th세포를 Th_0세포라고 하는데, Th_0세포는 항원제시세포 등이 방출하는 사이토카인에 의해(그 종류에 따라) Th_1세포나 Th_2세포로 분화된다(**그림 7-10**).

Th_1세포는 대식세포, 가지세포 등이 방출하는 IL-12의 작용에 의해 Th_0세포에서 분화한다. IFN-γ 등을 방출하여 세포독성T세포(Tc세포)나 대식세포를 활성화하여 세포성 면역을 유도한다.

Th_2세포는 Th_2세포, NKT세포가 방출하는 IL-4, 대식세포 등이 방출하는 IL-10에 의해 Th_0세포에서 분화된다. IL-4, IL-6을 방출하여 B세포를 활성화하고 항체 생산을 촉진하여 체액성 면역을 유도한다.

Note

T세포 비의존성 반응
Th세포에 의한 자극이 없어도 B세포가 일부 항원에 의해 활성화되어 형질세포까지 분화하는 것을 말한다.

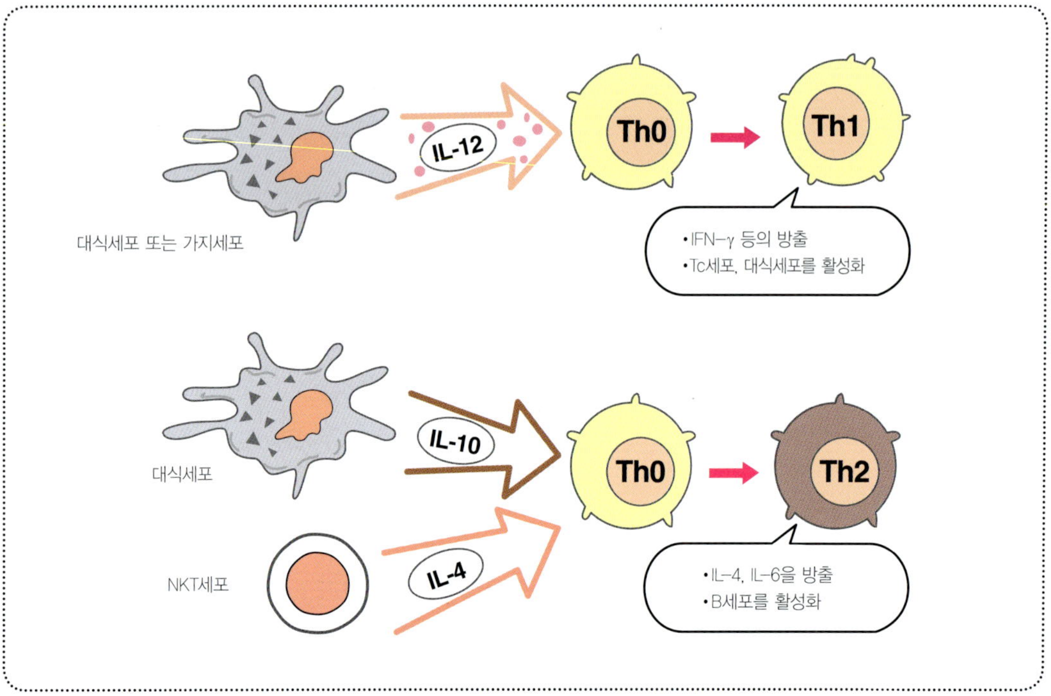

[그림 7-10] Th세포의 분화와 작용

Note

D. 체액성 면역과 세포성 면역

항원에 대한 생체의 반응에는 항체를 중심으로 하는 체액성 면역과 T세포를 중심으로 하는 세포성 면역이 있다.

❶ 체액성 면역(humoral immunity)

Th_2세포가 방출하는 사이토카인의 자극에 의해 B세포는 활성화되어 증식하고, 침입해온 외래 항원에 대한 항체를 생산하는 형질세포로 분화된다. 항체는 '열쇠와 열쇠구멍의 관계'처럼 특이적으로 항원과 결합한다.

항체가 항원과 결합하면 다양한 반응(**항원항체반응**, antigen-anibody reaction)이 나타나는데, 그 하나가 **중화반응**(neutralization)으로서 세균의 독소, 효소, 바이러스 등의 항원에 항체가 결합하면 이들의 활성이 없어지는 반응이다.

이 중화반응을 일으키는 항체를 **중화항체**(neutralizing antibody)라고 한다. 독소에 결합하여 그 활성을 억제하는 중화항체를 **항독소**(antitoxin), 그 반응을 **독소항독소반응**(toxin-antitoxin reaction)이라고 한다. 항독소는 파상풍, 디프테리아의 외독소에 대한 가장 효과적인 방어이다. 또 바이러스에 대한 중화항체도 바이러스 감염 초기단계에서 가장 효과적인 방어이다. **백신**(vaccine)은 바이러스의 중화항체를 획득함으로써 감염방어를 목적으로 하는 치료이다(p.190 참조).

항원–항체 복합체에 보체(C3b 등)가 결합하면 그 항원은 탐식세포(호중구, 대식세포)에 탐식되기 쉬워진다. 탐식세포 표면에 존재하는 항체의 Fc 수용체나 보체 C3b수용체를 통해 항원을 붙잡아 탐식한다. 또 항원–항체 복합체에 보체 C5b6789가 결합하면 그 항원을 가진 세포가 파괴되는데 이를 **세포용해반응**[항원이 세균이면 **용균반응**(lytic reaction)]이라고 한다.

❷ 세포성 면역(cellular immunity)

지속 감염 바이러스나 세포 내 기생균에 감염되면 항체는 세포 안으로 들어오지 않기 때문에 체액성 면역만으로는 이들 미생물을 제거할 수 없다. 그래서 T세포, 대식세포, 가지세포, NK세포 등이 연계하여 감염 세포를 공격하고 파괴한다. 물론 세포성 면역은 급성 감염병의 방어에도 작용한다.

Th_1세포는 항원제시세포가 제시한 항원에 결합하면 활성화되어

IFN-γ 등의 사이토카인을 방출함으로써 대식세포를 활성화한다. 활성화된 대식세포는 세포 내 기생균을 살균할 수 있게 된다(결핵균, 티푸스균 등의 세포 내 기생균은 보통 대식세포에 탐식되어도 살균되지 않고 증식할 수 있다).

바이러스 감염 세포는 세포 내부에서 생산된 바이러스 단백질을 세포질에서 처리하여 펩티드와 MHC 클래스 I 분자의 복합체를 세포 표면으로 제시한다. Tc세포는 이 복합체를 인식하여 활성화되고, 세포독성을 획득하여 퍼포린(perfolin)과 단백질분해효소를 방출한다. 퍼포린이 바이러스 감염 세포의 세포막에 구멍을 뚫고 세포 내로 들어간 분해효소가 세포를 파괴한다.

NK세포는 Tc세포와는 다른 인식기전으로 항원을 인식하고 활성화하여 표적세포를 공격한다.

Note

[표 7-6] 병원미생물과 감염방어

	체액성 면역	세포성 면역	호중구에 의한 탐식
세균	포도알균, 사슬알균, 폐렴알균, 임균, 수막염균, 인플루엔자막대균, 녹농균	살모넬라, 결핵균, 브루셀라, 리스테리아	포도알균, 폐렴막대균
바이러스	콕사키바이러스, 황열바이러스, 폴리오바이러스, 인플루엔자바이러스	폭스바이러스, 헤르페스바이러스, 홍역바이러스	
진균	사람폐포자충	칸디다, 히스토플라스마, 톡소플라스마	칸디다, 아스페르길루스, 노카르디아

국시 적중문제

Q 알레르기를 가진 환자 간호 시 우선적으로 고려해야 하는 간호원칙은?

① 약물요법에 대한 부작용을 교육한다.
② 휴식과 영양공급에 대한 중요성을 교육한다.
③ 알레르기원을 파악하여 피하도록 한다.
④ 정서적인 지지와 자아존중감을 유지하도록 한다.
⑤ 신체 다른 질환과의 관계성 여부를 확인한다.

A 우선적으로 알레르기원을 파악하여 피하는 것이 가장 중요하다. 알레르기원이 확인되면 항원을 피하거나 접촉을 금하고 약물요법을 시행한다.

정답 : ③

6 알레르기

Note

면역(immunity)은 병원미생물 등의 이물질을 제거하는 기전을 말한다. 그러나 그 면역이 과잉으로 반응하여 생체에 유해한 손상을 일으키는 경우나 자기 조직을 잘못 제거하려고 하는 경우가 있다. 그 결과 생체에 불리한 상태(질환)가 일어나는데, 이를 **알레르기**(allergy)라고 하고, 알레르기를 일으키는 항원을 **알레르겐**(알레르기항원, allergen)이라고 한다.

어떤 항원의 자극을 받아 그 항원이 면역기전에 인식되면 그 항원이 알레르기항원이 되는 경우가 있다. 생체는 알레르기를 일으킬 준비가 되어 있는 상태가 되며 그 항원에 접촉할 때마다 알레르기를 일으킨다. 알레르기를 일으킬 준비가 되어 있는 상태를 **감작**(민감화, sensitization)라고 한다.

알레르겐이 침입한 후 반응이 수 분 안에 나타나서 수 시간에 사라지는 것을 **즉시형 알레르기**(immediate allergy; I~III형), 수 시간 안에 나타나서 24~48시간에 최대에 도달한 후 서서히 사라지는 것을 **지연형 알레르기**(delayed allergy; IV형)라고 한다. 즉시형 알레르기는 항체에 의해 일어나는 체액성 면역반응, 지연형 알레르기는 Th세포를 중심으로 하는 **세포성 면역반응**이다.

❶ I형 알레르기(그림 7-11)

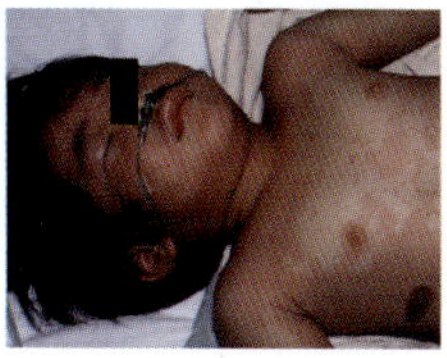

▶전신아나필락시스 환자

벌에 쏘여 발병한 증례. 의식상실, 전신의 부종, 발적이 확인된다.

IgE와 비만세포, 호염기구에 의해 일어난다. IgE가 Fc 부분에서 비만세포나 호염기구와 결합하고 Fab 부분에서 항원과 결합하면 그 자극에 의해 비만세포, 호염기구가 탈과립을 일으켜 화학매개체인 히스타민(histamine), 세로토닌(serotonin) 등을 방출하고 류코트리엔(leukotriene)을 생산한다. 이 화학매개체가 민무늬근육(평활근) 수축, 혈관투과성 항진, 외분비샘 자극 등을 일으켜 각종 알레르기질환의 원인이 된다.

예를 들어 벌에 쏘인 후 다시 벌에 쏘이게 되면 즉시 호흡곤란에 빠져 쇼크를 일으키고 사망에 이르는 경우가 있다. 이것이 I형 알레르기인

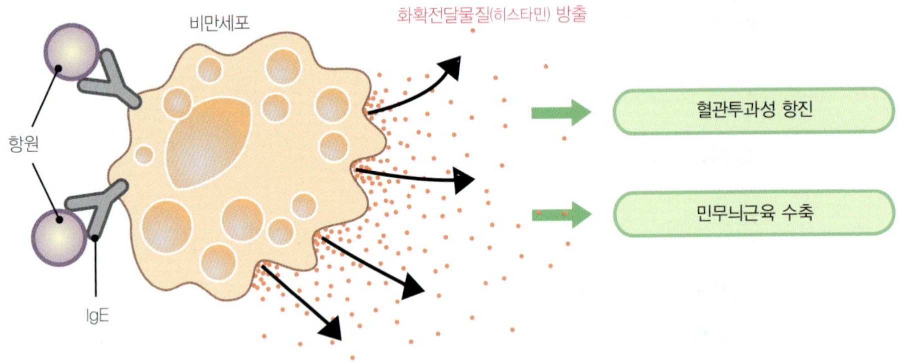

우선 IgE가 비만세포 표면의 IgE 수용체에 부착한다. 항원(알레르겐)이 IgE에 반응하면 비만세포는 탈과립하여 히스타민 등의 화학물질을 방출한다.

[그림 7-11] I형 알레르기

전신아나필락시스(generalized anaphylaxis)이다. 페니실린쇼크 등도 마찬가지이다. 두드러기, 꽃가루증, 알레르기비염, 기관지천식 등은 I형 알레르기에 따른다.

Note

❷ II형 알레르기(그림 7-12)

세포 표면의 항원에 IgM, IgG가 결합하고 그곳에 보체가 결합함으로써 일어난다. 그 항체나 보체의 수용체를 가진 탐식세포에 의한 탐식, NK세포에 의한 공격에 의해 세포가 손상을 받는데, 이를 **세포독성반응**(cytotoxic reaction)이라고도 한다.

적혈구가 표적이 되는 경우는 용혈빈혈(hemolytic anemia)을 일으킨다. 혈액형 부적합 수혈, Rh 부적합 임신 등에 의해 적혈구와 반응하는 항체가 들어오면 적혈구의 파괴(용혈, hemolysis)가 일어난다. 또 세포 표면에 부착한 약물에 대한 항체가 만들어져 그 항체에 의한 세포의 파괴(혈소판감소증 등)가 일어난다.

Note

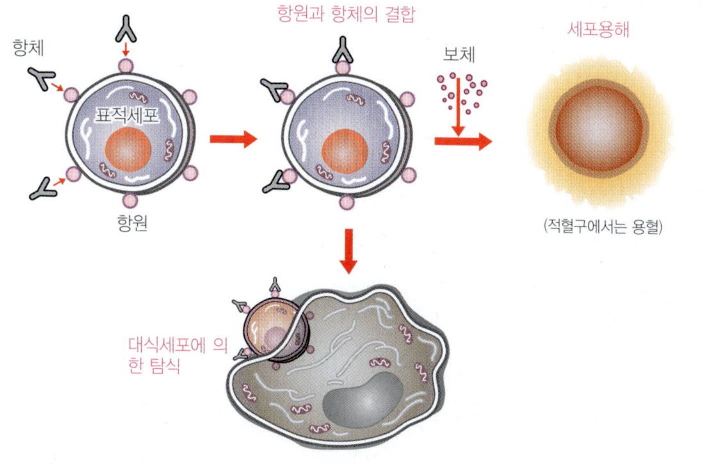

표적세포의 표면항원에 대한 항체가 반응하여 보체가 매개하여 표적세포가 용해되거나 대식세포에 탐식되어 파괴된다.

[그림 7-12] II형 알레르기

❸ III형 알레르기(그림 7-13)

IgG와 항원이 결합한 **면역복합체**(immune complex; 항원-항체 복합체라고도 함)가 조직에 침착함으로써 일어난다. 이 면역복합체에 의해 보체가 활성화되어 호중구를 모으고 이 호중구가 조직을 손상시킨다. 또 비만세포를 자극하여 히스타민, 세로토닌 등의 화학매개체를 방출하여 조직을 손상시킨다.

면역복합체는 콩팥의 토리(사구체), 관절, 허파, 피부에 침착하기 쉬우며 급성 · 만성 토리콩팥염(사구체신염), 전신홍반루푸스, 류마티스관절염 등이 III형 알레르기의 대표적인 질환이다.

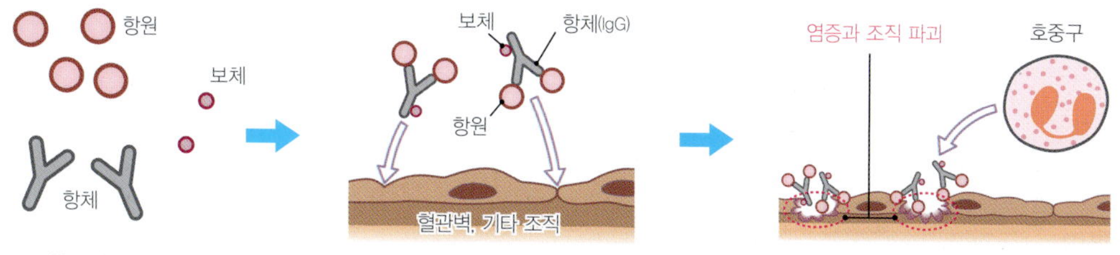

혈중에서 형성된 면역복합체가 조직에 침착하여 염증과 조직 파괴를 일으키거나 기능장애를 일으킨다. 침윤하는 호중구에서 단백질분해효소가 방출된다. 보체의 활성화도 III형 알레르기반응에 관여한다.

[그림 7-13] III형 알레르기

❹ IV형 알레르기(그림 7-14)

T세포가 주체가 되는 세포성 면역반응에 의한 조직손상이다. 체내에 침입해 들어온 알레르겐(알레르기항원)과 Th_1세포가 결합하면 Th_1세포는 IFN-γ 등의 사이토카인을 방출하여 대식세포나 Tc세포를 활성화하고 국소에 모여 염증반응을 일으킨다. 이 반응을 **지연형 과민반응**(delayed-type hypersensitivity, DTH)이라고 한다.

투베르쿨린반응, 접촉피부염 등이 대표적인 질환이다. 이 반응은 알레르겐이 체내에 침입하고 약 48시간 후에 나타난다(지연형 알레르기).

Note

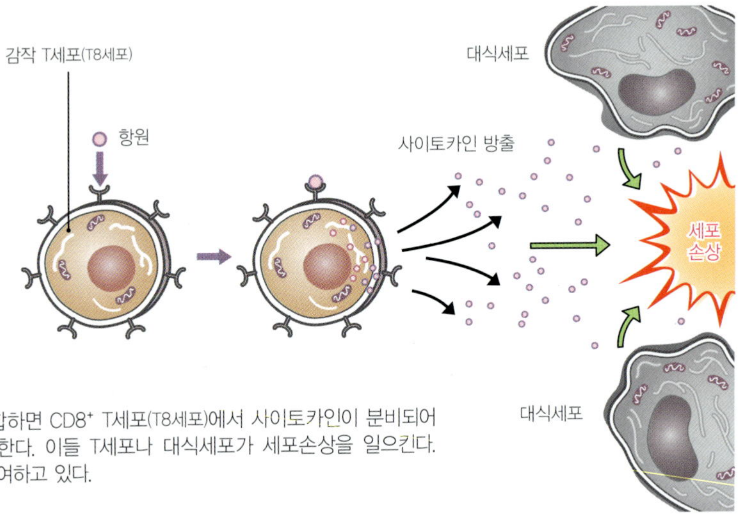

감작 T세포에 항원이 결합하면 CD8⁺ T세포(T8세포)에서 사이토카인이 분비되어 대식세포의 침윤을 유도한다. 이들 T세포나 대식세포가 세포손상을 일으킨다. Ⅳ형은 세포성 면역이 관여하고 있다.

[그림 7-14] Ⅳ형 알레르기

[표 7-7] 과민성 반응의 분류

형	즉시형			지연형
	Ⅰ형	Ⅱ형	Ⅲ형	Ⅳ형
반응	아나필락시스(Anaphylaxis) 반응	세포상해반응	면역복합체	세포면역반응
반응의 주역	IgE	IgG IgM	IgG IgM	민감화 T-림프구
보체의 필요성	무	유	유	무
질환의 예	• 아나필락시스쇼크(Anaphylaxis shock) • 담마진(두드러기, penicillin shock) • 기관지 천식 • 화분증 • 식품 알레르기	• 부적합한 수혈 및 임신 부작용 • 용혈성 빈혈 • 혈소판 감소증	• 혈청병 • 전신홍반루푸스 • 토리콩팥염 • 과민성 폐렴 • 류마티스관절염	• 감염 알레르기 • 접촉 피부과민증

제8장

감염병

1. 감염병의 현재
2. 감염병 대책
3. 감염예방
4. 감염병 진단
5. 감염병 치료

[학습목표]

- 주요 신종 감염병, 재출현 감염병을 들 수 있다.
- 기회감염, 병원감염의 원인을 들 수 있다.
- 약물내성균에 대해 설명할 수 있다.
- 감염병의 예방 및 관리에 관한 법률에 따른 분류를 이해하고 제1~3군 감염병을 들 수 있다.
- 주요 수입감염병을 들 수 있다.
- 병원감염의 주요 병원균을 들 수 있다.
- 병원감염의 감염경로를 설명할 수 있다.
- 의료종사자의 표준감염예방책에 관해 설명할 수 있다.
- 백신의 종류를 들 수 있다.
- 예방접종의 종류를 들 수 있다.
- 멸균과 소독의 차이를 알 수 있다.
- 멸균방법에 관해 설명할 수 있다.
- 소독방법에 관해 설명할 수 있다.
- 감염징후(발열, 설사, 발진)에 관해 이해할 수 있다.
- 주요 세균학적 검사, 진균학적 검사, 원충학적 검사, 바이러스학적 검사, 혈청학적 검사, 분자생물학적 검사에 관해 이해할 수 있다.
- 화학요법제의 작용(선택독성, 살균작용과 정균작용)에 관해 이해할 수 있다.
- 주요 항균제(β-락탐 계열 약물, 아미노배당체 계열 약물, 퀴놀론 계열 약물 등)의 작용에 관해 이해할 수 있다.
- 주요 항진균제, 항바이러스제에 관해 이해할 수 있다.

주요 용어해설

- **간헐열**(intermittent fever) : 하루 변화가 크고 1일 이상의 간격을 두고 무열기와 유열기가 교대하는 열형을 말한다.
- **교차내성**(cross-resistance) : 어떤 생물이 1종류의 약물에 대해 내성을 획득함과 동시에 다른 종류의 약물에 대한 내성도 획득하는 것을 말한다. 일반적으로 화학구조나 작용기전이 유사한 약물 사이에서 발생한다.
- **균교대현상**(microbial substitution) : 생체에서 정상세균무리의 감소 등에 의해 평소에는 존재하지 않거나 소수밖에 없던 균이 비정상적으로 증식을 일으켜 정상세균무리가 흐트러지는 현상을 말한다.
- **다제내성**(multidrug resistance) : 어떤 미생물이 작용기전이 다른 2종류 이상의 약물에 대한 내성을 나타내는 것을 말한다.
- **보체결합반응**(complement fixation reaction) : 항원항체복합체와 보체가 결합하는 성질을 이용한 반응이다. 항원, 항체, 보체가 존재하는 용액 내에서는 항원이 항체에 특이적으로 결합하여 그 항원항체복합체에 비특이적으로 보체가 결합한다.
- **부스터효과**(booster effect) : 체내에서 한번 형성된 면역기능이 다시 항원에 접촉됨으로써 면역기능이 더욱 높아지는 것을 의미하는 생물학 용어이다.
- **선택독성**(selective toxicity) : 특정 종류의 생물에 있어서만 치명적인 독성을 발휘하는 성질을 말한다.
- **신종 감염병**(emerging infectious disease) : 미지의 병원체에 의해 발생한 감염병을 말한다.
- **오르내림열**(이장열, remittent fever) : 하루 변화가 1℃ 이상의 고열이 계속되는 열형을 말한다.
- **재출현 감염병**(reemerging infection disease) : 이미 알려진 병원체에 의한 감염병이 다시 출현하여 심각한 문제를 일으키고 있는 것을 말한다.
- **종숙주**(definitive host) : 기생충의 생활환경에서 유성생식이 이루어지는 숙주를 말한다. 이에 대한 개념으로서 발육 또는 무성생식만 하는 중간숙주가 존재한다.
- **지속열**(continued fever) : 하루 변화가 1℃ 이내의 고열이 계속되는 열형을 말한다.
- **타협숙주**(compromised host) : 면역력 저하로 인해 평소에는 감염을 일으키지 않는 미생물에도 쉽게 감염되어 장기기능장애 및 증상을 나타내는 상태의 사람을 말한다.
- **파상열**(undulant fever) : 오한, 작열감, 발한기의 열 발작이 거의 일정 시간 경과할 때마다 일어나는 열형을 말한다.
- **표준감염예방책**(standard precaution) : 미국 질병통제예방센터(center for disease control and prevention, CDC)가 1996년에 제창한 '격리예방법'에 따른 감염 예방책이다.
- **항균스펙트럼**(antimicrobial spectrum) : 항생물질이나 화학요법제가 효력을 미치는 병원 미생물의 범위와 그 작용 강도를 계열화하여 배열한 것을 말한다.

1 감염병의 현재

A. 신종·재출현 감염병

인류는 공중위생의 향상, 화학요법제와 백신 개발의 진보로 많은 감염병을 극복해왔다. 천연두(두창)는 근절되었고 폴리오도 근절에 가까운 상태이며, 페스트와 콜레라, 이질, 결핵도 격감했다. 그러나 1970년대부터 미지의 병원체에 의한 감염병(**신종 감염병**)이 잇달아 발견되고, 한편으로 결핵과 같이 수그러들었다고 여겼던 병원균에 의한 감염병이 다시 유행하게 되었다(**재출현 감염병**, re-emerging infectious disease).

이 신종 및 재출현 감염병의 출현과 발생을 일으키는 요인으로는 삼림 벌채, 기후의 온난화, 교통의 발달, 식품가공기술의 발달, 항균제 남용 등을 들 수 있다. 즉, 인류를 번영시키고 발전하게 만든 요인들이 미지의 감염병을 유발시키고 과거에 유행했던 감염병을 재유행시키고 있음을 이해할 필요가 있다.

❶ 신종 감염병(emerging infectious disease)

1995년 미국의 CDC(미국 질병통제예방센터, centers for disease control and prevention)가 인터넷을 통해『신종 감염병』을 발간하여 1973년 이후에 발견된 미지의 병원체에 의한 감염병을 발표했다. 이들 미지의 병원체에 의한 감염병으로 공중위생상 커다란 문제를 일으키고 있는 것이 **신종 감염병**이다(p.173 **표 8-1**).

Ⓐ 작은와포자충(*Cryptosporidium parvum*)

와포자충(*Cryptosporidium*)이 발견된 것은 1976년이다. 1993년에 미국 밀워키주에서 상수도가 오염되어 40만 명 이상이 설사를 일으켰고 AIDS 환자를 포함하여 약 400명의 목숨을 앗아갔다.

Note

헬리코박터 필로리 위나선균(*Helicobacter pylori*)의 발견 역사

1906년 : 사람의 위 안에 '나선균'이 서식하고 있음이 보고되었지만, 세균배양기술이 미숙하여 그 균을 배양할 수 없어 실체를 확인하지 못했다.

1938년 : 위염이 있는 사람의 위에서 '나선균'의 일종이 분리되었다. 2년 후에 절제된 다수의 위를 조사한 결과 1/3에서 '나선균'이 확인되었다고 보고되었다.

1954년 : 당시의 소화기 질환 연구의 일인자가 '1,000명의 위를 조사했으나 나선균을 전혀 발견할 수 없었다'고 보고하여 이 '나선균' 연구는 좌절되었다.

1979년 : 오스트레일리아의 병리과 의사 워런(J. Warren)이 위염부위의 점막에 '나선균'이 밀집해 있음을 발견했다.

1982년 : 워런의 팀이 '나선균' 배양에 성공하여 전자현미경으로 미지의 균임을 확인했다.

계속 ···›

Ⓑ 에볼라바이러스(Ebola virus)

1976년에 수단의 콩고민주공화국에서 치사율이 높은 발열과 출혈증상을 동반하는 질환이 각각 독립적으로 유행하여 많은 희생자를 냈다. 콩고민주공화국의 환자 1명이 에볼라강 유역 출신자였던 점에서 **에볼라출혈열**, 원인 바이러스는 **에볼라바이러스**로 명명되었다. 콩고민주공화국에서는 1995년에도 에볼라출혈열이 크게 유행했다.

Ⓒ 사람면역결핍바이러스(human immunodeficiency virus, HIV)

후천성 면역결핍증후군(acquired immunodeficiency syndrome, AIDS)은 1981년 미국에서 발견된 새로운 질환으로, 그 원인바이러스인 HIV는 1983년에 프랑스 연구자 몽타니에(L. Montagnier)에 의해 발견되었다. 이 바이러스는 성행위나 약물중독자 간의 주사기 돌려쓰기 등을 통해 사람에게서 사람에게 감염이 확산되어 순식간에 전 세계에 만연했다. WHO의 추계에 따르면 2014년 현재 약 3,690만 명이 감염되었다고 한다. 우리나라도 감염자 수는 증가 추세에 있어 더욱 효과적인 감염 예방 대책이 필요하다.

Ⓓ 대장균 O-157:H7(*Escherichia coli* O-157:H7)

이 대장균은 1982년 미국의 오레곤주, 미시간주에서 패밀리 레스토랑에서 햄버거를 먹고 설사를 일으킨 환자로부터 처음 분리되었다. 그 후 미국에서는 1993년에 워싱턴주를 중심으로 햄버거를 원인으로, 일본에서는 1996년에 오카야마현과 오사카시에서 급식을 원인으로 **장출혈성 대장균 O-157:H7** 감염병이 집단발생했다. 대장균 O-157:H7은 혈성 설사를 일으킬 뿐만 아니라 생산된 베로독소에 의해 콩팥기능상실(용혈요독증후군)을 일으킨다.

Ⓔ 한타바이러스(hantavirus) 또는 신놈브레바이러스(sin nombre virus)

1993년에 미국 유타주, 콜로라도주 등에서 급성 호흡결핍증후군이 집단발생하여 환자의 50% 이상이 사망했다. 병원체는 **한타바이러스**로 동정되었으나 기존부터 알려져 있던 신증후군출혈열을 일으키는 한타바이러스와는 다른 종으로, 주로 허파에 침범하는 신종 한타바이러스였다. 질환은 **한타바이러스폐증후군**이며, 바이러스는 스페인어로 sin nombre virus라고 명명되었다. 들쥐가 신놈브레바이러스의 숙주이며 바이러스는 소변 중으로 배설된다.

Note

1983년 : 영국의 의학잡지 『란셋』에 오스트레일리아 내과의사 마셜이 '위의 점막에 캄필로박터와 유사한 세균이 감염된다'고 보고했다. 처음에는 캄필로박터 필로리디스라고 불렀지만 그 후 캄필로박터속과 전혀 다름을 알게 되어 헬리코박터속으로 독립하여 헬리코박터 필로리로 명명했다.

2005년 : 워런과 마셜은 이 업적으로 노벨 생리의학상을 수상했다.

에볼라출혈열(Ebola hemorrhagic fever)

2014년 3월 기니에서의 발병을 시작으로 서아프리카를 중심으로 감염이 확산되어 2014년 8월에는 WHO가 비상사태를 선언했다. 2015년 1월에는 감염자가 20,656명으로 8,153명이 사망했다(WHO, 의심 사례 포함).

Note

Ⓕ SARS 코로나바이러스(SARS coronavirus)

2002년부터 2003년에 걸쳐 중국 남부에서 사망률이 높은 폐렴이 유행했다. 2003년 3월 베트남에서도 마찬가지 질환이 유행하여 **중증급성호흡증후군**(severe acute respiratory syndrome, SARS)이라고 명명되었다. SARS는 중국에서는 물론 베트남, 홍콩, 대만, 캐나다, 미국 등으로 확대되었다. 병원체는 신종 코로나바이러스로, **SARS 코로나바이러스**(SARS coronavirus)라고 명명되었다. WHO는 2003년 8월 SARS의 종식 선언을 내렸다. 이 유행으로 약 8,000명의 환자가 발생하여 약 800명이 사망했다.

[표 8-1] 주요 신종 감염병

발견연도	병원체	분류	질환
1973	로타바이러스(rotavirus)	바이러스	소아 설사(백색변 설사)
1975	파르보바이러스 B19(parvovirus B19)	바이러스	감염홍반, 빈혈
1976	작은와포자충(*Cryptosporidium parvum*)	원충	설사
1977	에볼라바이러스(ebolavirus) 레지오넬라 뉴모필라(*Legionella pneumophila*) 한타바이러스(hantavirus) 캄필로박터 제주니(*Campylobacter jejuni*)	바이러스 세균 바이러스 세균	에볼라출혈열 레지오넬라증(재향군인병) 신증후군출혈열 설사
1980	사람T세포림프친화바이러스(human T-cell lymphotropic virus-1, HTLV-1) D형 간염바이러스(hepatitis D virus)	바이러스 바이러스	성인T세포백혈병(ATL) 간염
1981	독소생산성 황색포도알균(TSST-1 producing *Staphylococcus aureus*)	세균	독소쇼크증후군
1982	대장균 O-157:H7(*Escherichia coli* O157:H7) 프리온(prion) 보렐리아 부르그도르페리(*Borrelia burgdorferi*) 리케치아 자포니카(*Rickettsia japonica*)	세균 프리온 세균 세균	출혈성 대장염, 용혈요독 증후군 크로이츠펠트-야콥병 라임병 일본홍반열
1983	사람면역결핍바이러스(human immunodeficiency virus, HIV) 헬리코박터 필로리(*Helicobacter pylori*)	바이러스 세균	후천면역결핍증후군 (AIDS) 위염(위궤양, 샘창자궤양, 위암)
1988	사람헤르페스바이러스 6형(human herpes virus-6) E형 간염바이러스(hepatitis E virus)	바이러스 바이러스	돌발발진 간염

계속 ···›

1989	에를리히아 샤펜시스(*Ehrlichia chaffeensis*) C형 간염바이러스(hepatitis C virus)	세균 바이러스	에르리히증 간염
1991	가나리토바이러스(guanarito virus)	바이러스	베네수엘라출혈열
1992	콜레라균 O-139(*Vibrio cholerae* O-139) 바르토넬라 헨셀라에(*Bartonella henselae*)	세균 세균	신형 콜레라 고양이할퀸병
1993	신놈브레바이러스[sin nombre virus; 한타바이러스(hantavirus)]	바이러스	한타바이러스허파증후군
1994	사비아바이러스(sabia virus) 헨드라바이러스(hendra virus)	바이러스 바이러스	브라질출혈열 열성뇌염
1995	G형 간염바이러스(hepatitis G virus) 사람헤르페스바이러tm-8(human herpes virus-8)	바이러스 바이러스	간염 카포시육종
1997	A형인플루엔자바이러스 H5N1(influenaza virus A/H5N1)	바이러스	중증 폐렴
1998	니파바이러스(nipah virus)	바이러스	수막염, 뇌염
1999	웨스트나일바이러스(west nile virus)	바이러스	뇌염, 인플루엔자유사증상
2003	SARS코로나바이러스(SARS coronavirus)	바이러스	중증급성호흡증후군(SARS)
2008	루요바이러스(lujo virus)	바이러스	바이러스성 출혈열

❷ 재출현 감염병(re-emerging infectious disease)

이미 알려진 감염병으로 공중위생의 향상, 화학요법제와 백신의 진보 등이 주요하게 작용하여 그 발생이 감소했지만, 이미 알려진 병원체에 의한 감염병이 다시 출현하여 심각한 문제를 일으키고 있는 것이 **재출현 감염병**이다. 여기에는 **페스트**, **콜레라**, **디프테리아**, **결핵**, **말라리아**, **황열**, **광견병** 등이 있다.

이러한 감염병의 재출현에 **인위적인 요인**이 관련 있는 경우도 있다. 예를 들어 동일한 종류의 살충제를 사용함으로써 살충제에 내성을 가진 모기가 쉽게 출현하여 황열이 다시 유행하게 된 사례, 러시아에서는 정변으로 인해 예방접종이 충분히 이루어지지 않아 디프테리아가 다시 유행하게 된 사례가 대표적이다. 또 지구온난화가 진행되어 말라리아원충을 매개하는 모기 서식지역이 확대되면서 말라리아 유행지역이 확대되는 경향이다. 그리고 교통이 발달하면서 사람과 물자의 이동에 동반하여 공항에서 감염되는 '**공항 말라리아**(airport malaria)'도 발생하고 있다.

Note

공항 말라리아(airport malaria)
영국의 국제선 공항에는 아프리카에서 오는 직항편이 이착륙하고 있다. 드라이브 도중에 몇 시간 그 공항에서 휴식을 취한 사람이 자택으로 돌아가서 말라리아를 발병했다. 또 여행가방 안에 숨어 있던 감염 모기를 자택으로 반입하여 자신이 감염된 사례도 있다.

Note

Ⓐ 결핵균(*Mycobacterium tuberculosis*)

결핵은 전 세계에서 개발도상국을 중심으로 유행하고 있다. WHO가 1993년에 '결핵이 세계적인 위협이다'라고 선언한 다음 해인 1994년에는 '결핵 대책을 위한 구상'을 내놓았다. 그러나 개발도상국을 중심으로 신규 환자가 증가하여 연간 약 200만 명이 사망하고 있다.

결핵은 개발도상국뿐만 아니라 선진국에서도 큰 문제가 되고 있다. 우리나라에서도 특히 비교적 많은 결핵 환자가 보고되고 있다. 항결핵제가 듣지 않는 다약물내성(multidrug resistance) 결핵균이 출현하여, AIDS 환자를 중심으로 이 결핵균에 감염되어 사망하는 예가 증가하고 있다.

Ⓑ 웨스트나일바이러스(west nile virus)

1999년 8월 미국의 뉴욕공중위생국에 2건의 뇌염 환자 신고가 있었고 그 원인으로 **웨스트나일바이러스**가 특정되었다.

웨스트나일바이러스가 아프리카 우간다의 웨스트나일 지방에서 분리된 것은 1937년이다. 웨스트나일바이러스에 의한 감염병은 아프리카, 지중해지방, 서아시아 등에서 유행하는 질환이었다. 미국에서 분리된 것은 이때(1999년)가 처음이었다. 2005년 알래스카주와 하와이주를 제외한 미국 전역에서 웨스트나일열이 유행했으며, 2002년에는 4,000명 정도가 감염되어 300명 가까이 사망했다. 이 바이러스가 어떠한 경로로 미국 뉴욕시에 침입했는지는 밝혀지지 않았다. 그러나 유럽에서 바이러스가 침입했을 가능성도 있다. 북미대륙에서도 야생 조류와 모기에 바이러스 감염환이 확립되었다. 우리나라에도 감염된 모기가 비행기 등을 통하거나 야생 조류의 이동을 통해 바이러스가 상륙할 가능성이 있다.

또한, 사람은 모기에 물려서 감염되는데, 대부분의 경우 무증상감염(불현성 감염)이다. 그러나 일부 사람은 감염되어 심한 경우에는 뇌염 증상을 일으킨다. 사람의 혈액 중에는 바이러스혈증(viremia)수치(바이러스역가)가 낮기 때문에, 감염된 사람을 모기가 흡혈해도 모기는 감염되지 않는다고 한다. 이러한 점에서 사람을 **종숙주**(definitive host)라고 한다.

B. 기회감염과 병원감염

❶ 기회감염(opportunistic infection)

최근 선진국에서는 위생상태나 영양상태의 향상, 예방접종이나 화학요법제의 보급 등으로 감염병 환자 및 그 사망자가 감소하고 있다. 다른 한편으로는 고령화와 의료의 고도화로 인해 면역기능이 저하되고 있는 **타협숙주**(compromised host)가 증가하여 병원력이 약한 병원체에 의한 감염, 이른바 **기회감염**이 증가하여 큰 문제가 되고 있다.

타협숙주가 되는 요인으로는 각종 질환, 의료처치, 약물 등을 들 수 있다(**표 8-2**). 면역기능이 저하된 고령자, 미발달 미숙아와 신생아, 그리고 면역기능의 저하를 초래하는 AIDS, 화상과 외상, 백혈병, 당뇨병, 간장애 등의 질환, 수술, 장기이식 등의 의료처치, 항암제, 면역억제제 등의 약물이 요인이 되고 있다.

기회감염병원체(opportunistic pathogen)는 평소 건강한 사람에게는 감염병을 일으키지 않는 미생물로, 예를 들어 세균에는 **표피포도알균**, **창자알균**, **세라티아**, **엔테로박터**, **녹농균** 등, 진균에는 **칸디다**, **아스페르길루스** 등, 바이러스에는 **거대세포바이러스**, **JC바이러스** 등을 들 수 있다.

타협숙주는 병원력이 약한 미생물에도 감염병을 일으키며 또한 난치성이다.

Note

JC바이러스(Jamestown Canyon virus)

JC바이러스는 이중가닥 DNA 바이러스로, 사람은 이 바이러스에 감염되면 성인이 될 때까지 지속감염되어 있다. 건강한 사람에서는 어떠한 질병도 일으키는 일은 없다. AIDS 환자나 장기이식 환자에서 면역력이 극단적으로 저하된 경우에 뇌의 파괴성 병변(진행다초점백질뇌병증)을 일으킨다.

국시 적중문제

Q 병원감염을 예방하기 위한 방법으로 쉽고 효율적인 것은?

① 손 씻기 ② 환자 격리 ③ 감염관리교육 ④ 외과적 무균술 ⑤ 병원감염 관리활동

A 의료인의 환자 접촉 전 · 후 손 씻기가 병원감염을 예방하기 위한 가장 기본적이고 효율적인 방법이다.

정답 : ①

[표 8-2] 타협숙주가 되는 인자

인자	면역력 저하기전
① 고령자, 미숙아, 신생아, 영아 ② 질환 : 선천성 면역결핍증, AIDS, 화상, 외상, 피부염, 악성종양, 백혈병, 재생불량빈혈, 호중구감소증, 간장애, 콩팥장애, 콜라겐병, 당뇨병, 콩팥증후군(신증후군) 등 ③ 의료 처치 : 수술, 골수이식, 장기이식, 도관 유치, 방사선치료, 콩팥투석(신장투석) 등 ④ 약물 : 항암제, 면역억제제, 부신겉질스테로이드 등	• 화상, 외상, 욕창, 피부염, 수술, 도관 유치 등에 의해 국소(피부, 점막)의 감염방어기전이 파괴되어, 미생물이 체내로 침입하기 쉬워진다. • 백혈병, 항암제, 방사선치료 등에 의해 림프구나 호중구가 감소하여 감염방어능력이 저하된다. • 당뇨병에서는 호중구나 대식세포의 기능이 저하된다. • 부신겉질스테로이드는 호중구의 탐식작용과 살균작용을 저하시킨다.

Note

❷ 병원감염(원내감염, hospital acquired infection)

병원 내에서 병원미생물에 감염되는 것을 **병원감염**, 병원 밖의 보통 사회나 가정생활 환경에서 감염되는 것을 **지역감염**(community infection)이라고 한다. 병원 내는 타협숙주가 많기 때문에 병원성이 약한 **기회감염 병원체**(**상재균** 포함)가 병원감염의 병원체가 되기 쉽다. **황색포도알균**(**메티실린 내성 황색포도알균** 포함), **녹농균**, **세라티아**, **창자알균** 등이 병원감염의 주요 병원체이다(p.186 **표 8-6**).

병원감염의 원인균으로서 가장 빈도가 높은 것 중 하나는 **메티실린 내성 황색포도알균**(methicillin-resistant *Staphylococcus aureus*, MRSA)이다. 보균 및 감염 환자, 오염물과의 접촉을 통해 손에 부착되어 코안에 보균된다. 시트류 등에서도 검출된다. 환자들 사이나 의료종사자, 시트류 등을 통해 감염이 확대되는 경우가 많다. 병원 내의 환자와 의료종사자의 보균율이 30% 전후에 이르는 경우도 있는데, 신체가 약해진 환자에게 정착되면 10% 정도가 발병한다.

> 시중획득형 MRSA (community acquired MRSA)
>
> 미국의 CDC에 의해 시중 MRSA 감염병이 처음 보고된 것은 1999년 미네소타주, 노스다코타주에서 4명의 소아가 전격폐렴, 패혈증을 일으켜 사망한 사례였다. 이 경우의 MRSA는 시중획득형 MRSA(CA-MRSA)라고 불리며 그 후 미국, 유럽, 오스트레일리아, 일본 등에서도 보고되고 있다.

감염 대책으로 손 씻기와 소독, **표준감염예방책**(standard precaution, p.187 참조), 항균제의 적정 사용이 중요하다(p.218 참조).

MRSA는 시중에도 확산되어 있다. 시중의 MRSA가 병원 안으로 유입되는 경우도 있어 MRSA에 의한 병원감염대책은 복잡해지고 있다.

C. 약물내성균

약물내성균(drug resistant bacterium)의 출현은 현재의 감염병 치료에 큰 문제가 되고 있다.

세균성 감염병의 치료를 위해 항균제 등의 화학요법제를 사용하면 감수성 균주가 그 항균제에 내성을 획득하여 약물내성균이 증가한다. 그 결과 항균제가 계속 투여되면 감수성 균주가 도태되고 내성균이 남는 **균교대 현상**(microbial substitution)이 일어난다. 항균제가 많이 사용되는 병원 내에는 각종 약물내성균이 존재하며, 이들에 의한 병원감염이 발생하기 쉽다.

병원감염의 주요 원인균은 **MRSA**, **녹농균**, **세라티아**, **창자알균** 등이다. 이들은 약물내성균이며, 그중에서도 특히 MRSA와 녹농균에 **다약물내성 균주**가 많다.

MRSA는 메티실린(methicillin)을 비롯한 β-락탐 계열 항균제에 내성을 나타낼 뿐만 아니라 마크롤라이드 계열, 테트라사이클린 계열, 뉴퀴놀론 계열 항균제 등도 내성을 획득하고 있다. MRSA 감염병에는 반코마이신(vancomucin)이 우선적으로 사용되고 있는데, 반코마이신이 널리 사용되자 **반코마이신 내성 창자알균**(vancomucin-resistant *Enterococci*, VRE)이 출현하여 이 약물를 사용할 수 없는 예가 생기게 되었다.

창자알균은 창자 내의 상재균(토박이균)이지만, 기회감염에 의해 요로감염, 패혈증, 배안(복강) 및 골반 내 장기감염 등을 일으킨다. 암피실린(ampicillin), 아미노배당체(aminoglycoside), 반코마이신 등이 효과적이었으나, VRE 감염이 확대되어 반코마이신을 사용할 수 없게 되자 MRSA의 억제가 곤란해졌다. 게다가 반코마이신 내성 MRSA도 분리되기 시작했다.

약물내성균은 주로 항균제의 과다사용으로 출현한다. 세균성 감염병의 치료에 항균제의 사용은 반드시 필요하지만, 앞으로 약물내성균의 만연을 방지하기 위해 항균제를 적절하게 사용하는 노력이 요구된다. 항균제의 적절한 사용이란 병원체를 특정하여 그 균에 효과가 있고 다른 균에는 효과가 약한 항균제를 필요한 기간만큼 투여하는 것을 말한다.

Note

반코마이신 내성 MRSA (vancomucin-resistant MRSA)

가축사료에 항생물질을 함유시키는 등 항균제 과다 사용과 남용에 의해 약물내성균과 내성유전자가 만연하고 있다. 이러한 환경 속에서 반코마이신 내성 창자알균이 나타나고 그 내성유전자가 MRSA에 수평 전달되어 반코마이신 내성 MRSA가 나타났다.

2 감염병 대책

Note

A. 감염병 감시

감염병의 전파는 **감염원**(infection source), **감염경로**(infection route), **감수성 숙주**(susceptible host)의 3가지 인자에 의해 좌우된다. 따라서 감염병 대책에서는 감염병의 예방과 제어는 원칙적으로 감염원의 제거(치료), 감염경로 차단, 감수성 숙주의 감염방어능력 강화가 중심이 된다. 특히 사람에게서 사람으로 전파되는 감염병에 대해서는 개인 차원에서는 물론 국가 차원에서, 나아가 국제 차원(WHO 등)에서 각각 대책이 필요하다.

감염병 대책에는 우선 감염병 발생에 관한 정보를 계속적이고 정기적으로 수집하여 분석하고 그 동향을 파악하는 **감시**(surveillance; 감염병 발생동향조사)가 필요하다.

우리나라에서 감염병 감시는 '**감염병의 예방 및 관리에 관한 법률**'에 의거하여 보건복지부 산하 질병관리본부 및 각 시도 보건소와 그 하부 보건소 등이 관여하고 있다. 감염병의 예방 및 관리에 관한 법률에서는 감염력, 감염된 경우의 중증도 등에 따라 감염병을 제1~5군 감염병, 지정 감염병, 세계보건기구 감시대상 감염병, 생물테러 감염병, 성매개 감염병, 인수공통감염병 및 의료 관련 감염병으로 나누어 각각에 따라 의료체제를 정비하고 정보수집체제를 규정하고 있다(**표 8-3**).

B. 감염원 및 감염경로 대책

감염원 대책으로는 감염원이 사람(환자, 병원체 보유자)인 경우는 **격리**와 **치료**, 곤충이나 동물인 경우는 **구제**나 **처분**이 필요하다. 감염경로 대책으로는 환자와의 접촉을 피하고, 치료와 간호를 위해 접촉할 때는 장갑, 마스크, 가운 등을 착용하여 전파를 방지한다. 또 병원체에 감염된 물품을 소독 및 멸균하고 음식물의 위생관리 등 **감염경로를 차단**하는 것이 중요하다.

Note

❶ 법률에 근거한 대책

Ⓐ 제1군 감염병

마시는 물 또는 식품을 매개로 발생하고 집단 발생의 우려가 커서 발생 또는 유행 즉시 방역대책을 수립해야 하는 감염병을 말한다.

콜레라, 장티푸스, 파라티푸스, 세균이질, 창자출혈성 대장균 감염병, A형 간염이 있다(6종).

Ⓑ 제2군 감염병

예방접종을 통해 예방 및 관리가 가능하여 국가예방접종사업의 대상이 되는 감염병을 말한다.

디프테리아, 백일해, 파상풍, 홍역, 유행귀밑샘염(유행성이하선염), 풍진, 폴리오, B형 간염, 일본뇌염, 수두, b형 헤모필루스인플루엔자가 있다(11종).

[표 8-3] 감염병의 분류 및 종류

1) 전수감시 대상 감염병 : 제1군 ~ 제4군 감염병(54종)*1

구분	제1군 감염병	제2군 감염병	제3군 감염병	제4군 감염병
특성	물 또는 식품 매개 발생(유행) 즉시 방역대책 수립(6종)	국가예방접종사업 대상(11종)	간헐적 유행 가능성 계속 발생 감시 및 방역대책 수립(19종)	국내 새로 발생 또는 국외 유입 우려(20종)
종류	콜레라, 장티푸스, 파라티푸스, 세균이질, 창자출혈성 대장균 감염병, A형 간염	디프테리아, 백일해, 파상풍, 홍역, 유행귀밑샘염, 풍진, 폴리오, B형 간염, 일본뇌염, 수두, b형 헤모필루스 인플루엔자	말라리아, 결핵, 한센병, 성홍열, 수막알균성 수막염, 레지오넬라증, 비브리오패혈증, 발진티푸스, 발진열, 쯔쯔가무시증, 렙토스피라증, 브루셀라증, 탄저, 공수병, 콩팥증후군출혈열, 인플루엔자, 후천성 면역결핍증후군(AIDS), 매독, 크로이츠펠트-야콥병(CJD) 및 변종 크로이츠펠트-야콥병(vCJD)	페스트, 황열, 뎅기열, 바이러스성 출혈열(마버그열, 라싸열, 에볼라열 등), 두창, 보툴리눔독소증, 중증급성호흡증후군(SARS), 동물 인플루엔자 인체 감염병, 신종 인플루엔자, 야토병, 큐열, 웨스트나일열, 신종 감염병 증후군, 라임병, 진드기 매개 뇌염, 유비저, 치쿤구니야열, 중증열성혈소판감소증후군, 중동호흡기증후군, 지카바이러스 감염병

*1 전수감시 대상 감염병은 감염병 환자, 의사환자, 병원체 보균자를 진단한 경우, 감염병 환자 등의 사체를 검안한 경우, 해당 감염병으로 사망한 경우 지체 없이 신고해야 한다.

계속 ···▸

2) 표본감시 대상 감염병 : 제3군 중 인플루엔자, 제5군 및 지정 감염병 24종*2

<table>
<tr><th>구분</th><th>제5군 감염병</th><th colspan="2">지정감염병</th></tr>
<tr><td>특성</td><td>기생충 감염병
정기조사(6종)</td><td colspan="2">유행 여부조사 및 감시(17종)</td></tr>
<tr><td rowspan="17">종류</td><td rowspan="17">회충증
편충증
요충증
간흡충증
폐흡충증
장흡충증</td><td colspan="2">C형 간염</td></tr>
<tr><td colspan="2">손발입병</td></tr>
<tr><td rowspan="5">성매개
감염병</td><td>임질</td></tr>
<tr><td>클라미디아 감염병</td></tr>
<tr><td>연성하감</td></tr>
<tr><td>성기헤르페스</td></tr>
<tr><td>뾰족콘딜로마</td></tr>
<tr><td rowspan="6">의료관련
감염병</td><td>반코마이신 내성 황색포도알균(VRSA) 감염병</td></tr>
<tr><td>반코마이신 내성 창자알균(VRE) 감염병</td></tr>
<tr><td>메티실린 내성 황색포도알균(MRSA) 감염병</td></tr>
<tr><td>다제내성 녹농균(MRPA) 감염병</td></tr>
<tr><td>다제내성 아시네토박터바우마니균(MRAB) 감염병</td></tr>
<tr><td>카바페넴 내성 장내세균속균종(CRE) 감염병</td></tr>
<tr><td colspan="2">창자 감염병</td></tr>
<tr><td colspan="2">급성 호흡기 감염병</td></tr>
<tr><td colspan="2">해외유입 기생충 감염병</td></tr>
<tr><td colspan="2">엔테로바이러스 감염병</td></tr>
</table>

*2 표본감시 대상 감염병은 감염병 환자, 의사환자, 병원체 보균자를 진단한 경우, 감염병 환자 등의 사체를 검안한 경우 7일 이내에 신고해야 한다.

Note

Ⓒ 제3군 감염병

간헐적으로 유행할 가능성이 있어 계속 그 발생을 감시하고 방역대책의 수립이 필요한 감염병을 말한다.

말라리아, 결핵, 한센병, 성홍열, 수막알균(수막구균)성 수막염, 레지오넬라증, 비브리오패혈증, 발진티푸스, 발진열, 쯔쯔가무시증, 렙토스피라증, 브루셀라증, 탄저, 공수병, 콩팥증후군출혈열(신증후군출혈열), 인플루엔자, 후천성면역결핍증(AIDS), 매독, 크로이츠펠트-야콥병(CJD) 및 변종크로이츠펠트-야콥병(vCJD)이 있다(19종).

Ⓓ 제4군 감염병

국내에서 새롭게 발생했거나 발생할 우려가 있는 감염병 또는 국내 유입이 우려되는 해외 유행 감염병으로, 다만 갑작스러운 국내 유입 또는 유행이 예견되어 긴급히 예방 및 관리가 필요하여 보건복지부장관이 지정하는 감염병을 포함한다.

페스트, 황열, 뎅기열, 바이러스성 출혈열, 두창, 보툴리눔독소증, 중증급성호흡증후군(SARS), 동물인플루엔자 인체 감염병, 신종인플루엔자, 야토병, 큐열, 웨스트나일열, 신종 감염병증후군, 라임병, 진드기 매개뇌염, 유비저, 치쿤구니야열, 중증열성혈소판감소증후군(SFTS), 중동호흡기증후군(MERS), 지카바이러스 감염병이 있다(20종).

Ⓔ 제5군 감염병

기생충에 감염되어 발생하는 감염병으로서 정기적인 조사를 통한 감시가 필요하여 보건복지부령으로 정하는 감염병을 말한다. 다만, 갑작스러운 국내 유입 또는 유행이 예견되어 긴급히 예방 및 관리가 필요하여 보건복지부장관이 지정하는 감염병을 포함한다.

회충증, 편충증, 요충증, 간흡충증, 폐흡충증, 장흡충증이 있다(6종).

Ⓕ 지정 감염병

제1~5군 감염병 외에 유행 여부를 조사하기 위해 감시 활동이 필요하여 보건복지부장관이 지정하는 감염병을 말한다.

Ⓖ 세계보건기구 감시대상 감염병

세계보건기구가 국제공중보건의 비상사태에 대비하기 위해 감시 대상으로 정한 질환으로서 보건복지부장관이 고시하는 감염병을 말한다.

Ⓗ 생물테러 감염병

테러 등을 목적으로 이용된 병원체에 의해 발생된 감염병 중 보건복지부장관이 고시하는 감염병을 말한다.

Ⓘ 성매개 감염병

성 접촉을 통하여 전파되는 감염병 중 보건복지부장관이 고시하는 감염병을 말한다.

Ⓙ 인수공통감염병

동물과 사람 간에 서로 전파되는 병원체에 의하여 발생되는 감염병 중 보건복지부장관이 고시하는 감염병을 말한다.

Note

Note

Ⓚ 의료 관련 감염병

환자나 임산부 등이 의료행위를 적용받는 과정에서 발생한 감염병으로서 감시활동이 필요하여 보건복지부장관이 고시하는 감염병을 말한다.

❷ 검역법에 근거한 대책

국제교류가 왕성해지면서 사람, 동물, 식물, 식품의 이동이 활발해진 오늘날에는 국내의 자연계에 존재하지 않은 병원체라도 외국에서 반입될 위험성이 있다. 외국에서 반입되는 감염병을 **수입감염병**이라고 한다(**표 8-4**). 수입감염병에는 국내에 현재는 존재하지 않는 감염병과 현재도 존재하는 감염병이 있다. 어떠한 경우이든 그 감염원 및 감염경로 대책을 마련해야 한다.

우리나라의 '현관'으로 이를 담당하는 것이 **검역소**이다. 검역으로 발견되지 않아 국내에서 발병한 경우 당연히 감염병의 예방 및 관리에 관한 법률에 근거한 대책이 필요해진다. 특히 동물 유래 감염병의 대책이 강화되고 있다.

검역 대상이 되는 감염병은 **콜레라**, **페스트**, **황열**, **중증급성호흡기증후군**, **조류인플루엔자 인체 감염병**, **신종인플루엔자 감염병**이며, 그 밖에도 외국에서 발생하여 국내로 반입될 우려가 있거나 국내에서 발생하여 외국으로 확산될 우려가 있어 보건복지부장관이 필요하다고 인정하여 고시하는 감염병이 포함된다.

❸ 학교보건법의 근거한 대책

학교에서의 감염 확산을 방지하기 위해 학교의 장은 감염병에 걸린 학생 및 교직원에 대해 다음의 경우에 등교를 중지시킬 수 있다(학교보건법 제8조).

- 감염병의 예방 및 관리에 관한 법률에 따른 감염병 환자, 감염병 의사환자 및 감염병 병원체 보균자(다만, 의사가 다른 사람에게 감염될 우려가 없다고 진단한 사람은 제외한다).
- 그 밖의 환자로 의사가 감염성이 강한 질환에 감염되었다고 진단한 사람

[표 8-4] 주요 수입감염병

병원체	질환	감염원 및 감염경로 대책
세균	콜레라	오염된 음식물과 음수를 통해 입안감염된다. 우리나라에서는 아시아 지역에서 수입된 예가 대부분이다.
	세균이질	동남아시아, 중남미에서 유행하며, 우리나라에서는 대부분이 수입된 예이다. 소량의 균에도 입안감염이 성립하기 때문에 유행지에서는 손 씻기를 철저히 하고 비위생적인 음식을 먹지 않는다.
	페스트	숙주인 설치류와 매개하는 벼룩의 활동에 의해 집단발생하기 때문에 그 구제가 중요하다.
	장티푸스 파라티푸스	오염된 음식물과 음수를 통해 입안감염된다. 동아시아, 동남아시아, 남아시아, 아프리카, 중남미에서 유행한다.
	발진티푸스	병원체인 리케치아를 보유하는 매개 곤충, 이의 배설물이 사람 피부에 접촉됨으로써 감염된다.
바이러스	황열	황열바이러스를 보유하는 모기에 흡혈될 때 감염된다. 아프리카 중앙부, 카리브해, 남미에 분포한다.
	뎅기열	매개하는 열대성 모기의 서식지가 확대되어 감염자 수가 증가하고 있다. 대만, 하와이, 케언스 등 위생상태가 좋은 도시에서도 발생하고 있다. 유행지에서는 모기장과 기피제를 사용하고 긴 소매와 긴 바지를 착용한다.
	웨스트나일열	웨스트나일바이러스에 감염된 새를 모기가 흡혈하여 이 바이러스에 감염되고, 그 모기가 사람을 흡혈할 때에 사람이 감염된다. 현재 아프리카를 비롯한 유행지 외에 미국에서도 유행하고 있다. 유행지에서는 모기에 물리지 않도록 주의해야 한다.
	중증급성호흡기증후군(SARS)	중국 남부를 중심으로 중국 국내, 필리핀, 캐나다, 싱가포르, 대만에서 유행했으나 종식되었다. 주로 비말감염이며, 공기감염은 드물다. 치사율은 10%이다.
	광견병	광견병바이러스에 감염된 개(광견)에 물려 감염된다. 개 외에도 박쥐나 미국너구리를 통해서도 감염된다.
	원숭이두창	원숭이두창바이러스에 의한 천연두 유사 감염병이 아프리카 열대우림지역에 유행하고 있다. 숙주가 쥐이며, 애완용으로 아프리카에서 수입된 쥐가 감염원이 되어 사람의 원숭이두창바이러스 감염병이 유행한 적이 있다.
원충	말라리아	열대, 아열대지역에 국한되지 않고 온대지역에서도 발생한다. 말라리아원충을 보유하는 모기에 흡혈되었을 때 감염된다.
	아메바이질	이질아메바원충의 포낭에 오염된 음식물과 음수를 통해 감염된다. 성적 접촉으로도 감염된다.
	리슈만편모충증	매개 곤충인 나방파리가 사람을 흡혈할 때에 감염된다. 우리나라에는 상주하지 않지만, 세계적으로 널리 분포한다.
	람블편모충증	람블편모충의 포낭에 감염된 음수를 통해 감염되며, 성적 접촉으로도 감염된다. 미국, 캐나다, 오스트레일리아 등의 선진국에서도 많이 관찰된다.

Note

❹ 결핵예방법에 근거한 대책

결핵의 감시 및 대책은 결핵예방법에 근거하여 시행된다. 결핵을 진단한 의료기관은 지체 없이 보건소에 환자 발생에 대해 보고하도록 의무화하고 있다. 균 배출 환자를 격리해야 하는 경우는 대통령령으로 정하는 결핵치료가 가능한 병원에 입원시키도록 규정되어 있다.

C. 감수성 숙주 대책

감수성 숙주 대책으로는 숙주의 감염방어능력을 강화시키기 위해 백신에 의한 **예방접종**(vaccination)이 필요하다(p.193 참조).

D. 병원감염 대책

병원감염(원내감염, hospital acquired infection)은 환자, 병원 관계자(의료종사자 포함)가 병원 내에서 병원체에 감염됨으로써 일반적으로 입원 후 48시간(또는 72시간) 이후에 발병한 감염을 말한다. 입원 전에 감염되고 잠복기간 중에 입원하여 발병한 것은 **지역감염**(community infection)으로 본다.

병원감염의 대부분은 **타협숙주**(compromised host)에 감염력이 약한 병원체가 감염되는 **기회감염**(opportunistic infection)으로서 발생한다. 게다가 병원 내에서는 항균제나 소독제가 많이 사용되기 때문에 그들 약물에 내성을 가진 병원체의 감염이 많아 난치성인 경우가 많다. 병원감염의 주요 병원체를 **표 8-6**에 정리했다.

주삿바늘 찔림사고에 의해 의료종사자가 **B형 간염바이러스**(HBV), **C형 간염바이러스**(HCV), **사람면역결핍바이러스**(HIV) 등에 감염되는 경우나 환자 및 보균자의 접촉에 의해 다른 환자나 의료종사자가 **결핵균** 등의 감염력이 강한 병원체에 감염되는 경우가 많다.

감염병 환자와 접촉하는 의료종사자가 병원체를 매개할 위험성도 있고, 또 환자에게 닿은 기구류, 린넨류, 환자 배설물 등에 의한 매개물감염이 일어날 가능성도 있다. 병원 내에서는 적절한 대책을 확실하게 시행하는 것이 중요하다.

❶ 감염원과 감염경로

Note

감염원은 주로 환자와 보균자로, 물을 사용하는 공간(**녹농균**), 공조 및 급탕설비(**레지오넬라속**) 등인 경우도 있다. 감염경로는 주로 **접촉감염**, **비말감염**, **공기감염**이며, 일반 매개물에 의한 경우도 있다.

[표 8-6] 병원감염의 주요 원인균

종류			특징
세균	그람 양성균	황색포도알균(MRSA 포함)	• 사람의 코안, 피부의 상재균(토박이균), MRSA는 다약물내성이다.
		표피포도알균	• 사람의 코안, 피부의 상재균(토박이균), 정맥도관에 의한 감염이 많다.
		창자알균(VRE 포함)	• 사람의 창자 상재균, VRE는 다약물 내성
		클로스트리듐 디피실레	• 항균제 투여에 의해 균교대현상의 결과 창자 내에서 증식, 거짓막대장염, 출혈성 장염을 일으킨다.
	그람 음성균	녹농균	• 항균제 사용에 의한 균교대현상으로 높은 빈도로 검출. 기회감염균으로서 중요. 다약물내성 균주가 많다.
		세라티아속/엔테로박터속	• 기회감염균의 1종. 상처감염, 폐렴, 수막염, 요로감염, 패혈증 등을 일으킨다. 다약물내성 균주도 보고되고 있다.
		버크홀데리아 세파시아	• 요로감염병 등의 기회감염을 일으킨다. 다약물 내성 균주가 많다.
		레지오넬라속	• 공조냉각탑, 급탕설비 등이 오염원이 된다. 폐렴을 일으킨다.
진균		칸디다	• 균교대증으로서 나타난다. 입안, 허파, 창자, 비뇨기 감염병. 전신파종 등을 일으킨다.
		아스페르길루스 푸미가투스	• 부신겉질스테로이드의 사용과 관련하여 감염. 허파 감염병 등을 일으킨다.
		크립토코쿠스 네오포르만스	• 건조에 강하고 장기간 공기 중에 부유. 주로 기도를 통해 감염. 허파 감염병을 일으킨다.
바이러스		수두대상포진바이러스	• 접촉, 비말에 의해 감염. 수두를 발병시킨다.
		로타바이러스	• 분변감염. 물설사와 발열이 나타난다.
		아데노바이러스	• 비말, 접촉, 분변에 의해 상기도, 눈의 점막에 감염. 급성 인두염, 급성 결막염을 일으킨다.
		엔테로바이러스	• 손발입병(수족구병; 손, 발, 입에 물집 형성), 헤르페스목구멍염(헤르페스구내염; 발열, 인두통, 입안 내, 인두에 물집 형성)을 일으킨다. 대부분은 입안감염
		홍역바이러스	• 비말감염. 발열 2~3일 후에 특유의 발진이 나타난다. 가운데귀염(중이염), 폐렴, 인두염 등이 합병증으로 나타난다.

Note

접촉감염(contact infection)은 신체의 직접접촉에 의해 일어나는 경우와 오염된 거즈, 장갑, 병상 난간 등의 접촉에 의해 일어나는 경우가 있으며, MRSA를 비롯해 많은 세균이 접촉감염으로 전파된다. 비말감염(droplet infection)은 기침, 재채기, 대화, 흡인 등으로 발생하는 병원체를 포함하는 비말에 의해 일어나며, **수막염균**, **마이코플라스마**, **인플루엔자 바이러스** 등이 비말감염을 통해 전파된다.

공기감염(aerial infection)은 공기 중에 부유하는 병원체를 포함하는 비말핵에 의해 일어나며(비말핵감염), 결핵균, 홍역바이러스 등이 공기감염에 의해 전파된다.

병원에서는 설비, 기구류를 여러 환자에게 같이 사용하고 한 병실에 여러 환자가 생활하며 의료종사자가 많은 환자와 접촉하기 때문에 의료종사자의 손, 물품을 통한 접촉감염도 일어나기 쉽다.

❷ 대책

Ⓐ 손 씻기· 손소독

많은 환자와 접촉하는 의료종사자의 손을 통한 감염을 방지하기 위해 손 씻기 혹은 손 소독을 빼놓을 수 없다. 병원감염의 주요 세균인 **황색포도알균**, **사슬알균**, **창자알균**, **녹농균** 등은 손 씻기, **손소독**을 통해 전파를 방지할 수 있다. 손 씻기는 비누와 흐르는 물에서, 손소독은 마찰식 소독용 알코올 제제로 시행한다.

손 씻기(hand washing)

CDC 지침(2002년)에는 ① 눈에 띄게 손이 오염되었을 때는 비누를 사용하여 흐르는 물에 씻고, ②그다지 손이 오염되지 않았을 때는 마찰식 소독용 알코올 제제의 사용을 권장하고 있다.

Ⓑ 표준감염예방책(standard precaution)

표준감염예방책은 미국 질병통제예방센터(center for disease control and prevention, CDC)가 1996년에 제창한 '격리예방법'에 따른 예방책이다.

감염병 환자와 병원체 보균자는 진단 전에도 병원체를 배설하고 있을 가능성이 있고, 그 병원체에 다른 환자와 의료종사자가 감염될 가능성이 있다. 병원체를 특정하는 검사가 음성일지라도 혈액, 체액, 배설물에 병원체가 포함되어 있을 가능성이 있고, 다른 환자와 의료종사자에게 감염을 일으킬 위험성이 있다.

그래서 미국 질병통제예방센터(CDC)는 표준감염예방책으로서 환자 간의 교차감염(cross infection)을 방지하고 의료종사자를 보호하기 위해 감염병 유무에 관계없이 모든 환자의 혈액, 체액, 배설물, 점막 등을 만질 경

마찰식 소독용 알코올 제제의 장점

부착균을 단시간에 확실히 감소시킨다. 특별한 설비가 없어도 사용할 수 있다. 보습제 등을 배합함으로써 손이 트는 것을 방지할 수 있다.

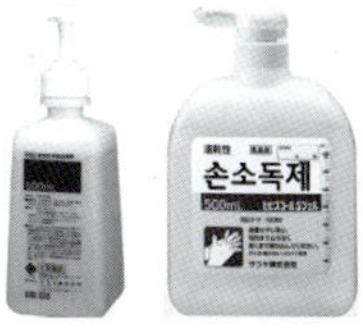

▶손 소독용 알코올 상품예

우에 일회용 장갑을 착용하고 그 작업이 끝난 후에는 장갑을 벗어 처분하고 손 씻기와 손소독을 하며 다른 환자와 접촉할 때는 새로운 일회용 장갑을 착용하는 등의 대책(다음의 ①~⑦)을 취하도록 규정하고 있다.

① 손 씻기·손소독 : 체액, 체성물질(단백성 물질 등)에 접촉한 후, 장갑을 벗은 후, 환자 접촉 전에 행한다. 보통 일반 비누를 사용한다.

② 장갑 : 체액, 체성물질에 접촉할 때, 점막, 상처 난 피부에 접촉할 때에 사용한다. 사용 후, 비오염물, 환경 표면에 접촉할 때, 다른 환자와 접촉하기 전에 벗고 손을 씻는다.

③ 마스크와 보호안경 : 체액, 체물질이 흩날려 눈, 코, 입을 오염시킬 것 같을 때 착용한다.

④ 가운 : 옷이 오염될 것 같을 때 착용한다. 더러워진 가운은 바로 벗고 손을 씻는다.

⑤ 시트류 : 오염된 시트류는 점막, 옷, 다른 환자, 환경 등을 오염시키지 않도록 다루고 다른 장소로 운반하여 처리한다.

⑥ 기구 : 오염된 기구는 점막, 옷, 환경 등을 오염시키지 않도록 주의하여 조작한다. 재사용 시에는 청결 여부를 확인한다.

⑦ 환자 배치 : 환경을 오염시킬 위험이 있는 환자는 일인실에 배치한다.

© 감염경로별 예방책

감염력이 강해서 중증의 증상을 일으킬 우려가 있는 감염병에 대해서는 앞에서 설명한 표준예방예방책에 추가하여 감염경로별 예방책을 시행하도록 하고 있다.

[공기감염예방책]

① 마스크 : 병실에 들어갈 때는 N95 마스크를 착용한다.

② 환자 배치 : 일인실 격리. 병실은 음압으로 조절하고 1시간에 6회 환기한다.

③ 환자 이송 : 이송은 제한한다. 필요할 때는 외과수술용 마스크를 착용한다.

Note

CDC의 격리예방책

표준예방책과 감염경로별 예방책(transmission-based precaution)이 있다. 표준예방책은 모든 환자가 대상이 되며 ①혈액, ②체액, 땀을 제외한 분비물, 배설물, ③손상된 피부, ④점막을 감염 가능성이 있는 것으로 간주하여 대응하도록 제창하고 있다.

또 감염경로별 예방책은 감염력이 강한 중증 감염병을 일으키는 감염병 환자가 대상이 되며, 공기감염예방책, 비말감염예방책, 접촉감염예방책을 추가하도록 규정하고 있다.

Note

[비말감염예방책]

① 마스크 : 환자로부터 1m 이내에서 일할 때는 외과수술용 마스크를 착용한다.

② 환자 배치 : 일인실 격리 또는 집단격리 시 1m 이상 거리를 둔다.

③ 환자 이송 : 이송은 제한한다. 필요할 때는 마스크를 착용한다.

[접촉감염예방책]

① 장갑 : 병실에 들어갈 때는 장갑을 착용하고 오염물에 접촉한 후는 교환한다. 병실을 나올 때는 벗고, 손 씻기와 손소독을 시행한다.

② 가운 : 환자와 접촉할 때는 병실에 들어가기 전에 착용하고 병실을 나올 때 벗는다.

③ 기구 : 가능하면 환자 전용 기구를 사용한다. 전용 사용이 불가능한 기구는 다른 환자에게 사용하기 전에 소독한다.

④ 환자 배치 : 일인실 격리 또는 집단 격리 시 병원체의 역학과 환자 집단을 고려하여 대처한다.

⑤ 환자 이송 : 이송은 제한한다.

국시 적중문제

Q 면역의 획득방법이 올바르게 연결된 것은?

① 자연능동면역 – 모유수유 후
② 자연수동면역 – B형 간염을 앓은 후
③ 인공수동면역 – 초유 수유 후
④ 인공능동면역 – 항원 접종 후
⑤ 인공능동면역 – A형 간염을 앓은 후

A ① 자연능동면역 : 항원과 자연적인 접촉감염 후 생기는 면역
② 자연수동면역 : 태반 또는 초유나 모유수유를 통해 생기는 면역
③ 인공수동면역 : 항체나 항독소 접종으로 획득되는 면역
④ 인공능동면역 : 항원 접종으로 획득되는 면역

정답 : ④

감염예방 3

A. 감수성 숙주

감염병이 발생한 경우 그 확대를 방지하기 위해서는 **감염원 제거**, **감염경로 차단**, **감수성 숙주의 감염 예방**이 중요하다.

개인의 감염병에 대한 감수성(**감염 위험**) 여부와 정도는 각각의 연령, 영양상태, 면역상태 등에 좌우되지만, 중요한 것은 그 감염병에 대한 **면역 유무**이다. 즉, 그 감염병에 대한 면역을 획득하지 않은 사람은 감수성이 높은 숙주가 되어 감염 예방의 대상이 된다.

감염 예방을 위해서는 위생상태와 영양상태를 개선하고 많은 종류의 감염병에도 대응할 수 있도록 본래 가지고 있는 **자연면역**을 증강시키거나 재감염에 대한 획득면역기전을 응용하여 **특이적 면역**을 증강시킬 필요가 있다. 감수성 숙주에 대한 감염 예방에는 후자가 효과적이며 백신을 이용한 **능동면역**(active immunity), 사람 면역글로불린 제제나 면역혈청을 투여하는 **수동면역**(passive immunity)에 의한 예방이 있다.

B. 백신

감염병에 한번 걸리면 동일한 감염병에 다시 걸리지 않거나 걸리더라도 가볍게 지나간다. 이는 면역기전이 첫 감염일 때 병원체를 제거함과 동시에 그 병원체를 기억했다가 같은 병원체가 다시 침입했을 때 신속하게 **면역반응**(immune response)을 일으켜 다시 침입한 병원체를 중화(불활성화)함으로써 재발병을 예방하고 억제하는 장치를 갖추고 있기 때문이다.

감염에 의해 면역이 유도되는 것을 **후천면역**(acquired immunity)이라고 하는데, 그 면역반응은 **면역기억**(immunologic memory)을 바탕으로 일어난다. 이 면역기억을 얻기 위해 실제 감염이 아니라 감염과 비슷한 상황을 인위적으로 만들어 낼 수 있다(예방접종, vaccination).

Note

능동면역(active immunity)
백신을 접종하여 숙주에게 면역을 획득시키는 것을 말한다.

수동면역(passive immunity)
면역이 성립된 사람이나 동물로부터 혈액을 채취하여 숙주에게 항체를 포함한 혈청 혹은 세포를 투여하여 일과성으로 면역력을 높이는 것을 말한다.

Note

다가백신(polyvalent vaccine)

폴리오와 같이 하나의 감염병에 다른 항원형(혈청형)이 존재하는 경우 각각의 혈청형 바이러스로부터 만들어진 백신을 혼합하여 이용한다. 이것을 다가 백신이라고 한다.

DNA 백신(DNA vaccine)

항원체의 감염예방 유도 항원이 되는 성분을 부호화하는 DNA를 세포 내에 직접 도입하여 세포 내에서 그 성분을 발현시켜 면역반응을 유도하려는 백신으로, 아직 실용화되지 않았다.

혼합백신(mixed vaccine)

여러 백신을 혼합한 것을 말한다. 디프테리아(D), 백일해(P), 파상풍(T)의 예방접종은 DPT 혼합백신으로 접종된다. 또 홍역(M)과 풍진(R)의 백신을 혼합해서 MR 백신으로서 접종되기도 한다.

백신(vaccine)은 병원성을 제거 또는 저하시킨 병원체(항원)이다. 최근에는 재조합유전자에 의해 인공적으로 항원을 합성하여 예방접종하는 것도 있다. 백신을 접종하면 그 항원에 대한 면역반응이 일어나 면역기억을 유도할 수 있다(능동면역). 그리고 같은 항원을 가진 병원체의 재감염을 예방하거나 감염이 성립된 경우에도 발병을 억제한다.

백신은 획득면역이 성립하는 감염병, 예를 들어 두창이나 홍역 등에는 효과가 높아 감염을 예방할 수 있다. 획득면역이 성립되더라도 인플루엔자바이러스와 같이 항원성이 조금씩 변화되는 있는 경우에는 감염을 완전히 예방할 수 없다. 그러나 증상을 가볍게 하여 중증화되는 것은 막을 수 있다.

❶ 백신의 종류

백신은 병원체의 종류에 따라 다르며, 그 내용에 따라 다음의 5종류로 크게 나눌 수 있다.

Ⓐ 사균 및 불활성화백신(inactivated vaccine)

병원체를 가열하거나 포르말린에 처리하여 살균 및 불활성화한 것이다. 면역유도능은 비교적 약하고 접종 후 얼마 후에 면역이 약해진다. 따라서 면역을 유지하려면 일정한 간격으로 추가 접종해야 한다. **일본뇌염**, **폴리오**, **광견병**, **A형 간염**, **폐렴알균 감염병**, **B형 인플루엔자**(Hib) **감염병**, **콜레라**, **웨일병**(바일병) 등에 대한 백신이 있다.

Ⓑ 약독백신(attenuated vaccine)

여러 가지 방법으로 병원성을 약화시킨 것으로 백신 중에서도 가장 효과가 좋고 저가로 생산할 수 있다. 약독백신이 체내에서 증식하여 감염이 성립되기 때문에 면역력은 비교적 오래 지속된다. 세균성 생백신으로는 결핵에 대한 **BCG**, 바이러스성 생백신으로는 **홍역**, **풍진**, **유행귀밑샘염**(유행성이하선염), **수두**, **황열** 등이 있다.

Ⓒ 성분백신(component vaccine)

병원체의 감염방어항원(면역을 성립시키는 성분)만 추출하여 독성을 없앤 것으로, 백신에 의한 부작용을 최대한 억제하는 것을 목적으로 만들어졌다. **백일해백신** 등이 있다. 인플루엔자백신도 성분백신이며, 불활성화한 인플루엔자바이러스로부터 정제된 감염방어항원의 적혈구 응집소이다.

Ⓓ 변성독소(톡소이드, toxoid)

포르말린을 이용하여 세균의 외독소를 항원성을 손상시키지 않도록 무독화한 것이다. **디프테리아 변성독소**, **파상풍 변성독소**, **보툴리눔 변성독소** 등이 있다.

Ⓔ 재조합백신(recombinant vaccine)

재조합기술을 활용하여 인위적으로 병원체의 감염방어항원을 합성하고 정제하여 백신으로 만든 것이다. **B형 간염백신**과 **사람 유두종바이러스백신**이 여기에 해당하며, 전자는 B형 간염, 후자는 자궁목암(자궁경부암)의 발병을 예방한다.

❷ 백신의 부작용

백신의 부작용으로는 일반적으로 접종부위의 발적, 부기, 통증이 있으며 때로는 발열, 두통 등도 나타나지만 2~3일 지나면 나아진다. 중증의 부작용으로는 **알레르기반응**(allergic reaction), **뇌병증**(encephalopathy) 등에 의한 사망사고가 드물게 발생한다.

약독백신은 아무리 약독이라고는 하지만 체내에서 병원체가 증식하기 때문에 발열, 발진 등의 증상이 나타나기도 한다. 또 강독주로 전환될 가능성이 있다.

사균 및 불활성백신은 드물게 발열, 부기, 아나필락시스쇼크를 일으키는 경우가 있다. 따라서 몸 상태가 안 좋을 때, 열이 날 때, 임신 중일 때 및 심혈관계통 장애, 콩팥장애, 알레르기 등이 있는 환자에게는 접종을 중지하거나 상태가 개선되고 난 다음에 주의 깊게 접종한다.

❸ 예방접종의 종류와 대상

예방접종은 감염병의 예방 및 관리에 관한 법률에 의해 **정기예방접종**과 **임시예방접종**으로 나뉘어 있다.

정기예방접종은 정부가 접종을 권장하는 권장접종이며, 디프테리아, 폴리오, 백일해, 홍역, 파상풍, 결핵, B형 간염, 유행귀밑샘염(유행성이하선

Note

Note

염), 풍진, 수두, 일본뇌염, b형 헤모필루스 인플루엔자, 폐렴알균, 기타 보건복지부장관이 감염병 예방을 위해 필요하다고 인정하여 지정하는 감염병이 포함된다(**표 8-7**).

[표 8-7] 정기예방접종의 종류와 시기

대상 질환	백신	접종 대상	접종 시기
디프테리아	DTaP 변성독소	모든 영유아	• 생후 2, 4, 6개월에 3회 기초접종 • 생후 15~18개월과 만 4~6세 때 각각 1회 추가접종 • 만 11~12세에 Td 접종
폴리오	폴리오 생백신	모든 영유아	• 생후 2, 4, 6개월에 3회 기초접종 • 만 4~6세 때 각각 1회 추가접종 ※ 단, 3차 접종 가능 시기 : 생후 6~18개월까지
백일해	DTaP 성분백신	모든 영유아	• 생후 2, 4, 6개월에 3회 기초접종 • 생후 15~18개월과 만 4~6세에 각각 1회 추가접종
홍역	MMR 생백신	모든 영유아	• 생후 12~15개월과 만 4~6세에 각각 1회 추가접종
파상풍	DTaP 변성독소	모든 영유아	• 생후 2, 4, 6개월에 3회 기초접종 • 생후 15~18개월과 만 4~6세에 각각 1회 추가접종 • 만 11~12세 때 Td 접종
결핵*1	BCG	모든 영유아	• 생후 4주 이내(늦어도 생후 12개월 이전까지 접종)
B형 간염*2	HepB	모든 영유아	• 생후 0, 1, 6개월에 3회 기초접종
유행귀밑샘염 (유행성이하선염)	MMR 생백신	모든 영유아	• 생후 12~15개월과 만 4~6세에 각각 1회 접종
풍진	MMR 생백신	모든 영유아 및 임신 전 가임기 여성	• 생후 12~15개월과 만 4~6세에 각각 1회 접종
수두	Var	모든 영유아	• 생후 12~15개월에 1회 접종
일본뇌염*3	사백신	모든 영유아	• 생후 12~24개월에 1주일 간격으로 2회 접종하고 2차 접종 후 12개월 뒤 3차 접종 • 만 6세, 만 12세에 각각 1회 접종
	생백신	모든 영유아	• 생후 12~24개월에 1차 접종하고 12개월 후 2차 접종하며 만 6세 때 3차 접종

*1 영유아기 미접종 소아는 초등학교 1학년이 되었을 때 접종기록 또는 접종반흔을 확인하고 접종 여부를 판단하여 접종할 것을 권장한다.

*2 모체가 B형 간염 표면항원(HBsAg) 양성인 경우에는 면역글로불린(HBIG) 및 B형 간염 1차 접종을 생후 12시간 이내 각각 다른 부위에 접종해야 한다.

*3 일본뇌염 백신에는 사백신과 생백신이 있으며 WHO와 질병관리본부에서는 사백신을 권장한다.

임시예방접종은 보건복지부장관의 명령이 있거나 시장, 군수, 구청장이 감염병 예방상 필요하다고 인정하는 경우 예방접종을 시행하며 희망자만 받아 접종하는 경우이다(**표 8-8**).

[표 8-8] 정기예방접종 이외의 예방접종 종류와 시기

대상 질환	종류	대상자 및 접종 시기
A형 간염	불활성화백신	해외여행자, 수시
수두	생백신	1세 이상의 수두에 걸리지 않은 어린이
인플루엔자	불활성화백신	우선접종권장 대상자, 유행 시
콜레라	불활성화백신	해외여행자
웨일병	불활성화백신	18세까지 첫 회
광견병	불활성화백신	해외여행자, 수시
황열	생백신	해외여행자, 수시
폐렴알균 감염병	불활성화백신	고령자, 고위험군

❹ 예방접종 방법

대부분의 백신은 주사기를 이용하여 **피부밑접종**(피하접종, subcutaneous inoculation)을 하는데, BCG는 피부를 천자하여 접종하는 **경피접종**(percutaneous vaccination)이며, 폴리오백신은 **경구접종**(oral inoculation)이다.

생백신은 1회 접종으로 충분한 것도 있지만 불활성화백신, 변성독소는 수차례 접종해야 한다. 또 접종 후 일정기간이 지나 획득면역이 약해지면 추가접종해야 하는 것도 있다. 추가접종은 2차 면역반응(**부스터효과**, booster effect)을 유도하기 때문에 소량의 백신으로 다량의 항체를 생산하게 할 수 있다.

Note

부스터효과(booster effect)

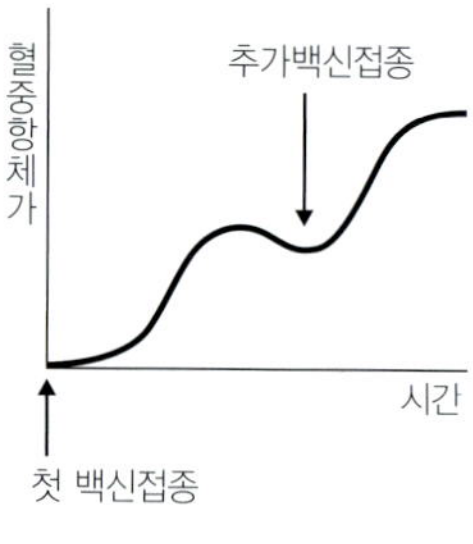

Note

C. 면역혈청과 사람 면역글로불린 제제

❶ 면역혈청

면역혈청(immune serum; 항독소혈청)은 **디프테리아**, **파상풍**에 대한 치료법으로서 개발되었다. 변성독소 또는 미량의 독소를 말에 접종하여 독소에 대한 중화항체를 만들게 하고 그 혈청을 채취한 것이다. 감염 후에 투여하여 균이 생산하는 독소를 중화함으로써 발병을 예방한다. 다만, 독소가 표적세포에 흡착하기 전에 항체가 독소에 결합해야지만 독소를 중화할 수 있다. 따라서 감염 후 최대한 빨리 충분한 양을 투여할 필요가 있다.

또 **보툴리누스균**에 의한 식중독에 대해 보툴리눔독소의 항독소혈청(antitoxic serum)을 이용하는 치료(발병 예방)도 시행되고 있다. 독뱀의 독소에 대한 항독소혈청요법도 확립되어 있다.

❷ 사람 면역글로불린 제제

사람 면역글로불린(γ**글로불린**) **제제**(human immunoglobulin preperation)는 사람의 면역혈청(항체를 포함한 혈청)에서 면역글로불린(항체)을 추출하여 정제한 것이다. **파상풍 독소**, **A형 간염바이러스**, **B형 간염바이러스** 등에 이용되고 있다.

사람 파상풍 면역글로불린(human tetanus immunoglobulin)은 파상풍 변성독소를 접종받은 건강한 사람의 혈청에서 정제된 면역글로불린으로, 파상풍 감염이 매우 의심되는 사람에게 발병 예방으로서 이용된다. **HB 면역글로불린**(HBIG)은 HBs 항원 음성으로, HBs 항체 양성인 건강한 사람의 혈청에서 정제된 면역글로불린이며, B형 간염의 모자감염을 예방하기 위해 HBs 항원 양성의 모친에게서 태어난 영아에게 이용된다. B형 간염 환자를 진료 중에 의료종사자가 주삿바늘 찔림사고를 일으킨 경우에도 이용된다.

또 **A형 간염**, **홍역**, **거대세포바이러스 감염병**에 대해 건강한 사람의 혈청에서 정제되어 만들어진 **사람 면역글로불린 제제**가 이용되기도 한다.

D. 멸균과 소독

Note

멸균(sterilization)이란 대상물 중에 존재하는 모든 미생물을 사멸시키거나 제거해서 감염성이 있는 미생물이 존재하지 않는 상태로 만드는 것을 말한다.

소독(disinfection)이란 대상물 중의 미생물을 불활성화하고 감소시켜서 감염이 일어나지 않는 상태로 만드는 것을 말한다.

멸균과 소독은 구별하여 이해할 필요가 있다. 예를 들어 주사기, 수술기구, 봉합사 등은 '멸균' 처리가 필요하고, 수술부위의 피부와 상처 등은 '소독' 처리가 이루어진다.

❶ 멸균방법

열을 가하는 방법, 가스(화학물질)에 노출시키는 방법, 자외선 및 방사선을 조사하는 방법은 미생물의 핵산과 단백질을 변성시킴으로써 멸균할 수 있다. 필터를 이용하여 미생물을 제거하는 여과법도 있다.

Ⓐ 열에 의한 멸균법

열의 영향을 받지 않는 대상물에 대해 효과적이다. 세균의 대부분은 60℃에서 30분간 가열하면 사멸시킬 수 있다. 그러나 아포를 형성하는 세균은 열에 대한 저항성이 있어 100℃에서 30분의 가열에도 견디는 것이 많다.

① 화염멸균법(flame sterilization) : 대상물을 태우면 확실하게 멸균할 수 있지만 태울 수 있는 것은 재이용하지 않는 가연성 대상물에 한정된다. 보통 세균학적 검사에 사용되는 기구(백금이), 시험관(유리) 입구 등을 가스버너의 화염에 쬐어 멸균한다. 아포를 형성하는 세균에도 효과적이다.

② 건열멸균법(dry heat sterilization) : 건조 상태에서 가열하는 건열멸균기를 이용하여 160℃에서 60분간 또는 180℃에서 30분간 가열한다. 내열성의 유리, 금속기구 등에 대해 이루어지며, 아포를 형성하는 균에도 효과적이다.

③ 고압증기멸균법(autoclaving) : 물은 대기압(1기압) 하에서는 100℃까지밖에 올라가지 않기 때문에 아포를 형성하는 균 등은 대상물을 끓여도 멸균할 수 없다. 따라서 고압증기멸균기(autoclave)를 사용하여 보통은 2기압의 포화증기(121℃)에서 15~20분 노출시켜 멸균한다. 열의 영향을 받지 않는 배지, 거즈, 의류 등에 대해 이루어지며, 아포를 형성하는 균에도 효과적이다.

Ⓑ 여과법

액체나 기체의 대상물로부터 미생물(입자)을 제거하는 방법으로, 가열에 의해 변질될 수 있는 대상물(세포배양용 배지, 혈청 등)에 효과적이다. 대상물이 액체인 경우는 일반 세균보다 작은 구멍(0.2μm 이하)이 뚫린 **막여과기**(membrane filter)를 통과시켜 세균을 제거한다. 바이러스와 같은 작은 미생물은 필터를 통과하게 되는데, 가열할 수 없는 의약품의 멸균에는 효과적이다. 대상물이 기체인 경우는 고성능 입자필터(HEPA 필터, high efficiency particular air filter)를 사용한다. HEPA 필터는 0.3μm 이상의 입자를 99.9% 이상의 효율로 포집한다. 바이오클린룸 등의 공기 제균에 이용된다.

Ⓒ 가스멸균법

살균작용이 강한 가스 상태의 화학약품(에틸렌옥시드, 포름알데히드 등)을 이용하는 방법으로, 플라스틱 제품이나 고무 제품(장갑, 내시경, 마취기재 등)의 멸균에 유용하다. 에틸렌옥시드(ethylene oxide)는 10℃에서 기화하며 실온에서는 가스 상태이다. 인화성과 폭발성은 없고 CO_2를 80~90% 첨가한 혼합가스로서 이용한다. 대상물을 가스멸균기 안에 넣고 혼합가스를 주입하여 40~60℃, 습도 40~50%에서 2~4시간 작용시킨다. 강한 알킬화작용에 의해 아포 형성 세균을 포함하여 모든 미생물을 사멸시킨다.

Ⓓ 자외선조사멸균법

단파장 자외선(240~280nm)을 조사하는 방법으로, 대상물의 표면과 실내 공기를 멸균하는 데 이용된다. 단파장을 발산하는 수은등을 이용하며, 발산지점에서 멀어짐에 따라(대상물까지의 거리 제곱에 반비례하여) 작용력이 감소한다. 직접 조사되지 않는 부분에는 효과가 없다.

Note

바이오클린룸 (Bio clean room)

HEPA 필터로 여과한 공기를 공급하고 실내를 양압으로 유지하여 실외로부터 미생물이 침입하는 것을 막도록 만든 공간이다. 수술실, 면역결핍 환자의 병실 등

바이오헤저드룸 (Biohazard room)

HEPA 필터로 여과한 공기를 공급하고 실내를 음압으로 유지하여 실외로 미생물이 누출되는 것을 막도록 만든 공간이다. 중증 감염병 환자의 격리병실, 위험성이 높은 미생물을 취급하는 실험실 등

알킬화작용(alkylation)

핵산이나 단백질의 특정 부위를 알킬기로 치환함으로써 변성을 일으킨다.

Ⓔ 방사선조사멸균법

방사선(주로 코발트 60에서 방사되는 γ선이 이용된다)을 조사하는 방법으로, 일회용 플라스틱 제품(주사기, 배양기 플라스크 등)의 멸균에 이용된다. 방사선은 핵산을 손상하여 모든 미생물을 단시간에 사멸시키며, 투과성이 강하므로 포장 후에 조사하여 멸균할 수도 있다. 식품의 멸균에 자주 이용되는 방법이다.

❷ 소독방법

소독방법에는 열을 가하는 **자비소독**과 **소독제**를 이용하는 방법이 있다.

Ⓐ 자비소독

자비소독은 끓인 물에 기구를 담가 미생물의 단백질을 변성시킴으로써 소독 효과를 얻는 방법이다. 현재는 자동열수소독기가 널리 이용되고 있다. 다만, 일반 세균에는 효과적이지만, 아포 형성 세균에는 효과가 없다.

Ⓑ 소독제를 이용하는 방법

각종 소독제가 있으며 목적에 따라 구분하여 사용한다. 소독에 대해 가장 저항성이 강한 것은 아포, 다음이 결핵균, 외피를 갖지 않는 바이러스, 진균이며, 가장 저항성이 약한 것은 일반 아포를 형성하지 않는 세균, 외피를 가진 바이러스이다.

① 알코올류(에탄올 76~81%, 이소프로판올 50~70%) : 세포막 지질성분의 용해, 단백질 변성작용에 의해 소독 효과를 나타낸다. 단시간에 살균하고 증발하여 잔류하지 않는 점에서 손, 피부, 의료기구, 도관 등의 소독에 이용되고 있다. 다만, 에탄올 100%에서는 소독 효과가 저하된다.

② 페놀류(페놀, 크레졸, 클로르헥시딘) : 강력한 단백질 변성작용에 의해 소독 효과를 나타낸다. 페놀(phenol)은 기구, 손, 배설물의 소독에 사용된다. 크레졸(cresol)은 물에 녹지 않고 비누액에 녹기 때문에 크레졸 비누액으로서 이용한다. 유기물이 혼입되면 효과는 현저하게 떨어진다. 클로르헥시딘(chlorhexidine)은 소독 냄새가 나지 않는다. 아포 형성균, 바이러스에는 효과가 없다.

Note

페놀계수(석탄산계수, phenol coefficient)

페놀(석탄산)과 비교하여 소독제의 효과를 나타내는 계수이다. 페놀계수 1인 소독제는 페놀과 같은 효과를 가진다. 측정에는 티푸스균과 황색포도알균이 이용된다.

Note

ppm(parts per million)
100만분의 몇인가를 나타내며 백분율이라고 한다. 1ppm은 1L의 용액당 1mg의 용질을 포함한다.

개량 루골액
요오드 12g, 요오드화칼륨 24g, 글리세롤 900mL, 박하수 45mL, 페놀 5mL에 물을 첨가하여 1,000mL로 만든다.

양성비누(양성표면활성제, ampholytic surfactant)
알킬디아미노에틸글리신 염산염. 동일 분자 안에 음이온과 양이온을 모두 가진다. 소독 효과는 유기물이 혼입되어도 그만큼 저하되지 않지만, 일반 비누가 혼입되면 크게 저하된다. 결핵균에도 효과적이다.

새집증후군(sick house syndrome)
포름알데히드에 장시간 노출되면 눈, 코, 인두가 자극되어 불쾌감, 호흡곤란 등이 생긴다. 건물에 사용되는 건축자재에 함유된 포름알데히드에 의해 이러한 증상을 나타내는 병태를 새집증후군이라고 한다.

③ 염소화합물(염소가스, 차아염소산나트륨, 클로라민) : 수중에서 차아염소산 이온을 방출하고 그 산화작용에 의해 소독 효과를 나타낸다. 염소가스(chlorine gas)는 상하수도나 수영장의 물 소독에 널리 이용되고 있다. 살균 농도는 미생물에 따라 다르며 일반 세균은 5ppm, 아포 형성균은 50~5,000ppm, 바이러스는 200ppm이다. 차아염소산나트륨(sodium hypochlorite)은 결핵균의 경우 장시간 노출시켜야 살균할 수 있지만, 그 밖의 미생물은 모두 불활성화시킬 수 있다. 음료수, 금속제 이외의 의료기구 소독에 널리 이용되고 있다. 금속제 의료기구에는 금속부식성을 없앤 클로라민(chloramine)이 이용되고 있다.

④ 요오드화합물(요오드팅크, 요오드포, 포비돈요오드) : 단백질의 요오드화와 산화에 의해 소독 효과를 나타낸다. 아포를 형성하지 않는 세균, 외피를 갖는 바이러스에 효과적이다. 요오드팅크(tincture of iodine)는 요오드화칼륨을 70% 에탄올로 용해한 것인데, 피부 자극이 강하고, 표피박리를 일으키기 때문에 그대로는 사용할 수 없다. 보통은 같은 양의 70% 에탄올을 첨가한 묽은 요오드팅크가 이용된다. 요오드포(iodophor)는 요오드와 표면활성제의 혼합물로, 손소독에는 원액을 10~100배, 기구나 실내소독에는 원액을 300~500배 희석하여 이용한다. 포비돈요오드(povidone iodide)는 요오드와 폴리비닐피롤리돈(고분자물질)의 혼합물로, 피부, 창상, 점막 등의 소독에는 유효요오드 농도 0.75~1%의 용액을, 점막 세정에는 0.02~0.05%로 희석한 용액을 이용한다.

⑤ 역성비누 : 일반 비누(지방산나트륨 또는 칼륨염)가 음이온에 의한 표면활성작용을 하는 것과는 달리 역성비누(염화벤잘코늄 또는 염화벤제토늄)는 **양이온에 의한 표면활성작용**을 한다. 음성으로 전하를 띠는 세포에 양성으로 전하를 띠는 소독제가 흡착하고 단백질을 변성시켜 살균한다. 유기물이 섞이면 소독 효과가 현저하게 저하되며, 아포형성균, 결핵균, 바이러스, 녹농균에는 효과가 없다.

⑥ 알데히드류(포름알데히드, 글루타르알데히드) : 핵산, 단백질에 결합하여 알킬화함으로써 미생물을 불활성화한다. 포화수용액(37%)의 포르말린은 희석하여 의료기구 소독에 이용되고 있다. 포름알데히드와 과

망간산칼륨 혼합액에서 방출되는 포름알데히드 가스는 틈새를 봉한 병실 소독에 이용된다.

❸ 소독의 실제

인체에 직접 사용할 수 있는 소독제와 인체에 사용할 수 없는 기물 전용의 소독제가 있다. 전자로는 알코올류, 표면활성제(역성비누, 양성비누), 클로르헥시딘, 페놀류, 요오드화합물 등이 있고, 후자로는 염소화합물, 알데히드류 등이 있다.

소독제의 농도와 소독 시간은 소독 효과에 영향을 미치는 인자로서 중요하다. 농도는 일반적으로 높을수록 효과가 크지만, 농도를 높이면 독성도 높아지고 비용도 들게 된다. 시간은 길수록 효과가 크기 때문에 가능한 한 장시간 작용(10분 이상)시키도록 한다. 또 온도가 높을수록 빠르게 작용하기 때문에 가능한 한 높은 온도에서 작용시키도록 한다(희석 시에 따뜻한 물을 사용).

Ⓐ 손소독

소독용 에탄올, 염화벤잘코늄 함유 에탄올, 클로르헥시딘 함유 에탄올, 포비돈요오드 함유 에탄올이 널리 이용되고 있다. 마찰식으로 속건성이다.

Ⓑ 주사, 채혈부위

소독용 에탄올이 이용된다. 에탄올 솜으로 피부면을 문지르고 건조시킨다.

Ⓒ 수술영역

포비돈요오드나 요오드포 등이 사용되고 있다. 수술영역에 도포하여 건조시킨다.

Ⓓ 의료용 기구

내열성 기구는 자비소독, 비내열성 기구는 차아염소산나트륨, 클로르헥시딘, 소독용 에탄올 등이 이용된다.

Ⓔ 혈액, 배설물, 분비액으로 오염된 장소

차아염소산나트륨으로 닦아 낸다.

Note

차아염소산나트륨 (Sodium Hypochlorite)
식품부패균이나 병원균 사멸을 위해 살균제로 사용된다.

국시 적중문제

Q 환자의 피부를 소독하고 의료기구 표면을 소독하는 데 가장 많이 쓰이는 소독제로 70~75%일 때 소독 효과가 가장 높은 것은?

① 과산화수소 ② 젠티안 바이올렛 ③ 알코올 ④ 요오드화칼륨 ⑤ 포르말린

A 알코올은 그람양성균과 그람음성균 및 결핵균과 일부 바이러스에 유효하며, 다른 소독제를 혼합하여 사용할 때 효과가 상승된다. 알코올 중 에틸알코올은 75%에서 가장 살균력이 강하며, 이소프로판올은 70%의 농도에서 에틸알코올보다 강한 살균작용을 나타내지만 휘발성이 강하다.

정답 : ③

Q 다음 중 휘발성이 있어 잘 마르고 피부에 자극이 적으며 세균 및 바이러스에 대한 효과가 탁월한 소독제는?

① 과산화수소 ② 포비돈요오드 ③ 알코올 ④ 글루타르알데히드 ⑤ E/O 가스

A 알코올의 특징은 다음과 같다.

1) 종류 : 에틸(ethyl) 또는 이소프로필(isopropyl)
2) 용도 : 체온계, 청진기 표면
3) 장점 : 빠른 작용시간, 착색되지 않음
4) 단점 : 5분 이상 접촉이 필요하다, 아포(spore)는 사멸하지 못한다, 잔류 효과가 없다, 증발된다, 자극성 유기물질에 불활성화 고무제품은 딱딱해진다, 비지질성(nonlipid) 바이러스는 잘 죽지 않는다.
5) 효과 : 증식형 세균, 진균, 결핵균, 바이러스

정답 : ③

Q E/O가스 소독에 대한 설명으로 맞는 것은?

가. 아포까지 죽인다. **나. 낮은 온도에서 소독한다.**
다. 열에 약한 물품 소독에 이용한다. **라. 인체에 독성이 높다**

① 가, 나, 다 ② 가, 다 ③ 나, 라 ④ 라 ⑤ 가, 나, 다, 라

A E/O가스(ethylene gas) 소독의 특징은 다음과 같다.

1) 세포 내 대사과정을 방해하여 미생물과 아포를 죽인다.
2) 약 54~65℃ 정도의 비교적 낮은 온도와 30~60%의 습도에서 소독된다.
3) 열에 약한 물품이나 용적이 큰 물체의 멸균에 용이하다.
4) 인체에 독성이 높으므로 멸균 후 환기에 유의해야 한다.

정답 : ⑤

국시 적중문제

Q 내시경 후 렌즈와 카테터가 부착된 기구를 멸균하려고 할 때 가장 적합한 멸균법은?

① 건열소독법 ② 자비소독법 ③ 여과법 ④ 자외선 조사법 ⑤ E/O가스 멸균법

A E/O가스 소독

1) 방법 : 도구(12% E/O가스 88% 프레온가스), 온도(54℃ 이하), 시간(105분)
2) 적용물품 : 예리한 기구나 마모되기 쉬운 기구(스코프 종류), 고무 제품, 플라스틱 제품
3) 주의사항 : E/O 가스는 독성이 있으므로 12~16시간 이상 정화해야 한다. 비닐은 투과 하지 못하므로 포장 시 비닐을 피해야 한다.
4) 유효기간 : 일반포장법 – 4주 / 밀봉포장법 – 24주

정답 : ⑤

Q 수술실 내에서의 멸균 상황 중 옳은 것은?

① 멸균통 뚜껑 안쪽이 위를 향하게 탁자에 놓은 채 멸균 이동 겸자로 꺼낸다.
② 수술의는 손 소독 후 장갑이 찢어져도 무방하다.
③ 수술 중 소독간호사의 팔이 순환간호사 옷에 닿았다.
④ 손 소독 후 손을 아래로 내려 물을 팔꿈치에서 손가락으로 흘려 내린다.
⑤ 수술 시 사용하지 않은 소독방포는 멸균포에 싸서 다시 쓴다

A 멸균술의 기본 원칙

1) 수술에 사용되는 모든 기구와 물품은 멸균되어 있어야 한다.
2) 소독 상태에 있는 사람은 소독된 물품을 다루고, 비소독 상태에 있는 사람은 소독되지 않은 물품을 다룬다.
3) 멸균 여부에 의심이 갈 경우 오염된 것으로 간주한다.
4) 멸균된 테이블은 테이블 높이에서만 멸균 상태이다.
5) 소독된 수술가운 착용 시 허리~어깨까지의 앞부분과 소매부분만 소독된 것으로 간주한다.
6) 멸균 용품을 담고 있는 용기의 가장자리는 오염된 것으로 간주한다.
7) 소독 상태에 있는 사람은 소독 영역에 있어야 한다.
8) 습기는 오염원이 된다.
9) 멸균 영역의 미생물을 완전히 제거할 수는 없으나 최대로 감소시키는 노력 필요하다(비소독 상태에 있는 사람은 멸균영역과의 접촉을 최소한으로 한다).
10) 수술실 간호사, 의사, 환자의 피부소독을 철저히 해야 한다.

정답 : ①

4 감염병 진단

Note

A. 감염 징후

감염이 확대되는 것을 막으려면 감염병의 조기발견, 진단, 치료가 중요하다. 감염병의 조기발견과 진단을 위한 첫 걸음은 증상 및 소견을 통해 감염병을 의심하는 것이며, 특히 많은 감염병에 공통되는 증상에 주의할 필요가 있다.

❶ 발열

발열(febricity)은 감염병의 대표적인 증상 중 하나이다. 보통 **미열**(37~37.9℃), **중등도 발열**(38~39.9℃), **고열**(39.9℃ 이상)로 나뉘는데, 38℃ 이상을 고열로 보는 견해도 있다.

열형(fever type)으로는 하루 변화가 1℃ 이내의 고열이 계속되는 **지속열**(continued fever; 장티푸스, 폐렴, 쯔쯔가무시병, 열대열말라리아 등), 하루 변화가 1℃ 이상의 고열이 계속되는 **오르내림열**(이장열, remittent fever; 패혈증, 화농성 질환, 열대열말라리아 등 많은 감염병), 오한, 작열감, 발한기의 열 발작이 거의 일정 시간 경과할 때마다 나타나는 **파상열**(undulant fever; 삼일열말라리아 등), 하루 변화가 크고 무열기와 유열기가 교대하는 **간헐열**(intermittent fever; 말라리아, 재귀열 등)이 있다(**그림 8-1**).

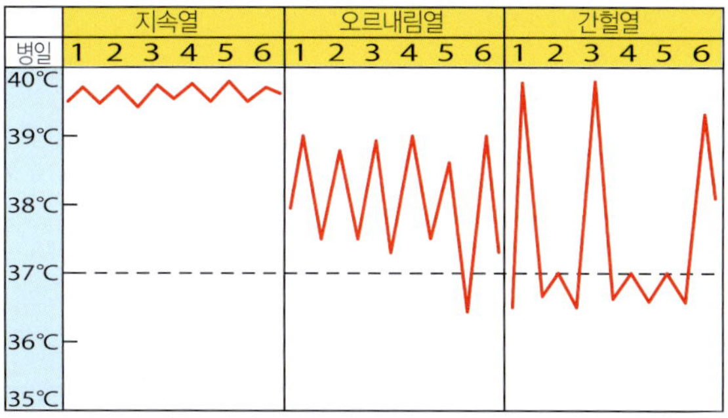

[그림 8-1] 열형

발열이 단기간으로 수일부터 2주간 이내에 해열되면 감기, 급성 기관지염 등 예후가 좋은 질환인 경우가 많지만, 뇌염, 수막염 등 심각한 질환일 수도 있다. 발열이 장기간에 걸쳐 지속되면 결핵 등의 감염병 외에 악성종양, 콜라겐병 등 감염병이 아닌 질환 때문일 수도 있다(**표 8-9**).

열형 관찰, 현재병력 청취, 진찰(발진, 림프절종창 등), 혈액검사(혈액일반, 생화학, 세균학, 면역학적 검사), 영상검사(X선, CT, MRI 검사 등)를 시행한다. 현재병력 청취 시에는 다음 사항이 중요하다.

① 외국여행 여부
② 발열 이외의 증상
③ 발열 시의 오한전율 유무
④ 성매개병 감염 여부(매독, AIDS 등)
⑤ 투약 및 수혈 유무
⑥ 단체생활(학교 등)에서의 감염병 유행 여부(전염성 질환)

Note

큰종기(옹종, carbuncle)
피부나 피부밑조직에 생긴 급성 화농성 염증으로, 부스럼이 모인 것이다.

부스럼(종기, furuncle)
세균이 피부기름샘(피지선) 등에 감염되어 발생한 국소성 화농성 염증병변이다.

[표 8-9] 발열을 일으키는 주요 감염병

단기 유열질환	장기 유열질환
1. 감기증상을 동반하는 것 감기, 인플루엔자, 바이러스간염, 급성 편도염, 급성 기관지염, 폐렴 등 2. 소화기증상을 동반하는 것 급성 간염, 급성 막창자꼬리염(충수염), 급성 쓸개염(담낭염), 쓸개관염(담관염), 세균성 식중독, 급성 창자 감염병 등 3. 신경증상을 동반하는 것 일본뇌염, 회색질척수염(폴리오), 무균수막염, 세균수막염 등 4. 비뇨·생식기증상을 동반하는 것 급성 깔때기콩팥염(신우신염), 전립샘염, 부고환염 등 5. 기타 얕은연조직염(단독), 큰종기(옹종), 부스럼(종기), 곧창자주위염(직장주위염) 등 6. 발진을 동반하는 것 홍역, 풍진, 수두, 대상포진, 성홍열, 감염홍반, 발진티푸스, 장티푸스, 파라티푸스 등	1. 감염병 폐결핵, 간·쓸개길(담도) 감염병, 세균심내막염, 깔때기콩팥염(신우신염), 심부농양, 패혈증, 장티푸스, 파라티푸스 등 2. 악성종양 암, 악성림프종, 백혈병 3. 콜라겐병 류마티스관절염, 전신홍반루푸스(SLE), 결절동맥염 등

Note

❷ 설사

병원미생물에 의한 설사의 원인은 바이러스, 세균, 원충이다(**표 8-10**). 가장 많은 것은 바이러스에 의한 설사이며, 그 다음으로 많은 것이 캄필로박터, 살모넬라, 장염비브리오균, 병원성 대장균 등의 이른바 식중독균에 의한 설사이다. 그러나 외국여행을 다녀온 적이 있는 경우에는 이질균, 콜레라균, 이질아메바원충, 람블편모충 등이 원인이 되는 경우도 종종 있다.

따라서 설사, 복통, 발열 등의 증상 유무와 경과를 자세하게 묻고 외국여행 여부(발병 전 1개월 이내의 여행이력이 있는 경우에는 출국일, 체류일, 귀국일 등)와 함께 가족 또는 학교 등 소속단체에서의 발병자 여부, 회식, 여행 여부 등을 묻는다. 또한 균교대현상(microbial substitution)에 의해 설사가 나타나기도 하므로 항균제 복용(종류, 양, 기간)에 대해서도 물어볼 필요가 있다.

[표 8-10] 감염성 창자염(장염)을 일으키는 주요 병원체

세균	이질균, 콜레라균, 캄필로박터속, 살모넬라속, 장염비브리오균, 병원성 대장균, MRSA 등
바이러스	로타바이러스, 노로바이러스, 아데노바이러스 등
원충	이질아메바원충, 람블편모충 등

❸ 발진

발진(rash)도 감염병 증상의 하나이다. 바이러스성 질환 중에는 홍역, 풍진, 손발입병(수족구병), 수두 등이 대표적이며, **리케치아성 질환**이나 **세균성 질환**이 원인인 경우도 있다(**표 8-11**). 리케치아는 사람에게 감염되면(**매개체감염**, vector-borne infection) 작은 혈관의 내피세포 내에서 증식하여 혈관염, 세포괴사, 혈전 형성 등을 일으키고 발열과 발진을 나타낸다. **성홍열**에서는 A군 사슬알균(연쇄구균)이 만들어내는 발적독소(erythrogenic toxin)에 의해 온몸에 **적색발진**이 발생한다. 장티푸스와 파라티푸스는 **장미진**(roseola)이 특징적이다.

[표 8-11] 발진을 일으키는 주요 감염병

	질환	발진의 특징	기타 증상
바이러스	홍역	작은 홍반구진이 얼굴, 몸통에서 팔다리로 퍼진다.	발열, 상기도염, 결막염
	풍진	작은 홍반구진이 얼굴, 몸통에서 팔다리로 퍼진다.	발열, 권태감, 두통, 귓바퀴 뒤부위의 림프절종창
	수두	물집(수포)이 몸통에서 처음 발생하여 온몸으로 퍼진다. 홍반→물집→고름물집(농포)→딱지(가피) 형성	발열, 인두통
	대상포진	몸통, 얼굴 한쪽에서 감각신경영역에 일치하여 홍반→물집→고름물집	발진부위의 통증, 경도 발열
	손발입병(수족구병)	물집성 구진이 손, 발, 입안에 분포한다.	10세 이하의 소아에게 발병, 발열, 입안 내 미란
	뎅기열	홍반 모양 구진이 팔다리에서 온몸으로 퍼진다.	발열, 두통, 눈통증, 관절통, 근육통
리케치아	발진티푸스	밤알 크기의 장미진이 몸통에 처음 발생하여 온몸으로 퍼진다.	두통, 오한, 발열, 전신권태감, 정신신경 증상
	쯔쯔가무시병	물린 자국은 암적색 흉터, 모양이 가지런하지 않은 반상 구진이 몸통에서 온몸으로 퍼진다.	갑작스러운 오한, 두통, 발열, 국소림프절종창
	일본성홍열	쌀알~콩알 크기의 홍반이 손발, 손바닥, 얼굴에서 온몸으로 퍼진다.	전신권태감, 오한, 전율, 두통, 고열
세균	성홍열	턱~위쪽 가슴에 처음 발생하여 온몸으로 퍼지는 미만성 홍반, 입 주위 창백	발열, 오한, 전율
	장티푸스	앞가슴~명치부위에 담홍색 구진	발열, 설사, 지라비대
	유행 뇌척수막염	팔다리, 몸통에 담홍색~적자색의 반상구진	발열, 심한 두통, 구역질, 구토, 목경직, 의식장애
	라임병	초기에 원심성으로 퍼지는 유주성 홍반	발열, 근육통, 신경마비, 심장자극·전도장애, 만성 관절염

B. 진단

감염병의 진단을 확정하려면 병원체를 분리하여 동정하거나(병원체의 유전자나 항원 검출을 포함) 병원체에 특이적인 항체의 상승을 검출해야 한다. 검사법은 병원체에 따라 다르며 세균학적 검사, 바이러스학적 검사, 진균학적 검사, 혈청학적 검사, 분자생물학적 검사 등이 있다.

Note

C. 검체 채취

병원체가 존재할 가능성이 높은 부위(감염소, infection focus)에서 직접 혹은 가래, 분변, 소변, 혈액, 뇌척수액, 관절액 등의 검체를 채취하는데, 이때 멸균된 기구를 사용하여 무균적으로 시행한다. 건강한 개체의 경우 혈액, 뇌척수액, 관절액에는 세균이 존재하지 않기 때문에 만약 이들 검체에서 세균이 검출되었다면 진단을 위한 가치는 매우 높다.

D. 검사

❶ 세균학적 검사

검체를 염색하여 광학현미경으로 형태학적 관찰을 한다. 각종 염색법이 있는데, **그람염색법**(Gram stain, p.33 참조)이나 **항산염색법**(acid-fast stain)이 널리 사용된다. 그러나 검체에는 원인균만 있다고는 볼 수 없으므로 염색 및 관찰하여 원인균을 예측한 다음 그 균의 분리에 적합한 배지를 선택하여 배양한다.

세균 배양에는 보통 **고형배지**(solid medium)가 이용되는데, 배지 성분(한천, 육즙, 무기염류 등)이나 배양 환경은 목적으로 하는 균의 성질에 따라 다르다. 대부분의 세균은 35~37℃(**최적온도**, optimum temperature)에서 배양한다. 임균, 수막염균, 인플루엔자균 등은 탄산가스를 첨가한 환경을, 캄필로박터속이나 헬리코박터속 등은 질소 : 탄산가스 : 산소의 비율이 85 : 10 : 5인 환경을 좋아하며 편성 혐기성균(절대무산소성균)은 무산소 환경이 아니면 배양할 수 없다.

배양을 통해 형성된 집락(colony)은 성질, 형태, 융기, 광택, 색소생산 여부 등을 관찰한다. 보통은 그람염색을 하여 양성균인지 음성균인지를 판정하고 균의 형태, 배열, 아포 유무를 관찰한다. 또 협막염색이나 편모염색 등을 하기도 한다.

관찰은 광학현미경을 이용한 관찰법, **형광현미경**을 이용한 관찰법, 전자현미경을 이용한 관찰법 등이 있다.

세균은 형태적으로 차이가 적기 때문에 동정을 위해서는 세균의 생화학적 특징을 해석해야 한다.

Note

항산염색법(acid-fast stain)
검체를 슬라이드글라스 위에 펴 바르고 건조 및 고정한 다음 석탄산 푹신 용액에 올리고 밑에서 따뜻한 기운이 나올 정도로 가습한다. 그대로 몇 분간 방치하고 수세하여 3% 염산알코올로 탈색한 후 다시 수세하여 메틸렌블루 용액으로 후염색하여 건조한 다음 현미경으로 관찰한다.

특수염색법
클로스트리듐속이나 바실루스속 등이 가진 아포를 관찰하기 위한 아포염색법, 폐렴알균, 폐렴막대균 등이 가진 협막을 관찰하기 위한 협막염색법, 편모를 관찰하기 위한 편모염색법 등이 있다.

형광현미경관찰법
세균을 형광색소로 염색하거나 또는 세균 항원에 결합하는 항체를 형광색소로 표식하여 반응시킨 후 자외선 등을 조사하여 관찰한다.

이러한 염색성, 형태, 생화학적 성질 등의 해석을 통해 세균을 동정하는데, 동정이 어려운 경우에는 **혈청진단**(serologic diagnosis, p.210 참조), **분자생물학적 검사**(p.212 참조)를 통해 이루어진다.

❷ 진균학적 검사

일반적으로 진균에서는 **형태학적 검사**가 중요하다. 형태학적 관찰에는 현미경을 이용한 직접 관찰과 일반 관찰(배양법)이 있다. 가래, 뇌척수액 등은 슬라이드글라스에 도말하고 염색하여 직접 관찰한다. 손발톱, 표피, 모발 등은 10% 수산화칼륨(혹은 수산화나트륨)과 섞고 가열한 후 관찰한다. 일반적으로 배양은 사부로 포도당한천배지에서 하며, 관찰은 **슬라이드배양법**(slide culture)이 가장 뛰어나다(**그림 8-2**).

슬라이드배양법은 특수한 방법으로 배양하여 형성시킨 집락을 관찰하는 방법이다. 슬라이드글라스 위에 소량의 고형배지를 올리고 균을 접종하여 커버글라스를 덮어 배양하며, 커버글라스나 슬라이드글라스에 부착하여 발육한 균사나 분생포자를 관찰하는 방법이다.

진균 감염병 진단에는 혈중 (1→3)-β-D글루칸(진균만 생산하는 진균의 세포벽 성분) 등의 검출이나 유전자 진단도 이용된다.

❸ 원충학적 검사

검체를 슬라이드글라스에 채취하여 직접 관찰하는 방법(**직접도말법**, **신선표본검사법**)과, 검체를 슬라이드글라스에 도말한 후 염색하여 관찰하는 방법이 있다. 전자는 영양형 원충(이질아메바원충, 람블편모충, 질편모충 등) 검출에 유용하다. 후자는 김자염색(Giemsa stain)과 트리크롬염색

Note

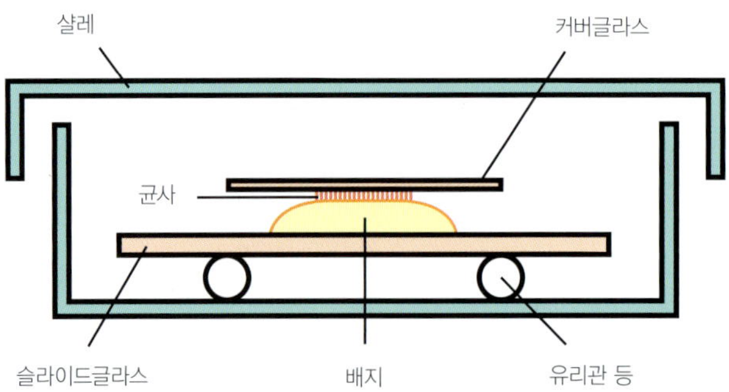

[그림 8-2] 슬라이드배양법

Note

(trichrome stain)으로 람블편모충이나 질편모충을, 트리크롬염색이나 하이덴하인 철헤마톡실린염색(Heidenhain's iron hematoxylin stain)으로 이질아메바를 검출할 수 있다.

아메바류, 람블편모충 등의 낭(cyst)은 요오드 · 요오드화칼륨염색을 하면 검출할 수 있다. 또 와포자충의 낭포체(oocyst)는 소량의 변과 설탕을 섞어 항산염색[키뇬(kinyoun) 항산염색]을 시행하면 검출할 수 있다.

이질아메바와 질편모충은 인공배지에서 배양이 가능하므로 검출하기 쉽다.

혈액에 기생하는 원충(말라리아, 파동편모충 등)은 말라리아의 경우 말초혈액 도말표본의 김자염색, 파동편모충의 경우 생선표본으로 검출할 수 있다. 또 말라리아 감염에서는 아크리딘오렌지(acridine orange)로 형광염색하여 형광현미경으로 관찰하는 신속진단법도 있다.

조직에 기생하는 원충(파동편모충, 리슈만편모충 등)은 병변부위 조직의 하이덴하인 철헤마톡실린염색, 스탬프표본의 김자염색으로 검출할 수 있다.

또한, 톡소포자충은 뇌척수액이나 림프절에서 직접 검출하거나 또는 마우스 체내에서 한번 증식시켜 검출하는 방법이 있는데, 감도가 낮아서 항체 상승을 검출하는 혈청학적 검사가 함께 사용되고 있다.

❹ 바이러스학적 검사

바이러스는 일반 광학현미경으로는 관찰할 수 없다. 또 바이러스를 분리하고 배양하려면 동물(젖먹이 마우스 등)이나 세포에서 증식시킬 필요가 있기 때문에 바이러스를 분리하고 동정하기 위해서는 노력과 시간이 필요하며 비용도 많이 든다. 따라서 바이러스 감염병 진단은 비교적 어렵다. 일반적으로 바이러스항원과 바이러스핵산 검출, 바이러스 분리 및 동정(**병원성 진단**), 바이러스에 대한 면역반응 증명(**혈청진단**)을 통해 진단한다.

Ⓐ 병원성 진단

① 바이러스항원 검출 : 형광항체나 효소항체를 이용하여 검출하는 방법(**형광항체법**, **효소항체법**)이 있다. 예를 들어 성기헤르페스(성기헤르페스바이러스 감염병) 진단은 병변 찰과물을 형광용 슬라이드에 도말하고 단순헤르페스바이러스에 특이적인 형광 표식 항체를 반응시켜

Note

바이러스항원 유무를 조사하는 방법이 있다. 코인두 찰과물에 있는 인플루엔자바이러스 항원을 인플루엔자바이러스에 특이적인 효소표식 항체와 반응시켜 그 효소 활성을 측정함으로써 인플루엔자바이러스 항원을 검출하는 방법도 있다.

② 바이러스핵산 검출 : 중합효소연쇄반응(polymerase chain reaction, PCR)에 의해 바이러스핵산을 증폭시켜 검출하는 방법(**PCR법**) 등이 있다. 신속하게 결과를 얻을 수 있어서 바이러스 감염병 진단에 매우 유용하다.

③ 바이러스의 분리 및 배양 : 바이러스 배양을 위해서는 살아 있는 세포가 필요하며, 젖먹이 마우스 등의 동물, 발육 계란, 배양세포 등이 이용된다. 바이러스 감염병을 진단하는 데 기본적 방법이다. 바이러스를 분리하고 동정하려면 수일에서 수주일의 시간이 걸리며 신속한 진단의 경우 적합하지 않다.

Ⓑ 혈청진단

급성기와 회복기의 혈청을 **페어혈청**(paired serum)으로서 항체량(항체가)을 측정하고 비교하여 진단한다. 페어혈청에서 항체가 상승이 확인되면 진단은 확정된다. 적혈구응집억제시험, 보체결합시험, 효소항체법, 형광항체법, 중화항체법이 이용되고 있으며, 그중에서도 **중화항체법**(neutralizing antibody assay)은 바이러스의 감염성을 중화시키는 항체를 검출하는 방법으로 신뢰성이 높다.

① 응집반응(agglutination) : 세균 등의 항원에 항체를 섞으면 응집 덩어리가 생기는 반응이다. 장티푸스 진단에 이용되는 **위달반응**(Widal reaction), 리케치아 감염병 진단에 이용되는 **웨일-펠릭스반응**(Weil-Felix reaction) 등이 있다.

② 수동적혈구응집반응(passive hemagglutination) : 가용성 항원을 적혈구에 결합시켜 그 적혈구에 특이적인 항체를 반응시키면 적혈구가 응집되는데, 이를 **수동적혈구응집반응**이라고 한다. 적혈구 대신에 라텍스 등을 이용하는 방법도 있다. 매독 등의 진단에 이용된다. 또 적혈구에 항원이 아니라 항체를 결합시켜 항원을 검출하는 방법을 **역수동적혈구응집반응**이라고 하며, B형 간염 등의 진단에 이용된다.

Note

③ 적혈구응집억제반응(hemagglutination inhibition assay) : 홍역바이러스, 파라인플루엔자바이러스, 풍진바이러스, 인플루엔자바이러스 등의 입자 표면에는 적혈구응집소(hemagglutinin)가 발현되어 있다. 이러한 바이러스와 적혈구를 반응시키면 바이러스가 적혈구 표면에 결합하여 적혈구가 응집된다. 사전에 바이러스에 대응하는 항체를 첨가하여 바이러스와 적혈구를 반응시키면 적혈구응집반응이 억제되는데, 이 응집 억제 효과를 관찰하여 간접적으로 항체를 검출하는 방법이다.

④ 형광항체법(fluorescent antibody technique, FAT) : 바이러스항원과 혈액 속에 있는 혈청을 반응시켜 항원에 항체를 결합시키고, 여기에 형광색소로 표식한 항사람면역글로불린항체를 반응시킨다. 형광현미경 하에서 바이러스항원이 분명하게 빛나 보이면 항체 양성으로 판정된다. 항체가 음성으로 판정될 때까지의 혈청희석배율이 항체가(antibody titer)가 된다. 이렇게 하여 항원에 결합한 항체를 형광현미경으로 검출하는 방법을 **간접형광항체법**(indirect fluorescent antibody technique)이라고 한다.

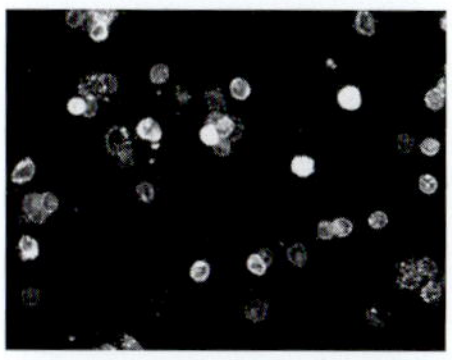

▶ 형광항체법에서 항체 양성

세포 내 바이러스 항원에 결합한 항체가 형광으로서 (여기서는 백색) 검출된다.

⑤ 효소항체법(enzyme immunoassay) : 목적으로 하는 항원에 대응하는 항체(예를 들어 사람 면역글로불린)를 결합시킨 후 효소로 표식한 2차 항체(**항사람면역글로불린항체**)를 첨가하여 반응시키고 이를 발색반응으로서 효소 활성을 판정하는 방법이다. 사람면역결핍바이러스(HIV), 사람T세포림프친화바이러스 1형(HTLV-1) 등 많은 바이러스에 대한 항체검사에 널리 이용되고 있다. ELISA(enzyme linked immunospecific assay)가 자주 이용되고 있다(**그림 8-3**).

⑥ 보체결합반응(complement fixation) : 항원-항체 복합체와 보체가 결합하면 보체 활성화가 일어나는데(**보체결합반응**, complement fixation reaction), 이 보체결합반응이 일어났는지의 여부에 따라 진단하는 방법이다. 피검혈청(환자 혈청), 항원(보체결합항원), 보체(모르모트 혈청)를 반응시킨 후 용혈소(항적혈구항체)와 결합한 적혈구를 첨가하여 용혈반응이 일어나는지를 관찰한다.

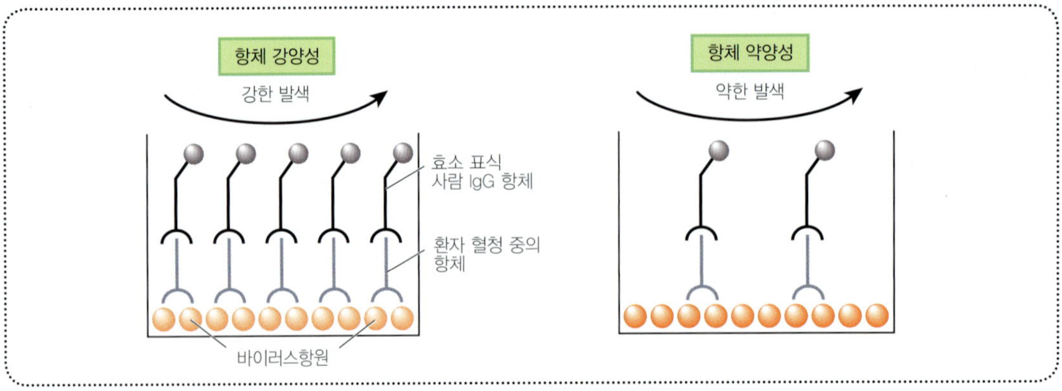

[그림 8-3] ELISA 항체검사

⑦ 중화항체법(neutralizing antibody assay) : 감염성 바이러스와 환자 혈청을 반응시켜서 세포에서 증식하는 바이러스의 양을 측정함으로써 바이러스의 감염성을 중화하는 항체를 검출하는 방법이다. 환자 혈청을 더 높은 비율로 희석하더라도 감염성 바이러스가 중화되는 경우 더 높은 중화항체가를 가진다는 것을 뜻한다. 비교적 번잡한 검사법이지만, 조사하려는 바이러스를 이용함으로써 항원 바이러스를 특정할 수 있고 또 특이성과 감도가 높아 가장 신뢰성이 높은 방법이다(**그림 8-4**).

Note

❺ 분자생물학적 검사

유전학적 검사(**유전자진단**)를 통해 검체 중 미생물의 유전자를 증폭시켜 검출하고 또 그 유전자 산물의 염기배열을 조사하여 속과 종을 동정하거나 약물내성 유전자, 독소 유전자 등의 유무를 확인할 수 있게 되었

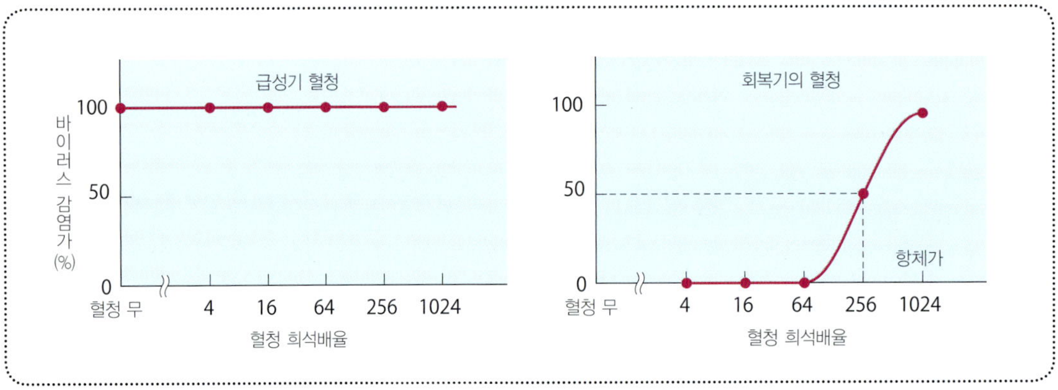

[그림 8-4] 중화항체법

다. 유전자진단 시 배양이 필요 없고 단시간에 결과를 얻을 수 있는 장점이 있다. 인공적으로 배양이 어려운 세균이나 바이러스, 배양과 동정 작업이 번잡한 클라미디아, 리케치아, 배양에 시간이 걸리는 결핵균 등의 검출에 이용되고 있다.

Ⓐ **핵산탐침법**(Nucleic Acid Probe Assay)

미생물의 유전자(염기배열)와 상보하는 핵산탐침(DNA, RNA 절편, 전사 RNA, 인공 합성된 핵산)을 첨가하여 hybridization시킴으로써 미생물의 유전자를 검출하는 방법이다. 핵산탐침은 효소 또는 동위원소 등으로 표식하거나 또는 X선 필름에 감광시켜서 유전자를 검출한다. **서던블롯법**, **노던블롯법** 등이 있다.

Ⓑ **PCR법**(Polymerase Chain Reaction Method)

DNA를 증폭시키는 방법이다. 우선 이중가닥 DNA를 열 변성을 통해 단일가닥으로 만들고 DNA 중합효소를 primer(반응 개시를 돕는 올리고뉴클레오티드)와 함께 반응시켜 상보적 DNA사슬을 합성시킨다. 이를 반복하여 DNA를 증폭시킨다. 증폭시킨 DNA를 전기영동하여 유전자산물 유무를 확인하거나 핵산탐침을 이용하여 서던블롯법 등을 시행하여 병원체

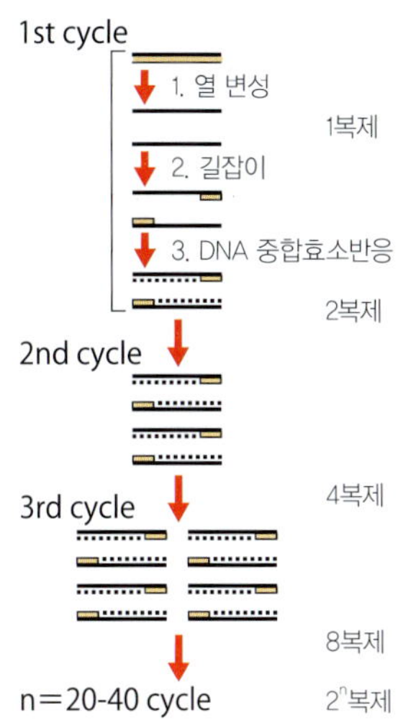

[그림 8-5] PCR법

Note

서던블롯법(southern blot method)

이중가닥 DNA에서 검체를 추출하고 제한효소를 이용하여 몇 개의 절편을 만든 다음 겔 전기영동법으로 분리하여 니트로셀룰로오스막에 전사한다. 전사된 DNA 절편과 동위원소로 표식한 핵산탐침을 hybridization시켜 X선 사진을 찍고 미생물 유전자를 검출한다.

노던블롯법(northern blot method)

서던블롯법과 마찬가지이지만 이중가닥 DNA 대신 RNA를 이용한다.

PCR법(Polymerase Chain Reaction Method)

증폭시키고자 하는 이중가닥으로 이루어진 DNA에 열을 가해 떼어내 단일가닥을 2개로 만든다. 여기에 DNA의 재료(4종류의 염기)와 DNA 합성효소로서 2개의 primer(특이적 염기배열로 이루어진 염기가 연결된 것)를 넣으면 단일가닥에 primer가 결합하여 DNA 합성(복제)이 시작되며 이중가닥 DNA가 2개 생긴다. 그 이중가닥 DNA를 다시 떨어뜨려 4개의 단일가닥 DNA로 만들고 같은 방법으로 이중가닥 DNA를 4개 만든다. 이것을 반복하여 DNA 복제를 대량으로 제작한다.

DNA를 검출하는 경우도 있다.

RNA 바이러스의 경우는 역전사효소를 이용하여 RNA로부터 상보적 DNA를 합성한 다음 PCR을 시행한다.

PCR법은 현재 감염병 진단에는 빼놓을 수 없는 중요한 방법이다.

Note

국시 적중문제

Q 감염단계에 관한 설명으로 옳은 것은?

가. 전구기 : 병원체가 신체에 침범하여 감염 증상이 나타나는 시기이다.
나. 질병기 : 가장 전염되기 쉽고 질병의 징후와 특이적인 증상이 나타나는 시기이다.
다. 잠복기 : 비특이적인 징후와 증상이 나타나는 시기이다.
라. 회복기 : 질병의 징후와 증상이 사라지고 건강한 상태로 회복되는 시기이다.

① 가, 나, 다 ② 가, 다 ③ 나, 라 ④ 라 ⑤ 가, 나, 다, 라

A 감염의 단계

1) 잠복기 : 인체에 침입하여 질병의 증상이 나타나기까지의 기간을 말하며, 미생물이 성장하고 증식한다.
2) 전구기 : 질병의 초기 증상(피로, 권태)이 나타나며, 전염력이 가장 높다.
3) 질병기 : 질병의 전형적인 징후와 증상이 나타나는 시기이다.
4) 회복기 : 질병의 징후와 증상이 사라지고 건강한 상태로 돌아오는 시기이다.

정답 : ④

5 감염병 치료

Note

A. 화학요법제의 특징

화학물질의 작용을 통해 병원미생물의 증식을 저지하거나 억제하여 감염병을 치유하는 치료법을 **화학요법**(chemotherapy), 그 화학물질을 **화학요법제**(chemotherapeutic agent)라고 한다.

❶ 선택독성

병원미생물에 대해 억제적 작용을 나타내는 화학물질은 사람의 세포에도 마찬가지 작용을 나타내는 경우가 많다. 화학물질로 미생물을 죽이고 감염병을 치유하더라도 사람의 세포도 손상을 입어 다른 질병(**부작용**, side effect)을 일으켜서는 안 된다. 치료에 이용하는 화학물질은 사람의 세포에는 별로 유해한 작용을 나타내지 않고 미생물에 대해서만 억제적 작용을 나타내야 한다. 그러한 특성 즉, **선택독성**(selective toxicity)이 높은 화학물질이 화학요법제로서 개발되어 사용되고 있다. 그러나 사람에게 전혀 피해를 주지 않는 것은 없으며 어떠한 유해작용 즉, 부작용을 나타낸다.

화학요법제란 유효성을 나타내는 미생물의 종류에 따라 **항균제**, **항진균제**, **항원충제**, **항바이러스제**로 분류된다. 이 가운데 미생물이 생산하는 것을 **항생제**(항생물질, antibiotics)라고 한다.

❷ 살균작용과 정균작용

항균제에는 세균을 사멸시키는 **살균작용**(bactericidal action)을 하는 약물(페니실린, 스트렙토마이신 등)과 세균의 증식을 억제하는 **정균작용**(bacteriostatic action)을 하는 약물(테트라사이클린 등)이 있다. 정균작용을 하는 약물은 효과를 나타내려면 강력한 숙주의 감염방어능력이 필요하기 때문에 타협숙주에 주로 단독으로 사용할 수 없다.

❸ 항균스펙트럼

1종류의 항균제는 보통 여러 종류의 세균에 효과가 있다. 약물에 따라 본래 효과를 나타내는 병원체 종류의 범위가 정해져 있으며 그 범위를 **항균스펙트럼**(antimicrobial spectrum)이라고 한다. 세균뿐만 아니라 리케치아, 클라미디아 등에도 효과를 나타내는 약물을 '항균스펙트럼이 넓다', '광역스펙트럼의 약물'이라고 하며, 더 많은 종류의 세균에 효과를 나타내는 경우에도 광역스펙트럼의 항균제라고 한다.

항균스펙트럼은 각각의 감염병 치료에 이용하는 약물 선택의 지표로서 중요하다. 광역스펙트럼의 항균제를 계속 투여하면 감염병의 원인이 되는 세균뿐만 아니라 정상 상재균무리에까지도 효과를 미치며 체내에서 진균이 증식하거나 그 항균제에 내성 세균이 증식한다(균교대현상). 그 결과 부작용이 나타나는 경우가 많다.

B. 약물감수성과 약물내성

어떤 약물이 특정 세균에 효과를 나타내는 경우 그 세균은 그 약물에 '**감수성**(sensitivity)이 있다'고 한다. 그 감수성 정도를 조사하는 것이 **약물 감수성 검사**(drug sensitivity test)이다.

세균의 약물감수성 검사에는 희석법, 확산법 등이 있다. 검사실에서 일상적으로 시행되고 있는 것은 확산법이며, 보통 시판되고 있는 감수성 검사용 디스크를 이용한다. 이것은 샬레에 한천배지를 넣은 후 피검균을 접종하고 그 위에 감수성 검사용 디스크를 올려서 배양한다. 그 결과 감수성 검사용 디스크 주위에 생기는 원(**발육저지원**)의 크기에 따라 감수성 정도를 판정한다.

특정 세균이 어떤 약물에 대해 감수성을 나타내지 않는 경우 그 세균은 그 약물에 대해 '**내성**(resistance)이 있다'고 한다. 특정 세균이 같은 계열의 여러 약물에 내성을 나타내는 경우를 **교차내성**(cross-resistance), 다른 계열의 여러 약물에 내성을 나타내는 경우를 **다제내성**(multidrug resistance)이라고 한다.

내성균의 출현은 화학요법제의 사용 빈도가 늘어남에 따라 증가해왔다. 약물내성은 약물에 노출되는 중에 세균이 그 약물로부터 자신을 지키기

Note

희석법(dilution method)

약물을 각종 농도로 희석하여(원액을 2배씩 희석) 희석 농도가 다른 약물을 포함한 배지를 다수 만들고 각각에 피검균을 접종하여 배양한다. 그 결과 발육을 억제하는 가장 낮은 농도를 최소억제농도(minimal inhibitory concentration, MIC)라고 한다. MIC를 측정한 배지에서 피검균을 채취하여 각각 항균제가 들지 않은 배지에 배양한다. 그 결과 세균이 발육하지 않는 배지의 가장 낮은 농도가 발생하는데 이를 최소살균농도(minimal bactericidal concentration, MBC)라고 한다.

Note

위한 방법을 획득한 것이다.

염색체 DNA가 관여하는 약물내성은 약물감수성을 지배하고 있는 영역에 돌연변이가 일어나 약물의 작용점(약물이 작용하는 부분)에 변화가 생김으로써 약물감수성이 저하한 것이다. 플라스미드 DNA가 관여하는 약물내성은 약효를 저하시키는 효소[페니실린에 대한 페니실린분해효소(penicillinase), 클로람페니콜에 대한 아세틸전환효소(acetyltransferase), 아미노배당체 계열 항균제를 아세틸화하는 효소 등]를 생산하거나 항균제를 균체 밖으로 배출하는 펌프작용을 획득함으로써 발현한다. 플라스미드 DNA의 약물내성 유전자는 형질도입, 형질전환, 접합 등에 의해 전달된다.

C. 화학요법제의 부작용

화학요법제는 선택독성을 갖는다 하더라도 숙주에 유해한 작용(**부작용**)을 일으킨다. 그 부작용으로는 **장기장애**, **균교대현상**, **약물알레르기** 등이 있다.

❶ 장기장애

아미노배당체(아미노글리코시드, aminoglycoside) 계열 항균제(스트렙토마이신, streptomycin)에 의한 청각신경장애, 클로람페니콜(chloramphenicol)에 의한 재생불량빈혈, 과립백혈구감소증, 에리스로마이신(erythromycin)과 리팜피신(rifampicin)에 의한 간장애 등이 대표적이다.

❷ 균교대현상

균교대현상(microbial substitution)이란 화학요법제를 장기간에 걸쳐 투여하면 소화관, 입안 등의 상재균무리로부터 약물에 감수성이 있는 균은 도태되고 내성이 있는 미생물(세균, 진균 등)만 증식하여 그것이 감염병을 일으키는 것을 말한다. 광역스펙트럼의 항균제 투여 후에 일어나는 경우가 많으며 클로스트리듐 디피실레(*Clostridium difficile*)에 의한 거짓막창자염(위막장염), 사슬알균독성쇼크증후군(streptococcal toxic shock syndrome)이 여기에 해당한다. 진균에 의한 것으로는 칸디다증이 있다. 항균제를 복용하면 설사를 일으키기 쉬운 것도 균교대현상의 하나로, 항균제 관련 설사라고 한다.

❸ 약물알레르기

약물알레르기(drug allergy)는 페니실린 계열 항균제, 세팔로스포린 계열 항균제에 의한 아나필락시스(anaphylaxis) 등이 있다. 항균제 투여가 원인으로 발진이 나타나는 경우가 자주 있다.

> **Note**
>
> 페니실린쇼크
>
> 페니실린 계열 약물에 의한 아나필락시스. 페니실린 계열 약물에 대한 알레르기 여부는 피내반응검사(intradermal test; 찌르기검사, 긁은자국검사)를 통해 판정한다.

D. 항균제

❶ 세포벽 합성을 억제하는 약물

Ⓐ β-락탐 계열 항균제

β-락탐고리라고 불리는 구조를 가진 항균제(β-락탐 계열 항균제)는 세균의 세포벽 합성을 억제한다. **페니실린**(penicillin) **계열**과 **세펨**(cefem) **계열**이 있으며 많은 약물이 있다. **항균력이 강하고 부작용이 적어** 중증 감염병이나 타협숙주에게도 이용할 수 있으며, 현재 감염병 치료제로서 가장 많이 이용되고 있다.

세균의 생존에는 세균 자신의 구조를 유지하기 위한 세포벽의 역할이 중요하다. 세균의 세포벽은 펩티도글리칸(peptidoglycan)으로 이루어진다. 세포질 내에서 합성된 펩티도글리칸은 **세포벽 형성단위**(뮤레인 모노머, murein monomer)가 되어 세포질막으로 운반된다. 그곳에서 **글리코실전달효소**(glycosyltransferase)와 **전이효소**(transpeptidase)라는 2가지 합성효소의 작용에 의해 세포벽이 합성된다. 트랜스펩티다아제는 **페니실린 결합 단백질**(penicillin-binding protein, PBP)이라고도 불린다. β-락탐 계열 항균제는 뮤레인 모노머의 일부 구조와 유사하기 때문에 PBP는 β-락탐 계열 항균제가 첨가되면 그것과 결합해 버리고, 그 결과 PBP는 활성을 잃고 세포벽 합성이 불완전해져 세균은 사멸된다.

천연 페니실린 계열 항균제인 **페니실린 G**(penicillin G)는 그람양성균 외에 나이세리아속(임균), 스피로헤타(매독균)에도 강력한 항균력을 나타낸다. 그러나 페니실린을 분해하는 **페니실린분해효소**(penicillinase)라고 하는 효소를 가진 내성균이 출현했고, 페니실린분해효소에 분해되지 않는 합성 페니실린인 **메티실린**(methicillin)이 개발되었다. 그러나 현재는 메티실린에 내성을 보이는 메티실린 내성 황색포도알균(methicillin-resistant *Staphylococcus aureus*, MRSA)이 출현하여 만연하고 있다.

Note

세펨 계열 항균제는 β-락탐고리에 육각형 고리가 결합된 구조를 가지며 페니실린분해효소에 저항성을 가진 항균제로, **세팔로스포린**(cephalosporin)과 **세파마이신**(cephamycin)을 일컫는다. 제1세대부터 제4세대까지 많은 종류가 있다(**표 8-12**).

[표 8-12] 주요 β-락탐 계열 항균제의 특징

약물	특징
페니실린 G (penicillin G)	푸른곰팡이에서 발견된 천연 페니실린으로, 폐렴알균, 고름사슬알균 등의 그람양성균, 클로스트리듐속 등의 혐기성균(무산소성균), 임질, 수막염균 등의 그람음성균에 효과적이다. 페니실린분해효소 생산균(황색포도알균, 대장균 등)은 내성을 나타낸다.
암피실린 (ampicillin)	그람양성균에 대해서는 페니실린 G와 동등한 효과를 나타낸다. 창자알균, 리스테리아에 대해서는 우수하다. 대장균, 살모넬라, 이질균 등에도 효과적이다. 그러나 페니실린분해효소 생산균(포도알균, 인플루엔자균, 장내세균, 녹농균 등)에는 효과가 없다.
메티실린 (methicillin)	페니실린분해효소에 의해 분해되지 않는 합성 페니실린이다. 암피실린의 항균스펙트럼에 추가하여 페니실린분해효소 합성 황색포도알균에 대해서도 효과적이다.
제1세대 세펨 (cefem)	그람양성균과 그람음성균 일부에 효과적이다. 페니실린을 분해하는 황색포도알균, 사슬알균, 폐렴알균에 효과적이지만, MRSA, 창자알균에는 효과가 없다. 임균, 대장균, 살모넬라, 이질균 등에도 유효하다. 인플루엔자균, 세라티아, 엔테로박터, 녹농균에는 무효하다.
제2세대 세펨	그람음성 막대균이 생산하는 β-락탐아제에 안정적이다. 대장균, 클레브시엘라, 프로테우스에 대한 항균력이 증강되었으며, 인플루엔자균, 수막염균, 혐기성균, 엔테로박터 등에도 유효하다. 그러나 녹농균에는 효과가 없다.
제3세대 세펨	그람음성균에 널리 강한 항균력을 나타낸다. 세라티아, 엔테로박터, 프로테우스 등에 항균력이 확대되었다. 녹농균에 항균력이 미치는 것도 있다.
제4세대 세펨	그람양성균에 대한 항균력이 증강되었다. 녹농균에도 유효하지만, 혐기성균에 대한 항균력은 약하다.
카르바페넴 (carbapenem)	β-락탐 계열 항균제 중에서 항균스펙트럼이 가장 넓다. β-락탐아제에 강한 저항성을 가지며, 녹농균과 그람음성균에 강한 항균력을 나타낸다.
모노박탐 (monobactam)	β-락탐아제에 저항성을 나타낸다. 그람음성균, 녹농균에 유효하고, 그람양성균, 혐기성균에는 무효하다.

Note

제1세대 세펨은 페니실린분해효소를 생산하는 황색포도알균, 사슬알균, 폐렴알균 등에도 항균력을 가진다. 그람음성균인 임균, 대장균 등에도 효과적이다. 다만, 그람음성균이 생산하는 효소인 β-락탐아제(beta-lactamase)에 분해되기 때문에 항균력은 저하된다.

제2세대 세펨은 β-락탐아제를 생산하는 그람음성균(대장균, 클레브시엘라, 프로테우스 등)에 대한 항균력이 증강되었다.

제3세대 세펨은 항균스펙트럼이 넓고 많은 세균에 효과적이지만, 포도알균 등의 그람양성균에 대한 항균력은 약하다. 그래서 포도알균에 대한 항균력을 높인 제4세대 세펨이 개발되었다.

β-락탐아제는 β-락탐 계열 항균제를 분해하는 효소로, β-락탐아제 생산균은 β-락탐 계열 항균제에 내성을 나타내지만, 생산균의 종류에 따라 그 활성은 일률적이지는 않다.

β-락탐아제 억제제(클라브란산, 설박탐, 타조박탐의 3가지 약물가 개발되어 있다)는 β-락탐아제와 결합하여 그 활성을 억제하는데, 황색포도알균, 인플루엔자균, 나이세리아, 레지오넬라, 박테로이데스, 클레브시엘라, 대장균 등이 생산하는 β-락탐아제에 유효하지만, 엔테로박터, 시트로박터, 프로비덴시아, 프로테우스 등이 생산하는 β-락탐아제에는 무효하다. 복합 β-락탐제라고 불리는 β-락탐아제에 약한 β-락탐제와 β-락탐아제억제제를 합한 항균제가 개발되고 있다. 이것은 β-락탐아제 생산균에도 효과를 나타낸다.

β-락탐아제에 저항성을 나타내도록 구조가 바뀐 특수한 β-락탐고리를 가진 **카르바페넴**(carbaphenem) **계열 항균제**와 **모노박탐**(monobactam) **계열 항균제**가 개발 및 응용되고 있다.

ⓑ 반코마이신(vancomycin)

스트렙토마이세스 오리엔탈리스(*Streptomyces orientalis*)가 생산하는 항생제로, 세균의 세포벽 합성을 억제하여 항균력을 발휘한다. 황색포도알균, 창자알균, 폐렴알균 등의 그람양성균에도 효과적이다. MRSA 치료제로서 널리 이용되고 있으나 최근 반코마이신에 내성을 나타내는 MRSA와 창자알균(vancomycin-resistant *Enterococcus*, VRE)도 출현하고 있다. 부작용으로서 콩팥장애를 일으키기도 한다.

Note

❷ 단백질 합성을 억제하는 약물

리보솜(ribosome)은 세포 내에서 단백질을 합성하는 장치이다. 사람의 리보솜과 세균의 리보솜은 크기가 조금 다른데, 세균의 리보솜에만 높은 친화성을 가지고 결합하여 단백질 합성을 억제하는 항균제가 있다. 사람의 리보솜에는 작용하지 않기 때문에 선택독성이 높다. 단백질 합성 억제제는 다음과 같은 항균제로 분류된다.

Ⓐ 아미노배당체(aminoglycoside) 계열 항균제

세균의 리보솜에서 펩티드 형성을 억제하여 살균적으로 작용한다. 그람양성균, 그람음성균, 항산균 등에 넓은 항균스펙트럼을 가진다. 대표적인 약물에는 **스트렙토마이신**(streptomycin)과 **카나마이신**(kanamycin)이 있다.

스트렙토마이신은 주로 결핵에 이소니아지드(isoniazid), 리팜피신(rifampicin) 등과 함께 이용된다. 내복으로는 흡수되지 않아 근육주사로 투여한다. 페스트, 야토병에도 유효하다. 카나마이신도 마찬가지이지만, 내복약이 있으며 이질에도 유효하다.

그 밖에 프라디오마이신(fradiomycin; 내복용으로 이질과 장염 치료에, 외용으로 피부 감염병 치료에 이용), 겐타마이신(gentamicin; 녹농균, 세라티아 등의 그람음성균에 강한 항균력을 가짐) 등이 있다.

부작용으로 청각신경장애와 콩팥장애가 관찰된다.

Ⓑ 마크롤라이드(macrolide) 계열 항균제

그람양성균부터 마이코플라스마, 클라미디아, 트레포네마, 리케치아까지도 유효하다. 포도알균, 창자알균에는 정균적으로, 사슬알균에는 살균적으로 작용하며 **에리스로마이신**(erythromycin)이 대표적 약물이다.

에리스로마이신은 디프테리아, 무른궤양(연성하감), 마이코플라스마폐렴, 백일해 등에 이용된다. **클래리스로마이신**(clarithromycin)은 클라미디아 요로 감염병에도 유효하고, **아지스로마이신**(azithromycin)은 대장균, 이질균, 살모넬라속균 등에도 유효하다.

Ⓒ 린코사미드(lincosamide) 계열 항균제

항균스펙트럼은 넓은 편으로 그람양성 알균과 혐기성균(무산소성균)에 대해 유효하다. **린코마이신**(lincomycin)과 **클린다마이신**(clindamycin)이 있다. 부작용으로 거짓막창자염(위막장염)을 일으키는 경우가 있다.

Note

Ⓓ 클로람페니콜(chloramphenicol)

정균적으로 작용한다. 매우 넓은 항균스펙트럼을 가지며 그람양성균, 그람음성균, 클라미디아, 마이코플라스마, 리케치아에 유효하다. 다만, 녹농균에는 효과가 없다.

Ⓔ 테트라사이클린(tetracyline) 계열 항균제

정균적으로 작용한다. 매우 넓은 항균스펙트럼을 가지며, 그람양성균, 그람음성균 외에 마이코플라스마, 클라미디아, 리케치아에도 유효하다. 앵무새병, 서혜림프육아종 등의 클라미디아 질환, 쯔쯔가무시병 등의 리케치아 질환에도 이용된다. **테트라사이클린**(tetracycline), **독시사이클린**(doxycycline), **미노사이클린**(minocycline)이 있다.

❸ 핵산 합성을 억제하는 약물

Ⓐ 리팜피신(rifampicin)

RNA 중합효소에 결합하여 세균의 mRNA(전령 RNA)의 합성을 억제함으로써 살균적으로 작용한다. 주요 **항결핵제**이며, MRSA나 나이세리아, 헤모필루스에도 강력한 항균력을 발휘한다. 레지오넬라에도 유효하나 내성균이 생겨나기 쉽다.

부작용으로 소화기 증상, 알레르기성 피진, 발열, 인플루엔자 유사 증상, 용혈빈혈, 혈소판 감소, 간장애 등이 관찰된다.

Ⓑ 퀴놀론(quinolone) 계열 항균제

구 퀴놀론제(날리딕스산 등)는 예전부터 그람음성균에 의한 요로 감염병에 이용되어 왔다. **뉴퀴놀론**(new quinolone) **계열 항균제**는 항균스펙트럼이 넓고(그람음성균에도 유효), **노르플록사신**(norfloxacin)은 그람양성균에서 녹농균까지 항균력을 발휘하는 광역스펙트럼을 가진다. 부작용으로 중추신경장애, 광과민증 등이 관찰된다.

Note

❹ 엽산 대사를 억제하는 약물

Ⓐ 술파제(설파제, sulfa drug)

세균은 핵산이나 단백질 합성에 필요한 엽산을 공급하는 대사경로를 가진다. **술파제**는 이 대사경로에 작용하여 엽산 합성을 억제함으로써 항균 작용을 발휘한다. 사람(동물)은 이 대사경로를 갖지 않아 엽산을 외부로부터 섭취하기 때문에 그 작용이 사람에게는 미치지 않는다. 즉, 높은 선택독성을 가진다.

술파제(술파메톡사졸, sulfamethoxazole)와 마찬가지로 엽산 대사 억제작용을 하는 트리메토프림(trimethoprim)의 복합제(**ST 합제**)가 사용되고 있다. 이 둘은 작용하는 부분이 다르기 때문에 복합제로 사용하면 더 강력한 항균력을 발휘한다. 그람양성균, 그람음성균, 진균에서는 폐포자충(*Pneumocystis jiroveci*)에만 이용된다. 원충에도 유효하지만, 녹농균에는 효과가 없다.

부작용으로 엽산결핍에 의한 거대적혈모구빈혈(megaloblastic anemia), 백혈구감소, 혈소판감소 등의 골수억제, 소화기증상, 알레르기성 피진 등이 관찰된다.

E. 항진균제

❶ 폴리엔(polyene) 계열 항진균제

진균의 세포막을 손상시켜 항균작용을 발휘한다. **암포테리신 B**(amphotericin B), **니스타틴**(nystatin), **트리코마이신**(trichomycin) 등이 있다. 암포테리신 B는 히스토플라스마증(histoplasmosis), 크립토코쿠스증(cryptococcosis), 콕시디오이데스증(coccidioidomycosis), 칸디다증(candidiasis) 등의 심재성 진균증에 이용된다. 니스타틴은 소화관칸디다증에, 트리코마이신은 피부사상균 치료에 이용된다.

부작용으로 오한, 발열, 구토, 두통, 콩팥장애 등이 관찰된다.

❷ 아졸(azole) 계열 항진균제

합성 진균제로, 진균의 세포막 성분인 에르고스테롤(ergosterol)의 합성을 억제하여 항균작용을 나타낸다. **이미다졸**(imidazole) **계열**의 미코나졸

(miconazole), 클로트리마졸(clotrimazole), 케토코나졸(ketoconazole), 옥시코나졸(oxiconazole), 이소코나졸(isoconazole) 등과 **트리아졸**(triazole) **계열**의 플루코나졸(fluconazole), 이트라코나졸(itraconazole) 등이 있고 내복용과 외용이 있다. 미코나졸, 플루코나졸, 이트라코나졸 등은 내복용으로 심재성 진균에, 클로트리마졸, 케토코나졸 등은 외용으로 표재성 진균증에, 옥시코나졸, 이소코나졸은 질정으로 질칸디다증에, 미코나졸, 클로트리마졸은 외용으로 입안 · 식도칸디다증에 이용된다.

❸ 캔딘(candin) 계열 항진균제

진균의 세포벽 합성에 필요한 (1→3)-β-D-글루칸의 합성을 억제하여 항균작용을 발휘한다. **미카펑긴**(micafungin)이 대표적인 약물이며, 칸디다나 아스페르길루스에 항균력을 나타낸다. 부작용은 없다.

❹ 플루시토신(flucytosine)

진균의 핵산 합성을 억제하여 항균작용을 나타낸다. 칸디다증, 크립토코쿠스증, 아스페르길루스증 등에 내복용으로서 이용된다. 내성균이 생기기 쉽다.

❺ 그리세오풀빈(griseofulvin)

진균의 핵산 합성을 억제한다. 피부사상균에 내복용으로 이용된다. 부작용으로 두통, 구역질, 구토, 설사, 간장애, 정신착란 등이 관찰된다.

Note

국시 적중문제

Q 병원감염을 예방하기 위해 의료인이 수행하는 것으로 적절치 못한 것은?

① 항생제 오 · 남용을 예방하기 위한 환자교육을 실시한다.
② 의료 및 간호행위 수행 시 정확한 무균법을 사용한다.
③ 병원감염 발생 사례에 관심을 갖고 병원에서 실시하는 직원교육에 참여한다.
④ 감염의 위험성이 높은 환자에게는 대량의 항생물질을 투여한다.
⑤ 소독물품 사용 시 물품의 소독과 멸균 상태를 확인한다.

A 병원감염을 예방하기 위해 감염 통제방법을 교육하고, 철저한 손 씻기와 격리술, 물품의 소독과 멸균을 철저히 해야 한다.

정답 : ④

[표 8-13] 항진균제

약물	약제(등급)	대상 진균증	제형
내복용	암포테리신 B(폴리엔 계열)	심재성 진균증 소화관 칸디다증	정맥주사 경구
	플루시토신(플루오로피리미딘 계열)	심재성 진균증	경구
	미코나졸(이미다졸 계열)	심재성 진균증 입안·식도칸디다증	정맥주사 경구
	플루코나졸(트리아졸 계열)	〃	경구, 정맥주사
	포스플루코나졸(트리아졸 계열)	〃	정맥주사
	미카펑긴(캔딘 계열)	〃	정맥주사
	이트라코나졸(트리아졸 계열)	심재성 진균증 심부피부진균증 표재성 진균증	경구
	테르비나핀(아릴아민 계열)	표재성 진균증 심부피부진균증	경구
	그리세오풀빈	피부사상균증	경구
	니스타틴(폴리엔 계열)	소화관칸디다증	경구
외용	클로트리마졸(이미다졸 계열) 비포나졸 (〃) 케토코나졸 (〃) 라노코나졸 (〃) 에코나졸 (〃) 이소코나졸 (〃) 옥시코나졸 (〃) 설코나졸 (〃) 네티코나졸 (〃) 미코나졸 (〃)	심재성 진균증 (피부사상균증 등)	크림, 액
	리라나프테이트(티오카르바민산 계열) 톨나프테이트(〃) 톨시클레이트(〃)	〃	〃
	프테나핀(벤질아민 계열)	〃	〃
	테르비나핀(아릴아민 계열)	〃	크림
	아모롤핀(모르포린 계열)	〃	〃
	옥시코나졸(이미다졸 계열) 이소코나졸 (〃) 클로트리마졸(〃) 에코나졸 (〃) 미코나졸 (〃)	외음·질칸디다증	질정
	미코나졸(이미다졸 계열) 클로트리마졸(〃)	입안·식도칸디다증	겔 트로치

F. 항원충제

❶ 항아메바제

메트로니다졸(metronidazole), **티니다졸**(tinidazole), **염산에메틴**(emetine HCl), **디록산니드프로어트**(diloxanide furoate) 등이 있다. 메트로니다졸, 티니다졸은 아메바이질에 가장 먼저 선택되는 약물이다. 염산에메틴은 영양형에는 강한 작용을 나타내지만, 포낭형에는 약하다. 디록산니드프로어트는 이질아메바(*Entamoeba histolytica*)의 포낭형에 유효하다.

❷ 항트리코모나스제

메트로니다졸, **티니다졸** 외 항진균제이기도 한 폴리엔 계열의 **트리코마이신**(trichomycin) 등이 이용된다.

❸ 항람블편모충제

메트로니다졸, **티니다졸**이 유효하다. 그러나 효과가 없는 경우도 있으며 **퀴나크린**(quinacrine), **파로모마이신**(paromomycin), **알벤다졸**(albendazol)이 사용되기도 한다. 임신부에게는 사용을 금하며, 알코올 섭취는 피한다.

❹ 항파동편모충제

초기 치료제로서 **수라민**(suramin), **에플로르니틴**(eflornithine), 후기에 뇌병증을 동반하는 환자의 중추신경계통에 침입한 원충을 표적으로 한 **멜라소프롤**(melarsoprol; 비소제)이 있다. 그러나 멜라소프롤 부작용이 심한 편이고 고가이다. 원충 대사의 특이성을 바탕으로 새로 개발된 에플로르니틴은 말기 혼수상태의 감비아파동편모충증 환자를 회복시키는 효력이 인정되고 있다.

또한, 샤가스병(Chagas' disease) 치료제로는 **니퍼티목스**(nifurtimox), **벤즈니다졸**(benznidazole) 등이 있는데, 부작용이 심하다. 만성기 치료제는 없다.

❺ 항리슈만편모충제

리슈만편모충증을 완치시키는 약물은 적다. 5가 안티몬제인 **스티보글루코산나트륨**(sodium stibogluconate)이 가장 먼저 선택되는 약물이다. 그러나 부작용이 심해 사용 시 주의를 요한다.

Note

Note

❻ 항톡소포자충제

선천성 감염에는 **피리메타민**(pyrimethamine), 태아 감염이 없다고 생각되는 임신부에게는 **아세틸스피라마이신**(acetylspiramycin), 태아 감염이 확인된 임신부에게는 **피리메타민**, **설파독신**(sulfadoxine), 눈톡소플라스마증(ocular toxoplasmosis)에 걸린 성인 비임신부에게는 **아세틸스피라마이신**과 **부신겉질스테로이드제** 또는 **피라메타민**이 이용된다.

❼ 항와포자충제

스피라마이신(spiramycin)이 이용된다.

❽ 항말라리아제

클로르퀸(chloroquine), **퀴닌**(quinine), **설파독신·피리메타민 합제**, **인산프리마퀸**(primaquine phosphate), **메플로퀸**(mefloquine) 등이 이용된다.

열대열말라리아원충에 의한 중증 말라리아에는 퀴닌의 비경구 투여가 이루어진다.

클로르퀸 내성 열대열말라리아원충에는 퀴닌, 설파독신 · 피리메타민 합제, 메플로퀸 등이 이용된다.

판시다(fansidar)에 내성을 나타내는 열대열말라리아원충에는 퀴닌과 테트로사이클린을 병용하거나 메플로퀸, 할로판트린(halofantrine)이 이용된다.

삼일열말라리아와 난형말라리아에는 해열 후 근치요법으로서 인산프로마퀸이 이용된다.

G. 항바이러스제

바이러스는 숙주세포에 의존하여 증식하기 때문에 숙주세포의 대사에 영향을 미치지 않고 바이러스의 증식만 선택적으로 억제하는 항바이러스제를 개발하기가 어려웠다. 그러나 최근 많은 연구가 진행되면서 바이러스에 특유한 효소나 증식과정을 억제하는 항바이러스제가 개발되었다(표 8–14).

현재, 단순헤르페스바이러스 1형, 2형, 수두대상포진바이러스, 거대세포바이러스의 헤르페스과바이러스 감염병, B형 간염과 C형 간염,

AIDS(HIV 감염병), 인플루엔자에 대한 항바이러스제가 임상에서 응용되고 있다.

[표 8-14] 항바이러스제

약물	대상 바이러스 및 질환	작용
아만타딘(amantadine)	A형 인플루엔자바이러스	침입·탈각 억제
자나미비르(zanamivir) 오셀타미비르(oseltamivir)	A형·B형 인플루엔자바이러스	유리·방출 억제 (뉴라민분해효소 억제)
리바비린(ribavirin)	라사바이러스, C형 간염바이러스	RNA 합성 억제
아시클로버(acyclovir, ACV) 발라시클로버(valacyclovir, VACV) 팜시클로버(famciclovir, FCV) 비다라빈(vidrabine, Ara-A)	단순헤르페스바이러스(1형·2형) 및 수두대상포진바이러스	DNA 합성 억제
간시클로버(ganciclovir, GCV) 포스카르네트(foscarnet, PFA) 시도포비르(cidofovir, CDV)	거대세포바이러스 감염병	DNA 합성 억제
지도부딘(zidovudine, AZT) 디다노신(didanosine, ddI) 잘시타빈(zalcitabine, ddC) 스타부딘(stabudine, d4T) 라미부딘(lamivudine, 3TC) 아바카비르(abacavir, ABC) 네비라핀(nevirapine, NVP) 데라비르딘(delavirdine, DLV) 에파비렌즈(efavirenz, EFV)	사람면역결핍바이러스(HIV) 감염병	DNA 합성 억제 (역전사효소 억제)
사퀴나비르(saquinavir, SQV) 인디나비르(indinavir, IDV) 리토나비르(ritonavir, RTV) 넬피나비르(nelfinavir, NFV) 암프레나비르(amprenavir, APV) 로피나비르(lopinavir, LPV)	사람면역결핍바이러스(HIV) 감염병	바이러스입자 형성 억제 (프로테아제 억제)
라미부딘(lamivudine, 3TC)	B형 간염바이러스에 의한 간염	DNA 합성 억제

Note

아시클로버(acyclovir, ACV)는 세포에 대해 증식 억제 효과를 거의 나타내지 않고 **단순헤르페스바이러스 1형, 2형, 수두대상포진바이러스**의 증식을 선택적으로 억제한다. 선택독성이 높고 부작용이 적은 항바이러스제 중 하나이다.

❶ 아시클로버의 작용기전

단순헤르페스바이러스 1형, 2형, 수두대상포진바이러스가 증식할 때에는 DNA의 바탕이 되는 A(아데노신), T(티미딘), G(구아노신), C(시토신)로 이루어진 바이러스 DNA가 합성된다. 바이러스 DNA에 이들 염기가 DNA 중합효소의 작용으로 결합되려면 당사슬 부분이 인산화되어 삼인산이 되어 있어야 한다. 숙주세포가 가진 인산화효소에 의해 삼인산이 합성된다(**그림 8–6**, 오른쪽).

한편, 아시클로버는 구아노신(guanosine) 유도체로, 세포성 인산화효소에는 인산화되지 않아 이들 바이러스가 증식할 때 발현되는 바이러스성 티미딘인산화효소(thymidine kinase)에 의해 일인산화되는 성질을 가진다(**그림 8–6**, 왼쪽). 이어서 세포성 인산화효소에 의해 삼인산이 된다.

아시클로버 삼인산은 구아노신 삼인산과 마찬가지로 바이러스성 DNA 중합효소의 작용에 의해 바이러스 DNA에 결합된다. 그러나 아시클로버의 당사슬은 고리 모양이 아니기 때문에 DNA의 합성이 멈추게 된다(**그림 8–7**).

아시클로버는 바이러스성 티미딘인산화효소에만 인산화되는 성질이 있기 때문에 바이러스 비감염 세포에는 작용하지 않고 감염 세포에만 작용한다. 그래서 아시클로버는 바이러스 증식만을 선택적으로 억제한다.

비다라빈(vidarabine, Ara–A)은 아데노신 유도체로 세포성 인산화효소에 의해 인산화된다. 따라서 비다라빈은 바이러스의 증식을 억제함과 동시에 세포에도 억제적 작용을 미치며, 선택독성은 낮다.

의료의 발달로 면역결핍상태에 있는 타협숙주가 증가하고 있다. 이러한 환자에게 헤르페스바이러스에 의한 감염병은 난치성이 되기 쉬워 안전하고 효과적인 아시클로버가 개발된 의의는 매우 크다고 할 수 있다.

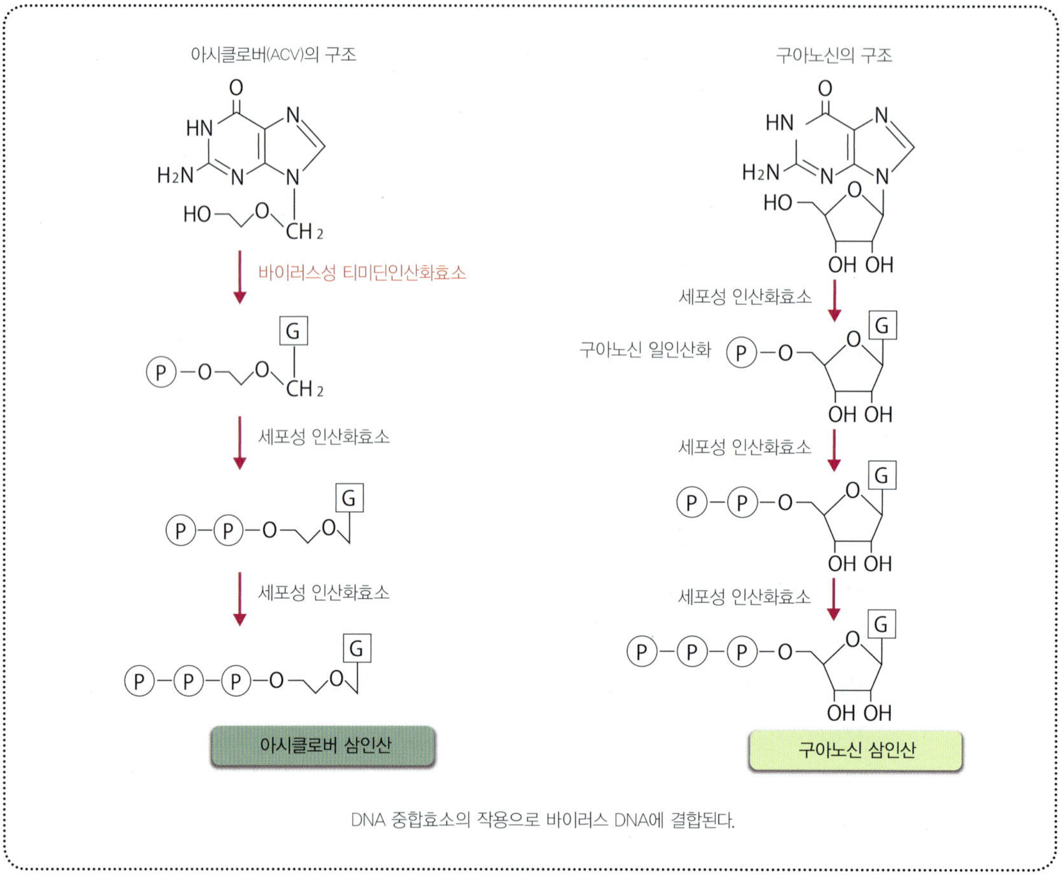

[그림 8-6] 아시클로버 및 구아노신의 구조와 인산화 경로

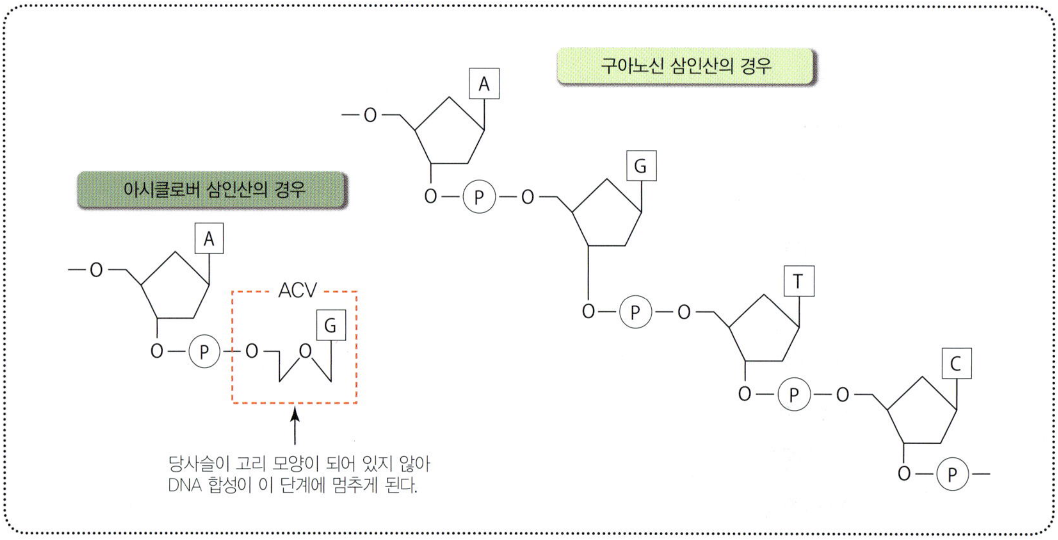

[그림 8-7] 구아노신 및 아시클로버의 바이러스사슬 DNA에 결합

Note

❷ 항HIV제

HIV는 표적세포인 CD4$^+$세포에 감염되어 비교적 오랜 잠복기를 거친 후에 AIDS를 발병시킨다. HIV의 증식과정 중 ① 바이러스의 CD4$^+$세포에 흡착하는 과정, ② 바이러스 RNA를 주형으로 상보적인 DNA를 합성(역전사효소의 작용에 따름)하는 과정, ③ HIV의 mRNA에서 생산된 단백질 전구체를 적절한 부분에서 절단(단백질분해효소의 작용에 따름)하는 3가지 과정에 대한 억제제가 개발되어 있다. 순서대로 침입억제제, 역전사효소억제제, 단백질분해효소억제제이다.

작용기전이 다른 항HIV제를 조합시켜 투여함으로써 치료 효과가 현저하게 향상되었는데, 이를 **고활성 항바이러스요법**(highly active anti-retroviral therapy, HAART)이라고 한다.

❸ 항인플루엔자제

아만타딘(amantadine)은 본래 파킨슨증후군 치료제이지만, A형 인플루엔자바이러스가 부호화하는 **M2단백질**과 결합하여 그 기능을 억제함으로써 증식을 억제한다. **자나미비르**(zanamivir) 및 **오셀타미비르**(oseltamivir)는 숙주세포 내에서 증식한 바이러스 입자가 방출되는 과정에 중요한 역할을 담당하는 **뉴라민분해효소**(neuraminidase)를 억제한다.

❹ 항간염바이러스제

B형 간염바이러스나 C형 간염바이러스의 감염으로 발병한 간염이 항바이러스제의 치료 대상이 된다. B형 간염에는 **인터페론**(interferon) 외에 항HIV제인 **라미부딘**(lamivudine)이, C형 간염에는 인터페론과 **리바비린**(ribavirin)의 병용요법이 효과적이다.

인터페론(interferon)
바이러스 감염 등에 의해 생산되는 사이토카인(cytokine)의 일종으로 항바이러스작용이 있으며 B형 간염과 C형 간염의 치료에 이용되고 있다.

❺ 항바이러스제에 의한 치료 상의 문제점

항바이러스제는 발병 초기에 투여하지 않으면 효과를 얻을 수 없다. 항바이러스제 중에서도 아시클로버는 헤르페스바이러스의 증식을 선택적으로 억제한다. 일반적으로 세포의 대사를 억제하는 작용이 강한 항바이러스제는 부작용을 일으키기 쉽다.

또 항균제의 경우와 마찬가지로 항바이러스제 내성 바이러스가 출현하기도 하여 치료가 어려워지는 경우도 있다. 또한, 항바이러스제는 고가이다.

Note

❻ 항바이러스 효과 판정법

조사하려는 항바이러스제를 희석하여 각 농도의 항바이러스제를 함유한 배지에서 배양한 세포의 바이러스 증식 효율을 측정한다. 이와 함께 세포에 대한 증식 억제 효과도 측정한다. 왜냐하면 항바이러스제의 세포 증식 억제능력이 강한 경우 외견상 바이러스의 증식을 억제하고 있는 것처럼 판정되기 때문이다.

예를 들어 아시클로버(ACV)의 경우 단순헤르페스바이러스 1형에 대해서는 0.4μg/mL의 농도에서 아시클로버를 첨가하지 않았을 때의 증식 효율보다 절반이나 줄어든다. 한편, 세포에 대해서는 200μg/mL 농도에서 세포증식 효율이 절반이 된다(**그림 8-8**).

바이러스 증식을 50% 억제하는 농도를 EC_{50}(50% effective concentration), 세포 증식을 50% 억제하는 농도를 CC_{50}(50% cytotoxic concentration)이라고 한다. CC_{50}을 EC_{50}으로 나눈 값을 선택계수(selective index, SI) 또는 항바이러스계수(antiviral index)라고 하며, 아시클로버의 SI는 $\frac{200}{0.4} = 500$이다.

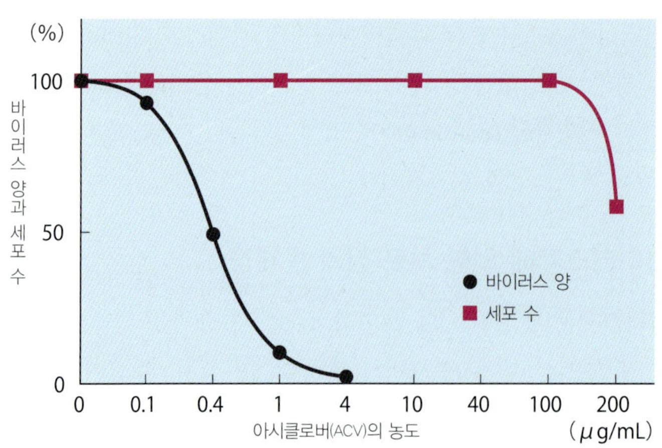

[그림 8-8] 항바이러스 효과 판정법

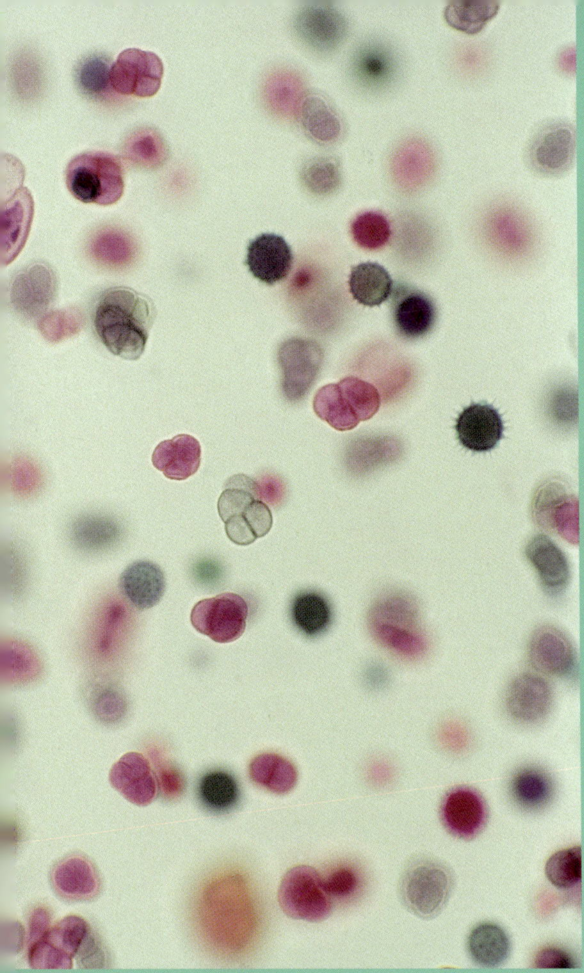

3부

병원미생물과 감염병

제9장

주요 병원성 세균과 세균 감염병

1. 그람양성 알균
2. 그람음성 호기성 막대균 및 알균
3. 그람음성 통성 혐기성 막대균
4. 그람음성 혐기성 막대균 및 알균
5. 그람양성 막대균
6. 나선균
7. 바퀴살균과 관련 세균
8. 마이코플라스마, 리케치아, 클라미디아

[학습목표]

- 황색포도알균에 관해 설명할 수 있다.
- MRSA의 병원감염대책의 기본을 열거할 수 있다.
- A군 사슬알균에 관해 설명할 수 있다.
- 녹농균과 그 감염병에 관해 설명할 수 있다.
- 백일해균에 관해 설명할 수 있다.
- 브루셀라증, 야생토끼병에 관해 설명할 수 있다.
- 레지오넬라균에 관해 설명할 수 있다.
- 장내세균과의 세균 무리를 열거할 수 있다.
- 주요 병원성 대장균에 관해 설명할 수 있다.
- 이질균에 관해 이해하고 그 병원감염대책의 기본을 열거할 수 있다.
- 장티푸스균, 파라티푸스균에 관해 설명할 수 있다.
- 살모넬라속균, 장염비브리오균에 관해 설명할 수 있다.
- 콜레라균에 관해 설명할 수 있다.
- 탄저균, 셀레우스균과 그 감염병에 관해 이해할 수 있다.
- 파상풍균, 보툴리누스균, 클로스트리듐 퍼프린젠스에 관해 설명할 수 있다.
- 캄필로박터속균, 헬리코박터속균과 그 감염병에 관해 설명할 수 있다.
- 매독균에 관해 설명할 수 있다.
- 디프테리아균에 관해 설명할 수 있다.
- 결핵균에 관해 이해하고 그 병원감염대책의 기본을 열거할 수 있다.

주요 용어해설

불활성화백신(inactivated vaccine) : 사백신이라고도 불린다. 좁은 의미의 불활성화백신은 화학처리 등을 하여 죽은 바이러스, 세균, 리케치아를 사용한다.

이염색소체(metachromatic body) : 염기성 아닐린이나 톨루이딘블루 등의 염기성 색소로 조직이나 세포를 염색했을 때 염색부분이 색소용액과 다른 색상으로 염색되는 현상을 이염성이라 하며, 이염성으로 염색되는 물체를 이염색소체라고 한다.

중복감염(균교대감염, superinfection) : 많이 서식하던 미생물 군집이 다른 종의 미생물로 바뀌어서 생기는 질환. 항생제, 스테로이드제, 항종양제 등을 쓰거나 X선을 조사했을 때 몸에 많이 서식하던 미생물 군집이 다른 종의 미생물로 바뀌어 감염을 나타낸 것을 균교대증이라고 한다.

매개감염(vehicle-borne infection) : 식기, 주삿바늘, 의류 등의 오염된 물건, 물, 음식물, 혈액 등의 매개물을 통해 일어나는 감염을 말한다.

매개체감염(vector-borne infection) : 동물이나 곤충 등의 생물을 매개로 일어나는 감염을 말하며, **생물매개체감염**이라고도 한다.

파종혈관내응고(disseminated intravascular coagulation, DIC) : 본래 출혈 개소에만 발생해야 하는 혈액응고반응이 전신의 혈관 내에서 무질서하게 일어나는 증후군이다. 조기진단과 조기치료가 요구되는 심각한 상태이며, 치료가 늦어지면 죽음에 이르는 경우도 많다.

혈장응고효소(coagulase) : 황색포도알균이 생산하는 균체외독소 중 하나로 혈장응고작용을 가진다. 혈장응고작용은 섬유소원(피브리노겐)을 섬유소(피브린)로 변화시키는 것에 기인하며 황색포도알균은 응고된 혈장으로 균체를 감싸서 숙주 쪽의 면역반응을 회피한다.

1 그람양성 알균(구균)

Note

A. 포도알균속(포도구균속, *Staphylococcus*)

지름 약 1μm의 공 모양 세균으로, 모여서 **포도송이** 형태로 배열해 있다. 자연계에 널리 분포하며, 사람에서는 피부, 코인두(비인두), 창자에 상재한다. 많은 종이 있지만, **혈장응고효소**(coagulase)를 가진(혈장응고효소 양성) 균과 가지지 않은(혈장응고효소 음성) 균으로 크게 나눌 수 있다.

혈장응고효소란 혈액응고를 일으키는 단백질로, 이것에 의해 응고된 혈장으로 균체를 감싸서 호중구 등의 식작용에 저항성을 나타낸다.

❶ 황색포도알균(황색포도구균, *S. aureus*)

혈장응고효소 양성으로 포도알균 중에서도 가장 병원성이 강하다. 통성혐기성균(조건무산소성균, facultative anaerobe)으로, 식염에 대해 저항성(**식염내성**)이 있기 때문에 배지에 고농도의 염화나트륨을 첨가하여 배양함으로써(포도알균 이외의 균 발육은 억제된다) 선택적으로 증식시킬 수 있다. 건조와 열에도 비교적 강하다.

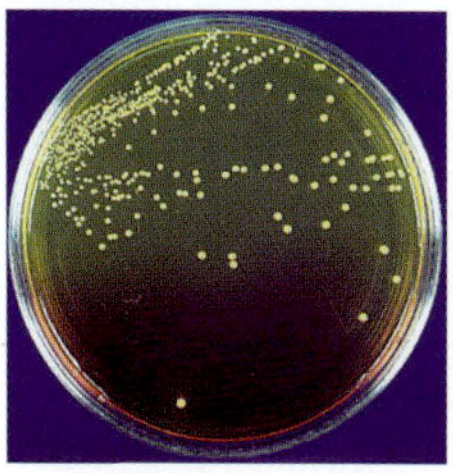

▶황색포도알균
만니트식염배지

황색포도알균의 용혈소(hemolysin)

α, β, γ, δ의 4종류가 있으며, α독소가 병원성을 가진다.

건강한 사람도 균을 가지고 있는 경우가 많은 상재균(토박이균)의 하나이다. 그러나 일반적으로 질환을 일으키는 일은 드물다. 감염이 성립되면 균의 독소, 균체외효소에 의해 각종 질병을 일으키기도 한다.

고름염증(화농염증, suppurative inflammation)

황색포도알균은 고름을 동반하는 염증을 일으키는 대표적인 세균(**고름균**)으로, **접촉전염고름딱지증**(접촉전염농가진, impetigo contagiosa) 등의 피부질환을 비롯한 **가운데귀염**(중이염, otitis media), **고름집**(농양, abscess) 등을 일으킨다. 고름에는 균이 생산하는 류코시딘(leucocidin; 백혈구에 독성을 나타낸다), 용혈소(hemolysin) 등의 독소나 혈장응고효소, 스타필로키나아제(staphylokinase) 등의 균체외효소가 관여하고 있다.

식중독(food poisoning)

황색포도알균은 이 균이 생산하는 **창자독소**(장독소, enterotoxin)에 의한 **독소형 식중독**을 일으킨다. 식품 안에서 균이 증식하여 생산된 독소가 든 식품을 섭취하면 3~6시간의 짧은 잠복기를 거쳐 구역질 · 구토, 복통, 설사 등의 증상을 나타낸다. 이 독소는 내열성으로 100℃에서 30분 가열해도 파괴되지 않기 때문에, 식품을 가열하여 살균해도 창자독소에 의한 식중독을 막을 수 없다.

표피박탈피부염(탈락피부염, exfoliative dermatitis)

황색포도알균이 생산하는 **표피탈락독소**(exfoliative toxin)에 의한 피부염으로, 물집과 미란이 생긴다. 전신의 피부가 손상되는 **황색포도알균성 열상피부증후군**(staphylococcal scalded skin syndrome, SSSS)을 일으키는 경우가 있다.

독소쇼크증후군(toxic shock syndrome)

황색포도알균이 생산하는 **독소쇼크증후군 유발독소-1**(toxic shock syndrome toxin-1, TSST-1)에 의한 발열, 전신의 발진, 저혈압, 쇼크, 간기능상실(간부전), 콩팥기능상실(신부전) 등을 일으키는 병태(**황색포도알균독소쇼크증후군**, streptococcal toxic shock syndrome)를 야기하는 경우가 있다.

기타 감염병

폐렴 · 허파고름증(폐화농증), 창자염(장염), 패혈증 등을 일으킬 수 있다.

[치료]

황색포도알균에 의한 감염병에 대해 페니실린 등의 **항생물질**이 사용되어 왔으나, 점차 페니실린 계열 항균제를 분해하는 페니실린분해효소(penicillinase) 생산균(내성균)이 증가했다. 페니실린분해효소에 분해되지 않는 반합성 페니실린인 **메티실린**(methicillin) 또는 **세팔로스포린**(cephalosporin; 세펨 계열 항균제)이 사용되어 왔다. 그러나 최근 메티실린에 내성을 나타내는 **메티실린 내성 황색포도알균**(methicillin-resistant *S. aureus*, MRSA)이 출현했는데, 이것은 β-락탐 계열 항균제 등 많은

Note

스타필로키나아제(staphylokinase)
섬유소(fibrin; 혈장응고작용을 하는 단백질)를 용해하는 효소이다.

독소형 식중독
살아 있는 균이 존재하지 않아도 독소만으로 발병하는 식중독을 말한다. 살아 있는 균에 감염되어 발병하는 것은 감염형 식중독이라고 한다.

표피탈락독소(exfoliative toxin)
이 독소는 표피의 과립층에 작용하여 표피박리나 물집형성을 일으킨다. 황색포도알균성 화상피부증후군(scalded skin syndrome)이나 전염고름딱지증(전염농가진, impetigo contagiosa)의 원인이 된다.

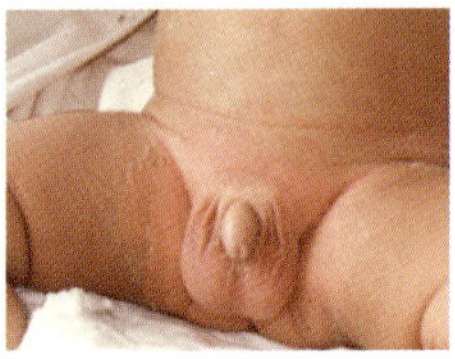

▶황색포도알균성 화상피부증후군

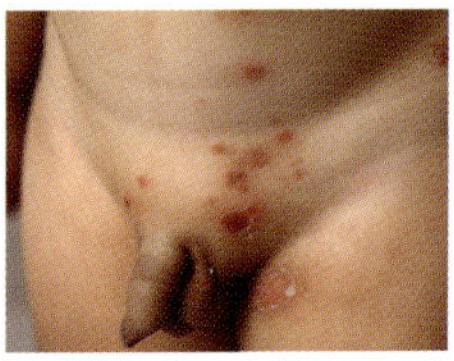

▶전염고름딱지증

항균제에 내성을 나타내어(다약물내성, multidrug resistance) **병원감염**의 원인으로서 가장 빈도가 높은 원인균이 되고 있다.

MRSA 감염병

표재성 감염, **심재성 감염**, **보균**으로 나뉜다. 대부분의 건강한 보균자는 MRSA에 감염되어도 발병하지 않으며(보균, carrier), MRSA 감염병이 문제가 되는 것은 타협숙주인 경우이다. 표재성 감염에는 피부 감염병이, 심재성 감염에는 수막염, 폐렴, 허파고름증(폐화농증), 가운데귀염(중이염), 창자염(장염), 패혈증 등이 있다.

[치료]

MRSA 이외의 황색포도알균에 대해서는 페니실린분해효소에 저항성이 있는 **페니실린 계열 항균제**나 **세펨 계열 항균제**가 이용된다. MRSA에 대해서는 **반코마이신**(vancomycin), **타이코플라닌**(teicoplanin), **아베카신**(arbekacin)이 이용된다. 최근 반코아미신에 내성을 나타내는 새로운 MRSA가 출현하여 문제가 되고 있다.

병원감염에서 황색포도알균 감염병의 감염원은 환자 또는 의료종사자로, 감염경로는 손이나 기구를 통한 **접촉감염**(contact infection)이며, 그 감염방지대책이 중요하다(**표 9-1**).

감염원, 감염경로를 특정하는 데에는 펄스장전기영동법에 의한 MRSA의 유전자형 동정이 이용된다.

Note

MRSA의 내성기전

메티실린에 감수성이 있는 황색포도알균은 세펨 계열 항균제가 결합하는 4종류의 PBP(페니실린 결합단백질, penicillin binding protein)를 생산하는데, MRSA는 여기에 PBP2'라는 다른 PBP도 생산한다.

세펨 계열 항균제와 같은 β-락탐 계열 항균제는 PBP와 결합해서 세포벽 합성을 저해하여 세균 증식을 억제하는데, PBP2'에는 결합하지 않는다. 그래서 β-락탐 계열 항균제는 PBP2'를 생산하는 MRSA에는 효과가 없는 것이다.

❷ 표피포도알균(표피포도구균, *S. epidermidis*)

혈장응고효소를 생성하지 않는 포도알균으로 피부에 상재하며, 병원성은 약하고 독소를 생산하지 않는다. 타협숙주에게 기회감염을 일으킨다(요로 감염병, 감염심내막염, 카테터 세균혈증 등).

[치료]

β-락탐 계열 항균제 등이 이용된다.

[표 9-1] MRSA 감염병의 병원감염대책

격리	1인실 격리가 바람직하다. 타협숙주는 역격리한다.	
방호	격리 환자인 경우는 가운, 마스크, 슬리퍼를 사용한다.	
소독 위생관리	신체 청결	배균하고 있어도 목욕제한은 없다.
	환자복, 시트류	시트 교환은 먼지를 일으키지 않도록 한다. 가능한 것은 비닐봉지에 넣어 소독 후에 세탁한다. 이불, 매트리스는 소독용 에탄올로 닦는다.
	식사·식기	식기는 보통의 소독
	쓰레기 등	비닐봉투에 넣어 소각
	변기	세정 후 염화벤잘코늄 또는 양성표면활성제에 10분간 이상 담근다.
	병실 (입원 중)	바닥은 양성표면활성제, 염화알킬폴리아미노에틸글리신으로 닦는다. 손잡이, 병상 주위는 소독용 에탄올, 염화벤잘코늄으로 닦는다.
	(퇴실 후)	0.2~0.5% 글루탈알데히드 분무 후 3~12시간 방치한다. 포르말린 가스를 주입하여 7시간 밀폐한다.
	의료종사자의 손소독	흐르는 물에 비누로 씻는다. 의료행위 전후에 마찰식 염화벤잘코늄 첨가 에탄올을 사용한다.
	의료기기·용기	글루타랄에 20분간 담근다.

B. 사슬알균속(연쇄구균속, *Streptococcus*)

사슬 모양으로 배열하는 그람양성 알균으로, 자연계에 널리 분포한다. 사람에서는 코인두, 입안(구강), 창자 등에 상재한다. 이 균을 혈액한천배지에서 배양하면 이 균이 생산하는 용혈소에 의해 집락 주위의 적혈구가 파괴(용혈, hemolysis)되어 투명 또는 녹색의 고리(**용혈고리**)가 생긴다. 불완전한 용혈로 녹색의 고리가 생기는 것을 **α용혈**, 완전한 용혈로 투명한 고리가 생기는 것을 **β용혈**이라고 한다. 그래서 사슬알균은 용혈사슬알균이라고 불린다. 또 세포벽 다당체의 항원성에 따라 A~V군(I, J는 없음)으로 분류되는데, A군에 속하는 고름사슬알균(화농연쇄구균, *S. pyogenes*)은 **A군 사슬알균**, B군에 속하는 사슬알균(*S. agalactiae*)은 **B군 사슬알균**이라고 불린다.

❶ A군 사슬알균(A군 연쇄구균, *S. pyogenes*)

고름사슬알균(화농연쇄구균)이라고도 하며, 혈액한천배지에서 β용혈을 나타낸다. 용혈소(hemolysin)로서 스트렙토리신 O(streptolysin O)와 스트렙토리신 S를 생산한다.

Note

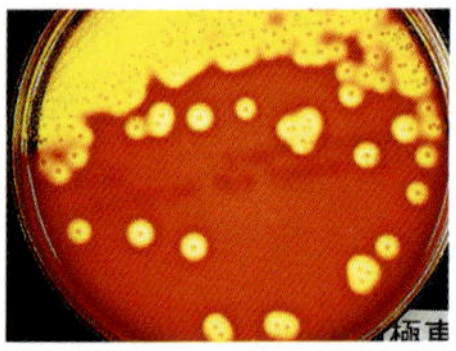

▶A군 사슬알균 (*S. pyogenes*) 양혈액한천배지

▶B군 사슬알균 (*S. agalactiae*) 양혈액한천배지

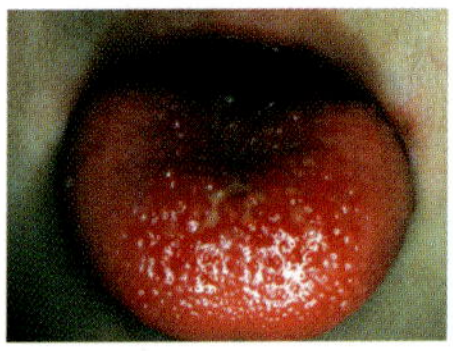

▶딸기혀(A군 사슬알균 감염병)

Note

또 발열외독소(streptococcal pyrogenic exotoxin, SPE)를 생산한다. DNA 분해효소, 스트렙토키나아제(streptokinase; 섬유소를 용해하는 효소), 히알루론산분해효소(hyaluronidase; 결합조직을 파괴하는 효소) 등의 균체외효소를 생산하며, 다음과 같은 감염병을 일으킨다.

인두염(pharyngitis)

비말 등을 통해 기도감염을 일으키고 2~3일의 잠복기간을 거쳐 발병하며, 발열, 인두통, 인두 및 편도의 종창, 림프절 종창 등을 나타낸다. 소아에게서 많이 관찰된다. **가운데귀염**(중이염), **코곁굴염**(부비동염), **편도주위고름집**(편도주위농양), **패혈증** 등의 고름성 합병증, 성홍열, 사슬알균독성쇼크증후군(연쇄구균독성쇼크증후군, streptococcal toxic shock syndrome) 등의 독소성 합병증, **류마티스열**, **급성 토리콩팥염**(사구체신염) 등의 비고름성 합병증을 일으킨다.

[치료]

페니실린 G의 근육주사 또는 **페니실린 V**의 경구투여

성홍열(scarlet fever)

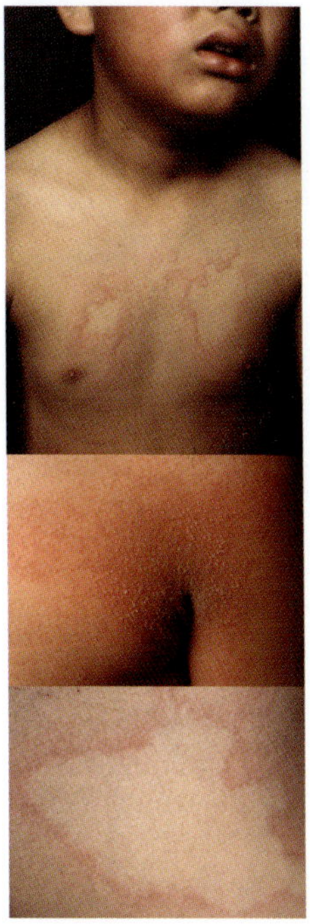
▶성홍열(A군 사슬알균 감염병)

후두염에 동반하여 전신의 피부에 홍반(erythema)이 생긴다. 홍반의 발생에는 **발적독소**(erythrogenic toxin)가 관여하고 있다.

고름딱지증(농가진, impetigo), 연조직염(봉소염, cellulitis)

균이 피부의 작은 상처로 침입하여 고름물집(농포)성 병변이 출현하는 **고름피부염**(화농피부염, pyodermatitis)의 원인이 된다. 피부밑조직에 침입하여 **연조직염**(국소의 종창, 발진, 통증을 나타낸다)을 일으키기도 한다.

전격 A군 사슬알균 감염병

사슬알균독소쇼크증후군(연쇄구균독성쇼크증후군, streptococcal toxic shock syndrome)이라고도 불린다. 서구에서 다발하며, 패혈쇼크, 다발성 장기부전 등을 일으켜 사망률이 30~40%에 달한다. 치사율이 높아서 '**식인 세균**'이라고도 불렸다. 발열독이 전격 A군 사슬알균 감염병의 발병에 기여하고 있다.

[치료]

적절한 항균제의 정맥투여를 필요로 한다.

급성 토리콩팥염(급성 사구체신염, acute glomerulonephritis)

인두염, 고름딱지증(농가진)과 함께 발생한다. 감염에 의해 A군 사슬알균 성분에 대응하여 생산된 항체가 항원-항체 복합체(antigen-antibody complex)를 형성한다. 그것이 콩팥의 토리(사구체) 바닥막에 침착하여 면역반응(보체의 활성화)에 의해 토리가 손상되는 것으로 보고 있다.

류마티스열(rheumatic fever)

인두염 등과 함께 발생한다. **발열**, **다발관절염**, **심장장애**를 특징으로 하는 병태를 말한다. 감염에 의해 생산된 항체가 심장근육, 심장속막에 장애를 일으키는 것으로 보고 있다.

❷ B군 사슬알균(B군 연쇄구균, *S. agalactiae*)

학명을 **스트렙코쿠스 아갈락티에**라고 한다. 질이나 창자에 상재한다.

임신부가 이 균을 보유하고 있으면, 신생아가 **산도감염**을 일으켜 폐렴, 수막염, 패혈증 등이 발병하기도 한다.

[치료]

신생아 감염에는 **암피실린**(ampicillin)의 점적 정맥주사가 시행된다.

❸ 폐렴알균(폐렴구균, *S. pneumoniae*)

입안, 상기도에 상재한다. 2개의 균이 배열해 있기 때문에 **폐렴쌍알균**(폐렴쌍구균)이라고도 불린다. 혈액한천배지에서 α용혈을 나타내며, 특정 협막의 유형을 가진 균은 병원성이 강하다.

폐렴 이외에 가운데귀염(중이염), 수막염 등의 원인이 된다.

[치료]

치료에는 **페니실린 계열 항균제**, **세펨 계열 항균제**가 이용된다. 다만, 최근 **페니실린 내성 폐렴알균**(penicillin-resistant *S. pneumoniae*, PRSP)이 출현하여 문제가 되고 있다.

[예방]

예방에는 **협막다당류 백신**이 효과적이다.

Note

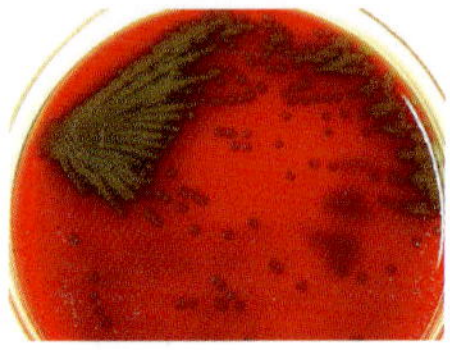

▶폐렴알균
TCBS 한천배지

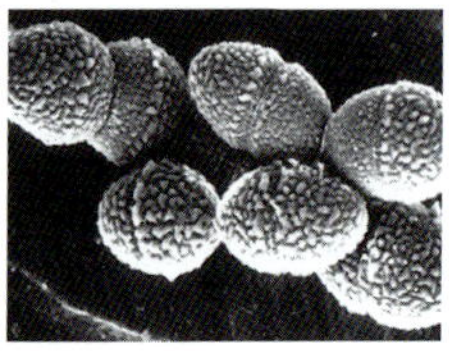

▶폐렴알균

Note

C. 창자알균속(장구균속, *Enterococcus*)

소화관에 상재한다. 예전에는 사슬알균(연쇄구균)의 D군으로 분류되었으나 **창자알균속**으로 새롭게 분류되었다. 타협숙주에게 요로 감염병, 세균혈증, 심내막염 등을 일으킨다.

[치료]

반코마이신이 효과적이지만, 최근 **반코마이신 내성 창자알균**(vancomycin-resistant *Enterococcus*, VRE)이 출현하여 문제가 되고 있다.

국시 적중문제

Q 농가진에 대한 설명으로 알맞은 것은?

가. 원인균은 포도알균이며 아동에게 자주 발생한다.
나. 물집이 생기지만 그대로 두면 저절로 치유된다.
다. 항생제 도포나 전신적인 항생제요법을 사용한다.
라. 전염력이 없기 때문에 개인수건을 사용할 필요가 없다.

① 가, 나, 다 ② 가, 다 ③ 나, 라 ④ 라 ⑤ 가, 나, 다, 라

A 물집은 고름물집이 되고 벌꿀색의 딱지 형태로 건조해진 후 반점을 남긴다. 농가진 환자에 대한 교육은 감염의 전파방지에 초점을 둔다. 가족이나 의료인은 환자와 접촉한 후 반드시 항균성 비누로 손을 씻고 환자는 개인수건을 사용해야 한다. 치료 후에는 침구를 세탁한다.

정답 : ②

Q 다음 중 세균성 식중독에 해당하는 것은?

① 복어중독 ② 조개중독 ③ 매실중독 ④ 살모넬라 식중독 ⑤ 조미료 과량 사용

A 세균성 식중독은 다음과 같이 나뉜다.

1) 감염형 : 살모넬라 식중독, 호염균 식중독, 창자알균 식중독, 병원성 대장균 식중독
2) 독소형 : 포도알균 식중독, 보툴리누스 식중독, 웰치균 식중독

정답 : ④

그람음성 호기성 막대균 및 알균(산소성 간균 및 구균) 2

A. 슈도모나스속(*Pseudomonas*)

자연계에 널리 분포하며, 영양이 거의 없는 수중에서도 발육할 수 있다. 한쪽 끝에 1~여러 개의 편모(flagellum)를 가지며 활발하게 운동한다. 건강한 사람에 대한 병원성은 약하지만, 면역결핍 환자나 미숙아 등의 타협숙주에게 심각한 감염병(**기회감염**)을 일으킨다. 임상적으로 중요한 것은 녹농균이며, **병원감염**의 원인균으로서 빈도가 높다.

❶ 녹농균(*P. aeruginosa*)

주로 토양이나 물에 서식하며, 사람이나 동물의 피부, 창자 등에도 분포한다. 황색~녹색의 색소(피오시아닌, pyocyanin)를 생산하고 고름이 녹색을 띠기 때문에 이 이름이 붙여졌다. 각종 독소나 균체외효소를 생산하며, 주로 타협숙주에게 폐렴, 요로 감염병, 피부 감염병, 패혈증 등을 일으킨다.

[치료]

많은 항균제에 대하여 내성을 나타내기 때문에 항균제의 선택이 중요하다. **아미노배당체 계열 항균제**인 **겐타마이신**(gentamicin), **아미카신**(amikacin), **β-락탐 계열 항균제**인 **피페라실린**(piperacillin), **세프슬로딘**(cefsulodin) 등이 효과적이다. 그러나 이러한 항균제에도 내성을 나타내는 다약물내성균이 출현하고 있어 치료가 더욱 어려워지고 있다.

B. 보르데텔라속(*Bordetella*)

크기가 매우 작은(0.2~0.5×1.0μm) 막대균으로, 임상에서 중요한 균은 **백일해균**이다.

Note

버크홀데리아 세파시아
(*Burkholderia cepacia*)

슈도모나스속으로 분류되어 있다가 버크홀리데리아속으로 새로이 분류되었다. 병원감염의 원인균 중 하나로, 타협숙주에게 폐렴, 패혈증 등을 일으킨다.

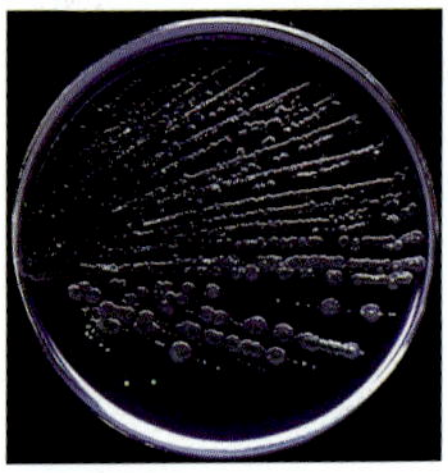

▶녹농균
BTB 한천배지

Note

❶ 백일해균(*B. pertussis*)

백일해의 원인균으로, 전염성이 매우 강하며 항체를 갖지 않는 경우에는 90% 이상으로 감염이 성립된다. 비말에 의해 기도로 침입하고 기관 상피에 부착하여 증식하지만 혈중으로는 침입하지 않는다. 각종 독소(백일해독소, 아데닐산고리화효소독소, 기관세포독소 등)를 생산하여 기관지, 세기관지에 염증을 일으키고, 상피세포를 괴사시켜 섬모운동을 억제하기 때문에 기도 분비물이 고이게 된다.

백일해(pertussis)

감염 후 5~14일의 잠복기간을 거쳐 발병한다. 오한, 발열, 권태감 등의 감기 유사 증세를 나타내는 **카타르기**(배균이 이루어지며 감염력이 강하다)가 1~2주 계속되고, 심한 기침과 특유의 **경해기**(발작성 기침을 반복하는 기간)가 1~6주 계속된다. 특히, 소아에서는 들숨(흡기) 시에 일어나는 들숨그렁거림(흡기성 천식, inspiratory stridor)을 동반한다. 보통 7~8주에 치유된다. 그러나 영유아는 고름성 분비물이 기관지에 고여 기관지폐렴을 일으켜 심각한 상태에 빠져 치명적인 결과가 될 수 있다. 백일해백신 미접종의 영유아, 소아에게 전형적인 증상이 관찰되는 경우 백일해로 의심할 수 있다.

[진단]

확정진단은 균의 분리배양, 형광항체법에 의한 백일해균 항원의 검출 등에 따른다.

[치료]

카타르기에 **에리스로마이신**(erythromycin) 등을 이용한다.

[예방]

예방은 **백일해백신**(내독소를 이용한 성분백신)의 접종이 효과적이다. 예방접종법에 따라 디프테리아 변성독소, 파상풍 변성독소와 합쳐서 3종 혼합백신(**DPT백신**)의 접종이 현재 이루어지고 있다.

콤보백신
2014년 3월부터 DPT백신(3종 혼합백신)에 폴리오백신이 결합한 DPT-IPV 콤보백신이 사용되고 있다.

DPT(DTP)백신
디프테리아, 파상풍, 백일해 혼합백신.

C. 브루셀라속(*Brucella*)

사람에게 병원성을 나타내는 균종으로 **브루셀라 멜리텐시스**(*B. melitensis*)가 있다. 이 균은 원래 염소, 양, 소, 돼지 등에 감염되어 유산을 일으킨다고 알려져 있다. 사람은 오염된 우유 섭취, 감염 동물과의 접촉, 오염물 처리 시의 피부상처 침입 등에 의해 감염된다.

브루셀라증(brucellosis)

감염 후 1~3주간의 잠복기간을 거쳐 발병하며, 간헐적인 발열(**파상열**, undulant fever)을 나타내고 권태감, 등통증, 관절통 등을 동반한다. 브루셀라 멜리텐시스는 조건(통성) 세포내기생체(intracellular parasite; 세포 안에서도 증식할 수 있는 세균)로, 항균제가 잘 듣지 않는다.

[진단]

내독소 항원에 대한 항체가를 측정하여 진단을 내린다. 브루셀라증은 감염병의 예방 및 관리에 관한 법률에서 **제3군 감염병**으로 지정되어 있다. 진단 즉시 가까운 보건소에 신고해야 한다.

[치료]

테트라사이클린(tetracycline), **스트렙토마이신**(streptomycin)의 병용요법이 이용된다.

D. 프란시셀라속(*Francisella*)

프란시셀라속에 속하는 **프란시셀라 툴라렌시스**(*F. tularensis*)는 야생동물(토끼, 다람쥐, 쥐, 사슴 등), 조류, 양서류, 어류 등이 보유한다. 이 균에 의한 **야생토끼병**(야토병, rabbit fever)은 야생 토끼, 다람쥐 등의 사이에서 유행하고 있으며, 사람의 감염은 진드기 등의 매개에 의한 경우가 많고, 또 야생 토끼의 가죽을 벗길 때나 조리 시에 피부로 침입하여 감염을 일으키는 경우도 있다.

야생토끼병(야토병, rabbit fever)

피부를 통해 균이 침입하면 수일 후에 국소의 홍반, 압통, 가려움을 동반하는 구진이 생기고 곧 궤양을 형성한다. 이어서 림프절염을 일으

Note

바르토넬라 헨셀라에(*Bartonella henselae*)

고양이할퀴병(cat-scratch disease; 피부의 긁힌 상처를 통해 침입하여 감염되며 발열, 국소림프절 종창 등을 나타낸다)의 원인균이다.

바르토넬라 바실리포르미스(*B. bacilliformis*)

면역결핍환자는 오로야열(oroya fever)이라는 열성 질환(치사율 40%)을 일으킨다. 세균혈증을 동반하며, 황달, 간지라비대, 림프절종창도 확인된다. 만성기에는 팔다리 관절 뒤쪽에 결절이 다발한다(바르토넬라증, verruga peruana).

키고 더 진행되면 **세균혈증**에 이르러 간, 이자(췌장), 림프절 등에 괴사를 일으킨다(피부궤양 · 선형 야생토끼병). 흡입을 통해 호흡기 감염병을 일으키는 유형도 있다(허파형 야생토끼병).

[진단]

응집반응에 의한 혈중 항체가를 측정하는 등 혈청학적 진단에 따른다. 야생토끼병은 감염병의 예방 및 관리에 관한 법률에서 **제4군 감염병**으로 지정되어 있으며, 진단 즉시 가까운 보건소에 신고해야 한다.

[치료]

스트렙토마이신, **겐타마이신**이 유효하다.

> **Note**
>
> 세균혈증(bacteremia)
> 혈류 중에서 균을 검출할 수 있는 상태를 말한다. 전신증상이 관찰되지 않는 경우는 세균혈증, 관찰되는 경우는 패혈증으로 구분하기도 한다.

E. 레지오넬라속(*Legionella*)

지금까지 50종류 정도의 균종이 발견되었으나 사람에게 병원성을 나타내는 것은 20균종이다. 이 가운데 사람에게 감염되는 빈도가 가장 높은 균은 **레지오넬라 뉴모필라**이다.

❶ 레지오넬라 뉴모필라(*L. pneumophila*)

자연계에서는 토양, 물 등에 널리 분포하며 사람에게 감염원이 되는 것은 냉각탑, 순환여과식 욕조, 분수 등의 수리설비에서 증식한 균이다. 원충이나 조류 등의 내부에서 증식하고 있다. 아메바 등의 원충에 먹혀도 소화되지 않고 증식하여 숙주를 죽인다.

수리설비 등에서 증식한 레지오넬라균은 에어로졸(aerosol)에 부착되고, 그 에어로졸에 포함된 균이 기도를 통해 체내로 흡입되면 감염된다(**공기 감염**). 대식세포(큰포식세포) 등의 탐식세포에 섭취되어도 소화 및 살균을 피해 증식하며, 단백질분해효소 등의 균체외효소를 생산하여 중증 폐렴을 일으킨다.

폰티악열(pontiac fever)

균을 흡입한 후 1~2일간의 잠복기간을 거쳐서 발열, 전신권태감, 근육통, 두통 등의 감기 유사 증상을 나타낸다. 폐렴에는 이르지 않으며 대증요법만으로 1주일 이내에 치유된다.

> 콕시엘라속(*Coxiella*)
> 콕시엘라 부르네티(*C. burnetii*)가 여기에 속한다. 종래 리케치아과로 분류되어 있었으나 레지오넬라속과 비슷한 종류의 세균임을 알게 되어 콕시엘라속으로 분류되었다. 소, 염소, 양 등 동물의 매개에 의해 감염되는 경우가 많다. Q열은 감염 후 2~3주의 잠복기간을 거쳐 감기 유사 증상을 나타낸다. 드물게 간염, 폐렴을 일으키는 일도 있으나 비교적 경증으로 지나가는 일이 많다. 감염병의 예방 및 관리에 관한 법률에서 제4군 감염병으로 지정되어 있다.

Note

레지오넬라폐렴

균을 흡입한 후 2~10일간의 잠복기간을 거쳐 발열, 전신권태감, 근육통 등의 감기 유사 증상으로 발병하여 차츰 기침, 가래, 가슴통증(흉통) 등의 호흡기증상이 나타나서 호흡곤란을 보인다. 기면(drowsiness), 의식장애 등의 정신증상을 동반하는 경우도 있다. 적절한 치료가 이루어지지 않으면 급성호흡곤란증후군(acute respiratory distress syndrome, ARDS), 다발성 장기부전을 일으켜 죽음에 이르는 경우도 있다.

[진단]

혈청 중 항체가 측정(형광항체법, 효소항체법, 응집법 등), 소변 중 항원 검출 등에 의해 진단을 내린다. 그람염색에 잘 염색되지 않아 히메네스염색(Gimenez stain) 등의 특수한 염색법이 이용된다. 또한, 레지오넬라증은 감염병의 예방 및 관리에 관한 법률에서 **제3군 감염병**으로 지정되어 있으며, 진단 즉시 가까운 보건소에 신고해야 한다.

[치료]

에리스로마이신, **리팜피신**, **뉴퀴놀론 계열 항균제**가 효과적이고, β-락탐 계열 항균제는 효과가 없다.

F. 나이세리아속(*Neisseria*)

누에콩 모양의 알균(구균)이 2개씩 배열한 쌍알균(쌍구균)으로, 그람음성 알균의 대표적인 균이다. 균종의 대부분은 입안(구강) 상재균(토박이균)으로 병원성은 약하다. 병원성을 나타내는 것은 **임균**과 **수막염균**이다.

❶ 임균(*N. gonorrhoeae*)

성매개병의 하나인 **임질**의 원인균이다. 사멸되기 쉬워서 배양은 비교적 어렵다.

임질(gonorrhea)

성행위를 통해 감염되며 3~5일의 잠복기간을 거쳐 남성은 요도염, 여성은 자궁목관염(자궁경관염), 요도염, 질염을 일으킨다.

남성은 배뇨 시 통증과 배농을 동반하기 때문에 감염을 쉽게 알아

Note

챌 수 있지만, 여성은 증상이 가벼워 감염을 알아채지 못하는 경우가 많다. 방치하면 남성에서는 방광, 전립샘, 고환 등으로 파급된다. 여성에서는 자궁목관염(자궁경관염), 큰질어귀샘염(바르톨린샘염, bartholinitis), 자궁내막염, 자궁관염(난관염), 난소염 등을 일으킨다.

무증상감염이라도 감염원이 된다. **산도감염**에 의해 신생아에게 **고름결막염**(화농결막염, purulent conjunctivitis)을 일으키기도 한다.

[진단]

요도염의 진단은 요도 분비물을 그람염색하여 호중구 안에 존재하는 임균(그람음성 쌍알균)을 확인하는 것이 유용하다. 확정진단에는 환자의 요도, 질, 자궁목관 분비물 등의 검체에서 임균을 배양할 필요가 있다.

[치료]

페니실린 계열 항균제가 가장 먼저 선택된다. 페니실린분해효소 생산균에 대해서는 합성 페니실린이 이용된다.

❷ 수막염균(*N. meningitidis*)

건강한 사람의 코인두에서 분리되는 경우도 있는 상재균의 하나이다. 기도를 통해 감염되며 혈액 안으로 들어가서(**세균혈증**) 중추신경계통에 도달하여 **수막염**(meningitis)을 일으킨다. 수막염균에 의한 세균혈증에서는 점상 피부밑출혈, 자반성 피부밑출혈을 일으키며, 치료하지 않으면 치사율이 대단히 높아진다. 또 양쪽 부신에 병변이 이르는 전격형인 경우 **파종혈관내응고**(disseminated intravascular coagulation, DIC)를 일으켜서 쇼크에 빠져 사망한다. **워터하우스-프리데릭센증후군**(Waterhouse-Friderichsen syndrome)이라고 불린다.

[진단]

혈액 중, 뇌척수액 중의 분리배양이나 라텍스응집반응 등을 이용한 균체항원 검출에 의해 진단을 내린다.

[치료]

페니실린 계열 항균제가 효과적이다.

G. 모락셀라속(*Moraxella*)

Note

모락셀라속은 나이세리아과에서 독립되었다. 사람에게 질병을 일으키는 것은 **모락셀라 카타랄리스**(*M. catarrhalis*)이다. 예전에는 타협숙주에게 폐렴이나 패혈증을 일으키는 균으로 알려졌으나 최근 만성 기도감염병, 코곁굴염(부비강염), 가운데귀염(중이염)의 원인이 된다고 보고되고 있다.

국시 적중문제

Q 백일해의 발작기에 있는 아동을 위한 올바른 간호중재는?

가. 아동을 격리시킨다. 나. 실내를 건조하게 유지한다.

다. 정서적으로 흥분되지 않도록 한다. 라. 방을 어둡게 해준다.

① 가, 나, 다 ② 가, 다 ③ 나, 라 ④ 라 ⑤ 가, 나, 다, 라

A 백일해 어린 환자의 간호 – 1) 카타르기(염증기) 동안 격리, 2) 열이 존재하는 한 침상안정 유지, 3) 안적적인 환경을 제공하고 발작 촉진요소를 줄임, 4) 수분섭취 격려, 5) 높은 습도 유지, 6) 기도폐쇄징후 관찰(안절부절, 불안, 견축, 청색증이 증가).

정답 : ④

Q 다음 중 임질 환자에게서 나타나는 임상적 특징이 아닌 것은?

가. 치료에는 세프트리악손, 스펙티노마이신을 투여한다.

나. 배뇨 시 통증이 있고, 화농성 분비물이 배출된다.

다. 성적접촉으로 감염된다. 라. 원인균은 *Treponema pallidum*이다.

① 가, 나, 다 ② 가, 다 ③ 나, 라 ④ 라 ⑤ 가, 나, 다, 라

A 임질(gonorrhea)의 특성

1) 원인균 : 임균(*Neisseria gonorrhoeae*) 2) 감염 경로 : 성접촉

3) 증상 : 심한 배뇨곤란, 화농성 분비물, 음경 종창 혹은 음경 귀두염

4) 치료 : 세프트리악손, 스펙티노마이신 투여

5) 간호 : 감염된 사람을 조기치료하여 성 파트너에게 새로운 감염 예방, 선별검사를 시행 하여 환자를 조기 발견

정답 : ④

3 그람음성 통성 혐기성 막대균(조건무산소성 간균)

Note

1 장내세균과(*Enterobacteriaceae*)

장내세균과 세균은 사람이나 동물의 창자 내, 토양, 물 등에 널리 분포한다. 다음과 같은 공통된 성질을 가진다.

① 무아포 통성 혐기성(조건무산소성)의 그람음성 막대균(간균)이다. 즉 아포를 갖지 않고, 호기적 조건하에서나 혐기적 조건하에서도 발육하며, 그람염색에 음성을 나타내는 막대균이다.

② 일반 배지에서 잘 발육한다. 특별한 배양조건을 필요로 하지 않는다.

③ 포도당을 발효시켜 산과 가스(H_2, CO_2)를 생산한다.

감염병의 예방 및 관리에 관한 법률에서 **제1군 감염병**으로 지정되어 있는 **장티푸스**, **이질**, **제4군 감염병**으로 지정되어 있는 **페스트**를 일으키는 전염성이 강한 것에서부터 약한 것에 이르기까지 다양하다.

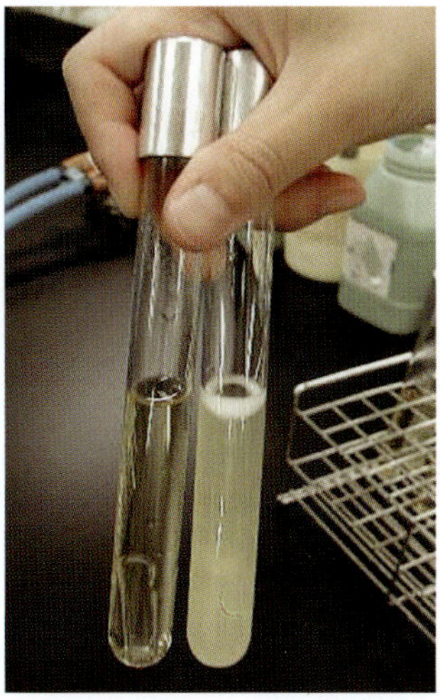

▶EC관에 의한 대장균의 가스발생
EC배지

A. 대장균속(*Escherichia*)

❶ 대장균(*Escherichia coli*)

사람이나 동물의 창자 내에 상재한다. 크기는 0.4~0.7×1.0~4.0μm의 막대균(간균)으로, 주모성 편모를 가지고 활발하게 운동한다. 섬모를 가진 것과 협막을 가진 것도 있다.

대장균속 가운데 사람에게 병원성을 나타내는 것을 병원성 대장균이라고 일컫는다. 병원성 대장균은 병의 형태, 병원인자에 따라 다음의 5가지로 분류되어 있다.

Ⓐ 창자병원성 대장균(장병원성 대장균, enteropathogenic *E. coli*, EPEC)

점막상피세포에 부착하여 각종 물질을 분비하여 상피세포를 손상시킨다. 이 균에 감염되면 설사(점액성, 드물게 혈성), 발열, 구토를 일으킨다.

Ⓑ 창자침투성 대장균(장침투성 대장균, enteroinvasive *E. coli*, EIEC)

점막상피세포에 침입하고 증식하여 세포를 파괴한다. 병원성 발현기전이 이질균에 의한 이질과 비슷하며 증상도 유사하다. 이 균에 감염되면 발열, 복통, 물설사, 혈성 및 점액성 설사를 일으킨다.

Ⓒ 창자독소생성 대장균(장독소생성 대장균, enterotoxigenic *E. coli*, ETEC)

콜레라독소와 아주 비슷한 열에 약한 독소(이열성 독소, heat-labile toxin, LT)와 열에 강한 독소(열저항독소, heat-stable toxin, ST)를 생산하여 점막상피세포를 괴사시킨다. 개발도상국에서 영유아 설사, 여행자 설사의 주요 원인균이 되고 있다.

Ⓓ 창자출혈성 대장균(장출혈성 대장균, enterohemorrhagic *E. coli*, EHEC)

주요 병원성 인자는 **베로독소**[verotoxin, VT; 시가독소(Shiga toxin, Stx)라고도 한다]로, 단백질 합성을 억제하여 점막상피세포를 손상시킨다. 입안감염(경구감염) 후 3~7일의 잠복기간을 거쳐 복통, 설사, 발열로 발병하고 혈변을 보인다. 수%의 빈도로 **용혈요독증후군**(hemolytic uremic syndrome, HUS)을 합병한다. 또한, 이 균은 **베로독소 생산 대장균**(VT-producing *E. coli*, VTEC), **시가독소 생산 대장균**(Stx-producing *E. coli*, STEC)이라고도 불린다.

Note

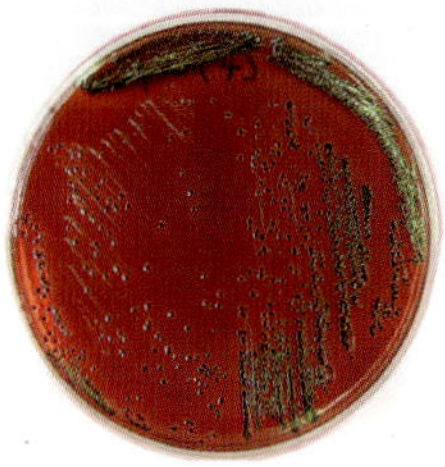

▶대장균
EMB 한천배지

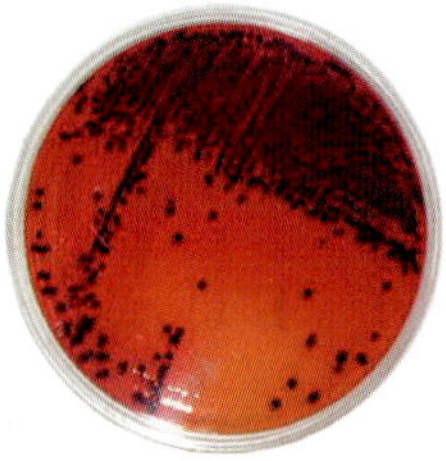

▶대장균 O157(1)
BCM O157

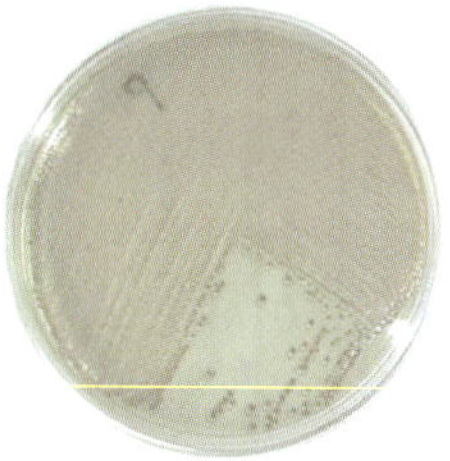

▶대장균 O157(2)
한천배지 O157

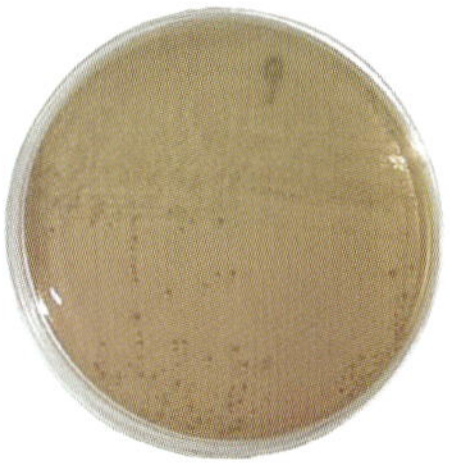

▶대장균 O157(3)
CT-SMAC

Note

Ⓔ **창자응집성 대장균**(장응집성 대장균, enteroaggregative *E. coli*, EAEC)

세균이 응집하여 덩어리가 되어 점막상피세포에 부착한 후 ETEC가 생산하는 LT나 ST와는 다른 내열성 장관독(EAggEC heat-stable enterotoxin, EAST)을 생산한다. 창자병원성 대장균과 유사한 증상(물설사, 구토, 때로 발열 등)을 나타낸다.

이들 대장균을 세분하는 혈청형은 O항원(세포벽의 지질다당류)이 171종, H항원(편모)이 56종, K항원(협막)이 80종 알려져 있다. 창자출혈성 대장균 중에서도 **EHEC O157:H7균**에 의한 창자염(장염)이 식중독으로서 집단 발생하기도 한다.

또한, 다른 대장균은 식중독균으로 다뤄지고 있는데, 그중에서도 창자출혈성 대장균에 의한 감염병은 감염병의 예방 및 관리에 관한 법률에서 **제1군 감염병**으로 지정되어 있다. 대장균은 창자 이외의 감염병 외에 요로 감염병(방광염, 깔때기염 등), 신생아의 수막염, 쓸개염(담낭염), 창상감염, 패혈증 등을 일으킨다. 요도염 등 요로 감염병의 원인으로서 가장 많은 것이 대장균이다.

[진단]

검체로부터 세균의 분리배양, 형광항체법, 효소항체법을 이용한 균체 항원 검출, PCR법을 이용한 세균 유전자의 검출 등에 의해 진단을 내린다.

[치료]

항균제를 사용하는 경우에는 **세펨 계열 항균제** 등의 광역스펙트럼을 가진 것을 이용한다. 약물내성균이 증가하고 있으므로 감수성 시험을 통해 적합한 항균제로 변경한다. 특히 병원성이 강한 창자출혈성 대장균 감염병의 경우 이차감염과 병원감염을 일으킬 우려가 있으므로 그 대책이 중요하다(**표 9-2**).

B. 시겔라속(*Shigella*)

세균이질의 원인균으로, 편모가 없어서 비운동성을 나타낸다.

[표 9-2] 창자출혈성 대장균 감염병의 병원감염대책

격리	빈번한 설사 환자는 1인실 관리가 바람직하다.	
방호	배설물에 접촉할 가능성이 있는 때에는 가운이나 장갑 등을 착용한다.	
소독 위생관리	신체 청결	배설물에 의한 오염은 닦고 샤워, 목욕으로 제거한다. 손 씻기를 권장한다.
	환자복, 시트류	침구가 배설물로 오염될 가능성이 있는 때에는 고무시트 등을 사용한다. 배설물에 오염된 속옷 등은 2% 크레졸 비누액에 2시간 담근 후 세탁한다.
	식사·식기	배변 후에 손을 씻고 식기는 일반 소독을 시행한다.
	쓰레기 등	배설물에 오염된 쓰레기 등을 다룰 때에는 장갑을 착용하고 비닐봉투에 넣어 소각한다.
	배설물	화장실에 버린다. 화장실 주변은 5% 크레졸 비누액을 뿌린다.
	변기	세정 후 5% 크레졸 비누액 또는 증기소독하여 건조한다.
	병실	병실의 소독은 불필요하다. 화장실 주변은 5% 크레졸액을 뿌린다.
	의료종사자의 손소독	오물 처리에는 일회용 장갑을 사용하고, 환자와 접촉 후 흐르는 물에 비누로 손을 씻는다.
	의료기기·용기	배설물에 오염된 것은 재질에 대응한 약액에 담가 닦는다.

Note

❶ 이질균

이질이질균(*S. dysenteriae*; A아군), **플렉스네리이질균**(*S. flexneri*; B아군), **보이디이질균**(*S. boydii*; C아군), **손네이이질균**(*S. sonnei*; D아군)의 4가지 아군으로 크게 분류되며 혈청형에 따라서는 더 세분화된다. 이질이질균은 1898년 시가 기요시(志賀潔)가 처음으로 분리한 균으로, 병원성이 가장 강하고 중증의 이질을 일으킨다.

이 균은 입을 통해 큰창자(대장)에 도달하여 감염된다. 창자의 점막상피세포에 침입 및 증식하며, 창자 점막에 손상을 입혀 궤양을 만들고 출혈을 일으킨다. 또 이질이질균의 일부는 독소(베로독소)를 생산하여 점막상피세포를 손상시킨다. 균이 혈중으로 들어가는 일은 거의 없다.

세균이질(bacillary dysentery)

감염 후 1~5일의 잠복기간을 거쳐 발열, 설사, 뒤무직(tenesmus), 농성점혈변을 나타낸다. 보통 발병 후 1주일 정도에 호전되고, 그 후 10일 정도에 균이 소실되어 변의 상태도 개선된다. 예전에는 베로독소를 생산하는 A아군의 감염이 많아 중증예도 많았지만, 최근에는 D아군, B아군의 감염이 증가하여 설사와 경증 발열로 호전되는 사례가 많고 따라서 중증예는 감소되고 있다.

Note

[진단]

검체에서 균의 분리배양, 균을 감별하기 위한 각종 검사 등에 의해 진단을 내린다. 우리나라에서 발병하는 이질의 절반이 **수입감염 사례**이며, 진단에는 **외국여행력**의 확인도 중요하다. 세균이질은 감염병의 예방 및 관리에 관한 법률에서 **제1군 감염병**으로 지정되어 있으며 진단 즉시 가까운 보건소에 신고해야 한다.

[치료]

치료는 **퀴놀론 계열 항균제**나 **카나마이신**(kanamycin) 등이 이용된다. **약물내성균**도 관찰되기 때문에 약물감수성시험을 통해 적합한 항균제를 선택한다.

이질균은 적은 수(10개 정도)로도 감염이 성립되기 때문에 환자, 보균자로부터 이차감염과 병원감염의 방지가 중요하다(**표 9-3**).

[표 9-3] 세균이질의 병원감염대책

격리	격리병동에 격리	
방호	입실 시 가운 착용	
소독 위생관리	신체 청결	격리병동의 전용 샤워. 투약 후에 목욕하며 배변 후 손소독을 철저히 한다.
	환자복, 시트류	시트류는 고압 EO(에틸렌옥사이드) 가스멸균을 시행한다. 변, 혈액에 오염된 것이나 속옷은 3% 크레졸 비누액에 담근 후 80℃의 미지근한 물에 세탁한다.
	식사·식기	식기는 역성비누에 담근 후 자비소독을 한다.
	쓰레기 등	소각, 소독 후 폐기한다. 잔반은 오물정화조로 보내며, 서류는 자외선살균등을 사용하여 멸균한다.
	배설물	오물정화조에서 오수와 오니로 분리한 후 차아산염소산나트륨으로 소독한다.
	변기	세정 후 자비소독을 하여 건조한다.
	병실 (입원 중) (퇴실 후)	병상 등은 1% 크레졸액, 병상 난간 등은 1% 역성비누를 사용한다.
	의료종사자의 손소독	흐르는 물에 비누로 손을 씻은 후 종이수건을 사용하여 닦는다. 마찰식 염화벤잘코늄 첨가 에탄올로 소독한다.
	의료기기·용기	가능한 한 일회용을 사용한다. 그 밖에는 3% 크레졸액에 담그거나 포름알데히드가스에 소독한다. 체온계 등은 소독용 에탄올로 닦는다.

C. 살모넬라속(*Salmonella*)

인수 공통 병원균의 하나로 닭, 돼지, 소 등의 가축, 애완동물 등의 창자 내에 분포하고 있다. 주모성 편모를 가지고 활발하게 운동한다. 탐식세포(호중구, 대식세포 등)에 탐식되어도 그 세포 내에서 증식할 수 있는 성질을 가진다(세포 내 기생성).

입안감염(경구감염)을 통해 티푸스성 질환이나 급성 위장염을 주로 하는 식중독을 일으킨다. 살모넬라속의 균은 **장티푸스균**과 **파라티푸스 A균**, 그 밖의 **비티푸스성 살모넬라균**으로 크게 나눌 수 있는데, 균체항원(somatic antigen; O항원)과 편모항원(flagellar antigen; H항원) 등에 따른 분류에서 혈청형이 무려 2,000종에 이른다.

❶ 장티푸스균(*S. typhi*)과 파라티푸스 A균(*S. paratyphi A*)

장티푸스균은 장티푸스, **파라티푸스 A균**은 파라티푸스의 병원균이다. 장티푸스와 파라티푸스를 일컬어서 티푸스성 질환이라고 하는데, 파라티푸스는 장티푸스와 유사한 증상을 나타내지만, 보다 경증이다.

장티푸스(typhoid fever)

장티푸스균은 사람에게만 병원성을 나타내며 사람에게서 사람으로 전파된다. 환자의 변, 오염된 음식물이나 물을 통해 입안감염을 일으킨다. 균은 작은창자(소장)의 점막상피에 침입하여, 창자림프조직(파이어판, Peyer's patch)에서 증식하여 혈중으로 들어가 세균혈증을 일으키고 오한과 고열로 발병한다. 잠복기간은 1~2주이다.

40℃ 전후의 고열이 장기간에 걸쳐 지속되고 피부에 발진(**장미진**, roseola)이 생긴다. 균은 대식세포 내에서 기생하여 전신으로 확산되며, 골수, 이자, 쓸개, 창자림프조직 등을 손상시키고 분변, 소변, 침으로 배출된다. 후기에는 창자림프조직의 괴사가 진행되고, 창자출혈, 천공 등을 일으킨다. 파라티푸스는 보통 장티푸스만큼 중증이 되지 않는다.

인도, 동남아시아 등의 위생환경이 좋지 않은 지역에서 유행하고 있으며 이러한 유행지에서의 수입감염 사례도 많다.

Note

살모넬라속의 균명
관용적으로 속명 뒤에 혈청형을 붙여서 표기한다. 예를 들어 장티푸스균은 *Salmonella* Typhi라고 표현하는데, 속명은 이탤릭체, 혈청형은 표준체로 한다.

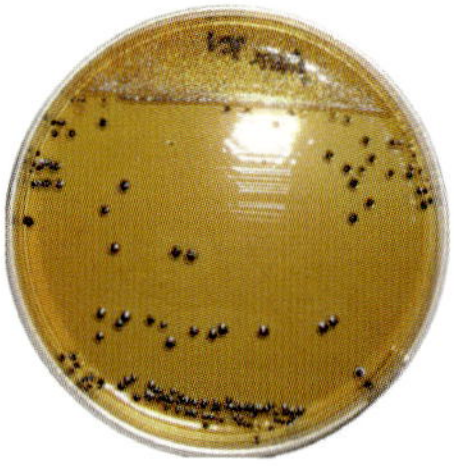

▶살모넬라균
DHL 한천배지

입안감염(oral infection)
구강감염, 경구감염 이라고도 한다.

[진단]

검체에서(발병 초기에는 혈중에서, 그 이후에는 대변이나 소변에서) 균을 검출(분리배양을 포함)하거나 혈청학적 검사를 통해 진단을 내린다. 감염 후 3주 정도 경과하면 혈중에 장티푸스균이나 파라티푸스균 성분에 대한 항체가 출현하기 때문에 항체가 측정(위달반응, Widal reaction)이 이루어진다.

장티푸스, 파라티푸스는 감염병의 예방 및 관리에 관한 법률에서 **제1군 감염병**으로 지정되어 있으며 진단 즉시 가까운 보건소에 신고해야 한다.

[치료]

퀴놀론 계열 항균제, **테트라사이클린**, **세펨 계열 항균제**(제2세대) 등이 효과적이다. 약물내성균이 증가하고 있으므로 약물감수성시험을 통해 적합한 항균제를 선택한다.

환자, 보균자(건강한 보균자 외에 회복 후에도 쓸개 등에 균을 오랫동안 보유하는 병후 보균자도 있다)의 배설물은 감염원이 되기 때문에 이차감염, 병원감염의 방지 대책도 중요하다(**표 9-3** 참조).

❷ 비장티푸스성 살모넬라속균

급성 위장염을 주증상으로 하는 식중독(**살모넬라증**)을 일으키는 균으로, 대표적인 것(혈청형)으로는 **살모넬라 엔테리티디스**(**장염균**, *S. enteritidis*), **살모넬라 티피무륨**(**쥐티푸스균**, *S. typhimurium*) 등이 있다.

균을 보유하는 동물이나 그 배설물에 오염된 음식물(계란, 닭, 칠면조, 오리, 돼지, 소 등의 고기, 우유 등), 물을 통해 **입안감염**을 일으킨다. 애완동물(**초록거북** 등)을 통한 감염도 있다.

◘ 살모넬라증(salmonellosis)

살모넬라증은 우리나라에서도 매년 많은 환자가 발생하는데, 균의 증식활동이 활발해지는 더운 시기에는 집단발생도 일어난다. 현재 살모넬라증의 원인균으로서 가장 많은 것은 **살모넬라 엔테리티디스**(장염균)이며, 계란 오염에 의해 세계적으로 유행하고 있다. 또한 계란 오염은 껍질 표면뿐만 아니라 흰자나 노른자까지 미치고 있다. 수입감염, 오염 수입식품에 의한 감염도 증가하고 있다.

Note

위달반응 (비달반응, Widal reaction)
배양한 장티푸스 또는 파라티푸스균과 환자의 혈청을 섞으면 균과 항체의 반응에 의해 균의 응집이 발생한다.

식중독을 일으키는 주요 미생물

[세균]

독소형 :
셀레우스균,
황색포도알균,
보툴리누스균

감염형 :
살모넬라속균,
장염비브리오균,
창자출혈성 대장균,
기타 병원성 대장균,
클로스트리듐 퍼프린젠스,
예르시니아 엔테로콜리티카,
캄필로박터 제주니,
비응집성 비브리오균,
세레우스균,
이질균,
콜레라균,
장티푸스균,
파라티푸스 A균,
에어로모나스 히드로필라,
에어로모나스 소브리아,
플레시오모나스 시겔로이데스,
비브리오 플루비알리스

[바이러스]

노로바이러스 등

[원충]

작은와포자충,
원포자충,
람블편모충,
이질아메바 등

균에 감염되면 8~48시간의 잠복기를 거쳐 발병하여 설사, 복통, 구역질, 구토, 발열 등을 일으킨다. 설사는 물설사이며, 때로 점혈변이 관찰된다. 보통 1주일 정도에 호전된다. 그러나 소아의 경우 패혈증을 일으켜 중증화하는 경우도 있다.

Note

[치료]

경증인 경우에는 수액 이외의 특이적인 치료(항균제 투여)를 하지 않아도 된다. 증상이 심한 경우에는 **퀴놀론 계열 항균제**를 이용하는 경우가 있다.

D. 예르시니아속(*Yersinia*)

사람에게 병원성을 가진 것은 **페스트균, 예르시니아 엔테로콜리티카, 가성결핵균**이다.

페스트균은 비운동성이고 그 외에는 운동성을 나타낸다.

❶ 페스트균(*Y. pestis*)

페스트의 병원균이다. 페스트는 감염병의 예방 및 관리를 위한 법률에서 **제4군 감염병**으로 지정되어 있으며 **위험도와 치사율이 가장 높은 세균 감염병**이다.

페스트균은 1894년 홍콩에서 유행했을 때 기타사토 시바사부로(北里柴三郎)와 예르생(Alexander Yersin)에 의해 발견되었다. 원래 설치류(쥐, 다람쥐, 토끼 등)가 페스트균에 감염되는데, 사람은 균을 보유한 쥐를 흡혈한 벼룩의 매개로 감염된다. 발병하여 폐렴(허파페스트)을 일으키면 비말감염(droplet infection)을 통해 사람에게서 사람으로 전파된다.

과거 몇 번인가 페스트의 대유행이 일어났었다. 14세기 후반에는 유럽에서 전체 인구의 1/4~1/2에 달하는 사망자를 내어 '**흑사병**'으로서 공포에 떨게 했다. 그 후 숙주 및 매개동물의 구제, 유효한 항균제 개발 등에 의해 감염자와 사망자는 현저하게 감소했다. 1994년에 인도에서 비교적 큰 유행이 있었고 지금도 수입감염병으로서 경계가 필요하다.

Note

페스트(plague)

페스트는 임상증상에 따라 **샘페스트**와 **허파페스트**로 나뉜다. 벼룩에 물려 감염되면 국소림프절이 붓고 고름과 궤양이 출현하며 이것이 전신으로 퍼져 패혈증을 일으킨다.

나아가 통증, 발열, 간비대, 지라비대, 의식장애, 경련, 출혈반 등을 나타내며 죽음에 이른다(패혈증페스트). 피부에 출혈반이 생겨 전신이 흑색이 되어 사망하기 때문에 '**흑사병**'이라고 불렀다.

환자의 비말, 감염 동물의 분뇨 등을 흡입하여 페스트균에 감염되면 출혈성 폐렴을 일으켜 사망한다(허파페스트). 매우 전염력이 강하며, 치료하지 않을 경우 치사율은 샘페스트가 60~90%, 허파페스트(패혈증페스트를 포함)가 100%라고 한다.

[진단]

부어오른 림프절, 혈액, 가래 등에서 채취한 검체에서 균을 분리배양하거나 각종 세균학적 검사, 혈청학적 검사를 통해 진단을 내린다. 다만 페스트균은 일반적인 동정시스템기기로는 동정할 수 없다.

[치료]

스트렙토마이신, **테트라사이클린**, **클로람페니콜**(chloramphenicol) 등이 효과적이다.

❷ 예르시니아 엔테로콜리티카(*Y. enterocolitica*)

가성결핵균(*Y. pseudotuberculosis*)
설치류에 결핵 유사 병변을 일으켜서 이러한 이름이 붙었다.
사람에서는 예르시니아 엔테로콜리티카와 비슷한 증상을 나타낸다.

이 균은 가축, 애완동물, 토양, 환경수 등에 분포한다. 사람에게는 설사를 주요 증상으로 하는 급성 위장염을 일으키며, **식중독 원인균**의 하나이다.

오염된 음식물, 물을 통해 입안감염을 일으키며, 장염에 의한 설사와 미열, 복통, 혈변 등을 동반하며 백혈구 증가가 확인되는 경우가 많다. 막창자(맹장)에 염증을 일으키기 때문에 막창자꼬리염(충수염)과 혼동되기 쉽다.

Note

E. 클레브시엘라속(*Klebsiella*)

사람의 창자, 입안, 상기도에 상재한다. 두꺼운 협막을 갖지만, 편모는 없어 운동성이 없다. 사람에게 병원성을 나타내는 것으로 **폐렴막대균**이 있다.

❶ 폐렴막대균(폐렴간균, *K. pneumoniae*)

기회감염이나 병원감염의 원인균으로서 중요하다. 폐렴, 기관지염을 비롯하여 요로 감염병, 쓸개길(담도) 감염병, 패혈증, 수막염 등을 일으킨다. 항균제 투여에 의한 **중복감염**(균교대감염, superinfection)의 주요 병원체이기도 하다.

[치료]
세펨 계열 항균제가 효과적이다.

F. 기타 장내세균

❶ 세라티아속(*Serratia*)

가장 작은 세균 중의 하나(0.5~0.8 × 0.9~2.0μm)로, 보통은 붉은 색소를 생산하지만, 그렇지 않는 균도 있다. 병원성을 나타내는 대표적인 균은 **세라티아 마르세센스**(*S. marcescens*)이다. 기회감염이나 병원감염의 원인균으로, 창상감염, 폐렴, 허파고름증(폐화농증), 고름가슴증(농흉), 수막염, 요로 감염병, 패혈증 등을 일으킨다. 특히 많이 관찰되는 것은 요로 감염이며, 요로도관 사용 시에 많이 발생한다. 정맥도관, 복강도관 사용 시에 세균혈증을 일으키는 경우도 있다.

❷ 엔테로박터속(*Enterobacter*)

사람이나 동물의 창자 내에 상재하며 하수, 하천, 토양 등에도 분포한다. 기회감염의 원인균으로, 요로 감염병을 비롯하여 패혈증, 폐렴, 창상감염 등을 일으킨다.

❸ 시트로박터속(*Citrobacter*)

기회감염을 일으키는 원인균으로, 창자 내에 상재하는 **시트로박터 프렌디**(*C. freundii*), **시트로박터 디버서스**(*C. diversus*)는 설사를 일으킨다. 신생아에게 수막염을 일으키는 경우도 있다.

❹ 프로테우스속(*Proteus*)

사람에게서 가장 많이 분리되는 균종은 **프로테우스 미라빌리스**(*P. mirabilis*), 이어서 **프로테우스 불가리스**(*P. vulgaris*)이다. 기회감염을 일으키는 원인균으로 요로감염, 창상감염, 방광 유치도관 사용 시에 세균혈증을 일으킨다.

Note

프로테우스속과 리케치아
프로테우스 불가리스의 OX-19, OX-2, OX-K 균주는 리케치아 감염 환자의 혈중항체와 반응한다.
이를 웨일-펠릭스반응(Weil-Felix reaction)이라고 하며 리케치아증의 혈청학적 검사에 이용되고 있다.

2 비브리오과(*Vibrionaceae*)

바다, 하천, 호수 등의 수계 환경에서 서식한다. 구부러진(콤마 모양) 막대균(간균)으로 편모가 있으며 활발한 활동성을 가진다. 사람에게 병원성을 나타내는 것은 **비브리오속**, **에어로모나스속**, **플레시오모나스속**이 있으며 그중에서도 **비브리오속**이 가장 많다.

A. 비브리오속(*Vibrio*)

❶ 콜레라균(*V. cholerae*)

콤마 또는 바나나 모양으로, 한쪽 끝에 편모가 있어 활발한 활동성을 나타낸다.

항원성(**O항원**)의 차이에 따라 150종 이상의 혈청형으로 분류된다. 기존에 콜레라의 원인균으로 알려져 있던 것은 **O_1항원**을 가진 균이며, 콜레라균 또는 **O_1형 콜레라균**이라고 불린다. O_1항원을 가지지 않는 균을 **비O_1형 콜레라균** 또는 **비응집성 비브리오균**(non-agglutinable vibrio, NAG vibrio)이라고 부른다.

콜레라균은 **콜레라독소**(cholera toxin, CT)를 생산하여 그 독소에 의해 심한 설사를 주요 증상으로 하는 질환(콜레라)을 일으킨다. 콜레라균의 생물학적 성질 차이에 따라 **아시아형**(고전형) **콜레라균**과 **엘토르형 콜레라균**으로 나뉜다. 콜레라는 19세기까지 몇 차례인가 대유행을 했는데, 그것

콜레라에 의한 설사의 특징
창자 내에 누출된 대량의 수분에 증식한 콜레라균이 부유하기 때문에 설사변은 쌀뜨물처럼 하얗고 뿌옇다.

은 인도에서 세계로 확산된 아시아형 콜레라균에 의한 것이었다. 그러나 20세기 중반에 인도네시아에서 세계로 확산된 엘토르형 콜레라균이 유행하기 시작하여 오늘날에도 계속되고 있다.

콜레라균의 성질은 복잡하여 O_1형 중에도 콜레라독소를 생산하지 않는 균이 있고, 반대로 비O_1형 중에도 콜레라독소를 생산하는 균이 있다. 콜레라독소를 생산하지 않는 비O_1형, 즉 비응집성 비브리오균은 사람에게서 사람으로 전파되는 일도 없고 가벼운 설사를 일으키는 정도의 식중독균으로서 알려져 있다. 그러나 비O_1형 콜레라균에 포함되는 O139항원성 콜레라균은 콜레라독소를 생산하여 사람에게서 사람으로 전파되며 집단발생을 일으키는 사실이 밝혀져 O139형 콜레라균(벵갈 콜레라; 인도, 방글라데시의 벵갈 지방에서 세계로 확산되었다)으로 불리게 되었다. 이 O139형 콜레라균 감염병은 **신종 감염병**의 하나로 꼽히고 있다.

일찍이 콜레라는 우리나라에서도 유행했으나 지금은 산발적인 예만 있으며 대부분 수입감염 사례이다. 인도, 동남아시아 등에서는 유행이 계속되고 있어서 우리나라에서도 유행할 가능성이 있다. 감염병의 예방 및 관리에 관한 법률에서 **제1군 감염병**으로 지정되어 있으며 진단 즉시 가까운 보건소에 신고해야 한다.

콜레라(cholera)

콜레라균에 오염된 음식물, 물을 통해 입안감염을 일으킨다. 감염 후 1~3일의 잠복기간을 거쳐 심한 물설사로 발병한다. 균이 작은창자(소장)에 이르러 창자 점막상피세포에 정착하여 증식하고, 콜레라독소를 생산하여 창자 내에 다량의 수분과 전해질을 누출시킨다(**그림 9-1**). 구토, 복통, 발열을 동반하는 경우가 있다. 다량의 설사로 상실되는 수분은 하루에 10L에 이르는 경우도 있으며, 이로 인해 탈수증을 일으키고 탈수증이 심해지면 순환장애를 일으켜 사망하는 일도 있다.

또한, 엘토르형 콜레라는 아시아형 콜레라보다는 경증인 경우가 많다. O139형 콜레라균에 의한 콜레라는 물설사 외에 구역질, 구토, 복통, 발열 등의 다양한 증상을 나타내지만, O_1형 콜레라균에 의한 콜레라보다는 경증인 경우가 많다.

Note

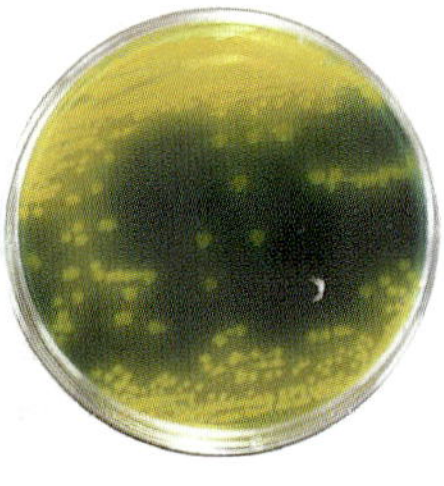

▶콜레라 O1
TCBS 한천배지

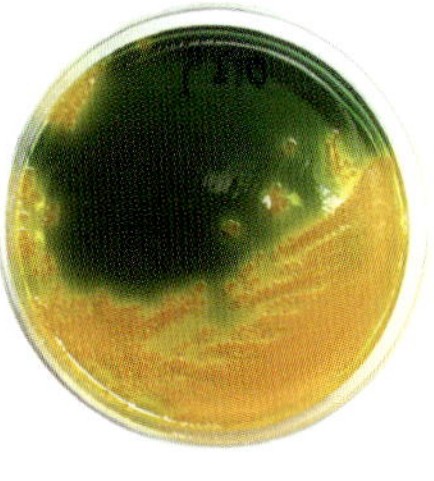

▶콜레라 O139
TCBS 한천배지

Note

콜레라독소에 의한 설사 발생기전

콜레라독소(cholera toxin, CT)는 1분자의 A소단위와 5분자의 B소단위로 구성된다. 소화관의 점막상피세포 수용체에 B소단위를 통해 결합한다. A소단위가 점막상피세포의 대사에 영향을 미친다. 아데닐사이클라아제의 활성을 높여서 ATP(adenosine triphosphate)에서 고리 AMP(adenosine monophosphate)를 형성하여 그 농도가 높아진다. 그 결과 CFTR(cystic fibrosis transmembrane conductance regulator)이라는 Cl^-통로를 통해 세포 내에서 이온과 물이 창자 속공간으로 이동하여 설사가 된다(**그림 9-1**).

[진단]

검체(변)에서 균을 분리배양하거나 균형을 감별하기 위한 생물학적 검사, 혈청학적 검사 등을 통해 진단을 내린다.

[치료]

우선 탈수증에 대한 대증요법이 중요하며, 수분, 전해질, 수액을 보충한다. 경정맥수액이 어려운 지역(개발도상국)에서는 경구수액(WHO가 권장하는 경구수액도 있다)이 이용된다. 경정맥수액으로는 염화나트륨, 염화칼륨, 젖산나트륨, 글루코오스의 수용액이 이용된다. 항균제는 **테트라사이클린**, **뉴퀴놀론 계열 항균제** 등이 이용되며 발병기간의 단축에 효과적이라고 한다.

[예방]

예방에는 **불활성화백신**(inactivated vaccine)을 투여한다. 그러나 유감스럽게도 그 효과는 한정적이다. 감염원은 환자, 보균자의 분변이며, 그 취급에 충분한 주의가 필요하다.

❷ 장염비브리오균(*V. parahaemolyticus*)

대표적인 식중독 원인균의 하나이다. 호염기성으로 해수에 서식하며, 해산어패류를 오염시킨다. 그 어패류를 통해 입안감염되어 매년 많은 식중독 환자가 발생하고 있다.

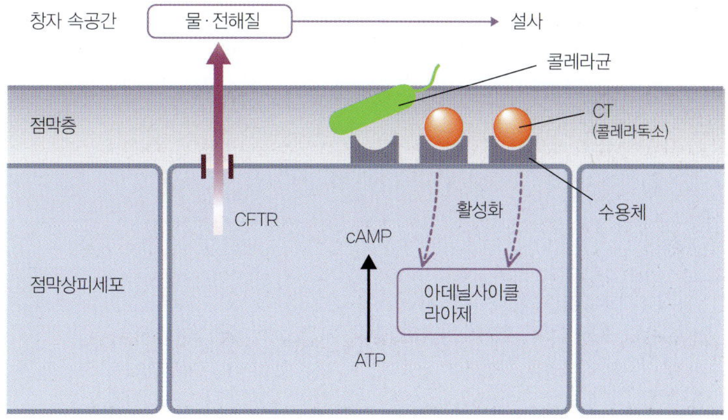

[그림 9-1] 콜레라독소에 의한 설사의 발생기전

감염원인 오염 식품의 대부분은 근해에서 잡힌 어패류로, 그 어패류를 날것(회, 초밥 등)으로 섭취하여 감염된다. 어패류 조리 시에 오염된 조리기구를 통해 야채 등이 오염되고, 그 야채 등을 생식하여 감염되는 경우도 있다.

장염비브리오균 식중독

오염 식품을 섭취한 후 6~24시간의 잠복기를 거쳐 발병한다. 설사, 복통, 구토, 발열 등을 나타내는 감염형 식중독을 일으킨다. 이 균은 작은창자의 점막상피에 정착하여 증식할 때 TDH(thermostable direct haemolysin)라는 창자독소를 생산하며, 이 독소의 작용에 의해 창자 상피세포가 파괴되어 창자 안으로 점액과 혈액이 누출되어 점혈변성 설사를 일으킨다.

[진단]

검체(변)에서 균을 분리배양하거나 혈청학적 검사 등을 통해 진단을 내린다.

[치료]

탈수의 경우 수액을 투여하고 이와 함께 **퀴놀론 계열 항균제**, **테트라사이클린 계열 항균제**를 이용하는 경우도 있다.

B. 에어로모나스속(*Aeromonas*)

담수에 상재하는 균으로 하천, 호수, 오수 등에 분포한다. **에어로모나스 히드로필라**(*A. hydrophila*), **에어로모나스 소브리아**(*A. sobria*)는 식중독 원인균으로 지정되어 있다. 또 기회감염으로서 패혈증, 창상감염 등을 일으키는 경우도 있다.

C. 플레시오모나스속(*Plesiomonas*)

플레시오모나스 시겔로이데스(*P. shigelloides*)만 여기에 속한다. 담수에 상재하며 담수어 등을 통해 입안감염되며, 급성 위장염을 일으킨다. 식중독 원인균의 하나이다.

Note

비브리오 플루비알리스 (*V. fluvialis*)
어패류를 통해 식중독을 일으키는 식중독 원인균의 하나이며, 여행자설사의 원인균이기도 하다.

비브리오 미미쿠스 (*V. mimicus*)
어패류를 통해 식중독을 일으키는 식중독 원인균의 하나이다.

비브리오 불니피쿠스 (*V. vulnificus*)
기저질환을 가진 사람에게 창상감염이나 패혈증을 일으킨다.

TDH(thermostable direct haemolysin)
세포 파괴 작용, 실험용 작은 동물에 독성작용, 창자독성 유사 작용을 가진다. 심장근육세포는 TDH에 감수성이 높아 혈중으로 들어간 TDH가 심장에 도달하면 심장기능 상실(심부전)에 의해 사망하는 경우가 있다.

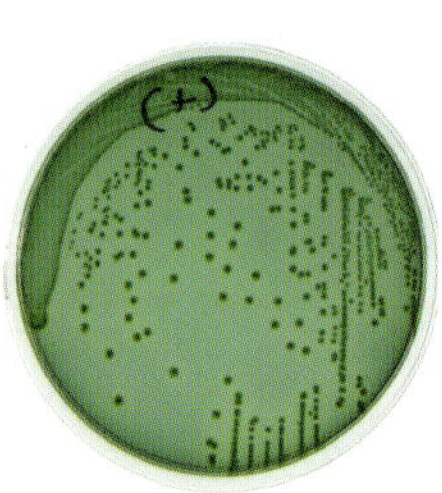

▶장염비브리오균(1)
TCBS 한천배지

Note

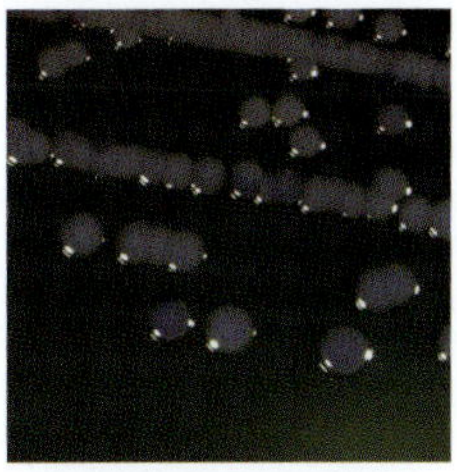

▶장염비브리오균(2)
비브리오한천배지

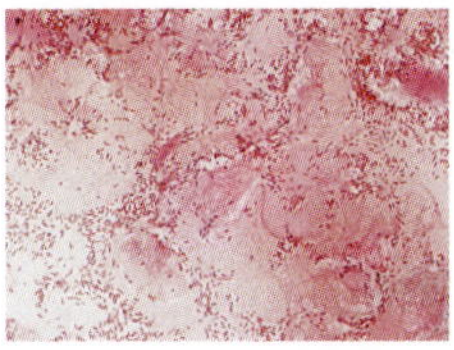

▶인플루엔자균
뇌척수액의 그람염색 후

3 기타

A. 헤모필루스속(*Haemophilus*)

비운동성으로 다형성(pleomorphism)을 나타내며, 대부분은 사람, 포유류의 상기도에 상재한다.

❶ 인플루엔자균(*H. influenzae*)

인플루엔자(influenza)의 원인균으로 잘못 오해하여 이 이름이 붙어졌다. 인플루엔자균 협막의 항원성 차이에 따라 a~f의 6형으로 분류된다. **b형 인플루엔자균**은 병원성이 강해 기관지염, 폐렴 등을 일으키는데, 특히 소아에게서 수막염이나 패혈증을 일으킨다. b형 인플루엔자균에 의한 인두염에서는 급격하게 호흡기능상실(호흡부전)이 나타나기 때문에 신속한 치료가 필요하다.

[치료]

암피실린(ampicillin), **세펨**(cefem) **계열 항균제**가 효과적이다. PBP(페니실린 결합단백질, penicillin binding protein) 변이에 의한 암피실린 내성균의 비율이 높아지고 있는데, 이 균을 BLNAR(β-lactamase negative ampicillin resistant *H. influenzae*)이라고도 한다. 암피실린 등에 내성을 나타내는 균에 대해서는 **제3세대 세펨**, **뉴퀴놀론**(new quinolone) **계열 항균제**가 이용된다. 다만, 제3세대 세펨에 내성을 나타내는 균도 증가 경향에 있다.

최근 b형 인플루엔자균에 대한 효과적인 백신이 개발되어 이 백신이 널리 접종되고 있는 국가에서는 b형 인플루엔자균에 의한 중증 감염병은 격감하고 있다.

❷ 듀크레이균(*H. ducreyi*)

성병의 하나인 무른궤양(연성하감, chancroid)의 원인균이다. 성행위를 통해 감염되며 24~48시간의 잠복기를 거쳐 성기의 종창, 고름물집(농포), 통증을 동반하는 궤양을 형성한다. 아프리카, 동남아시아에 많으며, 우리나라에서는 드물다.

국시 적중문제

Q **다음 보기에 설명된 식중독의 원인균은 무엇인가?**

- **열에 약하다**
- **어패류 섭취로 발생한다.**
- **여름에 호발한다.**
- **구토 등의 증상이 있다.**

① 포도알균 ② 장염비브리오균 ③ 웰치균 ④ 보툴리누스균 ⑤ 살모넬라균

A 호염균 식중독(장염비브리오균) : 하절기 식중독의 50% 이상을 차지할 정도로 가장 흔한 식중독이다. 어패류 등 해산물을 날로 먹는 식습관이 증가함에 따라 발생률이 증가하고 있다. 해산물을 먹은 후 6~48시간 이내에 급성 설사를 보인다.

정답 : ②

Q **검역법상 콜레라 의심환자의 최대 감시기간은?**

① 5일 ② 6일 ③ 10일 ④ 14일 ⑤ 21일

A '검역법'에 따라 감시 또는 격리 기간은 다음을 초과할 수 없다.

1) 콜레라 : 5일
2) 페스트 : 6일
3) 황열 : 6일
4) 중증급성호흡기증후군 : 10일
5) 조류인플루엔자 인체 감염병 : 10일

정답 : ①

4 그람음성 혐기성 막대균 및 알균(무산소성 간균 및 구균)

Note

혐기성균(무산소성균, anaerobe)
산소가 없는 환경하에서만 증식할 수 있는 세균이다. 그람양성 막대균인 클로스트리듐속, 그람음성 막대균인 박테로이데스속, 그람음성 알균인 베일로넬라속 등이 알려져 있다.

고름집(농양, abscess)
감염으로 인해 몸속에 생긴 고름주머니.

A. 박테로이데스속(*Bacteroides*)

장내세균 중에서 가장 우세한 속으로, 분변 중에 포함되어 있는 세균의 약 80%를 차지하며 그중에서도 **박테로이데스 불가투스**(*B. vulgatus*)가 가장 많다.

현재 10개 균종이 여기에 속해 있다. 다형성(0.5~0.8×1.5~4.5μm)을 나타내며, 아포는 없고 편모를 가지지 않는다. 기회감염 원인균 중 하나로, 건강한 사람에 대한 병원성은 약하지만 조건이 갖춰지면 각종 감염병을 일으킨다.

대표적인 균종은 **박테로이데스 프라질리스**(*B. fragilis*)이며, 협막(협막다당류에 항원성이 있고 고름집 형성 등에 관여한다)이 있고 산소에 의한 독성에 저항성이 있다(혐기성균은 산소하에서는 오래 생존할 수 없지만 이 균은 비교적 길게 생존할 수 있다).

소화관에 상재하는 박테로이데스속균은 궤양, 외상, 수술창 등을 통해 혈중으로 들어와(**세균혈증**), 배안, 자궁, 피부밑조직, 연부조직, 허파, 중추신경계통 등에 도달하여 그곳에서 병변을 형성하는 경우가 있다. 병변으로서는 고름집(농양)이 가장 많다. 단독으로 감염을 일으키는 경우는 적고, 다른 균종과 혼합감염을 많이 일으킨다.

박테로이데스속균이 관여하는 감염병에는 산부인과 영역에서는 골반 내 염증, 난소자궁관 고름집, 바르톨린샘 고름집, 복강 내 감염병에는 배안 내 고름집, 간농양, 콩팥 주위 고름집(신장주위농양), 중추신경계통에서는 뇌농양, 경질막밑고름집, 호흡기 영역에서는 허파고름증(폐화농증), 고름가슴증(농흉) 등이 있다.

[치료]

세펨 계열, **카바페넴 계열 항균제**, 또 **β-락탐아제 억제제**와 **β-락탐 계열 항균제**의 병용이 효과적이다.

B. 기타 그람음성 혐기성 막대균(무산소성 간균)

Note

❶ 프레보텔라속(*Prevotella*)

입안, 질 내에 상재한다. 대표적인 균종으로 **프레보텔라 멜라니노게니카**(*P. melaninogenica*), **프라보텔라 인터메디아**(*P. intermedia*) 등이 있다. 잇몸염(치은염) 등의 원인이 되며 **허파고름증**(폐화농증)의 발생에도 관여한다.

❷ 포르피로모나스속(*Porphyromonas*)

대표적인 균종으로 **포르피로모나스 진지발리스**(*P. gingivalis*)가 있으며, **치주질환** 등의 원인이 된다.

❸ 푸소박테륨속(*Fusobacterium*)

양쪽 끝이 뾰족한 방추형을 하고 있다. 주로 입안(구강)에 상재하는 **푸소박테륨 누클레아툼**(*F. nucleatum*), 주로 창자에 상재하는 **푸소박테륨 네크로포럼**(*F. necrophorum*)이 중요하다. **잇몸염**(치은염), **간농양** 등의 원인이 된다.

C. 베일로넬라속(*Veillonella*)

사람의 입안(구강), 상기도, 창자, 질 내에 상재하는 작은 알균(지름 0.3~0.5μm)으로, 아포는 없다. 이 균은 심내막염, 간농양, 허파 감염병, 만성 코곁굴염(부비강염) 등의 감염 부위로부터 다른 균종과 함께 분리된다. 병원성에 대해서는 아직 충분히 밝혀지지 않았다.

5 그람양성 막대균(간균)

1 아포형성막대균(아포형성간균)

증식에 필요한 영양소가 고갈되어 환경이 증식에 적합하지 않은 상태가 되면 아포를 형성하는 세균이다. 아포형성균은 수없이 많지만, 사람에게 병원성을 나타내는 중요한 균으로 **바실루스속**과 **클로스트리듐속**이 있다.

아포는 이른바 휴면상태에 있는 균으로, 열, 방사선, 항균제, 소독제 등에 강한 저항성을 나타낸다. 끓여도 사멸되지 않는 것이 많아 아포를 사멸시키려면 고압증기멸균기에서 121℃로 20분간 가열할 필요가 있다. 따라서 의료기구 및 용구의 멸균에는 고압증기멸균법이 시행되어야 한다.

A. 바실루스속(*Bacillus*)

호기성(산소성) 또는 **통성 혐기성**(조건무산소성)의 대형 막대균으로, 토양이나 물 등의 환경에 널리 분포한다. 병원성을 나타내는 중요한 균으로 **탄저균**과 **세레우스균**이 있다.

❶ 탄저균(*B. anthracis*)

코흐(Robert Koch)가 1877년 탄저병(anthrax)의 병원균으로서 처음 순수배양한 균이다. 탄저병은 원래 가축의 질병으로, 사람은 양, 염소, 소 등의 감염 동물과 접촉을 통해 감염된다.

이 균은 1.0~1.2×3~10μm의 대형 막대균으로, 편모가 없어 운동성은 없다. **협막**이 있고 이 협막이 병원성 발현에 영향을 미치고 있다(협막이 없으면 질병을 일으키지 않는다). 죽은 동물의 체내에서 아포를 형성하고(살아있는 동물의 체내에서는 형성하지 않는다), 아포에 오염된 풀이나 사료를 먹은 동물이 감염되면 발병하여 사망하는 경우도 있다.

Note

고초균
(*Bacillus subtilis*)
부패균(saprophyte)으로 토양 등에 널리 분포한다. 비병원성이지만 드물게 기회감염을 일으키기도 한다.

탄저균과 생물테러
2001년 미국에서 이 균을 포함하는 '하얀 가루'를 우편으로 정부기관이나 매스컴기관에 보낸 생물테러가 발생하여 이 균의 아포를 흡입 혹은 접촉한 사람 약 20명이 감염되어 사망자도 나왔다.

탄저병(anthrax)

사람 감염에서는 **피부탄저병**, **허파탄저병**(폐탄저병), **창자탄저병**(장탄저병)의 3가지 유형이 있다. 피부탄저병은 아포가 피부의 상처를 통해 침입하여 물집과 고름물집을 만들고 고름물집이 터져 궤양이 된다. 림프절종창을 일으키며 패혈증으로 진행되어 다발성 장기부전으로 사망하기도 한다. 허파탄저병은 아포를 흡입함으로써 발열, 가슴통증, 기침 등으로 발병하고, 이어서 호흡곤란과 청색증(cyanosis)을 나타내며 죽음에 이른다. 창자탄저병은 감염된 동물의 고기를 섭취하여 감염되는 경우가 많다.

[치료]

페니실린 계열 항균제가 효과적이다.

❷ 세레우스균(*B. cereus*)

세균성 식중독의 원인균 중 하나이다. 대형 막대균으로 편모를 가지며 협막은 갖지 않는다.

이 균에 의한 식중독은 **설사형**과 **구토형**으로 나뉜다. 설사형은 8~16시간의 잠복기를 거쳐 발병하는데, 음식물 중에서 증식한 균이 소화관에 도달하여 설사원성 독소를 생산하여 창자 상피세포를 자극하여 복통을 동반하는 물설사를 일으킨다. 구토형은 1~6시간의 잠복기를 거쳐 음식물 중에서 증식한 균이 생산한 구토독에 의해 발병한다. 우리나라에서는 구토형이 많다. 또 세레우스균은 타협숙주에게 창상감염, 세균혈증, 패혈증, 심내막염 등의 **기회감염**을 일으키는 경우가 있다.

B. 클로스트리듐속(*Clostridium*)

클로스트리듐속의 세균은 혐기성균(무산소성균), 즉 무산소 상태에서만 증식하며 토양 중이나 포유류의 소화관 내에서 상재한다. 아포를 형성하여 열, 건조, 약물에 강한 저항성을 나타낸다.

Note

Note

사람에게 병원성을 나타내는 균종으로 **클로스트리듐 테타니**(파상풍균), **클로스트리듐 보툴리늄**(보툴리누스균), **클로스트리듐 퍼프리젠스**(웰치균), **클로스트리듐 디피실레**가 있다.

❶ 클로스트리듐 테타니(파상풍균, *C. tetani*)

파상풍의 원인균으로 가늘고 긴(0.3~0.6×3~9μm) 막대균이다. 주모성 편모가 있어 운동성을 갖지만, 협막은 없다. 아포는 균체 말단에 위치하여 폭보다 커서 '**북채**(drumstick) **모양**'으로 보인다.

이 균은 토양에 서식하며, 사람은 상처가 토양 등에 오염됨으로써 창상부위 조직이 괴사되거나 이물질(토양 등)의 오염에 의해 무산소 상태가 되었을 때 아포가 발아하여 증식한다. 파상풍균의 증식과정에서 **파상풍독소**(tetanospasmin)가 생산된다. 이 독소는 창상을 통해 혈액으로 들어가 혈류를 타고 신경근접합부(신경근이음부)에 도달한 후 신경 안으로 흡수된다. 상행성으로 이동하여 뇌척수(중추신경)에 도달하여 병원성을 발휘한다. 중추신경계통에 도달한 파상풍독소는 억제성 시냅스를 차단하여 운동계통의 활성을 항진(**강직마비**, spastic paralysis)시킨다. 이어서 흥분성 시냅스도 차단하여 마비가 증강된다.

파상풍(tetanus)

보통 창상 발생 4~7일 후에 창상 부근에서 이물감과 불쾌감이 생기고 어깨결림, 혀꼬임, 얼굴 가려움 등을 동반한다. 그 1~2일 후에 특유의 **입벌림장애**(개구장애, trismus)가 출현하고 삼킴장애, 발음장애, 보행 · 기립장애 등을 동반한다. 얼굴근육에 경련을 일으켜 쓴 웃음을 짓는 듯한 얼굴이 된다. 발병 수일 후에 경련발작을 일으키게 되며 대부분 호흡근육의 경련에 의해 질식사한다.

DPT 백신
- 초기접종 :
  출생 2, 4, 6개월에 DPT 초기접종
- 1차 추가접종 :
  18개월과 만 4~6세에 추가접종
- 2차 추가접종 :
  6세 이상, 1회(DT만)

[예방]

예방접종(**파상풍 변성독소**)이 효과적이다. 예방접종법에 따라 디프테리아(diphtheria, D) 변성독소, 백일해(pertussis, P) 백신, 파상풍(tetanus, T) 변성독소를 혼합한 **DPT 백신**의 접종이 소아기에 이루어지고 있다.

[치료]

감염 후 최대한 조기에 충분한 항독소혈청(antitoxic serum; **파상풍 사람**

면역글로불린)을 투여한다. 항독소혈청은 독소가 신경세포에 결합한 후에는 효과를 기대할 수 없다.

Note

❷ 클로스트리듐 보툴리눔(보툴리누스균, *C. botulinum*)

이 균은 토양, 하천, 호수에 분포한다. **혐기성**(무산소성)으로 주모성 편모가 있어 운동성을 가지며, 협막은 없다. 아포는 중앙 또는 끝 가까이에 위치한다. **보툴리눔독소**(botulinum toxin)를 생산하여 **보툴리눔독소증**(botulism)을 일으킨다. 독소형 식중독을 일으키는 대표적인 세균이다.

보툴리눔독소는 그 항원성의 차이에 따라 A~G의 7가지 유형이 있으며, 사람에게 식중독을 일으키는 것은 주로 A형, B형, E형이다. 이 균에 오염된 식품이 충분히 처리되지 않은 채 통조림이나 병조림 등에 밀폐되면 균이 무산소 상태에 놓여 증식하고 균체 내에서 독소를 생산하여 균의 자가융해(autolysis)에 의해 독소가 방출된다.

이 식품을 섭취하면 독소가 작은창자에서 흡수되어 혈류를 타고 전신을 순환하며, 운동신경 말단과 자율신경 말단에 작용하여 아세틸콜린의 분비를 억제한다. 그 결과 근육의 이완성 마비(flaccid paralysis)가 나타난다.

보툴리눔독소증(botulism)

보툴리눔독소가 포함된 식품 섭취 후 2~40시간의 잠복기를 거쳐 설사, 구토 등의 **위장증상**, 복시, 동공확대, 눈꺼풀처짐(안검하수), 삼킴곤란 등의 **운동신경 마비증상**을 나타낸다. **호흡근육의 마비**로 자발호흡을 할 수 없게 되어 사망하는 예도 있다. 치사율은 수~30%로 알려져 있다. 원인 식품으로는 집에서 만든 햄, 소시지, 통조림, 병조림 등이 있다.

그 밖에 **영아보툴리눔증**, **외상성 보툴리눔증**이 있다. 영아보툴리눔증은 클로스트리듐 보툴리눔의 아포를 함유하는 벌꿀 등(이유식)을 통해 생후 3주~8개월의 영아가 소화관 감염병을 일으키는 것으로, 변비, 근력저하 등을 나타낸다. 소화관(큰창자) 내에서 증식할 때 생산되는 보툴리눔독소의 작용에 의한 증상이며, 치사율은 식중독보다 낮다. 외상성 보툴리눔증은 파상풍과 유사하게 창상감염을 통한 보툴리눔증이다.

Note

[치료]

가능한 한 조기에 충분한 항독소혈청(**보툴리눔 사람면역글로불린**)을 투여하여 치료한다.

또한, 항독소혈청은 발생 초기에는 원인 독소의 유형을 모르기 때문에 A형, B형, E형에 대한 항체가 모두 포함된 다가혈청(polyvalent serum)을 이용한다.

❸ 클로스트리듐 퍼프린젠스(웰치균, *C. perfringens*)

혐기성의 대형(0.8~1.5×2~4μm) 막대균으로, 편모는 없으며 아포는 편재성으로 위치한다. 독소를 생산하여 그 독소에 의해 **가스괴저**나 **독소형 식중독**을 일으킨다.

가스괴저(gas gangrene)

클로스트리듐속균이 창상을 통해 감염되어 피부밑조직(피하조직)과 근육에 급격한 괴사가 일어나는 질환을 가스괴저라고 한다. 조직 중의 당류가 분해되어 가스가 발생되고, 조직이 파괴되어 작은 기포를 일으킨다. 가장 많은 원인균이 **클로스트리듐 퍼프린젠스**이고, 이어서 **클로스트리듐 셉티쿰**(*C. septicum*), **클로스트리듐 노비**(*C. novyi*) 등이다.

클로스트리듐 퍼프린젠스는 각종 독소를 생산하는데, 가스괴저에 관여하는 중요한 독소 중 하나는 세포막을 손상시켜 용혈이나 세포괴사를 일으키는 독소(**α독소**)이다.

[진단 및 치료]

창상부위의 조직, 고름에서 균이 검출되면 진단을 내린다. 치료에는 고압산소요법, 창상부위의 외과적 절제를 시행한다.

중독형 식중독

식중독은 **클로스트리듐 퍼프린젠스**가 생산하는 **창자독소**에 오염된 음식물을 섭취함으로써 발병한다. 섭취 후 12~24시간의 잠복기를 거쳐 설사와 복통으로 발병하는데, 일과성인 경우가 많다.

[진단 및 치료]

분변에서 창자독소(장독소)가 검출되면 진단을 내린다. 치료는 수액 등을 투여하는 대증요법이 시행된다.

❹ 클로스트리듐 디피실레(*C. difficile*)

혐기성의 긴 막대균(0.5×6~8μm)으로, 주모성 편모가 있다. **창자독소**(독소 A)와 **세포독소**(독소 B)를 생산하며, 항균제 투여에 의해 장내세균무리의 균형이 무너졌을 때 클로스트리듐 디피실레가 증식하여 **거짓막대장염**(위막대장염)이나 설사를 일으킨다. 증식 시에 생산되는 독소의 작용에 따른 증상이다.

[치료]

원인이 되는 항균제의 투여를 중지한다. **반코마이신**(vancomycin), **메트로니다졸**(metronidazole)이 효과적이다.

Note

2 무아포막대균

A. 리스테리아속(*Listeria*)

사람에게 병원성을 나타내는 균종으로 **리스테리아 모노사이토게네스**(*L. monocytogenes*)가 있다. 비교적 작은(0.5×0.5~2μm) 막대균으로, 여러 개의 균이 사슬 모양으로 연결된 그람양성균이다. 주모성 편모가 있어 운동성을 가지며, 아포와 협막은 없다. **통성 혐기성**(조건무산소성) 또는 **미호기성**(미세산소성)이며, 대식세포에 탐식되어도 살균되지 않고 증식할 수 있는 **세포 내 기생균**이다.

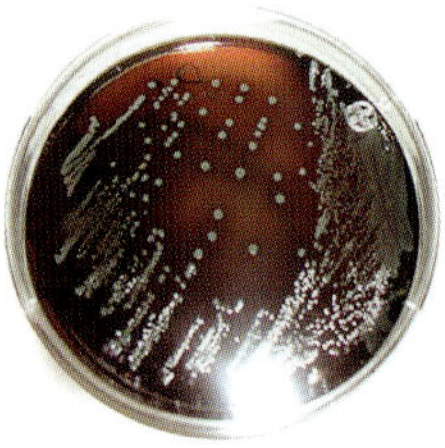

▶리스테리아
리스테리아 선택 한천 배지

이 균은 토양, 물 등의 환경에 널리 분포하며, 포유류, 조류, 어류, 곤충류 등에서도 분리된다. 사람은 토양 등의 환경을 통해 감염되는데, 동물이 감염원이 되는 경우도 있다.

임신부가 감염되어 태반을 통해 태아에게 감염되면 대부분은 유산이나 사산된다(**주산기 리스테리아증**). 만약 출생하게 되더라도 신생아는 패혈증, 폐렴, 수막염 등을 일으켜 사망하거나 후유증을 남기는 경우가 많다(**신생아 리스테리아증**).

성인의 경우는 타협숙주(장기이식 환자, 당뇨병 환자, 간질환 환자, AIDS 환자, 스테로이드제 복용자, 항균제를 투여받고 있는 환자, H_2차단제 사용자 등)가 기회감염으로서 이 균에 감염되면 수막염이나 패혈증을 일으키기도 한다(**성인 리스테리아증**).

또한 이 균에 오염된 식품(살균이 불완전한 우유, 치즈, 야채 등)을 섭취하여 설사, 구토, 발열 등의 증상을 동반하는 패혈증이나 뇌염을 일으키는 경우도 있다.

[치료]

페니실린 G(penicillin), **암피실린**(ampicillin), **에리스로마이신**(erythromycin), **테트라사이클린**(tetracycline)이 효과적이다.

Note

젖산균(유산균, *Lactobacillus*)

사람에게 병원성은 없지만 입안, 소화관, 질에서 상재균(토박이균) 무리를 형성하여 사람과 관계가 깊은 세균이다. 통성 혐기성으로 당을 분해하여 에너지대사를 행하기 때문에 당이 없으면 생존할 수 없다.

젖산균의 대사산물 중 약 절반은 젖산이다. 질에서는 당에서 생산된 젖산에 의해 pH를 산성으로 유지해서 다른 세균의 증식을 억제하거나 감염 방어에 도움이 되고 있다.

또 몇몇 균종은 요구르트, 치즈 등 발효나 식품 제조에 이용되고 있다.

국시 적중문제

Q 14세 남학생이 축구를 하다가 종아리에 열상을 입고 상처에는 모래가 많이 묻은 상태로 응급실로 왔다. 가장 먼저 해야 할 간호는 무엇인가?

① 상처부위를 멸균식염수로 세척한다.
② 파상풍 예방주사를 실시한다.
③ 상처를 봉합한다.
④ 항생제를 투여한다.
⑤ 상처를 드레싱한다

A 상처부위를 멸균식염수로 세척한 후 상처의 정도를 파악해야 한다.

정답 : ①

나선균 6

1 스피릴룸과(*Spirillaceae*)

나선 모양의 그람음성 막대균으로 한쪽 또는 양쪽 끝에 편모를 가진다. **스피릴룸속**, **캄필로박터속**, **헬리코박터속**이 여기에 속한다.

A. 스피릴룸속(*Spirillum*)

균체의 형태는 2~3회 꼬여 있는 나선 모양으로, 양쪽 끝에 편모를 가지며 운동성이 있다.

스피릴룸 마이너스(*S. minus*)는 **쥐물림증**(서교증, sodoku)의 원인균이다. 이 균에 감염된 래트, 마우스, 마멋, 고양이, 개 등의 동물에 물려 사람이 감염된다. 상처를 입은 후 7일 이상의 잠복기를 거쳐 교상부위의 종창, 통증, 궤양으로 발병하며, 오한, 발진, 발열이 일어난다.

[치료]

페니실린(penicillin), **스트렙토마이신**(streptomycin), **테트라사이클린**(tetracycline) **계열 항균제** 등이 효과적이다.

B. 캄필로박터속(*Campylobacter*)

균체의 형태는 1~여러 번 꼬여 있는 나선 모양으로, 한쪽 또는 양쪽 끝에 편모를 1개 가지며 운동성이 있다. 미호기성(미세산소성)으로 아포는 형성하지 않는다.

캄필로박터 제주니(*C. jejuni*)는 사람에게 급성 위장염(**캄필로박터장염**)을 일으키며, **감염형 식중독균**의 하나이다. 이 균에 오염된 음식물(날고기, 음료수 등)을 통해 감염되면 1~7일의 잠복기를 거쳐 설사, 복통, 발열, 전

Note

비브리오속과 캄필로박터속

비브리오속균도 균체가 길고 꼬여 있지만, 캄필로박터속균은 더 길고 더 많이 꼬여 있다. 현재 캄필로박터속으로 분류되는 균종은 이전에는 비브리오속으로 분류되었다. 예를 들어 가축에 유산이나 장염을 일으키는 비브리오 피터스(*V. fetus*)는 비브리오속에서 캄필로박터속이 독립될 때 캄필로박터속으로 따라와 캄필로박터 피터스(*C. fetus*)가 되었다.

Note

신권태감을 나타내고 때로 구토, 혈변을 동반한다. 설사는 물설사이거나 진흙 같은 상태로 고름, 점액, 혈액이 섞여 있는 경우가 있다. 패혈증, 수막염을 일으키기도 하지만 매우 드물다.

[치료]

대증요법으로 호전되는 예가 많으며, **에리스로마이신**(erithromycine), **퀴놀론**(quinolone) **계열 항균제** 등이 효과적이다.

C. 헬리코박터속(*Helicobacter*)

오스트레일리아의 의사 워런(Warren)과 마셜(Marshall)에 의해 만성 위염 환자의 위점막 병변에서 분리되었다. 형태는 캄필로박터와 비슷하며, 한 쪽 끝에 여러 개의 편모(캄필로박터는 1개)가 있어 활발한 운동성을 가진다. 편모는 단백질 막으로 둘러싸여 위산으로부터 보호되고 있다. 미호기성(미세산소성)으로 아포는 형성하지 않는다.

사람의 위에서 검출되는 것으로 **헬리코박터 필로리**(*H. pylori*), **헬리코박터 헤일마니**(*H. heilmannii*) 등이 있으며 그 밖에 창자에서 검출되는 균종, 간 및 쓸개길계통에서 검출되는 균종도 있다.

헬리코박터 필로리는 강력한 요소분해효소(urease) 활성을 가지며, 위 안에서 음식물에 들어 있는 요소를 분해하여 암모니아를 생산하여 위산을 중화시킨 다음 위에 정착한다. 급성 및 만성 위염을 일으켜 **위샘창자궤양**(위십이지장궤양)의 발생과 재발에 관여한다. 또 동물 실험에서 헬리코박터 필로리에 감염되면 위암이 발생한다는 사실이 확인되면서 이 균의 감염이 **위암** 발생의 중요한 위험인자 중 하나로 꼽히고 있다.

요소분해효소검사
위생검 검체에서 헬리코박터 필로리의 요소분해효소를 검출하는 검사법이다. 요소를 함유하는 배지에 생검 재료를 첨가하여 1~2시간 후에 배지의 색상 변화를 관찰한다. 양성인 경우 본 균의 요소분해효소에 의해 요소가 암모니아로 변하여 배지를 오렌지색~적색으로 변화시킨다.

요소날숨검사(요소호기검사, urea breath test)
생체에 무해한 ^{13}C로 표지한 요소를 피검자에게 마시게 한다. 위점막 안에 헬리코박터 필로리가 존재하는 경우 ^{13}C 표지 요소가 분해되어 날숨(호기) 중에 $^{13}CO_2$가 배출된다.

[진단]

위의 검체에서 균의 분리배양, 염색에 의한 조직 중 균체항원의 검출, 요소분해효소검사, 헬리코박터 필로리 항체검사, 요소날숨검사 등을 통해 진단을 내린다.

[치료]

항균제로는 **아목시실린**, **클래리스로마이신**, **에리스로마이신**, **테트라사이클린**, **메트로니다졸** 등이 효과적이다. 헬리코박터 필로리에 감염된 위샘

창자궤양 환자에게 위산 분비를 억제시키는 **양성자펌프억제제**인 **란소프라졸**(lansoprazole) 또는 **오메프라졸**(omeprazole), **아목시실린**, **클래리스로마이신**의 3약물 병용요법이 시행되고 있다.

Note

2 스피로헤타과(*Spirochaetaceae*)

가늘고 긴 나선 모양으로, 특유의 나선운동을 하는 세균 무리를 **스피로헤타**라고 일컫는다. 사람에게 병원성을 나타내는 것으로는 스피로헤타과의 **트레포네마속**, **보렐리아속**, 렙토스피라과의 **렙토스피라속**이 포함된다.

그람음성균이지만 일반적인 그람음성균과 달리 바깥쪽이 막성 구조(바깥집, external sheath)로 싸여 있다. 편모에 의해 운동하지만, 일반 세균과 달리 그 편모가 균체 밖으로 나와 있지 않다. 축사(축잔섬유, axial filament) 또는 원형질막주위공간(periplasmic space) 편모라고 불리는 편모섬유가 균체 내(바깥집 안쪽에서 세포 표면으로 밀착)에 들어 있다(**그림 9-2, 9-3**).

A. 트레포네마속(*Treponema*)

0.1~0.4×5~20μm의 나선 모양 균으로, 나선이 오른쪽으로 감겨 있는 것과 왼쪽으로 감겨 있는 것이 있다. 매독의 원인균으로 알려진 **매독균**은 여기에 속한다.

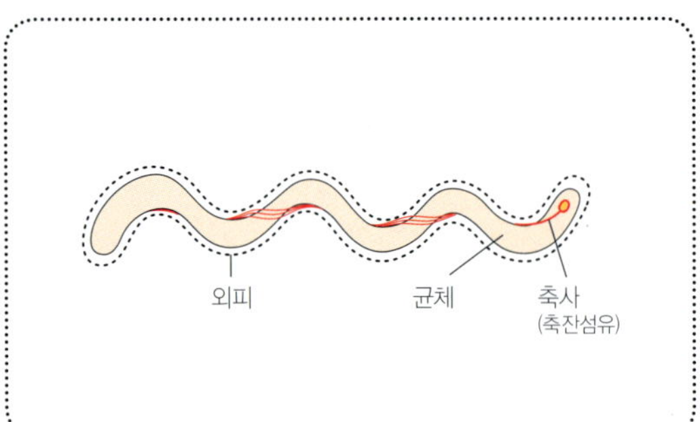

[그림 9-2] 스피로헤타의 기본구조

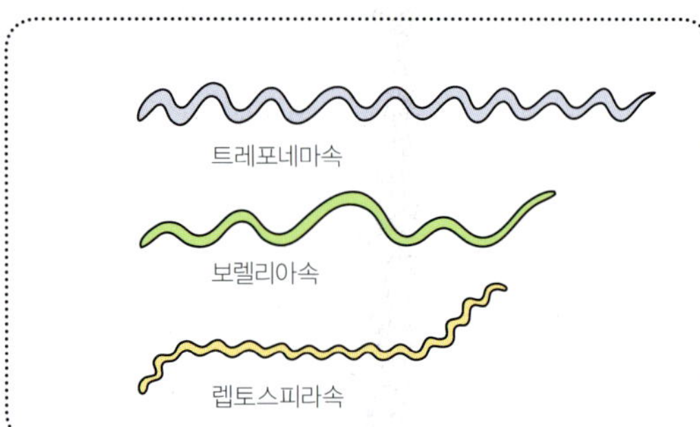

[그림 9-3] 스피로헤타의 형태

Note

❶ 매독균(*T. pallidum*)

성매개병의 하나인 **매독**(syphilis)의 병원체이다. 중앙의 축사(편모섬유)를 중심으로 활발한 회전운동성을 가진다. 대부분이 성행위를 통한 접촉감염을 일으키지만, 모체에게서 태아로 태반감염, 수혈에 의한 감염도 있다.

매독(syphilis)

일반적으로 매독은 다음과 같이 진행된다.

① 제1기 매독 : 성적 접촉 후 약 3주(10~30일) 사이 감염 국소(음경, 외음부, 질, 입술 등)에 경결(초기경결)이 출현한다. 이 경결은 통증이 없으며 암적색 구진(papule)이 되어 자연적으로 사라지거나 **굳은궤양**(경성하감, hard chancre)을 형성하고 치유된다. 그 후 샅고랑림프절(서혜림프절)에 무통성 종창을 일으키는데 3~4주에 치유되며 한동안 무증상으로 경과한다.

② 제2기 매독 : 감염 후 약 3개월이 경과하면 전신의 피부, 점막에 발진이 출현한다. 몸통, 팔다리, 얼굴에 생기는 가려움을 동반하지 않는 홍반(**매독성 장미진**), 전신에 생기는 암적색 구진(**구진성 매독진**)을 비롯하여 편평콘딜로마(condyloma latum; 음부, 입안점막에 생기는 **편평구진**), 탈모 등의 다양한 피부 및 점막 병변을 일으켜 치유와 재발을 반복한다.

③ 제3기 매독 : 감염 후 약 3년이 경과되면 여러 장기(피부, 뼈, 내장)에 고무와 같이 단단한 덩이(종괴; **고무종**, gumma)가 형성되며, 동맥에는 대동맥염, 대동맥류 등을 일으킨다.

④ 제4기 매독 : 감염 10년 이후는 중추신경계통이 손상되어 운동장애, 감각장애, 기억장애, 치매 등을 일으킨다.

제1기와 제2기 매독에서는 궤양 등의 병변부위에 다수의 매독균이 있으며 전염성도 강하지만, 제3기 이후에는 병변부위의 매독균은 줄어들어 전염성이 거의 없어진다.

[진단]

병변부위의 매독균 검출(제1기만, 제2기 이후는 검출이 곤란), 혈청 중 항체 검출(**매독혈청반응**)에 의해 진단을 내린다. 매독혈청반응에는 **비특이**

매독혈청반응

[비특이적 반응]

카르디오리핀(cardiolipin)이라는 지질을 항원으로 이용하는 방법으로, 바세르만반응(Wasserman test; 항매독균항체를 검출하기 위한 보체결합반응), 유리판법(카르디오리핀과 환자 혈청을 섞어 응집 유무를 판정), RPR 카드검사(착색제를 사용하여 카르디오리핀과 환자 혈청 중의 항체와 반응복합체를 관찰하는 신속진단법)가 있다.

[특이적 반응]

매독균(또는 그 균체 성분)을 항원으로 이용하는 방법으로, 매독균 적혈구응집검사(균체 항원을 양의 적혈구에 흡착시키고 환자 혈청을 첨가해서 적혈구응집반응을 관찰), 매독균 형광흡수검사(균체에 결합한 환자의 항체를 형광색소로 표지한 항사람면역글로불린항체로 검출)이다.

적 반응과 **특이적 반응**에 의해 조사하는 방법이 있다(Note 참조).

[치료]

페니실린 G가 우선적으로 선택된다. 페니실린에 알레르기가 있는 경우에는 **에리스로마이신**, **테트라사이클린 계열 항균제** 등이 이용된다.

Note

B. 보렐리아속(*Borrelia*)

3~10회의 완만한 나선 모양으로, 주모성 편모를 가진다. 사람은 이나 진드기를 통해 감염된다.

재귀열 보렐리아(*B. recurrentis*)는 **동·중앙아프리카**, **남미** 일부에서 관찰되는 재귀열(relapsing fever; 3~4일의 발열기와 1~2주의 무열기를 교대로 반복하는 질환)의 병원체이다.

보렐리아 부르그도르페리(*B. burgdorferi*)는 1975년에 미국 코네티컷주 라임에서 발견되어 **신종 감염병**의 하나로 꼽히고 있는 라임병(Lyme disease)의 병원체이다. 라임병은 보렐리아 부르그도르페리의 보균 동물(사슴, 쥐)을 흡혈한 참진드기에 의해 매개되며, 흡혈부위의 이동홍반(erythema migrans), 인플루엔자 유사증상으로 발병하여 수막염, 신경뿌리염, 뇌신경염을 일으킨다.

[치료]

페니실린, **테트라사이클린**, **마크롤라이드 계열 항균제**가 효과적이다.

C. 렙토스피라속(*Leptospira*)

인수공통감염병(zoonosis)의 하나인 **렙토스피라병**의 병원체이다. 가는 나선 모양으로, 양쪽 끝이 갈고리 형태로 구부러져 있다. 편모가 있어 운동성이 있다. 편성 호기성균(절대산소성균)으로 산소가 없으면 증식할 수 없다.

사람에게 병원성을 나타내는 것에는 **렙토스피라 인테로간스**(*L. interrogans*)가 중요하다. 이 균에는 300에 가까운 혈청형이 있으며, **황달성 렙토스피라병**(**웨일병**이라고도 한다)을 일으키는 **황달출혈성 렙토스피라**(*L. icterohemorrhagiae*)는 그 대표 중 하나이다.

Note

렙토스피라병(leptospirosis)

렙토스피라는 감염 동물(설치류, 소, 돼지, 양, 개 등)의 소변을 통해 혹은 소변에 오염된 물과 토양을 통해 피부감염을 일으킨다. 3~15일의 잠복기를 거쳐 발열, 두통, 근육통, 결막충혈, 발진 등을 나타내고(제1기) 그 후 황달, 출혈 경향, 콩팥기능상실(신부전), 순환기능상실(순환부전) 등을 일으키기도 한다(제2기, 황달성 렙토스피라병). 대부분의 경우 제1기에 호전되지만, 제2기로 진행되면 치사율이 높다.

[치료]

테트라사이클린 계열 항균제가 가장 효과적이고, **페니실린**, **스트렙토마이신 계열 항균제**가 다음으로 효과적이다. 예방백신이 개발되어 있으나 우리나라에서는 그 사용이 허가되고 있지 않다.

국시 적중문제

Q 매독의 역학에 관한 설명으로 옳지 않은 것은?

가. 원인균은 *Neisseria gonorrhoeae*이다.
나. 퇴원 후 6개월 동안 매달 한 번씩 정기검진을 받아야 한다.
다. 잠복기는 6개월 정도이다.
라. 성교에 의해 피부나 점막을 통해 인체에 감염된다.

① 가, 나, 다 ② 가, 다 ③ 나, 라 ④ 라 ⑤ 가, 나, 다, 라

A 매독균(*Treponema pallidum*)은 그람음성 나선균으로 열이나 건조에 약하며, 잠복기는 3주이다. 대부분 성교에 의해 피부나 점막으로 침입하지만, 드물게 키스, 수혈 등을 통해 감염될 수도 있으며 태반을 통해 모체에게서 태아에게 감염될 수도 있다. 매독은 페니실린이나 테트라사이클린을 투여하여 치료한다. 퇴원 후 처음 6개월 동안은 2주 간격, 다음 6개월 동안은 4주 간격, 다음 4년 동안은 3~4개월마다 병원을 방문하여 검진을 받아야 한다.

정답 : ①

Q 임부의 매독 치료시기는 언제인가?

① 발생 즉시 ② 임신 4개월 이후 ③ 임신 6개월 이후
④ 분만 전 아무 때나 ⑤ 분만 후

A 임부의 매독은 조산, 사산, 유산 등을 일으킬 수 있으므로 발생 즉시 치료해야 한다.

정답 : ①

7 바퀴살균(방선균)과 관련 세균

A. 코리네박테륨속(*Corynebacterium*)

한쪽 끝이 **곤봉 모양**인(coryne는 곤봉을 뜻함) 그람양성 막대균이다. 편모가 없고 아포를 형성하지 않는다. 사람에게 병원성을 나타내는 것으로 **디프테리아균**이 중요하다.

❶ 디프테리아균(*C. diphtheriae*)

1884년 디프테리아균 배양에 성공하였고 1888년 디프테리아독소가 발견되었다. 그리고 1891년에 기타사토와 베링(Behring)에 의해 디프테리아 항독소혈청요법이 개발되었다(p.20 참조). 이 균은 0.3~0.8×1~8μm의 다형성을 나타내는 막대균으로, 호기성(산소성) 또는 통성 혐기성(조건무산소성)이다. 아닐린(aniline) 색소로 염색하면 균체 내에 본래의 염색과 다른 색으로 염색되는 **이염색소체**(metachromatic body)라는 과립이 관찰된다.

디프테리아독소(diphtheria toxin)라는 외독소를 생산하여 디프테리아(diphtheria)를 일으키는 것으로 알려져 있으나 디프테리아균에는 독소를 생산하는 균과 생산하지 않는 균이 있다. 디프테리아균은 원래 독소를 생산하지 않는(염색체 DNA에 독소생산 유전정보가 부호화되어 있지 않은) 균이

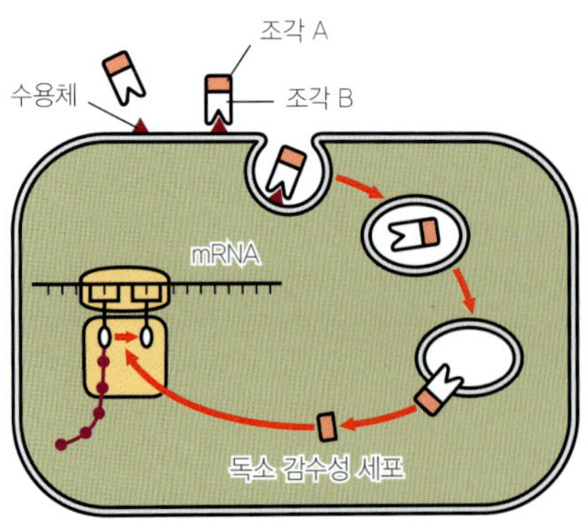

[그림 9-4] 디프테리아독소의 단백질합성 억제작용기전

Note

디프테리아독소가 감수성 세포에 결합하고 침입하는 기전

조각(fragment) A와 조각 B로 이루어지며 조각 B가 숙주세포의 수용체에 결합하여 세포 안으로 흡수되면 독성을 가진 조각 A가 분리되어 리보솜에 도달한 후 단백질 합성을 억제한다(**그림 9-4**).

Note

지만, 일부가 디프테리아 독소생산 유전자를 가진 파지(phage; 세균에 감염되는 바이러스)에 감염되고 증식 시에 그 독소를 생산하여 디프테리아를 일으키는 균이 된다.

환자, 보균자의 비말을 흡입함으로써 기도감염을 일으키며, 기도 점막에서 증식하고 독소를 생산해서 점막조직을 괴사시킨다. 괴사부위에 염증이 일어나 섬유소, 백혈구 등이 스며나오게 되어 회백색의 거짓막(위막)을 형성한다. 이 거짓막이 인두에서 코안(비강)으로 확산되면 코인두디프테리아(nasopharyngeal diphtheria), 후두와 기관으로 확산되면 후두디프테리아(laryngeal diphtheria)가 된다.

[증상]

감염 후 2~7일의 잠복기를 거쳐 인두통과 발열로 발병하며 두통, 권태감, 삼킴통증 등을 나타내고 때로 구토를 동반한다. 인두와 편도에 거짓막(위막)이 생겨 코인두디프테리아가 되면 코막힘이나 코피를, 후두디프테리아가 되면 쉰목소리, **개짓는 듯한 기침**, 호흡곤란 등을 일으킨다. 소아에서는 거짓막(위막)이 기도를 막아 질식사하는 경우도 있다.

균은 국소의 거짓막 안에서 독소를 계속 생산한다. 국소 거짓막은 출혈에 의해 암적색이 되고 조직괴사가 진행된다. 독소가 혈류를 타고 전신으로 확산되어 심장, 간, 콩팥(신장), 부신에 장애를 일으키고 신경장애도 일으킨다. 국소 병변이 회복된 후 물렁입천장(연구개), 눈근육, 다리근육 등의 마비(**디프테리아후마비**, postdiphtheritic paralysis), 심장근육장애를 일으키기도 한다.

[진단]

검체(거짓막 절편 또는 거짓막 부위의 분비물)에서 균을 검출(염색검사에서 이염색소체를 확인, 배양검사에서 균을 분리)함으로써 진단을 내린다. 균의 독소생산성 검사도 시행한다. 디프테리아는 감염병의 예방 및 관리에 관한 법률에서 **제2군 감염병**으로 지정되어 있으며 진단 즉시 가까운 보건소에 신고해야 한다.

[치료]

독소에 대한 **항독소혈청요법**과 균에 대한 **화학요법**을 병용하며, 항독소혈청요법은 최대한 조기에 시행한다(독소가 세포에 결합하면 항독소항체의 작용을 받기 어려워진다). 항독소혈청으로는 디프테리아독소에 대한 항체를 포함하는 말의 혈청(말에 독소를 투여하여 독소에 대한 항체를 유도해서 만든다)이 이용된다. 항균제는 **페니실린**, **에리스로마이신**, **테트라사이클린 계열 항균제** 등이 이용된다.

[예방]

예방으로는 **변성독소 백신**이 효과적이다. 변성독소(toxoid)는 독소를 포르말린에 처리하여 무독화한 것이다. 이것을 접종함으로써 독소에 대한 면역(항디프테리아독소항체)을 유도한다. 우리나라에서는 예방접종법에 따라 영아기에서 유소아기(생후 3개월~초등학교 6학년)에 디프테리아 변성독소, 백일해 백신, 파상풍 변성독소를 혼합한 DPT 혼합백신이 접종되고 있다.

변성독소 백신을 접종함으로써 우리나라의 환자 발생은 급격히 감소했다. 그러나 변성독소 백신은 감염을 예방하는 것이 아니라 독소에 의한 조직 파괴를 억제하여 중독증을 예방하는 것이다.

B. 마이코박테륨속(*Mycobacterium*)

myco는 진균, bacterium은 세균을 뜻하며 마이코박테륨은 **진균과 세균의 중간**이라는 의미이다. 이 속의 균은 세포벽에 다량의 지방산을 함유하기 때문에 염색이 잘 되지 않고 일단 염색되면 산이나 알코올에 탈색되기 어려운 성질(항산성)을 가지기 때문에 **항산균**(acid-fast bacterium)이라고도 불린다. 그람양성의 편성 호기성 막대균으로 분지 모양으로 발육하며, 아포, 협막, 편모는 없다.

이 속은 60종 이상의 균을 포함하지만, 배양이 가능한 균과 불가능한 균으로 크게 나뉜다. 나아가 배양이 가능한 균은 결핵균과 비결핵성 항산균으로 세분된다. 결핵균으로는 사람형 결핵균, 소형 결핵균, 쥐형 결핵균, 아프리카형 결핵균의 4균종이 포함된다. 배양이 불가능한 균으로는 사람에게 병원성이 있는 것으로 나병균이 포함된다.

❶ 결핵균(*M. tuberculosis*)

결핵(tuberculosis)의 병원균이다. 0.2~0.6×1~10μm의 가늘고 긴 막대균

Note

비결핵성 항산균 (mycobacteria other than tuberclosis, MOTT)
결핵과 유사한 허파질환을 일으키는 마이코박테륨 칸사시(*M. kansasii*), 조류형 결핵균(*M. avium*), 마이코박테륨 인트라셀룰라레(*M. intracellulare*), 피부궤양을 일으키는 마이코박테륨 울세란스(*M. ulcerans*), 마이코박테륨 마리눔(*M. marinum*), 화농성 병변을 일으키는 마이코박테륨 포투이툼(*M. fortuitum*) 등이 포함된다.

Note

으로 그람양성이지만 염색되기 어렵기 때문에 항산염색[acid-fast stain; 질-닐슨염색(Ziehl-Neelson stain)]을 통해 양성임을 확인해야 한다. 발육이 느려서 배양에 긴 시간이 필요하다(고형배지에서 4~8주, 액체배지에서 10~14일), 환경에 안정적이어서 가래 속의 균은 직사광선 하에서 20~30시간, 그늘에서 수주~수개월 생존한다. 열, 소독제에도 저항성을 나타낸다. 가열에 의한 살균에는 60℃에서 20~30분, 75℃에서 5분이 걸린다. 소독제에 의한 살균에는 5% 페놀 용액, 5% 크레졸액으로 24시간이 필요하다.

결핵(tuberculosis)

세계적으로는 매년 백만 명 이상의 사람들이 결핵으로 사망하고 있으며 유병자는 2,000만 명을 넘고 있다. 항균제가 개발되어 감염병으로 사망하는 사람이 감소하고 있는 오늘날에도 결핵은 인류에게 위협적인 존재가 되고 있다. 선진국 중에서도 우리나라는 결핵 환자가 매우 많은 편이다.

감염원은 결핵 환자이며, 그 비말핵을 통해 전파된다(이른바 공기감염). 첫 감염 시 기도를 통해 흡입된 결핵균이 허파에 도달하고 허파꽈리의 대식세포에 탐식되어 허파문림프절(폐문림프절)로 넘어간 후 대식세포 내에서 증식하며(**세포 내 기생성**), 대식세포가 파괴되어 다른 대식세포에 감염된다. 이 감염에 대해 약 4~6주 후에 면역이 유도된다. 세포성 면역이 유도되면 세포독성T세포가 감염 대식세포를 파괴하는데, 파괴된 대식세포는 결핵성 병변에 특징적인 **치즈괴사**(건락괴사, caseous necrosis)를 동반하는 **육아종**(granuloma)을 형성한다. 결핵균은 이 병변에 존재하는데, 저산소 등의 환경으로 인해 증식은 억제되고 있다. 이것이 일차감염이며 약 85%는 면역이 성립되어도 발병하지 않고 약 15%가 발병한다(**첫 감염 결핵**).

그 후 감염자의 10~20%가 이차결핵을 발병한다(**재감염 결핵**). 숙주의 발병 요인으로는 과로, 저영양, 고령, 면역억제제 사용, 만성 질환(악성종양, 당뇨병, 콩팥기능상실 등), HIV 감염 등에 의한 면역능력 저하를 들 수 있다. 감염에서부터 발병까지의 기간도 감염 후 수개월~수십년으로 폭이 넓다.

허파에서 결핵균이 증식하여 폐결핵이 되며, 병변은 만성 염증, 치즈

괴사를 일으켜 육아종을 형성한다. 병변과 기관지가 연결되어 내용물이 배출되면 결핵성의 공동을 형성한다. 혀파 전체에 미만성으로 결핵 병변이 확대되는 경우도 있다(**좁쌀결핵**, miliary tuberculosis). 그 공동에서도 결핵균의 증식이 계속되어 환자는 기침, 가래와 함께 균을 배출하여 감염원이 된다. 결핵의 80%는 폐결핵인데, 혀파 병소에서 림프절, 가슴막(흉막), 비뇨생식기, 뼈 · 관절, 뇌척수막 · 중추신경계통, 배막 · 소화관 등에 혈행성 · 림프성으로 전이되어 폐외결핵을 발병하기도 한다. 폐결핵에서는 기침, 가래가 지속되고 혈담, 가슴통증, 경도 발열, 체중감소 등을 동반한다. 폐외결핵에서는 각각의 부위에 특유한 증상을 나타낸다. 또 타협숙주에서는 결핵균이 급격하게 증식하여 전신으로 파종되는 경우가 있다.

결핵 예방은 **BCG**(bacille calmette-guerin) 백신을 접종한다. 소형 결핵균을 계대배양하여 제조한 약독균 생백신으로, 첫 감염 결핵의 발병을 어느 정도(유아기의 접종으로 70~80%, 성인의 접종으로 50% 정도) 억제한다고 알려져 있다.

[진단]

검체(가래 등) 중에 결핵균의 존재를 증명하는 것이 중요하다. **가래도말검사**로 항산염색을 하여 가래 중의 결핵균을 검출하고 그 균수(**가프키도표**)에 의해 배균 정도 및 상태를 판정한다(**표 9-4**). 분리배양은 일반적으로 오가와배지를 이용하여 시행하는데, 4~8주가 걸린다. PCR법(핵산증폭법)을 이용하여 결핵균의 유전자를 검출하는 방법도 있다. 이 방법은 신속성에서 매우 뛰어나다. 또 가슴 X선 소견, 투베르쿨린 반응은 보조적 진단으로 유용하다.

Note

가프키도표(Gaffkys scale)
가래도말검사로 결핵균이 검출된 경우 그 검체에 포함된 균의 양을 현미경의 1시야(확대 500배)당 검출되는 균의 개수에 따라 단계적으로 나누는 기준이다.

투베르쿨린반응(tuberculin reaction)
투베르쿨린은 결핵균을 액체배지에서 배양할 때 배지에서 방출되는 균체 성분(단백질)으로, 결핵 감염 여부를 판정하는 면역반응의 항원으로 이용되고 있다. 피부 내에 접종함으로써(투베르쿨린반응) 결핵균에 대한 세포성 면역을 검지할 수 있다.

[표 9-4] 가프키도표

1	2	3	4	5	6	7	8	9	10
전체 시야 1~4	몇 시야 1	1시야 1	1시야 2~3	1시야 4~6	1시야 7~12	1시야 13~25 약간 다수	1시야 26~50 다수	1시야 50~100 현저한 다수	1시야 100~ 무수
소수(+)		중등수(++)				다수(+++)			

Note

[치료]

항결핵제를 투여하여 치료한다. 항결핵제 가운데 **이소니아지드**(isoniazid, INH), **리팜피신**(rifampicin, RFP), **에탐부톨**(ethambutol, EB), **스트렙토마이신**(streptomycin, SM), **피라진아미드**(pyrazinamide, PZA)는 폐결핵에 대한 표준적인 **첫 치료법**으로 이용되고 있다. 항결핵제는 일반적인 화학요법제와 비교하여 부작용이 강하기 때문에 치료 중에는 충분한 주의가 필요하다.

[표 9-5] 항결핵제

약물	작용	부작용
이소니아지드(isoniazid, INH)	세포벽 구성성분(미콜산) 합성을 억제	간장애, 말초신경염, 피진
리팜피신(rifampicin, RFP)	균의 RNA 합성을 억제	간장애, 위장장애
에탐부톨(ethambutol, EB)	균의 RNA 합성을 억제	시력장애, 간장애, 팔다리저림
스트렙토마이신(streptomycin, SM)	균의 단백질 합성을 억제	제8뇌신경장애(청력장애, 평형장애, 이명, 현기증), 콩팥장애
피라진아미드(pyrazinamide, PZA)	피라진산으로 변환되어 균에 독성을 나타낸다.	관절통, 고요산혈증, 간장애
카나마이신(kanamycin, KM)	균의 단백질 합성을 억제	제8뇌신경장애, 콩팥장애
엔비오마이신(enviomycin, EVM)	균의 단백질 합성을 억제	제8뇌신경장애, 콩팥장애
에티오나미드(ethionamideTH)	세포벽 구성성분 합성을 억제	위장장애, 간장애, 중추신경증상, 탈모, 생리불순
사이클로세린(cycloserine, CS)	세포벽 합성을 억제	경련, 정신장애, 이상행복감
파라아미노살리실산(paraaminosalicylic acid, PAS)	핵산 합성을 억제	위장장애, 알레르기반응, 간장애, 콩팥장애

[표 9-6] 결핵의 병원감염대책

격리	배균자는 일인실 격리(음압, 독립공조, HEPA 필터) 동일한 실내에서 기관지내시경, 가래채취, 가래흡인, 흡입 등을 시행하는 것이 바람직하다. 또 결핵 환자와 일반 환자가 엘리베이터 등을 동시에 사용하지 않도록 배려한다.	
방호	배균자와 접촉하는 경우에는 N95마스크(공기감염 방지), 가운을 착용한다.	
소독 위생관리	신체 청결	격리병실 전용의 목욕, 샤워
	환자복, 시트류	침구는 일광소독, 자외선 살균등을 사용하고 일반적인 세탁 또는 0.1% 차아염소산나트륨에 담근 후 세탁한다.
	식기류	일반적인 세정 또는 차아염소산나트륨에 담근 후 물에 씻는다.
	병실	충분히 환기한다(7~12회/시간). 공조를 재순환시키지 않는다. 병상 난간, 오버테이블, 의자, 바닥 등은 차아산염소산나트륨 또는 소독용 에탄올로 닦는다.
	의료종사자의 손소독	처치 시마다 마찰식 손소독제를 사용하고, 크레아졸 비누액으로 흐르는 물에 씻는다.
	의료기기·용기	환자와 접촉한 기구(내시경, 도관 등)는 가능한 한 멸균하고 그 외에는 세정 후 신중하게 소독(차아산염소산나트륨, 소독용 에탄올 사용)한다.

Note

- **표준치료법 A**

초기 2개월은 INH, RFP, PZA, SM(또는 EB)을 병용하고 그 후 4개월은 INH, RFP(또는 EB)를 병용한다. 치료기간은 총 6개월 정도이다.

[국가결핵관리사업]

우리나라는 보건의료수준의 향상과 사회 및 경제적 발전으로 결핵 환자 수가 많이 줄어들기는 했으나 여전히 전체 국민의 1/3이 결핵균에 감염되어 있는 것으로 추정된다. 또한, 결핵 발생률과 사망률은 OECD 가입국 중 가장 높은 수준을 보이고 있는데, 우리나라 결핵의 중요한 문제점은 20~30대 젊은 층에 결핵 환자가 많다는 데에 있다. 젊은 층의 결핵 환자들은 다른 사람과의 접촉이 적은 노인층 결핵 환자보다 결핵을 전염시킬 가능성이 훨씬 높을 뿐 아니라 결핵이 완치되었다 하더라도 나이가 들어 면역력이 약해지면 결핵이 다시 재발할 수 있다는 문제점 등이 있다.

우리나라에서는 결핵의 조기 퇴치를 위한 결핵관리사업을 국가적 차원에서 시행하고 있다(**표 9-7**).

[표 9-7] 국가결핵관리사업(결핵조기퇴치 New 2020 Plan)

구분	내용	
비전	건강한 사회, 결핵 없는 나라	
목표	1단계로 2015년까지 결핵 발생률을 50%로 감소시키고(결핵 발생률 인구 10만 명당 90명에서 40명으로 감소), 2단계로 2020년까지 선진국 수준에 도달(결핵 발생률 인구 10만 명당 40명에서 20명으로 감소)	
추진전략	① 조기발견 및 감시체계 강화 • 취약계층 검진 • 접촉자 조사(환자 가족, 동거인, 집단시설) • 신속진단체계 • 해외유입감시(이탈, 결혼, 이민)	② 철저한 치료 및 관리 • 직접 복약 확인 • 민간공공 협력사업 • 취약계층 관리 • 집단시설 관리 • 입원 명령
	③ 정책성공을 위한 지지기반 구축 • 법/제도 정비 • 보건의료자원 확충 • 결핵 연구 개발 • 부처 간 협력 강화 • 대국민 홍보 강화	

Note

❷ 나병균(*M. leprae*)

한센병(Hansen's disease)의 원인균이다. 그람양성의 항산성 막대균으로, 공 모양의 **균덩어리**를 형성한다. 아직 인공배양은 성공하지 못했다. 기도를 통해 감염되지만, 감염성은 매우 약해 사람 이외의 동물에는 감염되지 않는다.

한센병(Hansen's disease)

나병균에 감염되면 피부, 말초신경, 점막에 증식성 염증을 일으킨다. 한센병에는 나종형과 결절형이 있는데, 나종형(lepromatous type)은 반점, 구진, 결절(나종) 등의 피진을 생성하고 병변부위에 균이 다수 존재한다. 결절형(tuberculoid type)은 반점(홍반, 색소탈색반 등)을 생성하지만, 병변부위에 균이 거의 존재하지 않는다. 말초신경이 손상되어 감각장애, 운동장애를 일으킨다.

한센병은 감염병의 예방 및 관리에 관한 법률에서 **제3군 감염병**으로 지정되어 있으며 진단 즉시 가까운 보건소에 신고해야 한다.

[진단]

검체(코점막, 피부조직)의 항산염색을 통한 균의 검출, 특이적인 혈청항체 검출, PCR법에 의한 균 유전자의 검출 등을 통해 진단을 내린다.

[치료]

치료는 **다약물 병용요법**(리팜피신, 디아미노디페닐술폰, 클로파지민)이 권장되고 있다.

C. 바퀴살균류(방선균, *Actinomycetes*)

팡이실(균사, hypha)을 만들어 발육하는, 마이코플라스마속보다는 **진균에 가까운 세균 무리**로, **바퀴살균속**과 **노카르디아속** 등이 있다.

❶ 바큇살균속(*Actinomyces*)

토양, 사람이나 동물의 입안에 상재하는 균으로, 바퀴살균증(방선균증, actinomycosis)을 일으킨다. 바퀴살균증은 머리, 배, 가슴 등에 만성 육아종 병변을 만들고 벌집염(봉소염), 고름집(농양)을 형성하여 뇌고름집(뇌농양), 허파고름집(폐농양)을 일으키기도 한다.

❷ 노카르디아속(*Nocardia*)

토양, 물, 동물 등에 분포하며 기도를 통해 감염되어 **노카르디아증**(nocardiasis)을 일으킨다. 노카르디아증은 기회감염으로 발병하는 경우가 많으며 허파고름집, 뇌고름집, 콩팥고름집(신농양) 등을 일으키고 또 피부밑(피하)에 고름집을 만든다.

Note

국시 적중문제

Q 다음 중 결핵균의 특성으로 옳은 것은?

① 자외선에 의해 파괴되지 않는다. ② 공기를 통해 전염되지 않는다.
③ 인체 내에서 빠르게 증식한다. ④ 2~4주의 약물치료 후 격리하지 않아도 된다.
⑤ 살균제에 의해 파괴되지 않는다.

A 결핵균의 특성

1) 호기성의 항산성균(acid-fast bacillus, AFB)이다.
2) 인체 내에서 서서히 증식한다.
3) 열, 한낮의 직사광선, 살균제, 자외선에 의해 파괴된다.
4) 항결핵제를 2~4주 이상 투여하면 격리하지 않아도 된다.
5) 공기에 의해 사람에게서 다른 사람으로 전파될 수 있다.
6) 살균이 제대로 되지 않은 우유를 마셔 소로부터 감염될 수도 있다.

정답 : ④

Q 결핵 의심환자가 진단을 받기 위해 병원을 찾아 결핵 피부반응검사를 하려 할 때 다음 중 옳은 것은?

① 반응 결과의 판독은 48~72시간 후에 시행한다.
② 피부에 대해 30도로 주삿바늘을 삽입한다.
③ 주사액 주입 후 흡수율을 높이기 위해 마사지를 한다.
④ 동그랗게 부푼 부위의 지름이 5mm 이상이면 양성이다.
⑤ 주삿바늘 삽입 후 주사기의 내관을 뒤로 빼서 혈액이 나오는지 확인한다.

A 약물의 알레르기반응검사는 15~30분 후, TB검사는 망투검사(Mantoux test)로 48~72시간 후에 판독한다. 발적 지름 15mm 이상, 팽진 지름 10mm 이상일 때 양성으로 한다.

정답 : ①

8 마이코플라스마, 리케치아, 클라미디아

Note

우레아플라스마 우레알리티쿰(*Ureaplasma urealyticum*)
사람에게 비임균요도염(nongonococcal urethritis)을 일으킨다. 또 자궁목관염(자궁경관염)과의 연관성도 의심되고 있다.

A. 마이코플라스마과(*Mycoplasmataceae*)

그람음성균으로, 세포벽과 펩티도글리칸(peptidoglycan)을 갖지 않으며 일반 세균보다 작은 세균이다. 세포벽이 없기 때문에 유연하고 다형성이며, 크기도 지름이 0.1~0.5μm로 다양하다. 크기가 작은 탓에 여과기를 통과하여 바이러스와 마찬가지로 **여과성 병원체**로 분류되고 있었다. 편모가 없어 비운동성을 나타낸다. 리케치아, 클라미디아와 달리 세포기생성은 없어 자립증식을 한다. 한천배지에서 배양하면 달걀후라이의 노른자처럼 집락을 형성하는 것이 특징이다.

마이코플라스마는 자연계에 널리 분포하고 있어 모든 동물, 식물, 곤충에도 기생하며 사람의 점막에도 상재한다. 사람에게 병원성을 나타내는 것은 **마이코플라스마속**(*Mycoplasma*), **우레아플라스마속**(*Ureaplasma*)이며, **폐렴마이코플라스마**(*M. pneumoniae*)가 중요하다.

마이코플라스마폐렴

기도를 통해 비말을 흡입함으로써 감염되어 **마이코플라스마폐렴**을 일으킨다. 전형적인 가슴 X선 소견은 사이질성(간질액성)의 옅은 침윤음영으로, **원발비정형폐렴**(primary atypical pneumonia) 또는 **비정형폐렴**(atypical pneumonia)이라고 불린다. 마이코플라스마폐렴은 두통, 발열, 권태감 등의 인플루엔자 유사증상으로 발병하여 고열과 심한 기침이 계속된다. 일반적으로 1~2주에 호전된다. 그러나 가운데귀염(중이염), 발진, 간기능장애, 심내막염, 심근염, 길랭-바레증후군(Guillain-Barre syndrome), 수막염, 혈소판감소증 등의 혈액이상과 같은 폐외 합병증을 일으키기도 한다. 감염에는 다량의 균이 필요하기 때문에 학교 등의 시설 내 감염, 가정 내 감염이 많다.

[진단]

일반적으로 항체를 검출하는 방법으로 진단을 내린다. IgM 항체의 검출 또는 IgG 항체의 급성기와 회복기의 상승을 확인한다.

[치료]

마크롤라이드 계열, **뉴퀴놀론 계열**, **테트라사이클린 계열 항균제**가 효과적이다. 펩티도글리칸을 갖지 않기 때문에 β-락탐 계열 항균제는 효과가 없다.

Note

B. 리케치아과(*Rickettsiaceae*)

그람음성균으로 일반 세균보다 작고(0.2~0.6×0.4~2.0μm) 다형성이다. **절대 세포 내 기생성**(살아 있는 세포 안에서만 증식할 수 있다)을 나타내며, 이분열(binary fission)을 통해 증식한다.

자연계에서 리케치아를 보유하고 있는 동물을 **숙주**(보균 동물), 숙주인 포유동물에 리케치아를 매개하는 절지동물을 **매개체**(매개동물)라고 한다. 사람은 매개체(벼룩, 이, 진드기)의 매개로 인해 감염된다. 사람에게 병원성을 나타내는 것에는 리케치아속(*Rickettsia*)의 **리케치아 프로바제키**(발진티푸스 리케치아), **리케치아 티피**(발진열 리케치아), **리케치아 자포니카**(홍반열 리케치아), 오리엔티아속(*Orientia*)의 **오리엔티아 쯔쯔가무시** 등이 있다.

❶ 리케치아 프로바제키(발진티푸스 리케치아, *R. prowazeki*)

발진티푸스의 병원체로, **몸니**, **머릿니**에 의해 매개된다. 이가 번식하는 비위생적인 환경 하에서 유행한다.

발진티푸스(war fever)

감염 후 1~2주의 잠복기를 거쳐 갑작스러운 오한, 발열, 두통, 근육통으로 발병하며, 그 후 전신에 발진(**장미진**)을 형성한다. 의식장애, 환각 등의 중추신경증상, 빠른맥(빈맥), 혈압저하 등의 순환기장애를 나타내는 경우도 있다.

감염되지 않은 **이**가 환자를 흡혈하면 리케치아는 이의 체내로 들어간다. 이의 체내로 들어간 리케치아는 소화관 내에서 수일에 걸쳐 증식한 후 분변과 함께 배출된다. 흡혈 시 이가 피부에 분변을 배출하고 이것이 가려움을 동반한 이의 물린 자국 등에서 침투되면 감염이 일어난다.

Note

록키산홍반열(rocky mountain spotted fever)

병원체는 리케치아 리케치(*R. rickettsii*)이다. 참진드기의 매개로 감염되어 발열과 발진을 나타낸다. 북미와 중남미에서 발생한다.

❷ 리케치아 티피(발진열 리케치아, *R. typhi*)

발진열(eruptive fever)의 병원체로, **쥐**를 숙주, **벼룩**을 매개체로 하며 사람은 벼룩에 물려서 감염된다. 경증으로 예후는 좋다.

❸ 리케치아 자포니카(홍반열 리케치아, *R. japonica*)

홍반열(spotted fever)의 병원체로, 매개체는 참진드기이며 2~10일의 잠복기를 거쳐 두통, 발열, 오한에 의해 급격하게 발병하고 그 후 고열, 홍반을 일으키고 물린 자국(진드기에게 물린 국소의 피부병변)이 확인된다.

❹ 오리엔티아 쯔쯔가무시(*Orientia tsutsugamushi*)

쯔쯔가무시병의 병원체로 소형의 진드기이다(**그림 9-6**).

우리나라에서는 2종류의 쯔쯔가무시병이 관찰된다. 하나는 고전적인 쯔쯔가무시병으로 7~9월에 걸쳐 발생하며, 빨간쯔쯔가무시에 의해 매개된다. 또 하나는 전국에서 발생하는 신종 쯔쯔가무시병으로 가을~겨울에 걸쳐 발생하며 빨간털진드기, 활순털진드기에 의해 매개된다. 유행시기가 다른 이유는 매개 진드기의 부화 시기에 차이가 있기 때문이다.

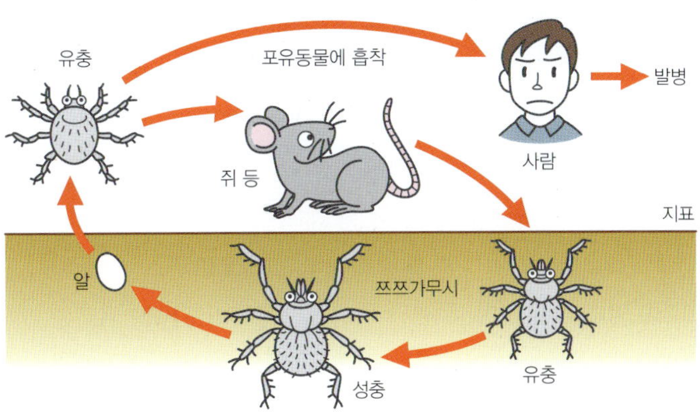

[그림 9-6] 오리엔티아 쯔쯔가무시의 생활주기와 감염양식

Note

쯔쯔가무시병(scrub typhus)

감염 후 1~2주의 잠복기를 거쳐 두통, 관절통을 동반하여 갑작스러운 발열을 일으키고 전신에 발진이 생기며, 림프절종창을 나타나고 물린 자국(쯔쯔가무시에 물린 국소의 피부 병변)이 확인된다. 발진이 전신으로 확산된다. 폐렴, 뇌염 등을 합병해서 사망하는 경우도 있다.

C. 클라미디아과(*Chlamydiaceae*)

리케치아와 마찬가지로 그람음성균으로, **절대 세포 내 기생성**을 나타낸다. 다만, 감염에 절지동물의 매개를 필요로 하지 않으며, 기생(감염)하는 세포의 에너지대사에 의존하여 증식한다. 감염 세포 내에서 포함체(봉입체, inclusion body)를 형성하고 기본소체(elementary body)와 그물체(망상체, reticular formation)라는 특이한 증식환(증식과정)을 거치는 점에서 리케치아와 다르다.

클라미디아는 **기본소체** → **그물체** → **기본소체**의 증식과정을 나타낸다. 기본소체는 작은 입자로 감염성을 가진다. 기본소체는 세포 표면에 흡착하여 탐식에 의해 세포 안으로 들어가고 탐식세포(포식세포, phagosome)로 흡수되어 그물체로 변환한다. 그물체는 큰 균체로 이분열에 의해서 증식하여 기본소체로 변환한다. 많은 기본소체가 세포 밖으로 방출되어 새로운 세포에 흡착 및 감염된다(**그림 9-7**).

클라미디아의 새로운 분류에서는 클라미디아과는 **클라미디아속**(*Chlamydia*), **클라미도필라속**(*Chlamydophila*)으로 나뉘어 있다. 사람에게 병원성을 나타내는 것으로 클라미디아속의 **클라미디아 트라코마티스**, 클라미도필라속의 **클라미도필라 뉴모니아**(폐렴클라미디아), **플라미도필라 프시타시**(앵무새병 클라미디아)가 중요하다.

❶ 클라미디아 트라코마티스(*C. trachomatis*)

눈이나 비뇨생식기의 점막에 감염되어 **트라코마**와 **성기 클라미디아 감염병**을 일으킨다. 사람에게서 사람으로 전파된다.

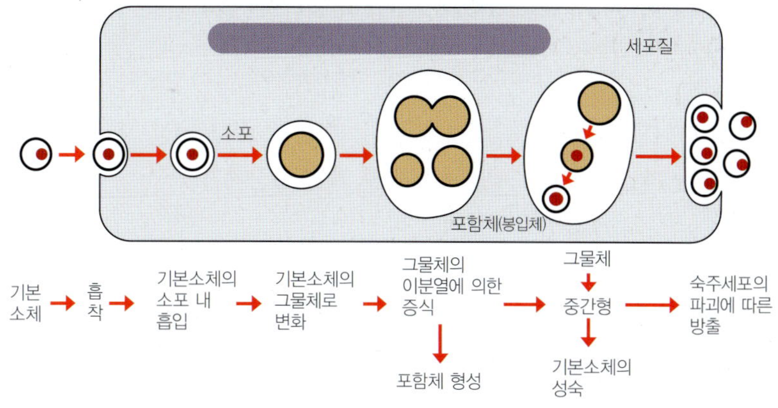

[그림 9-7] 클라미디아의 증식환(증식과정)

트라코마(trachoma)

급성 소포결막염(acute follicular conjunctivitis)으로 발병하며 나중에 각막의 혈관에 침입하여(**트라코마파누스**, pannus trachomatosus) 만성화된다. 각막 혼탁 등에 의해 시력저하를 일으킨다. 아프리카, 아시아의 개발도상국에서는 현재도 유행하고 있다. 환자나 보균자의 눈점막 분비물이 부착된 손이나 수건 등을 통해 사람에게서 사람으로 전파된다.

성기 클라미디아 감염병(genital chlamydial infection)

성매개병 중에서 가장 많다. 남성은 **요도염**을 일으킨다. 1~2주의 잠복기를 거쳐 배뇨 시 통증, 요도 불쾌감 등으로 발병하는데, 임균에 의한 요도염에 비하면 경증이다. 감염이 상행하여 부고환염, 전립샘염을 일으키기도 한다. 여성은 요도염이나 질염 이외에 **자궁목관염**, **자궁내막염**, **자궁관염**, 나아가 **골반배막염**(골반복막염)을 일으키기도 한다. 여성의 경우 증상이 가볍기 때문에 자신도 모르는 사이에 감염원이 되기도 한다. 또 불임과 자궁외임신의 원인도 된다.

생식기로부터 손이나 수건을 통해 눈으로 전파되어 포함체결막염(inclusion conjunctivitis)을 일으키는 경우가 있다. 또 임신부가 클라미디아 트라코마티스에 감염되어 있으면 분만 시에 신생아가 산도를 통해 감염되어(접촉감염) 신생아결막염, 폐렴을 일으키기도 한다.

Note

성병림프육아종 (lymphogranuloma venereum)

예전에는 제4성병이라고 불리던, 클라미디아에 의한 성매개병 중 하나이다. 감염 4주 무렵에 샅고랑림프절(서혜림프절)이 붓고 그 후 화농화하여 고름을 배출한다. 현재는 발병이 드물다.

Note

[진단]

남성의 첫 소변, 여성의 자궁목관 분비물을 검체로 하여 PCR법으로 클라미디아의 DNA를 증폭, 검출하여 진단을 내린다.

[치료]

테트라사이클린 계열, **마크롤라이드 계열**, **뉴퀴놀론 계열 항균제**가 효과적이다.

❷ 클라미도필라 뉴모니아(폐렴클라미디아, *C. pneumoniae*)

클라미디아폐렴(비정형폐렴)의 병원체이다. 폐렴 이외에 상기도염, 코곁굴염(부비강염), 기관지염 등을 일으키며 기침, 발열, 인두통도 동반한다. 백혈구 증가, CRP 상승 등이 확인된다. 무증상감염(불현성 감염)도 많아 발병하더라도 경증인 경우가 많다. 성인에서는 항체 보유율이 60~70%에 달한다.

[진단]

항체가 측정, 균의 분리배양, 항원 검출 등을 통해 진단을 내린다.

[치료]

테트라사이클린 계열, **마크롤라이드 계열**, **뉴퀴놀론 계열 항균제**가 효과적이다.

클라미도필라 뉴모니아는 동맥경화나 심장동맥질환(심장경색증이나 협심증)과의 연관성이 주목을 받고 있다. 아직 결론은 내려지지 않았으나 동맥경화 병변에서는 이 균의 존재가 확인된 예가 있다.

❸ 클라미도필라 시타시(앵무새병 클라미디아, *C. psittaci*)

앵무새병의 병원체이다. 각종 조류에 감염되어 있으며, 사람은 새의 배설물을 흡입함으로써 감염된다. 앵무새병이라고 불리지만, 앵무새뿐만 아니라 잉꼬에 의한 감염도 많으며 비둘기도 감염원이 된다. 사람에게서 사람으로는 전파되지 않는다.

Note

◘ 앵무새병(psittacosis)

감염 후 7~14일의 잠복기를 거쳐 오한, 발열, 두통, 권태감으로 발병하여 폐렴을 일으킨다. 경증인 경우에는 수일에 해열되지만, 중증인 경우에는 2주 정도 고열이 계속된다.

[치료]

테트라사이클린 계열 항균제가 효과적이다.

국시 적중문제

Q 다음 중 의사가 보건소장에게 즉시 신고해야 할 질병이나 사항은?

① 황열 ② 발진티푸스 ③ 성홍열
④ 폴리오 예방접종 후 이상반응 ⑤ 사체 검안 후 성병 발견

A '감염병의 예방 및 관리에 관한 법률' 제11조(의사 등의 신고) 제1항에 따라 의사나 한의사는 다음 각 호의 어느 하나에 해당하는 사실이 있으면 소속 의료기관의 장에게 보고해야 하고, 해당 환자와 그 동거인에게 보건복지가족부장관이 정하는 감염 방지 방법 등을 지도해야 한다. 다만, 의료기관에 소속되지 아니한 의사 또는 한의사는 그 사실을 관할 보건소장에게 신고해야 한다.

1) 감염병 환자 등을 진단하거나 그 사체를 검안한 경우
2) 예방접종 후 이상반응자를 진단하거나 그 사체를 검안한 경우
3) 감염병 환자 등이 제1군 감염병~제4군 감염병에 해당하는 감염병으로 사망한 경우다.

정답 : ④

column

결핵균과 항산균(抗酸菌)은 같은 균인가요? 비결핵항산균은 결핵균과 다른가요?

폐결핵은 전염병이므로 폐결핵 환자와 가까이 지냈던 사람들이 결핵균에 감염될 위험성이 큽니다. 접촉자 검진이란 전염성 결핵환자가 발생하였을 때 결핵환자와 가까이 지냈던 사람들을 대상으로 결핵균에 감염되었는지 그리고 결핵이 있는지 알아보는 검진입니다. 결핵환자의 전염성이 크고 가까이 지낸 정도와 기간이 길면 결핵균에 감염될 위험성이 더 증가하므로 결핵환자의 가족과 같이 결핵감염의 위험성이 큰 사람들을 대상으로 접촉자 검진을 시행합니다. 폐결핵 환자의 전염성은 결핵으로 진단받고 결핵약을 복용하기 직전이 가장 높으므로 폐결핵을 조기에 진단하여 치료함으로써 결핵균의 전파를 차단하기 위하여 결핵환자와 가까이 지낸 가족과 동거인들에 대해 접촉자 검진을 시행해야 합니다. 폐결핵 초기에는 기침, 가래 같은 증상이 없을 수 있으므로 아무런 증상이 없더라도 결핵환자와 가까이 지낸 가족이라면 접촉자 검진을 받아보는 것이 안전합니다.

객담(결핵균) 도말 및 배양검사란 무엇인가요? 객담 검사는 결과는 왜 오래 걸리나요?

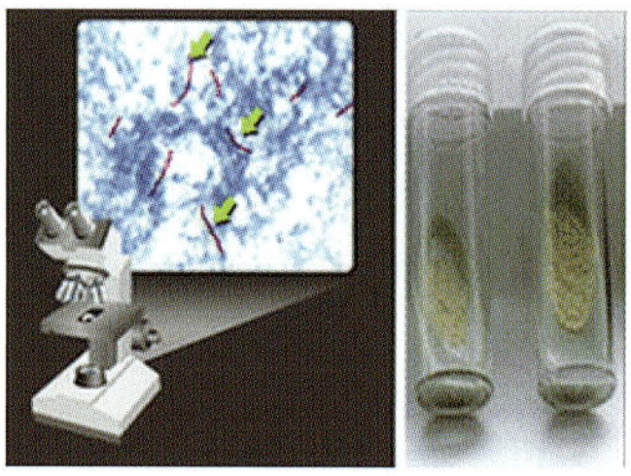

결핵균 도말검사는 객담을 유리 슬라이드에 펴 바르고(도말, smear) 염색하여 현미경으로 직접 결핵균을 관찰하므로 결과를 빨리 알 수 있는 장점이 있는 반면에 민감도(결핵환자의 객담에서 결핵균을 발견할 확률)가 낮은 단점이 있습니다. 결핵균 배양검사는 결핵균이 잘 자라는 배지(media)에 객담을 넣고 결핵균이 증식하여 균 덩어리를 만들면 이를 관찰하여 객담에 결핵균이 있는 것을 확인하는 방법입니다. 결핵균은 아주 서서히 증식하므로 배양검사 결과를 알기 위해서는 오랜 시간이 소요되지만 (2주~2개월) 소수의 결핵균만 있어도 확인할 수 있으므로 민감도가 높은 장점이 있습니다. 객담 결핵균 검사는 도말검사와 배양검사를 동시에 시행하므로 도말 검사에서 결핵균이 검출되지 않더라도 배양검사에서 결핵균이 검출되는 경우가 많으므로 도말검사 음성일 경우 배양검사 결과가 나올 때 까지 기다려 보아야 한다고 하는 것입니다.

참조 –질병관리본부

제10장

주요 병원성 진균과 진균 감염병

1. 표재성 진균증을 일으키는 진균
2. 심부 피부진균증을 일으키는 진균
3. 심재성 진균증을 일으키는 진균
4. 수입진균증의 병원균

[학습목표]

- 피부사상균(백선)에 대해 설명할 수 있다.
- 말라세치아속과 어우러기(전풍)에 대해 설명할 수 있다.
- 스포로트릭스속과 그 감염병에 대해 설명할 수 있다.
- 칸디다속에 대해 설명할 수 있다.
- 크립토코쿠스속에 대해 설명할 수 있다.
- 아스페르길루스속에 대해 설명할 수 있다.
- 접합균류와 털곰팡이증에 대해 설명할 수 있다.
- 수입진균증(콕시디오이데스, 블라스토미세스, 파라콕시디오이데스, 페니실륨)에 대해 설명할 수 있다.

주요 용어해설

- **곰팡이덩이(진균구, fungus ball)** : 아스페르길루스가 몸속에 들어와 증식해서 커다란 공 모양으로 덩어리를 형성하는 것을 말한다.
- **이형성(두형태성, dimorphism)** : 어떤 종류의 진균을 특정한 환경 조건 또는 영양 조건에서 배양하면 균사 모양으로 발육하지만 다른 조건에서는 효모 모양(단세포)으로 발육하는데, 이와 같이 동일한 진균이 2가지 다른 영양형의 발육 형태를 나타내는 것을 말한다.
- **수입진균증** : 우리나라에는 상재하지 않는 진균에 의한 감염병이 해외 귀국자 등에 의해 반입되는 경우를 말한다.
- **피부사상균(dermatophyte)** : 피부의 각질층, 털뿌리(모근)에 국한하여 감염되어 각질층에 함유된 각질을 영양원으로 하여 증식하는 진균으로, 피부사상균증을 일으킨다.

1 표재성 진균증을 일으키는 진균

❶ 피부사상균(*Dermatophytes*)

트리코피톤속(*Trichophyton*; 백선균), **미크로스포륨속**(*Microsporum*; 작은포자균), **에피더모피톤속**(*Epidermophyton*; 표피사상균)을 일컬어서 **피부사상균**이라고 하며, 이들 진균이 일으키는 질환을 **피부사상균증**(dermatophytosis)이라고 한다. 트리코피톤속에 의한 질환이 가장 많으며(60~80%를 차지한다), 백선(tinea)라고도 불린다.

피부사상균은 피부의 각질층, 털뿌리(모근)에 국한하여 감염되며 각질층에 함유된 각질(케라틴, keratin)을 영양원으로 증식한다. 드물게 진피에서부터 피부밑조직에 이르며 고름물집(농포)을 동반한 심부 피부진균증을 일으키기도 한다[심재성 백선; **털종기증**(모창, sycosis), **백선종창**(kerion) 등].

치료는 이미다졸(imidazole) 계열, 티오카르밤산(thiocarbamic acid) 계열, 벤질아민(benzylamine) 계열, 아릴아민(arylamine) 계열, 모르폴린(morpholine) 계열 등의 외용 항진균제, 손발톱진균증(onychomycosis), 백선종창 등에는 그리세오풀빈(griseofulvin), 테르비나핀(terbinafine; 아릴아민 계열), 이트라코나졸(itraconazole; 트리아졸 계열) 등의 경구 항진균제가 이용된다.

백선은 발병 부위에 따라 다음과 같은 병형으로 나뉜다.

머리백선(tinea capitis)

머리의 머리카락이 있는 부위에 원형~타원형의 비늘면을 생성한다. **개작은포자균**(*M. canis*), **트리코피톤 멘타그로피테스**(*T. mentagrophytes*)가 원인이다.

몸백선(체부백선, tinea corporis)

몸통에 고리 모양으로 구진 또는 작은 수포가 배열되고 발적, 비늘(인설)을 동반한다. 원인균은 머리백선과 동일하다.

유도, 레슬링 등의 격투기 선수 사이에서 **트리코피톤 톤슈란스**(*T. tonsurans*)에 의한 머리·몸백선의 유행이 보고되고 있다.

Note

피부사상균
트리코피톤, 미크로스포륨, 에피더모피톤 등의 속은 무성세대의 포자 형태에 따라 구별된다.

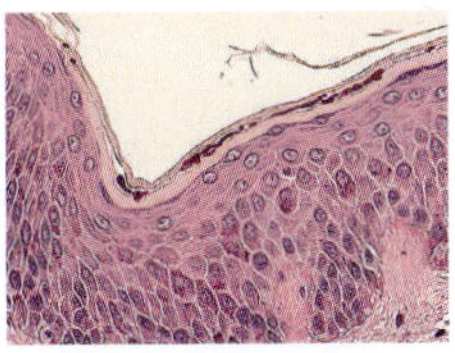

▶피부각질층 내의 PAS 염색(표재성 진균증)
표재성 진균증의 피부 파라핀절편을 PSA염색한 것

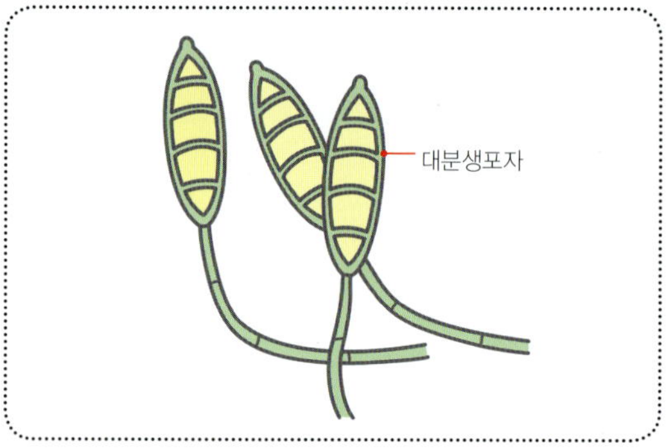

[그림 10-1] 개작은포자균

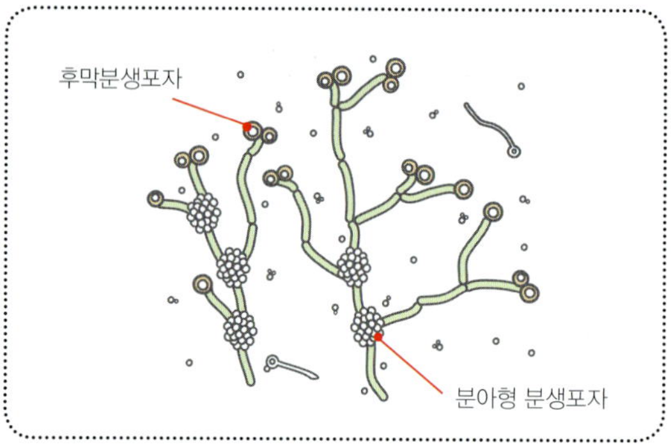

[그림 10-2] 칸디다 알비칸스

엉덩이백선(둔부백선)

음부와 둔부에 경계가 명확한 발적을 동반하는 비늘면을 일으키며, 가려움이 심하다. **트리코피톤 루브룸**(*T. rubrum*), **트리코피톤 멘타그로피테스**, **에피더모피톤 플로코섬**(*E. floccosum*)이 원인이 된다.

발백선(족부백선, tinea pedis)

발가락 사이, 발바닥에 발적, 물집(수포), 비늘(낙설)을 일으키며, 가려움을 동반한다. 원인균은 엉덩이백선과 동일하며, 작은 물집형인 것은 이른바 무좀이라고 불리고 있다.

손발톱백선(tinea unguium)

손발톱의 비후, 혼탁, 요철을 일으킨다. 원인균은 엉덩이백선, 발백선과 같다.

피부사상균증은 사람에게서 사람으로 전파되는 진균증이다. **개작은포자균**(그림 10-1)이나 **트리코피톤 멘타그로피테스** 등은 애완동물로부터 전파되는 경우도 있다.

❷ 칸디다속(*Candida*)

칸디다속[칸디다 글라브라타(*G. glabrata*)를 제외] 병원균종은 효모뿐만 아니라 균사형으로도 발육한다(이형성, dimorphism)

사람에게 진균증을 일으키는 가장 많은 균이 **칸디다 알비칸스**(*C. albicans*), (**그림 10-2**), 이어서 많은 균이 **칸디다 트로피칼리스**(*C. tropicalis*), **칸디다 파라프실로시스**(*C. parapsilosis*) 및 **칸디다 글라브라타**

Note

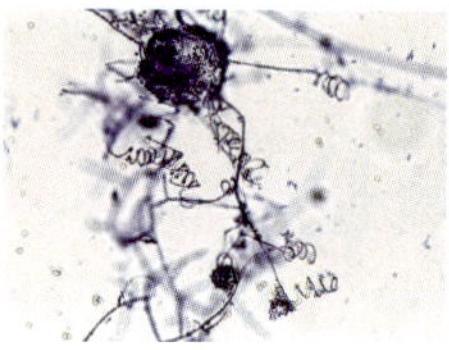

▶트리코피톤 멘타그로피테스

머리백선증에서 분리된 트리코피톤 멘타그로피테스를 슬라이드배양하여 코튼블루로 염색한 것

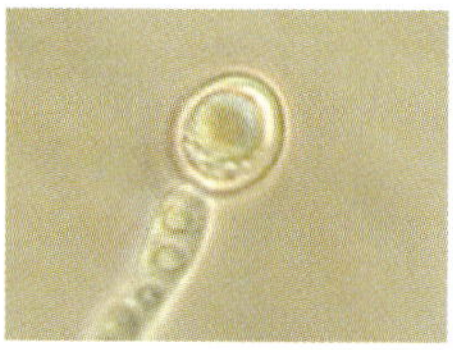

▶칸디다 알비칸스의 후막형 분생포자

Note

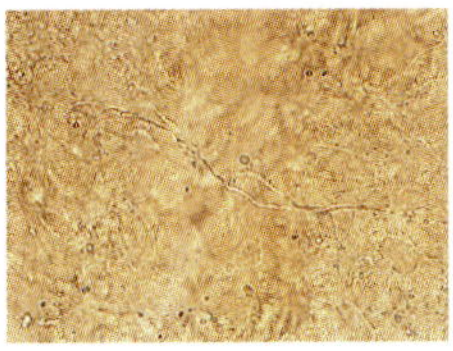

▶칸디다 알비칸스의 손발톱 표본

각질층(칸디다 알비칸스에 감염된 손발톱)을 20% KOH에 용해하여 염색하지 않고 관찰한 것

등이다. 칸디다 알비칸스는 사람의 입안(구강), 창자, 질 등에 상재하며 숙주의 감염방어능력이 저하되면 기회감염을 일으킨다. 또 항균제 투여에 의해 중복감염(균교대감염, superinfection)이 일어났을 때 칸디다 알비칸스가 증식하는 경우가 많다.

칸디다속에 의한 감염병(칸디다증, candidiasis)은 사람에게 자주 관찰되는 진균증의 하나로, 표재성 진균증에서부터 **심재성 진균증**에 이르기까지 그 병태는 다양하다. 표재성 진균증에는 **피부칸디다증**, **점막칸디다증** 등이 있다.

◘ 피부칸디다증

칸디다성 피부스침증(간찰진, intertrigo), 칸디다성 지간미란증, 외음부 칸디다증, 칸디다성 손발톱염, 손발톱주위염 등이 있다. 칸디다성 피부스침증은 비만인 사람, 다한증 환자에게 생기기 쉽고 겨드랑이, 유방 아래, 음부, 항문 주위 등에 홍반, 미란, 고름물집(농포), 비늘, 짓무름을 일으킨다. 칸디다성 지간미란증은 가려움을 동반하는 미란과 짓무름을 일으킨다. 외음부 칸디다증은 여성의 질칸디다증과 거의 같은 병태이며, 남성에서는 음낭, 귀두, 포피(엉덩이백선에서는 손상되지 않는다) 등에도 홍반, 미란, 변형 및 비후가 발생한다. 칸디다성 손발톱염은 손발톱 쪽에 백색 혼탁이, 손발톱주위염은 손발톱 주위에 발적 종창, 배농이 확인된다. 또 영아 칸디다증은 항문 주위, 음부 등에 비늘을 동반하는 경계가 분명한 홍반과 구진을 일으킨다.

[치료]

피부칸디다증의 대부분은 외용 항진균제(이미다졸 계열, 티오카르밤산 계열, 벤질아민 계열, 폴리엔 계열 등)로 치유되지만, 칸디다 손발톱염, 난치예의 경우는 경구 항진균제(미코나졸 계열, 폴리엔 계열 등)가 이용된다.

◘ 점막칸디다증

입안칸디다증(**아구창**), 인후두칸디다증, 식도점막칸디다증, 질칸디다증 등이 있다.

입안칸디다증은 입술, 입안 볼부분, 혀 표면에 백색~황색의 반상 병변이 생기고, 인후두칸디다증, 식도점막칸디다증으로 진행되기도 한다. **질칸디다증**은 성인 여성의 질점막이 손상되어 **심한 가려움**과 **분비**

물을 동반한다. 유아의 아구창, 성인 여성의 질칸디다증은 건강한 사람에게서도 발병하는 경우가 있다. 그러나 칸디다증이 인후두나 식도 점막에까지 확산되는 것은 면역력 저하가 원인인 경우가 많다.

[치료]

입안칸디다증, 식도점막칸디다증에는 경구 항진균제(이미다졸 계열, 폴리엔 계열 등), 질칸디다증에는 질정(이미다졸 계열의 옥시코나졸, 이소코나졸, 클로트리마졸, 에코나졸, 미코나졸 등)이 이용된다.

❸ 말라세치아속(*Malassezia*)

말라세치아 푸르푸르(*M. furfur*)는 건강한 사람의 피부에 상재하는 진균으로, **어루러기**(전풍, pityriasis versicolor)의 원인균이다. 어루러기는 몸통과 팔다리에 갈색 또는 백색의 비늘반(낙설반)이 다발하는 질환으로, 표재성 피부진균증의 약 5%를 차지한다. 만성으로 경과하지만, 증상은 가볍다.

최근 말라세치아 푸르푸르가 **털집염**(모낭염)이나 **지루습진**의 원인임이 밝혀졌다.

Note

말라세치아속
현재 11균종이 알려져 있으며 말라세치아 푸르푸르(*M. furfur*)는 그 일종이다. 병원적 의의는 아직 명확하지 않다.

국시 적중문제

Q 입안칸디다증(아구창)의 감염경로로 옳은 것은?

가. 불결한 고무젖꼭지를 통해　　**나. 감염된 산모의 자연분만 시**
다. 오염된 손을 통해　　**라. 공기 중의 균을 통해**

① 가, 나, 다　② 가, 다　③ 나, 라　④ 라　⑤ 가, 나, 다, 라

A 입안칸디다증(아구창)은 진균인 칸디다 알비칸스(*Candida albicans*)가 입안점막에서 증식하여 일어나는 입안염으로, 분만 시에 성기칸디다증이나 질칸디다증에 걸린 모체로부터 전염될 수 있으며, 오염된 손, 젖병, 젖꼭지 등을 통해서도 감염된다.

정답 : ①

2 심부 피부진균증을 일으키는 진균

Note

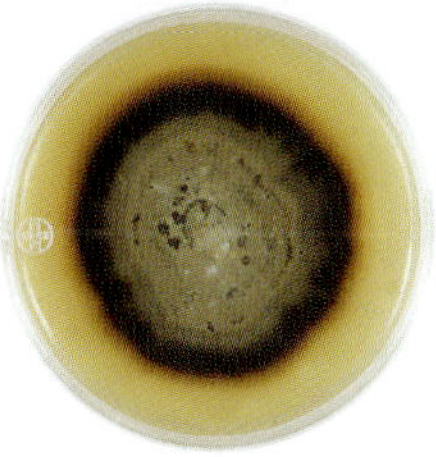

▶스포로트릭스 센키

❶ 스포로트릭스속(*Sporothrix*)

스포로트릭스 센키(*S. schenckii*)는 심부 피부진균증인 **스포로트릭스증**(sporotrichosis)의 원인균으로, 효모 또는 균사의 이형성(두형태성)을 취한다.

스포로트릭스증은 성인의 경우 얼굴과 팔, 소아의 경우 얼굴이 호발부위로, 고름물집(농포), 고름집(농양) 또는 작은 궤양을 형성한다. 첫 감염부위에 머무르는 것(고정형)과 림프계통을 통해 확산되어 다른 부위에 병변을 만드는 것(림프형)이 있다.

[치료]

요오드화칼륨의 복용, 국소온열요법 이외에 이트라코나졸(트리아졸 계열 항진균제)을 복용하여 치료한다.

❷ 흑색진균(dematiaceous fungus)

세포벽에 멜라닌색소를 함유하여 배양하면 흑색 집락을 만들기 때문에 **흑색진균**이라고 불린다. **흑색효모균**과 **흑색사상균**이 있다.

색소진균증(chromomycosis)은 흑색효모균이 외상을 통해 피부나 피부밑조직에 침입하여 감염되며 다리, 아래팔, 엉덩이, 얼굴 등에 평편, 사마귀 모양, 유두 모양의 육아종성 병변을 만든다. **갈색사상균증**(phaeohyphomycosis)은 피부밑조직 내에 고름집(낭종)이나 낭종병변을 만든다. 만성으로 경과하며 병변이 서서히 증가한다.

[치료]

외과적 절제, 항진균제 복용, 국소온열요법 등이 시행된다.

❸ 기타 진균

나중에 설명할 **아스페르길루스속**, **크립토코쿠스속**, **털곰팡이속** 등도 심부 피부진균증을 일으키기도 한다.

심재성 진균증을 일으키는 진균 3

❶ 칸디다속(*Candida*)

칸디다속은 표재성 진균증뿐만 아니라 심재성 진균증도 일으킨다. 여기에는 칸디다혈증, 파종성 칸디다증, 허파칸디다증, 칸디다수막염, 칸디다심내막염, 칸디다안내염 등이 있다. 감염방어능력과 면역력이 저하된 환자는 상재하는 칸디다속이 점막밑조직에 침입하여 혈행성 및 림프성으로 전신으로 확산되어 파종성 칸디다증을 일으켜 각종 장기에 병변을 만든다.

칸디다혈증(candidemia)에서는 종종 안내염(맥락망막염, chorioretinitis)을 속발한다. 허파칸디다증에서는 만성 기관지염을 일으키며 기침, 가래 등의 증상을 나타낸다. 심내막염, 패혈증을 일으키는 경우도 있다.

심재성 칸디다증에는 심재성 진균증에 이용되는 항진균제인 암포테리신 B, 플루시토신, 미코나졸, 미카펑긴 등이 효과적이다.

❷ 아스페르길루스속(*Aspergillus*)

사람에게 질병을 일으키는 균은 **아스페르길루스 푸미가투스**(*A. fumigatus*)(그림 10-3), **아스페르길루스 플라부스**(*A. flavus*), **아스페르길루스 니게르**(*A. niger*), **아스페르길루스 테레우스**(*A. terreus*) 등 5~6종이다.

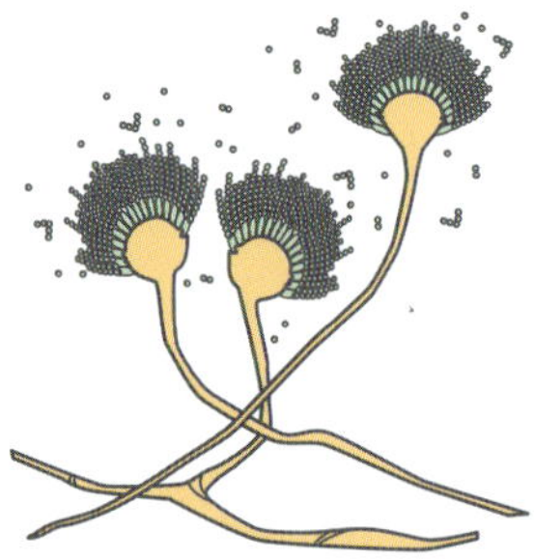

[그림 10-3] 아스페르길루스 푸미가투스

Note

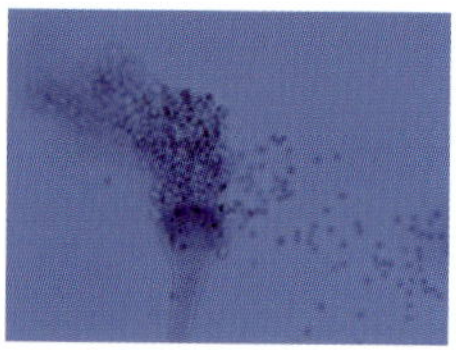

▶아스페르길루스 푸미가투스

귀의 아스페르길루스증
아스페르길루스 니게르가 원인인 경우가 많다. 바깥귀길(외이도)에서 증식하여 바깥귀길의 폐쇄, 가려움, 통증, 난청을 일으킨다.

아플라톡신(aflatoxin)
아스페르길루스 플라부스가 생산하는 진균독소(mycotoxin; 진균이 생산하는 독성물질)이다. 강력한 간독으로 실험동물에게 높은 비율로 간암을 발생시킨다.

Note

아스페르길루스는 따뜻하고 습한 장소에서 잘 번식하며 병실의 공조기 필터, 가습기 등이 오염되기 쉬워 병원감염원이 되기 쉽다. 아스페르길루스 푸미가투스는 연기처럼 보이는 다량의 포자를 생산하는데, 그 포자를 흡입하여 허파에 도달하면 **아스페르길루스증**(aspergillosis)을 일으킨다. 호중구가 감소된 타협숙주에게서 기회감염으로서 발병한다. 가장 많은 것은 폐렴, 결핵, 기관지확장증 등에 의해 발생한 공동 내에 **곰팡이덩이**(진균구, fungus ball)를 형성하는 **허파아스페르길루스종**(pulmonary aspergilloma)이다.

전신의 여러 장기로 파종되어 소화관장애, 심내막염, 뇌 · 뼈의 고름집 형성 등을 일으키기도 한다.

[치료]

암포테리신 B, 플루시토신 등이 이용된다.

❸ 크립토코쿠스속(*Cryptococcus*)

크립토코쿠스 네오포르만스

필로바시디엘라 네오포르만스(*Filobasidiella neoformans*)가 이 균의 유성세대이다.

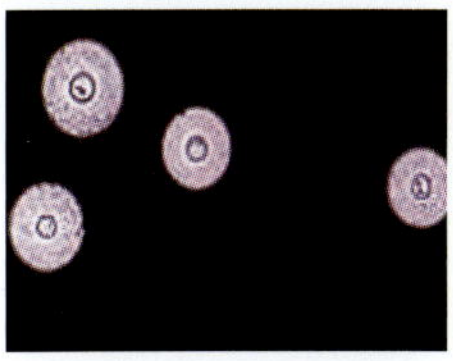

▶크립토코쿠스 네오포르만스의 먹물염색

균체 주위에 협막이 관찰된다.

사람에게 질병을 일으키는 균은 대부분 **크립토코쿠스 네오포르만스**(*C. neoformans*)이다. 이 진균은 건강한 사람의 피부와 소화관 등에서도 분리되는데, 비둘기 등 조류의 분변으로 인해 오염된 토양에 널리 분포한다.

협막을 갖기 때문에 건조에 강하고 공기 중을 부유하여 기도를 통해 사람에게 감염되어 **허파크립토코쿠스증**(pulmonary cryptococcosis)을 일으킨다. 허파크립토코쿠스증에서는 기침과 가래 등의 호흡기증상, 발열, 전신권태감 등의 증상을 나타낸다. 발병하지 않고 무증상감염인 경우가 많다.

그러나 감염방어능력이 저하된 환자(특히 AIDS 환자) 등에서는 수막염(크립토코쿠스성 수막염)을 일으키는 경우가 있다. 수막염에서는 두통, 현기증, 구토, 의식장애, 시력장애 등의 증상이 나타난다.

[진단]

가래, 고름, 뇌척수액 등의 검체 재료를 그대로 현미경 검사를 하여 진균체의 존재를 확인하는 방법이 있다. 먹물을 1방울 첨가하면 협막을 관찰할 수 있다.

[치료]

치료에는 암포테리신 B, 플루코나졸이 사용된다.

❹ 접합균류(*Zygomycetes*)

접합균증(zygomycosis)은 그 원인균이 대부분 모두 **털곰팡이과**(*Mucoraceae*)로 분류되어 있기 때문에 **털곰팡이증**(mucormycosis)이라고도 한다. 원인균은 **압시디아속**(*Absidia*), **털곰팡이속**(*Mucor*), **리조무코르속**(*Rhizomucor*), **리조푸스속**(*Rhizopus*) 중 속하는 진균으로, 빈도가 높은 것은 **리조푸스 오리제**(*R. oryzae*), **압시디아 코림비페라**(*A. corymbifera*)이다.

허파털곰팡이증과 **파종성 털곰팡이증**이 있으며, 허파털곰팡이증은 허파의 혈관을 침범하여 출혈성 경색을 일으키고, 파종성 털곰팡이증은 전신에 파종하여 뇌, 소화관 등을 손상시킨다. 파종성 털곰팡이증 가운데 코, 눈, 뇌를 침범하는 것을 중추형(비안뇌형) 털곰팡이증이라고 하며, 뇌에 출혈성 경색을 일으켜 치명적 결과를 초래한다.

허파털곰팡이증은 백혈병, 악성림프종 환자에게, 중추형 털곰팡이증은 산증(acidosis)을 동반하는 당뇨병 환자에게 발병하는 경우가 많다. 접합균증은 심한 면역결핍상태에 있는 환자에게 발병한다(기회감염). 진단과 치료가 모두 어렵다.

❺ 트리코스포론속(*Trichosporon*)

심재성 진균증의 원인균으로서 가장 많이 관찰되는 것이 **트리스포론 아사히**(*T. asahii*), 이어서 **트리코스포론 무코이데스**(*T. mucoides*)이다. 이들 진균에 의한 심재성 진균증을 **트리코스포론증**(trichosporosis)이라고 한다. 백혈병 등의 혈액질환, 악성종양 환자 등 타협숙주가 트리코스포론증을 발병한다(기회감염).

또 최근 **여름형 과민성 폐렴**의 원인균으로 밝혀졌다. 여름형 과민성 폐렴은 오래된 가옥 내 등에서 트리코스포론속균을 흡입하여 알레르기반응으로서 일어나는 허파의 염증성 질환이다.

❻ 뉴모시스티스속(폐포자충속, *Pneumocystis*)

뉴모시스티스는 원래 원충으로 분류되어 있었으나 분자계통학적 해석에 따라 다시 진균으로 분류되었다. **사람폐포자충**(*P. jiroveci*)은 포유동물의 기도점막에 기생하고 있다. 사람은 2~3세까지 무증상감염되지만, 면역력이 저하되면 내재성 혹은 재감염된 사람폐포자충에 의한 폐렴(폐포

Note

뉴모시스티스 카리니 (쥐폐포자충, *P. carini*)
2001년에 사람 기생성인 것은 사람폐포자충으로 명칭이 바뀌었다.

Note

자충폐렴)을 발병하는 경우가 있다. 드물게 간, 콩팥, 골수 등에 병변이 이른다.

폐포자충폐렴은 감염방어능력이 저하되어 발병하는 기회감염 중 하나이지만, 면역결핍(특히 AIDS) 환자에게서는 급격하게 발병하여 만성으로 경과한다.

[진단]

가래, 기관지 분비물의 직접 현미경 검사(김자염색으로 영양형, 톨루이딘 블루염색으로 포낭을 염색)를 통한 병원체 검출 및 PCR법에 의한 유전자 검출에 의해 진단이 내려진다.

[치료]

치료에는 ST 합제가 사용된다.

국시 적중문제

Q 칸디다질염에 대한 설명으로 옳은 것은?

① 생선 비린내 나는 분비물
② 황록색 질 분비물
③ 백색 크림 같은 질 분비물
④ 하복부 통증
⑤ 질출혈

A 칸디다질염은 진균인 칸디다 알비칸스(*Candida albicans*)에 의해 유발된다. 증상으로 백색 크림 타입의 질분비물, 자궁목과 질벽에 노란 치즈 같은 반점이 생긴다. 니스타틴(nystatin) 질정을 투여하거나 질 크림을 도포하여 치료한다.

정답 : ③

수입진균증의 병원균 4

우리나라에는 상재하지 않는 진균에 의한 감염병이 해외 귀국자 등에 의해 반입되는 경우가 있다. 이를 **수입진균증**이라고 한다. 그 병원체로서 중요한 것은 **콕시디오이데스속**(*Coccidioides*), **히스토플라스마속**(*Histoplasma*), **블라스토미세스속**(*Blastomyces*), **파라콕시디오이데스속**(*Paracoccidioides*), **페니실륨속**(*Penicillium*)※의 5종류이다(**그림 10-4, 표 10-1**). 모두 **생물안전도**(biosafety level) **3**의 병원체로 분류되며 **심재성 진균증**을 일으킨다.

콕시디오이데스 이미티스(*C. immitis*)는 사람에게서 사람으로 감염되지는 않지만, 배양 검체를 다루다가 흩날린 포자를 흡입하여 감염된 예가 적지 않다.

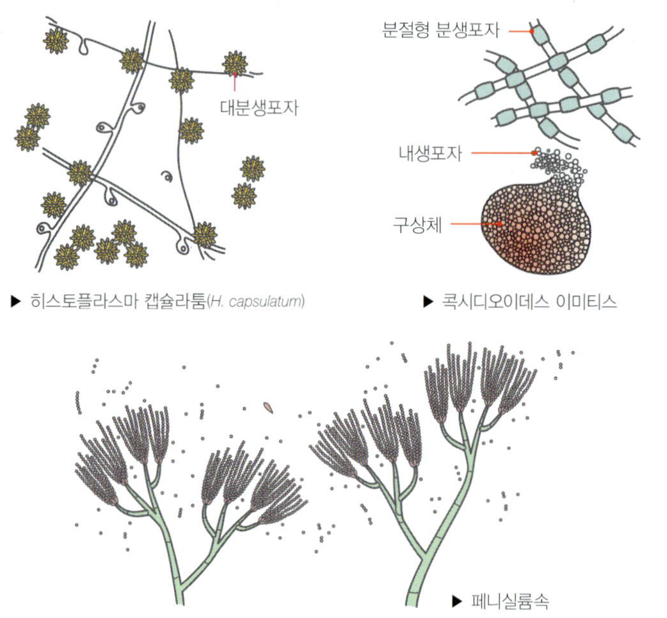

[그림 10-4] 수입진균증의 병원균

Note

※페니실륨속 감염병은 그 밖에도 있으며 여기에서 설명하는 것은 마르네페이(marneffei)형 페니실륨증만 해당한다.

생물안전도(biosafety level)

감염성 생물체로부터 실험자의 피폭에 따른 피해를 최소화하기 위해 감염성이 증명되었거나 잠재적 감염의 위험이 있는 생물체를 위해성 정도에 따라 분류하고, 이에 필요한 밀폐시설을 차등하여 분류하는 기준이다. 미국 질병통제예방센터(CDC)의 기준을 따라 4단계로 분류된다.

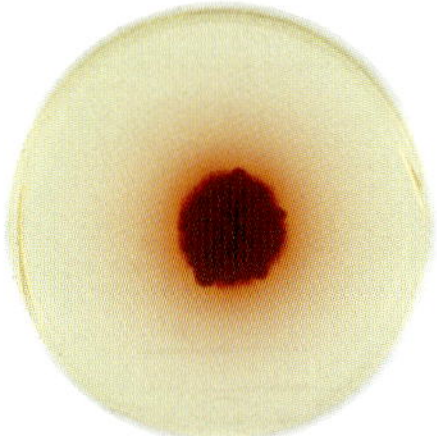

▶페니실륨 마르네페이

[표 10-1] 수입진균증

진균	질환	다발 지역
콕시디오이데스 이미티스 (*Coccidioides immitis*)	콕시디오이데스증 분절포자의 흡입으로 호흡기증상을 일으키며 인플루엔자 유사증상, 발열, 전신권태감, 가래를 동반한다. 종종 피부, 기타 조직에 파종된다.	미국(애리조나, 캘리포니아, 텍사스, 뉴멕시코), 중남미의 특정 지역
히스토플라스마 캡슐라툼 (*Histoplasma capsulatum*)	히스토플라스마증 균의 흡입으로 감염되어 폐렴 유사증상을 나타내며 허파, 이자에 염증성 혹은 육아종성 작은 병변을 만들지만, 석회화로 치유된다. 림프절염, 간지라비대, 고열, 빈혈이 나타나기도 한다.	미국 중앙부(미시시피~오하이오), 중남미, 동남아시아, 오스트레일리아, 중앙아프리카
블라스토미세스 데르마티티디스 (*Blastomyces dermatitidis*)	블라스토미세스증 균의 흡입으로 감염되어 허파에 만성 육아종을 형성한다. 전신감염의 피부에 궤양성 사마귀 모양 육아종을 형성한다. 그 밖에 뼈, 전립샘, 고환 등에 파종된다.	미국 남동부 및 중부
브라질파라콕시디오이데스 (*Paracoccidioides brasiliensis*)	파라콕시디오이데스증 균의 흡입으로 감염되어 허파에 병변(육아종)을 형성한다. 종종 지라, 점막, 피부에 파종된다. 림프절종창, 위장장애가 관찰된다.	중남미 여러 국가(브라질, 콜롬비아, 베네수엘라)
페니실륨 마르네페이 (*Penicillium marneffei*)	마르네페이형 페니실륨증 흡입을 통해 허파에 감염되며 전신 여러 장기, 피부, 점막에 파종된다.	중국 남부, 베트남 북부, 태국

제11장

주요 병원성 원충과 원충 감염병

1. 창자 기생성 원충류
2. 비뇨생식기 기생성 원충류
3. 혈액 · 조직 기생성 원충류

[학습목표]

- 아메바이질의 감염경로, 병태에 대해 설명할 수 있다.
- 람블편모충증의 병태에 대해 설명할 수 있다.
- 작은와포자충의 감염경로, 병원성에 대해 설명할 수 있다.
- 질편모충증에 대해 설명할 수 있다.
- 톡소포자충증에 대해 설명할 수 있다.
- 아스페르길루스속에 대해 설명할 수 있다.
- 말라리아원충의 감염경로, 증식과정에 대해 설명할 수 있다.
- 말라리아의 종류와 병태에 대해 설명할 수 있다.

주요 용어해설

- **급분열소체(tachyzoite)** : 원충의 증식에 동반하여 기생체가 비대해지고 숙주세포가 견딜 수 없어지면 파열되어 주위 세포로 다시 원충이 침입하는 것을 반복하는데, 이 시기의 원충을 급분열소체라고 한다. 급분열소체는 보통은 숙주의 면역계통 작용에 의해 제거되지만, 면역계통의 작용이 미치기 어려운 근육이나 뇌에서는 포낭을 만들어서 그 안에서 서서히 증식을 계속하는데, 포낭 안의 원충을 느린분열소체(bradyzoite)라고 한다.
- **난포낭(oocyst)** : 원충의 생활주기 단계 중 하나로, 접합자낭이라고도 불린다. 접합자 주위에 피막, 피각이 형성된 것을 말한다.
- **포낭(cyst)** : 일시적으로 작은 세포체나 유생이 두꺼운 막을 덮고 휴면상태로 들어가는 상태가 될 때 이를 가리켜서 포낭이라고 한다.

1 창자 기생성 원충류

Note

소화관 기생성 비병원성 아메바

소화관에 기생하는 병원성을 가지지 않는 아메바로, 큰창자아메바와 소형아메바(영양형, 포낭형), 이핵아메바(포낭형만) 등이 있으며 입안에 기생하는 잇몸아메바(영양형만)도 창자 내에서 관찰된다.

❶ 이질아메바(*Entamoeba histolytica*)

열대, 아열대 지방에 널리 분포한다. **영양형**과 **포낭형**의 유형을 취하는데, 영향형은 20~50μm의 혀 모양으로, 거짓발(위족, pseudopodium)을 가지며 활발한 아메바 운동을 한다(**그림 11-1**). 포낭형은 약 13μm의 공 모양으로, 단단한 껍질에 덮여 있어 운동성은 없다.

주로 **큰창자**(대장)에 기생하며 영양형은 큰창자 속공간, 벽 내에서 이분열을 반복하여 증식한다. 큰창자벽 안으로 침입하여 조직을 파괴하고 궤양을 형성하면 설사, 딸기젤리 유사 점액성 혈변, 복통 등의 증상을 나타내는 **아메바이질**(amebic dysentery), 아메바큰창자염(아메바대장염, amebic colitis)을 일으킨다.

큰창자에서 증식한 이질아메바의 일부가 포낭이 되어 분변과 함께 배출되면 체외에서 4개의 핵을 가진 성숙포낭이 된다. 성숙포낭의 **경구섭취**(음식물이나 물을 통해)에 의해 감염되면 작은창자에서 분열 및 증식하여 큰창자에서 기생한다(**그림 11-2**). 또 원충을 가진 사람과의 입안 또는 항문성교를 통해서도 감염되기 때문에 성매개병의 하나이기도 하다.

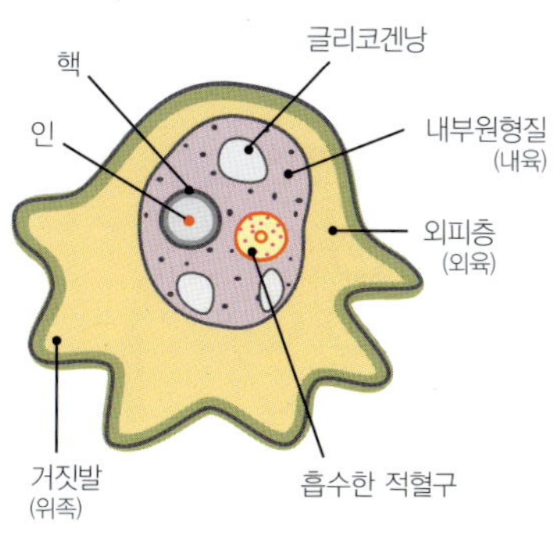

[그림 11-1] 이질아메바(영양형)

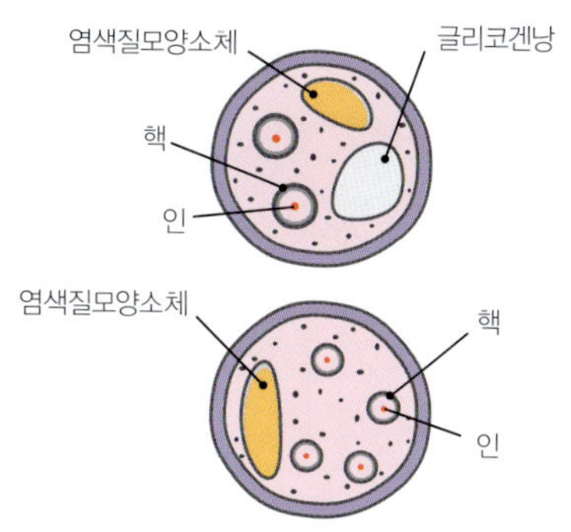

[그림 11-2] 이질아메바(포낭형)

Note

큰창자에서 이분열로 증식한 이질아메바의 영양형은 주로 간으로 전파되어 **아메바성 간고름집**(amoebic liver abscess; 창자밖 아메바증)을 일으키기도 한다. 발열, 오른쪽 갈비뼈통증을 동반한다. 나아가 허파 또는 뇌 등에도 전파되어 고름집(농양)을 형성하는 경우가 있다.

[진단]

현미경 검사를 통해 설사변, 점혈변에서 영양형 이질아메바를 검출하고, 고형변에서 포낭을 검출[포르말린 · 에테르법(MGL법) 및 요오드염색]하여 진단을 내린다.

[치료]

이질아메바에 의한 설사, 아메바성 간고름집의 치료에는 메트로니다졸(metronidazole)이 대단히 효과적이다. 그 밖에 같은 계열 약물인 티니다졸(tinidazole) 등이 사용된다.

❷ 람블편모충(*Giardia lamblia*)

전 세계에 널리 분포되어 있지만, **열대**와 **아열대 지역**에 많다. 특히 위생환경이 좋지 않은 지역에서 감염률이 높다. 설사를 주증상으로 하는 **람블편모충증**(giardiasis)을 일으킨다.

람블편모충은 **영양형**과 **포낭형**의 형태를 취한다(**그림 11-3, 11-4**). 영양형은 4쌍의 8개 편모를 가지며 앞쪽에 흡반(sucking disc)을 가진 서양배 모양이다. 사람의 작은창자 상부(샘창자, 빈창자), 쓸개관(담관)과 쓸개(담낭) 안에 기생하며 때로 조직 안에도 침입한다. 흡반으로 점막에 흡착하

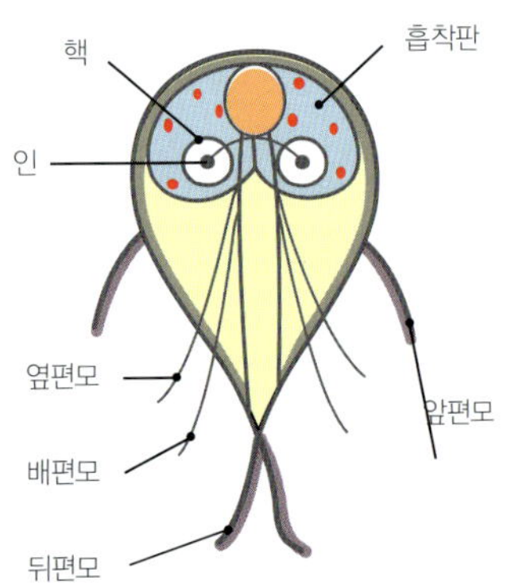

[그림 11-3] 람블편모충(영양형)

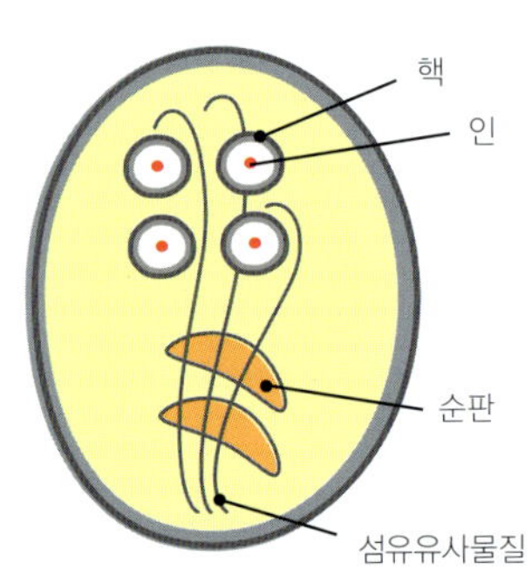

[그림 11-4] 람블편모충(포낭형)

Note

여 소화흡수장애를 일으키며 지방성 설사를 특징으로 하는 설사를 일으킨다. 탈수증상을 일으켜 구역질, 식욕부진, 명치통증 등의 소화기증상을 나타내며 쓸개관·쓸개염을 일으키기도 한다.

영양형은 기생부위의 작은창자 상부 등에서 이분열을 통해 증식하며 작은창자 하부에서 일부가 포낭이 되어 분변과 함께 배출된다. 그 포낭의 경구섭취(음식물이나 물을 통해, 또 손을 통해)에 의해 감염이 확대된다.

잠복기간은 1~8주이지만, 무증상감염(불현성 감염)도 적지 않다. 증상 유무에 관계없이 원충을 보유한 사람은 포낭을 배출하는 기간 동안 감염원이 된다. 또 람블편모충증은 성행위를 통해 감염되는 성매개병의 하나이다.

[진단]

현미경 검사를 통해 설사변, 샘창자 존데(sonde)액에서 영양형 충체의 검출, 고형변에서 포르말린·에틸렌법과 요오드염색에 의해 포낭을 검출하여 진단을 내린다.

[치료]

메트로니다졸, 티니다졸, 퀴나크린(quinacrine)이 사용된다.

❸ 작은와포자충(*Cryptosporidium parvum*)

세계에 널리 분포하며 감염되면 심한 설사(**와포자충증**, cryptosporidiosis)를 일으킨다. 수돗물 등을 통해 본 질환의 집단감염이 발생하기도 하는 수계 감염병의 하나이다.

작은와포자충은 포낭충에 속하는 **창자 기생성 원충**으로, **영양형**(분열소체, merozoite)과 **난포낭**(oocyst)의 형태를 취한다. 영양형은 창자 상피세포 내에서 무성생식을 반복하여 증식하며 분열소체를 방출한다. 일부는 자성 생식모체와 웅성 생식모체가 되고 합체하고 수정을 하여(유성생식) 감염성 있는 난포낭을 다수 형성하며, 난포낭은 분변과 함께 몸 밖으로 배출된다. 이 난포낭의 **경구섭취**를 통해 사람에게 감염이 확대된다. 숙주인 사람에게 감염되어 난포낭이 작은창자(소장)에 도달하면 탈각한 포자소체가 작은창자 점막상피세포의 융모 안으로 침입하여 영양형이 된 후 무성생식을 시작한다.

난포낭(oocyst)
자웅이 합체 수정하여 접합체(zygote)에서 난포낭(지름 약 5μm의 타원형)이 형성된다. 성숙한 난포낭 안에는 바나나 모양의 포자소체(sporozoite) 4개가 확인되며, 분변 내에 배설된 시점에서 이미 감염성을 가진다.

잠복기간은 4~5일, 주요 증상은 수양성 점액설사로, 복통, 권태감, 구역질 · 구토를 동반한다. 혈변은 관찰되지 않는다. 경도의 발열이 약 절반 정도에서 관찰된다. 증상의 경중은 섭취한 난포낭의 수, 첫 감염인지 재감염인지, 숙주의 면역상태 등에 따라 다르다.

일반적으로 소아나 노인은 감수성이 높아 첫 감염에서는 증상이 심하고 재감염에서는 가벼운 경우가 많다. 면역력이 저하된 환자(HIV/AIDS, 저γ 글로불린혈증 등의 환자)에서는 만성화 및 중증화되기 쉬우며, 이러한 환자에서는 감염이 창자에서 위, 쓸개 · 쓸개관, 이자, 호흡기까지 확대되어 만성 설사와 함께 쓸개 · 쓸개관염, 이자염, 호흡기증상을 합병하여 현저한 체중감소를 일으키고 쇠약해져 사망하는 경우도 있다.

작은와포자충의 난포낭은 감염력이 강해 염소 계열 소독제로는 사멸되지 않는다. 선진국에서도 수돗물을 통한 와포자충증의 집단감염이 다발하고 있다. 수영장에서의 집단감염, 오염 식품을 통한 집단감염도 세계 각지에서 발생하고 있다.

와포자충증의 특징을 정리하면 다음과 같다.

① 감염되면 심한 설사를 일으키고 AIDS 등의 면역력 결핍 환자에게 심각한 **기회감염**을 일으켜 치명적인 결과를 일으킨다.

② 감염력이 매우 강해 몇 개의 난포낭을 **경구섭취**하더라도 발병한다.

③ **인수공통감염병**으로 가축, 개, 고양이, 쥐 등도 감염되어 있어 감염원이 가까이 존재한다.

④ 환자, 감염 동물은 그 분변에 하루 수십억~수백억 개의 난포낭을 배출하기 때문에 환경수가 오염되기 쉽다.

⑤ 난포낭은 염소 계열 소독제에 강한 저항성을 나타내므로 수돗물, 수영장 등이 오염되면 **집단감염**이 발생한다.

⑥ **신종 감염병**의 하나이다.

⑦ 분변에서 성숙 난포낭이 검출(자당액 부유법, 항산염색, 형광항체법 등)되면 진단을 확정한다.

⑧ 특효약은 없고, 탈수증상에 주의한 **대증요법**을 시행한다.

Note

신종 · 재발 감염병

원충류의 신종 감염병에는 와포자충증, 재발 감염병에는 말라리아, 아메바이질, 람블편모충증 등이 있다.

Note

❹ 대장 발란티듐(*Balantidium coli*)

영양형과 포낭형의 형태를 취한다. 영양형은 계란 모양으로 크고 표면에 다수의 융모를 가진다. 포낭을 경구섭취하면 감염되며 대장에 기생하여 이질 유사 장염을 일으킨다.

대장 발란티듐은 **돼지**에 기생하기 때문에 돼지와의 접촉에 의한 감염 방지에 유의할 필요가 있다.

[치료]

메트로니다졸, 테트라사이클린이 효과적이다.

국시 적중문제

Q 보건교사가 세균이질이 의심되는 학생을 발견했을 때 우선적으로 취해야 할 행동은?

① 발생한 학생의 반에 전염자가 없는지 감시한다.
② 학부모에게 연락한다.
③ 보건소장에게 신고한다.
④ 간단한 응급처치와 치료를 시행한다.
⑤ 학교장에게 보고한다.

A 세균이질은 전염병으로 많은 학생들에게 영향을 미칠 수 있으므로 일단 학교장에게 보고 해야 한다.

정답 : ⑤

비뇨생식기 기생성 원충류 2

Note

❶ 질편모충(*Trichomonas vaginalis*)

건강한 여성에게서 몇 %, 산부인과 질환을 가진 환자에게서 20% 전후가 감염되어 있다고 보고되고 있다.

영양형만 있고 포낭형은 없다. 방추형 또는 타원형으로 크기는 12~28μm이며, 유리하는 4개의 앞편모와 물결막(파동막, undulating membrane)과 유리하지 않는 1개의 뒤편모(후편모)를 가지고 있어 활발하게 운동한다(**그림 11-5**). 이분열로 증식한다.

성행위를 통해 충체가 사람에게서 사람으로 옮겨가서 감염되며 **질편모충증**(vaginal trichomoniasis)을 일으키는 **성매개병**의 하나이다. 또 습윤 환경에서는 몸 밖에서도 1~2시간은 감염성을 가지기 때문에 목욕탕 등에서의 감염도 일어난다.

이 균에 감염되면 여성은 **질염**을 일으키고 분비물(대하)의 증가, 악취, 외음부의 가려움을 나타낸다. 분비물은 탁한 백색, 포말상이다. 질편모충은 질 점막상피의 글리코겐을 흡수하여 증식하므로 질 내의 pH가 상승하여 세균감염의 증식이 촉진되며 악취를 동반한다.

질편모충은 질 외에 여성의 경우 큰질어귀샘(바르톨린샘, Bartholin's gland;

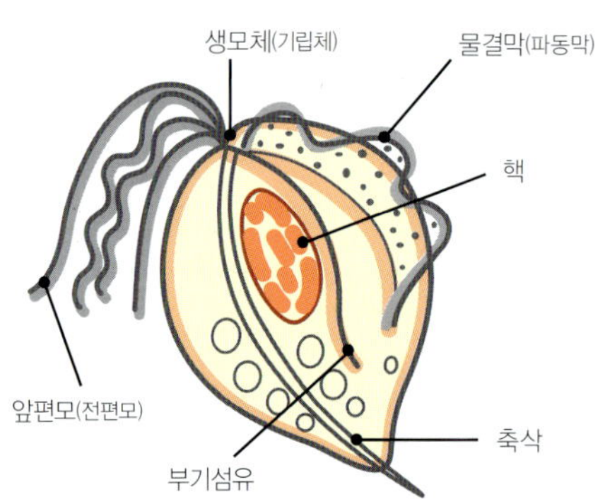

[그림 11-5] 질편모충

Note

질 분비물의 분비샘), 요도, 남성의 경우 요도, 전립샘 등에서도 증식한다. 남성은 무증상인 경우가 많은데, 요도염을 일으키면 배뇨통증 등을 나타내기도 한다.

[진단]

현미경 검사를 통해 질 또는 요도 분비물, 소변 침전물에서 영양형 충체가 검출되거나 검체를 배양했을 때 충체가 검출되면 진단을 내린다. 현미경 검사에 의해 질 분비액 중에서 회전운동을 하는 충체를 확인할 수도 있다.

[치료]

메트로니다졸, 티니다졸(내복, 질정)이 사용된다. 보통 성 파트너도 감염되어 있는 경우가 많아 동시에 치료할 필요가 있다.

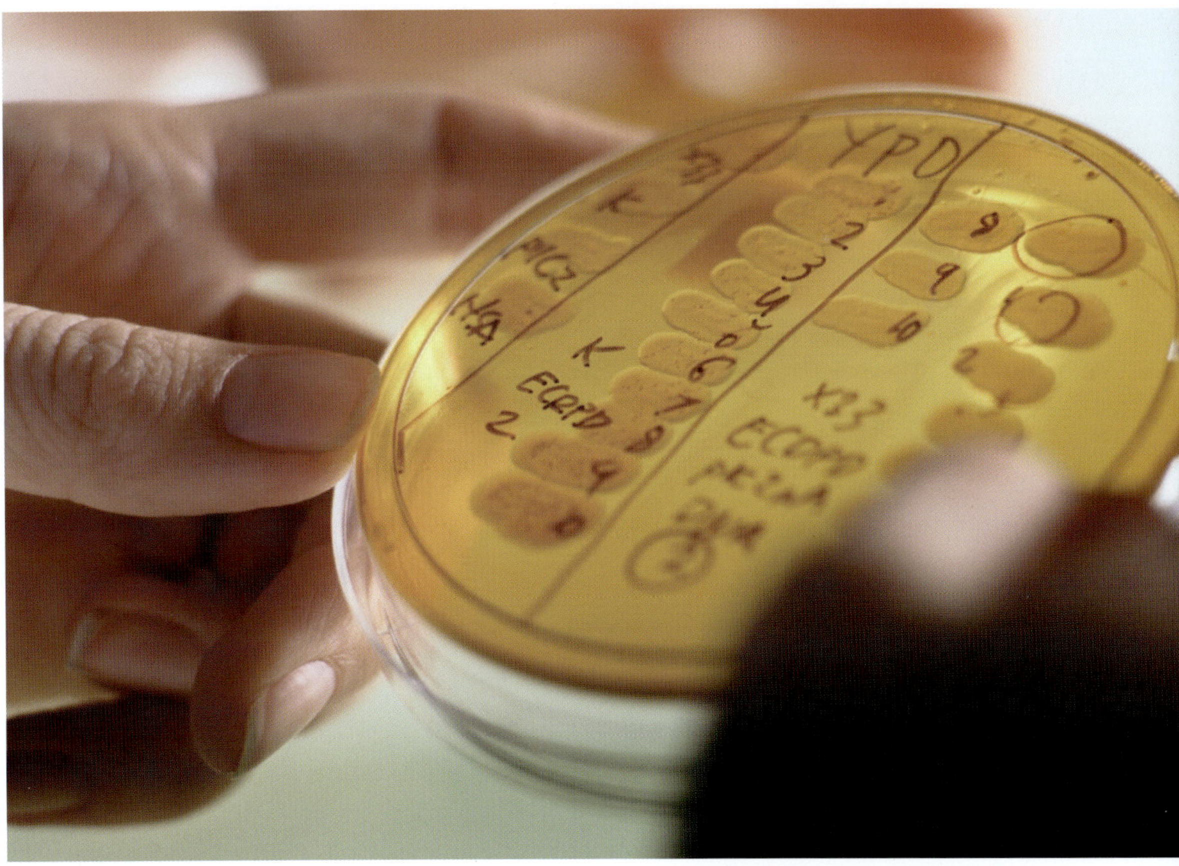

3 혈액 · 조직 기생성 원충류

Note

❶ 톡소포자충(*Toxoplasma gondii*)

세계 전역에 널리 분포하며, 특히 열대, 아열대, 유럽, 남북미에 많다. 고양이과 동물이 숙주이다.

영양형(급분열소체, tachyzoite), **포낭**(cyst), **난포낭**(oocyst)의 형태를 취하며 모두 감염성을 가진다(**그림 11-6**). 고양이과 동물의 작은창자(소장) 점막상피세포에서 무성생식 혹은 유성생식에 의해 난포낭을 형성하며 분변으로 배출된다. 그 분변에 오염된 음식물을 사람이 섭취함으로써 **경구감염**을 일으킨다.

톡소포자충증(toxoplasmosis)

인수공통감염병의 하나이다. 또한 사람을 포함한 고양이과 외의 포유류(돼지, 개, 양 등)나 조류에게도 마찬가지로 감염된다. 고양이의 분변은 약 1% 정도 난포낭의 배출이 확인된다고 한다. 사람은 난포낭, 포낭이 기생하는 생고기(돼지, 양, 소 등)를 섭취해도 경구감염을 일으킨다. 특히 임신부가 톡소포자충에 감염되면 모체 내에서 증식한 감염성이 있는 영양형(급분열소체; 가는 초승달 모양)이 태반을 경유하여 태아에게 감염된다(**태반감염**).

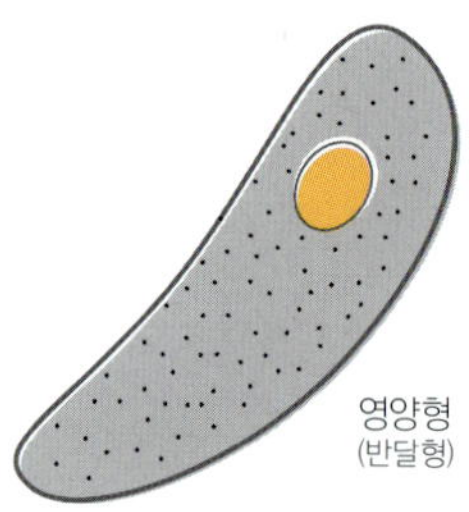

[그림 11-6] 톡소포자충

성인의 경우 증상 없이 경과하는 **무증상감염**(불현성 감염)이 대부분이다. 다만, 면역력이 떨어져 있으면 **증상감염**(현성 감염)을 일으켜 급성기에 발열, 발진, 림프절종창, 폐렴, 심근염 등을 나타내고 만성기로 이행하여 망막맥락막염(retinochoroiditis) 등을 일으키기도 한다. 면역결핍(AIDS) 환자가 감염되면 중증의 수막뇌염을 합병한다.

선천성 톡소포자충증은 임신부가 감염되어 증식한 영양형(급분열소체)이 태반을 통과하여 태아에게 감염됨으로써 일어난다. 태아는 유산되거나 사산되는 경우가 많고, 출생하더라도 신생아에게 망막맥락막

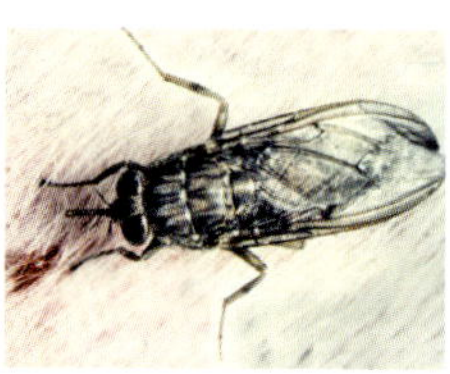

▶체체파리(1)
수면병의 병원충인 파동편모충을 매개하는 체체파리(*Glossina morsitans centralis*)

염, 물뇌증(수두증), 뇌 내 석회화, 정신 · 운동장애 등을 동반한 톡소플라스마성 수막뇌염을 징후로 하는 심각한 증상이 발현된다. 선천성 톡소포자충증을 제외하고 사람에게서 사람으로 감염은 일어나지 않는다.

[진단]

원충이 검출되면 진단을 내린다. 선천성 감염이 의심된 유산 태아의 장기나 혈액, 톡소포자충증이 의심되는 환자의 림프절이나 뇌척수액 등의 스탬프표본을 김자염색하여 검출한다.

혈청학적 검사에서는 색소검사(dye test)가 가장 신뢰도가 높다. 그러나 신선한 원충을 필요로 하기 때문에 검사기관이 한정되어 있다. 키트가 판매되고 있는 라텍스응집반응시험이 가장 실용적이다.

덧붙이자면 임신부의 IgG 항체가 양성일 때는 시간 경과에 따른 항체가의 상승을 확인할 필요가 있다. 뇌척수액 등을 사용한 PCR법에서의 원충 유전체 검출은 거짓음성(위음성)이 많지만, 양성인 경우에는 진단적 가치가 있다.

[치료]

ST 합제 등을 투여하면 신경증상 이외의 증상은 개선된다. 또 부작용이 적은 **아세틸스피라마이신**(acetylspiramycin)은 임신부, 소아, 망막맥락막염 시에 사용된다. 또한, 포낭에 효과적인 치료법은 현시점에는 없다.

[예방]

육식의 경우 충분히 가열하고 조리 시 위생에 주의하도록 한다. 임신부는 고양이와 과도한 접촉을 피하는 것이 중요하다.

Note

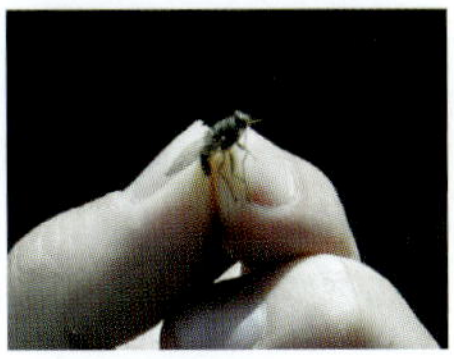

▶체체파리(2)
로데시아파동편모충을 매개하는 체체파리 (*Glossina pallidipes*)

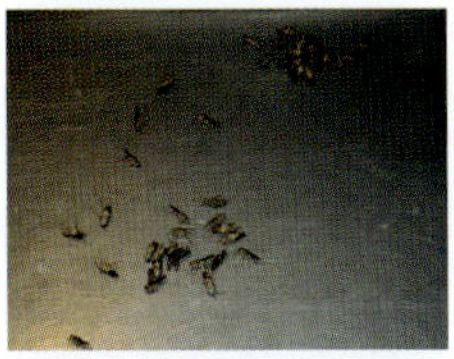

▶체체파리(3)
가사상태의 체체파리(실험실 내 냉각 플레이트 위)

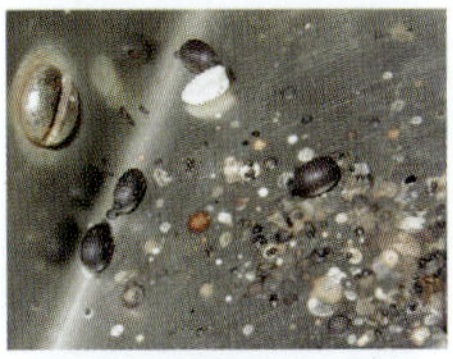

▶체체파리(4)
체체파리의 유충(백색)과 번데기(흑색)(실험실 내에서 사육)

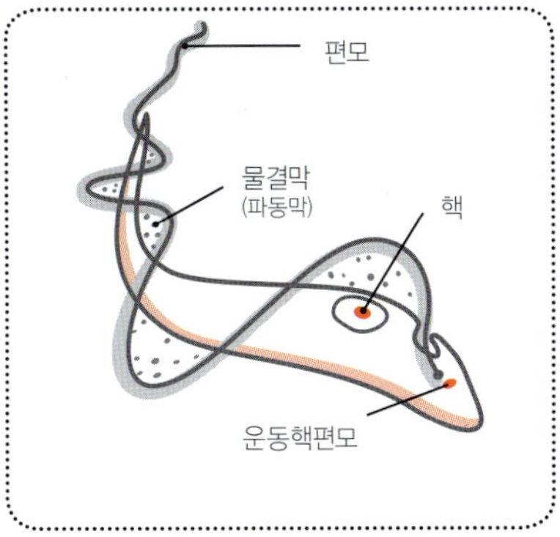

[그림 11-7] 파동편모충

❷ 파동편모충(*Trypanosoma* sp.)

편모를 가진 원충으로 **파동편모충증**(trypanosomiasis)을 일으키는 병원체이다(**그림 11-7**). 모두 우리나라에는 존재하지 않지만, 세계적으로는 매우 중요한 3종류의 병원체가 알려져 있다.

Ⓐ 감비아파동편모충(*T. brucei gambiense*)

아프리카 중서부에 분포한다. 아프리카수면병의 병원체로, 사람(환자)이나 야생동물이 보유하고 있다.

Ⓑ 로데시아파동편모충(*T. brucei rhodesiene*)

아프리카 동남부에 분포한다. 아프리카수면병의 병원체로, 영양 등의 야생동물이 보유하고 있다.

Ⓒ 크루스파동편모충(*T. cruzi*)

멕시코 농촌, 중남미에 분포한다. **샤가스병**의 병원체로, 개, 고양이, 아르마딜로, 박쥐, 여우, 주머니쥐, 붉은쥐, 생쥐, 다람쥐, 돼지 등의 야생동물이 보유하고 있다.

아프리카수면병(African sleeping sickness)

아프리카 파동편모충증이라고도 한다. **체체파리**의 교상에 의해 감비아파동편모충, 로데시아파동편모충이 사람이나 야생동물에 감염된다. **인수공통감염병**이다. 감비아파동편모충증 초기에는 발열이 나타나고 원충은 혈중에서 이분열로 증식하여 뇌척수액으로 침입한 후 증식한다. 발병 후기에는 중추신경증상이 현저해지고 수막뇌염을 일으키며 고열, 의식장애, 기면, 사망의 경과를 따른다. 또한, 로데시아파동편모충증에서는 아프리카수면병보다도 중증으로 급성 경과를 따른다.

샤가스병(Chagas' disease)

아메리카 파동편모충증이라고도 한다. **침노린재**가 흡혈 시에 탈분하여 피부에 부착한 탈분 중의 충체가 피부를 손톱으로 긁었을 때(침노린재의 흡혈부위는 발적이 출현하고 가려워진다)에 들어가 감염된다. 급성

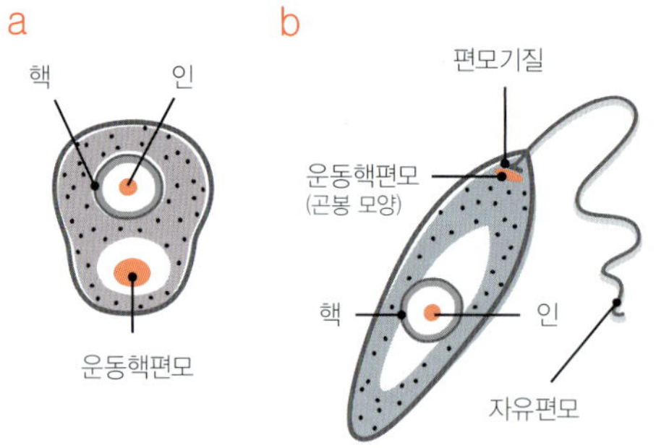

[그림 11-8] 리슈만편모충

a. 인체의 세포(대식세포) 내에 기생하는 무편모형, 2~6×1~3μm

b. 샌드플라이 창자 내에서 관찰되는 전편모형, 길이 10~20μm

Note

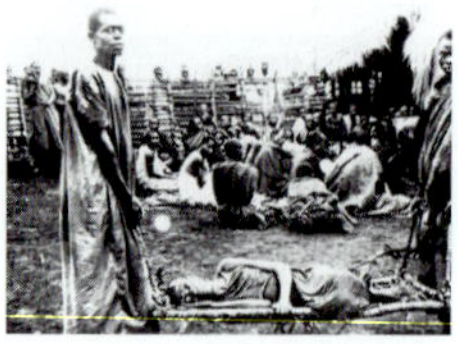

▶아프리카수면병 환자

1892년 코흐(Robert Koch)가 수면병의 대유행지인 우간다 빅토리아호수의 진자(Jinja)에서 촬영한 수면병 환자

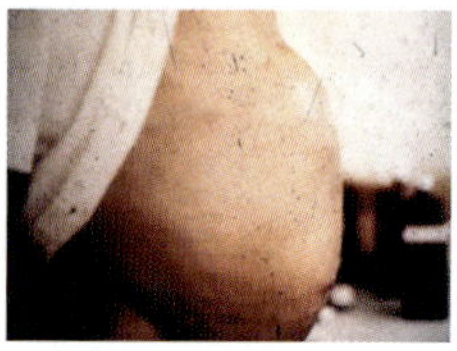

▶거대결장증 환자

샤가스병으로 인해 거대결장증을 합병한 환자(만성기 환자에게서 크루스파동편모충의 검출이 때로는 어렵다)

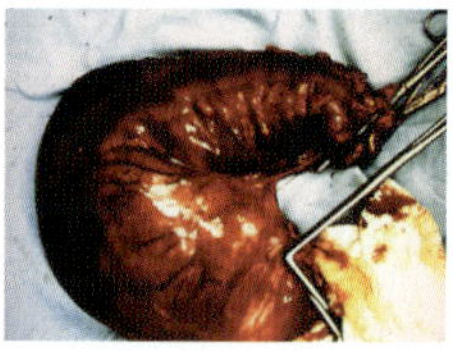

▶적출된 거대결장

샤가스병 환자에게서 적출된 거대결장의 적출부위(대장폐쇄가 일어나 있다)

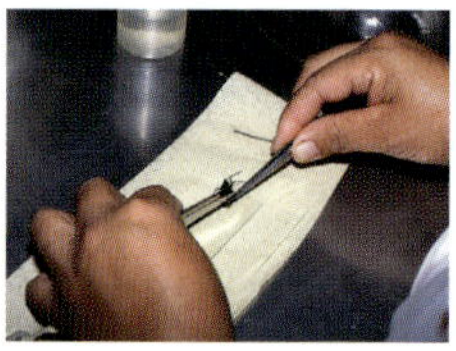

▶크루스파동편모충의 검출

크루스파동편모충을 매개하는 침노린재에서 원충을 검출. 핀셋으로 침노린재 복부를 눌러서 장 내의 변을 슬라이드글라스 위에 덜어 김자염색하여 원충을 검출한다.

Note

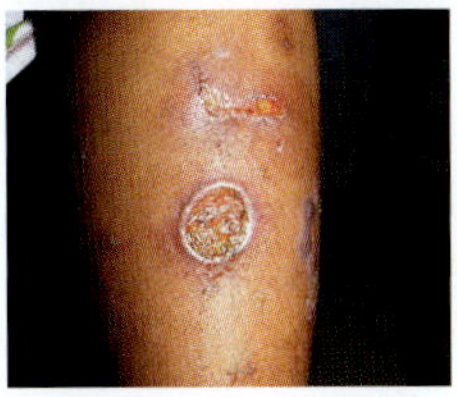

▶피부리슈만편모충증(다리)

리슈만편모충에 감염된 피부리슈만편모충증 환자의 다리(원형 주위의 융기 부위에 원충에 감염된 대식세포가 다수 검출된다)

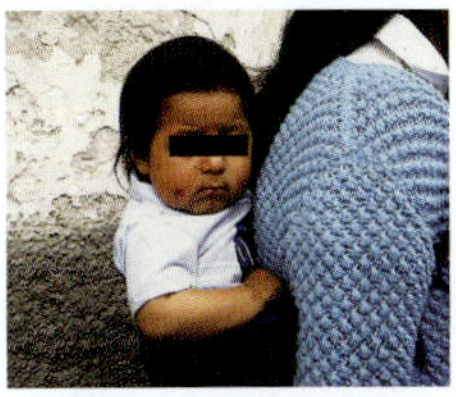

▶피부리슈만편모충증(볼)

얼굴의 볼에 생긴 피부리슈만편모충증(볼의 검은색 부위)

자유생활성 아메바

외부 환경에서 자유롭게 생활하고 있는 아메바로, 그 일부는 사람에게 병원성을 가진다. 가시아메바 외에 파울러 자유아메바(*Naegleria fowleri*) 등이 있다. 파울러 자유아메바는 토양이나 담수에 서식하고 있으며 수영이나 목욕 시에 사람의 코안으로부터 후각신경을 통해 뇌에 침입하여 갑작스러운 두통과 발열을 나타내며 치명적인 아메바성 수막뇌염을 일으킨다. 치료는 매우 어렵다.

기에는 국소의 발적과 림프절종창, 고열을 나타내고 만성기에는 식도(**거대식도**), 대장(**거대결장**), 심장(**심실비대**) 등의 장애가 진행하여 죽음에 이르기도 한다.

❸ 리슈만편모충(*Leishmania* sp.)

편모를 가진 원충으로 사람에게 감염되는 것은 3종류이다(**그림 11-8**). 모두 세계적으로 널리 분포하며 열대·아열대 지역에도 많다. 사람은 **샌드플라이**의 흡혈과 자상에 의해 원충이 매개되어 감염된다.

유행지역과 증상 등에 따라 다음과 같이 분류된다.

Ⓐ 도노반리슈만편모충(*L. donovani*)

인도, 아프리카, 지중해연안, 중동지역, 중국, 중남미에 분포한다. **내장리슈마니아증**(칼라아잘)의 병원체이다.

Ⓑ 피부리슈만편모충(*L. tropica*)

서아시아, 지중해연안, 인도, 러시아, 아프리카에 분포하며, **피부리슈만편모충증**의 병원체이다.

Ⓒ 브라질리슈만편모충(*L. braziliensis*)

브라질, 페루, 볼리비아, 베네수엘라 등 주로 남미에 분포하며, **점막피부리슈만편모충증**의 병원체이다.

◘ 내장리슈마니아증(칼라아잘, kala-azar)

도노반리슈만편모충이 간, 지라, 골수 등의 그물내피계 세포, 특히 대식세포 내에 기생 및 분열하여 증식한다. 고열, 빈혈, 백혈구감소, 간비대, 지라비대 등을 일으키며 만성기에는 피부가 까매지기 때문에 **흑열병**(black fever)이라고도 한다.

◘ 피부리슈만편모충증(cutaneous leishmaniasis)

리슈만편모충이 피부, 피부밑조직의 대식세포 내에서 증식하여 종양을 형성한다. **열대궤양**(tropical sore)이라고도 한다.

◘ 점막피부리슈만편모충증(mucocutaneous leishmaniasis)

아메리카 점막피부리슈만편모충증이라고도 한다. 브라질리슈만편모충에 의한 감염병으로, 처음에는 피부리슈만편모충증으로서 시작되어 코안·인두 등으로 전이되고 피부와 점막에 괴사성 육아종을 형성하여 조직결손에 이르기도 한다.

❹ 쿨베르손 가시아메바(*Acanthamoeba culbertsoni*)

토양과 담수에서 서식하는 자유생활성 아메바의 일종이다. 영양형과 포낭형이 있다. 콘택트렌즈 사용자에게 각막염(아메바성 각막염)을 일으킨다. 콘택트렌즈 보존액에서 증식하여 그 렌즈를 통해 각막에 감염되며 눈통증, 결막충혈 등을 나타낸다.

또 면역력이 떨어진 환자에게 뇌염을 일으키는 것이 있다(피부의 창상을 통해 혹은 기도를 통해 침입하여 혈행성으로 뇌에 도달한다).

❺ 열원충(*Plasmodium* sp.; 말라리아원충)

말라리아의 병원체 원충이다. 주로 **열대**, **아열대지역**에 분포한다. 현재 우리나라에는 유행하고 있지 않지만, 유행지에서 감염되어 국내에서 발병하는 **수입 말라리아**가 매년 발생하고 있다. 세계적으로 보면 매년 3~4억 명이 걸리고 150~270만 명이 사망했으며 **약물내성 말라리아**의 출현에 의해 치료가 어려운 예가 증가하고 있다.

열원충에는 **열대열원충**(*P. falciparum*), **삼일열원충**(*P. vivax*), **사일열원충**(*P. malariae*), **난형열원충**(*P. ovale*)의 4종류가 있으며 각각 잠복기나 증상의 중증도에 차이가 있다. 열대열말라리아(falcifarum malaria)가 가장 중증이다.

말라리아(malaria)

말라리아에 감염된 사람의 혈액을 흡혈한 **학질모기**가 감염되고 그 모기의 매개에 의해 다른 사람이 감염된다(p.85 참조). 이렇게 하여 감염이 확대된다. 사람에게서 사람으로는 감염되지 않는다. 그러나 수혈이나 주삿바늘 돌려쓰기에 의한 기계적 전파가 일어날 수 있다.

말라리아의 특징적인 증상인 발열발작은 원충의 적혈구 내 증식 주기에 동조해서 일어난다. 즉, 감염 적혈구가 파괴되어 분열소체(merozoite)가 혈액 중으로 방출될 때 발열을 일으키며 분열소체가 새로 적혈구에 침입을 마쳤을 때 해열된다.

발열(39~41℃)은 오한전율을 동반하여 급격하게 일어나 2~4시간 계

Note

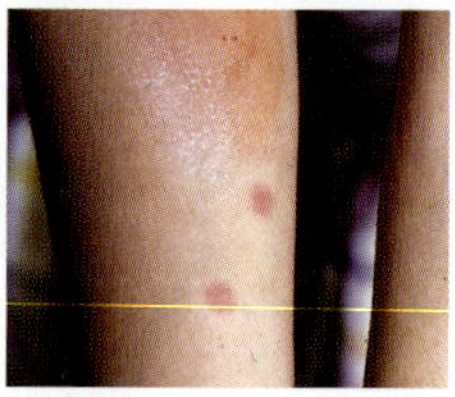

▶피부반응

리슈만편모충에 대한 항체를 가지고 있는 경우에는 가려움을 동반한 심한 반응반이 나타난다.

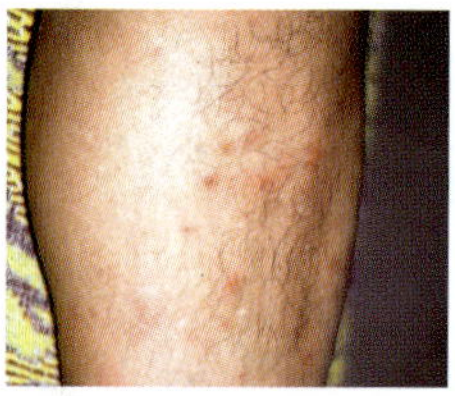

▶샌드플라이에 물린 직후의 환부

샌드플라이에 물린 직후의 가려움을 동반한 피진. 모기에 물렸을 때와 비교하여 가려움이 1~2주간 정도 지속되는 경우가 있다.

말라리아의 잠복기간

- 열대열말라리아 : 8~4일
- 삼일열말라리아 : 12~17일
- 사일열말라리아 : 18~40일
- 난형열말라리아 : 16~18일

또한, 삼일열과 난형열 말라리아에는 수면소체(hypnozoite)를 형성하기도 하므로 수년간의 잠복기간 후에 재발하는 경우가 있다.

속된다. 구역질 · 구토, 두통, 근육통 등을 동반하기도 한다. 이 증상이 삼일열말라리아, 난형열말라리아에서는 약 48시간마다, 사일열말라리아에서는 약 72시간마다 반복된다. 열대열말라리아에서는 36~48시간마다 반복되지만, 적혈구 내 증식주기가 동조해 있지 않기 때문에 발열이 지속된다. 발열발작이 없을 때에는 평열을 유지한다.

만성기에 이르면 발열발작은 약해지지만, 빈혈(다수의 적혈구를 파괴하기 때문), 지라비대(파괴된 적혈구를 처리하기 위해), 간비대(간세포를 파괴하기 때문)가 일어난다.

열대열말라리아는 증상이 심하고 급격하게 진행하여 뇌장애, 콩팥장애, 허파부종, 저혈당, 파종혈관내응고(DIC), 쇼크 등을 합병하여 사망하는 경우가 있다.

[진단]

외국여행력(말라리아 유행지에서의 귀국자), 증상(오한전율을 동반한 발열, 두통, 근육통 등), 일반검사 소견(빈혈, 혈소판 감소, LDH 상승, 간기능장애, 빌리루빈 상승, 저혈당, CRP 양성 등)에서 말라리아를 의심한다. 말초혈을 김자염색한 도말표본을 만들고 현미경 검사를 하여 원충을 검출한다. 신속진단법(말초혈 도말표본의 아크리딘오렌지염색에 의한 원충의 검출)도 있다.

[신고]

말라리아는 감염병의 예방 및 관리에 관한 법률에서 **제3군 감염병**으로 지정되어 있으며 진단 즉시 가까운 보건소에 신고해야 한다.

[치료]

클로로퀸, 퀴닌, ST 합제(트리메토프림과 술파메톡사졸), 판시다(fansidar), 메플로퀸 중 하나로 치료한 후 삼일열말라리아, 사일열말라리아, 난형열말라리아에서는 근치요법으로서 **프리마퀸**을 사용한다. **클로로퀸**이나 **판시다** 등의 약물에 내성을 나타내는 열대열원충도 출현하고 있다. 열대열말라리아의 중증 환자에 대한 응급치료로서 **글루콘산 퀴닌**의 점적 정맥주사가 이루어진다.

[예방]

유행지에서는 모기에 물리지 않도록 하는 것이 가장 중요하다. 특히

Note

수면소체(hypnozoite)
삼일열원충과 난형열원충의 포자소체(sporozoite) 일부는 사람의 간세포 내로 침입한 후 바로 발육하지 않는 수면소체를 형성한다. 감염 후 수십년이 지나 재발하는 원인이 된다.

말라리아 유행지
가장 심한 오염지역은 사하라 이남의 해발 1,000m 이하, 연간 강수량 2,000mm를 넘는 삼림인 사바나지대이다. 아프리카 이외에 환자 발생 수가 많은 곳은 인도, 동남아시아, 중남미이다.

말라리아의 발열주기
삼일열말라리아는 48시간(2일) 주기, 사일열말라리아는 72시간(3일) 주기인데, 병명과 실제 발열주기가 다른 것은 발열 첫날을 제1병일로 계산하기 때문이다.

말라리아 감염에 의한 인플루엔자 유사증상
건강한 사람이 말라리아에 감염되면 초기증상은 인플루엔자 유사증상을 나타내는 경우가 있다. 열대열말라리아에 감염되면 그 수일간 증상은 격렬하게 변화하여 심각해지는 경우가 있다. 유행지를 벗어나 2주간 정도에 이러한 증상이 있으면 귀국 후 의사에게 외국여행력을 전달하는 것이 중요하다.

학질모기가 흡혈활동을 하는 저녁 무렵부터 아침까지 외출을 피한다. 외출하는 경우에는 밝은 색의 긴 상의, 긴 바지를 입고 노출부위에 곤충기피제를 사용한다. 실내에서는 살충제를 뿌린 모기장을 사용한다. 모기향, 살충제의 분무도 효과적이다.

Note

[예방 약물]

WHO는 **클로로퀸 단독**, **클로로퀸과 프로구아닐의 병용**, **메플로퀸**, **독시사이클린**의 사용을 권장하고 있다. 클로로퀸 내성 열대열말라리아의 유행지에서는 메플로퀸이 가장 많이 사용되고 있으며 약물알레르기 때문에 메플로퀸을 복용할 수 없는 경우에는 독시사이클린이 사용된다.

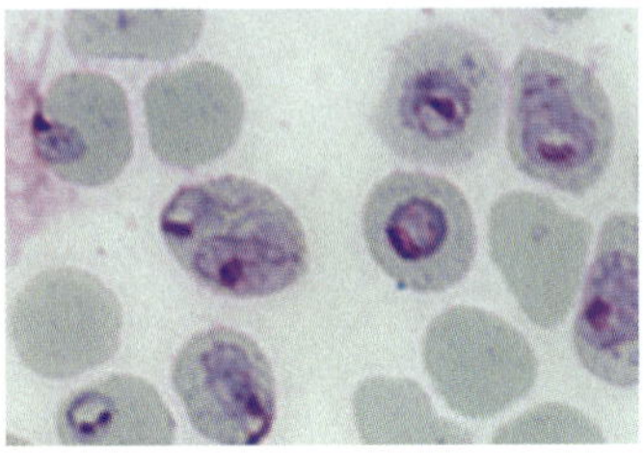

▶ 말라리아원충

적혈구에 감염된 말라리아원충(*Plasmodium berghei*)의 고리체, 영양체. 열대열말라리아와 같이 다른 발육단계의 원충이 관찰된다.

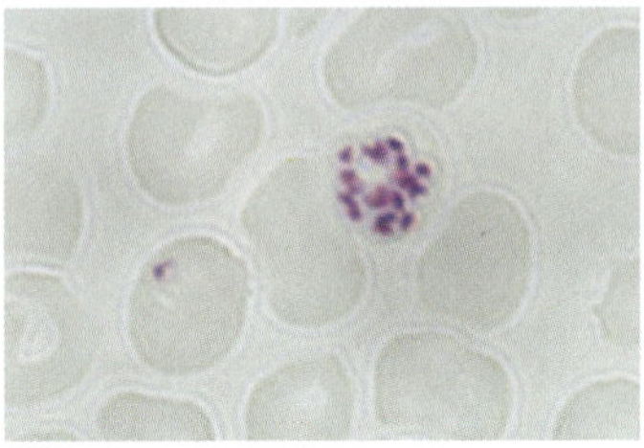

▶ 열대열말라리아원충

적혈구에 감염된 열대열말라리아원충(*Plasmodium falciparum*)의 고리체, 영양체. 다른 발육단계의 원충이 관찰된다.

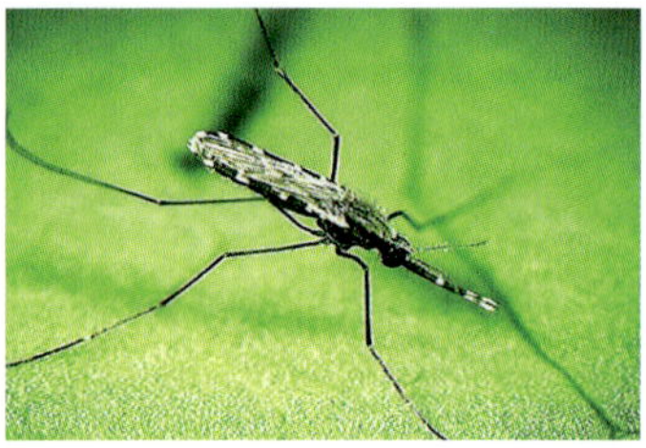

▶ 작은학질모기

열대열말라리아원충, 삼일열말라리아원충, 사일열말라리아원충을 매개하는 작은학질모기(*Anopheles minimus*) 암컷 성체. 성충 날개에는 백색과 흑색의 선명한 줄무늬가 있다.

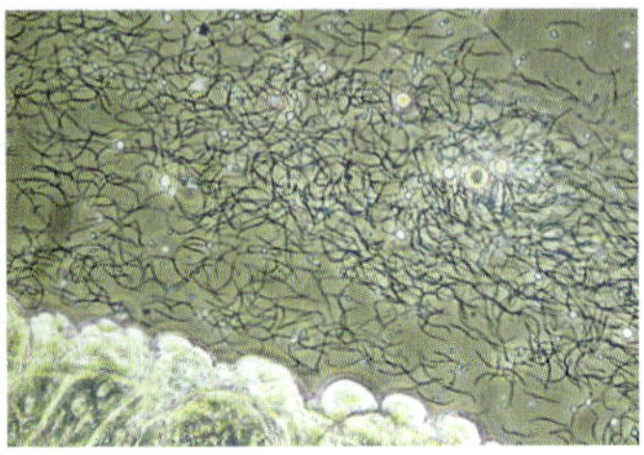

▶ 말라리아원충의 포자소체

말라리아원충(*Plasmodium berghei*)의 포자소체. 원충의 자성·웅성 생식모체를 혈액과 함께 흡혈한 모기 중간창자 내에서 생식체, 접합체, 충양체, 그리고 모기의 중간창자벽을 관통하여 성숙 낭포가 중간창자 기저막 아래에 만들어진다. 성숙 낭포에서 다수의 포자소체가 방출되어 모기의 침샘으로 이동해서 성숙 포자소체는 다음의 흡혈을 기다린다.

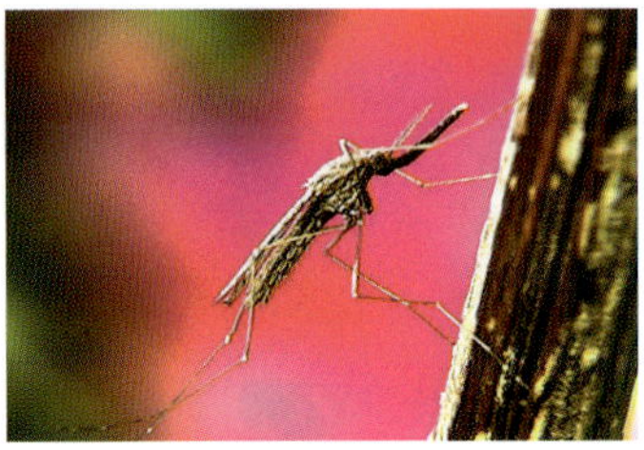

▶ 중국얼룩날개모기

삼일열말라리아원충을 매개하는 중국얼룩날개모기(*Anopheles sinensis*) 암컷 성충. 약 45도 각도로 있는 성충은 뒷다리를 높이 드는 습성이 있다.

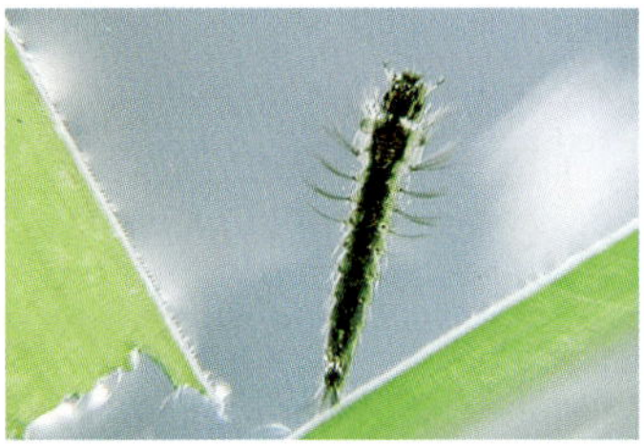

▶ 중국얼룩날개모기의 유충

중국얼룩날개모기(*Anopheles sinensis*)의 유충. 수면 위에 평행하게 떠올라 호흡하는 유충은 수면상의 부유물을 주로 먹는다.

제12장

주요 병원성 바이러스와 바이러스 감염병

1. DNA 바이러스
2. RNA 바이러스
3. 간염바이러스

[학습목표]

- 두창바이러스와 두창에 대해 설명할 수 있다.
- 단순헤르페스바이러스, 수두대상포진바이러스에 대해 설명할 수 있다.
- 거대세포바이러스의 기회감염에 대해 설명할 수 있다.
- 아데노바이러스와 인두결막염, 유행각막결막염에 대해 설명할 수 있다.
- 폴리오바이러스와 폴리오에 대해 설명할 수 있다.
- 로타바이러스와 설사에 대해 설명할 수 있다.
- 노로바이러스와 급성 위장염에 대해 설명할 수 있다.
- 뎅기바이러스, 황열바이러스, 일본뇌염바이러스에 대해 설명할 수 있다.
- 웨스트나일바이러스와 웨스트나일열, 웨스트나일뇌염에 대해 설명할 수 있다.
- 인플루엔자바이러스와 인플루엔자에 대해 설명할 수 있다.
- 홍역바이러스와 멈프스바이러스에 대해 설명할 수 있다.
- 중증급성호흡증후군(SARS) 코로나바이러스에 대해 설명하고 그 병원감염대책의 기본을 이해할 수 있다.
- 바이러스성 출혈열(에볼라출혈열, 마버그출혈열, 콩팥증후성 출혈열, 크리미아콩고열, 라사열)에 대해 설명할 수 있다.
- 사람면역결핍바이러스(HIV)와 AIDS에 대해 이해하고 그 병원감염대책의 기본을 알 수 있다.
- A형, B형, C형, D형, E형 간염바이러스에 대해 설명할 수 있다.

주요 용어해설

- **봉입체(포함체, inclusion)** : 비정상적인 물질이 모여서 형성되는 세포 내의 이염색성 영역으로, 능동적 기능이 없는 소체이다. 바이러스나 클라미디아 감염 또는 중금속중독이 원인이 되어 형성되기도 한다.

- **불연속변이(항원변위, antigenic shift)** : 2가지 이상의 다른 바이러스주 또는 바이러스에 유래하는 표면 항원이 조합되어 새로운 아형의 바이러스가 형성되는 일련의 과정으로, 인플루엔자 바이러스에서 자주 관찰된다.

- **비말감염(droplet infection)** : 보균자나 증상이 있는 환자 또는 이미 감염되어 있는 사람의 호흡에서 나온 지름 10μm 또는 그 이하의 액체 입자에 떠 있는 병원체를 흡입함으로써 감염되는 것을 말한다.

- **성매개병(sexually transmitted infection, STD)** : 성행위를 통해 감염되는 질병을 일컫는 말이다.

- **역전사효소(reverse transcriptase)** : RNA 의존성 DNA 중합효소(RNA-dependent DNA polymerase)를 말한다. 역전사반응(reverse transcription)을 매개하는 효소이다.

- **연속변이(항원변이, antigenic drift)** : 면역계통에 의해 인식되는 바이러스유전체의 돌연변이가 무작위적으로 축적되는 과정을 말한다. 이러한 축적에 의해 바이러스의 항원성이 현저하게 변화되어 면역계통에 의한 공격으로부터 벗어나는 경우가 있다.

- **인터페론(interferon)** : 동물 체내에서 병원체(특히 바이러스)나 종양세포 등의 이물질 침입에 반응해서 세포가 분비하는 단백질을 말한다. 바이러스 증식 억제나 세포증식 억제, 면역계통 및 염증 조절 등의 작용을 하는 사이토카인의 일종이다.

- **잠복감염(latent infection)** : 임상적으로 확인되는 증상을 나타내지 않고 체내에 병원체가 존속해 있는 상태이며, 지속감염의 일종이다.

1 DNA 바이러스

❶ 폭스바이러스과(*Poxviridae*)

바이러스 중에서 가장 크다(지름이 300nm를 넘는다). 형태는 벽돌 모양~계란 모양으로, 내부에 거대한 이중가닥 DNA를 가지며, 가장 바깥층에 바깥막(외막)을 가진다(**그림 12-1**). 감염 세포의 세포질 내에서 증식한다.

Ⓐ 두창바이러스(smallpox virus)

두창(variola; **천연두**라고도 함)은 폭스바이러스과 오소폭스바이러스속(orthopoxvirus)에 속하는 **두창바이러스**에 의한 감염병이다. 두창백신을 효과적으로 접종함으로써 지구상에서 **근절**된 유일한 질병으로, WHO가 1980년 근절을 선언했다. 근절에 큰 역할을 한 예방접종(종두)에 이용된 **두창백신**은 두창바이러스와 교차항원을 갖는 **우두바이러스**(vaccinia virus; 오소폭스바이러스속)이다. 이 두창백신의 접종으로 수만 분의 몇 비율로 예방접종 후 뇌염 등의 중증 합병증을 일으키고 사망하는 경우도 있었다. 두창의 근절로 현재는 두창백신의 접종은 폐지되었다. 그러나 최근 생물테러에 두창바이러스가 이용될 위험성이 지적되면서 부작용이 적은 두창백신의 제조 및 비축을 시작하고 있는 국가도 있다.

Note

우두바이러스(vaccinia virus)
두창의 예방접종에 사용된 약독화 생백신의 바이러스이다.

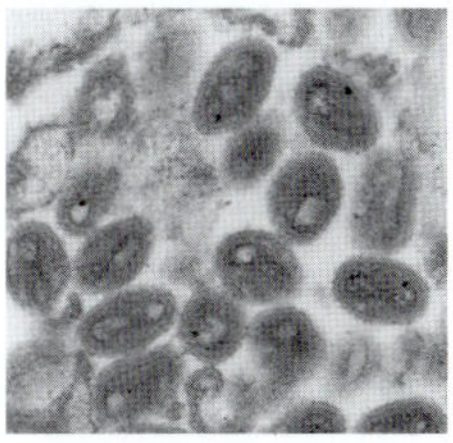

▶두창바이러스

두창바이러스는 **비말감염**(droplet infection)에 의해 기도로 침입하여 국소 림프절을 거쳐 전신으로 퍼진다. 잠복기간은 7~17일로, 급격한 발열, 두통, 오한으로 발병한다. 계속해서 피부 및 점막에 발진이 출현하고, 입안, 인두에서 얼굴, 팔다리, 전신으로 퍼진다. 발진은 홍반, 구진, 물집(수포), 고름물집(농포), 딱지(가피), 비늘(낙설) 순으로 규칙적으로 진행된다. 감염력이 매우 높고 중증화되기 쉬우며 사망률도 높다.

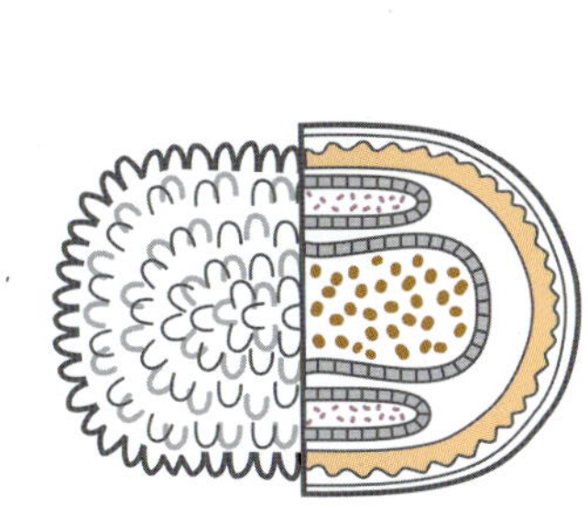

[그림 12-1] 폭스바이러스과

두창은 감염병의 예방 및 관리에 관한 법률에서 **제4군 감염병**으로 지정되어 있다. 중증 수두(나중에 설명)와의 감별이 중요하다.

Ⓑ 원숭이두창바이러스(monkeypox virus)

원숭이두창바이러스는 사람에게 두창(천연두)과 비슷한 감염병을 일으킨다(**사람원숭이두창**). 잠복기간은 7~12일이며 발진, 발한, 두통, 오한, 인두통, 림프절종창으로 발병한다. 두창과 비슷한 피부 병변이 나타나기 때문에 사람원숭이두창과 두창을 임상적으로 구별할 수 없다.

원숭이두창바이러스는 아프리카에 서식하는 설치류 등의 야생동물이 보유하고 있으며, 이들과 접촉한 원숭이 등의 동물에게 감염을 일으킨다. 사람에게는 **바이러스 보유 동물**에 물리거나 그 혈액 및 체액에 접촉하면 감염된다(비말감염은 확인되고 있지 않다). 중앙 · 서아프리카에서 산발적으로 유행하고 있으며, 사람에게서 사람으로도 감염된다. 2003년에는 미국의 애완동물매장에서 아프리카산 설치류로부터 프레리도그가 원숭이두창바이러스에 감염되고 그 프레리도그를 통해 사람으로 감염이 확산되면서 미국에서 사람원숭이두창이 유행했다(**수입감염병**). 사람원숭이두창은 두창백신을 접종하면 예방이 가능하다.

Ⓒ 전염물렁종바이러스(molluscum contagiosum virus)

전염물렁종(mulluscum contagiosum)은 폭스바이러스과 몰루스키폭스바이러스속(molluscipoxvirus)으로 분류되는 **전염물렁종바이러스**에 의한 감염병이다. 손바닥, 발바닥을 제외한 몸통, 음부, 팔다리의 피부에 생기는 부드러운 무통성 결절로, 흔히 '**물사마귀**'라고도 한다. 주로 소아의 질병이다. 성행위나 스포츠 등에 의한 접촉, 수건 등을 통해 감염이 확산되기도 한다.

[치료]

핀셋 등으로 절제하거나 질산은 또는 액체질소 등으로 동결절제한다. 흉터를 남기지 않고 치유된다.

❷ 헤르페스바이러스과(*Herpesviridae*)

헤르페스바이러스과의 바이러스는 **α, β, γ 헤르페스아과**로 분류된다(표 12-1). 사람에게 감염되는 것은 **단순헤르페스바이러스 1형, 2형, 수두대상포진바이러스, 거대세포바이러스, 엡스타인-바바이러스**(EBV), **사람헤르페스바이러스 6형, 7형, 8형**이다.

Note

두창이 근절된 이유

① **사람에게만 감염된다**(두창바이러스를 보유하는 동물이 사람 이외에는 없다).

② **무증상감염**(불현성 감염)**이 없다.**

③ **유효한 백신이 있다.**

무증상감염이 없고 두창 환자가 있는 곳에만 두창바이러스가 존재하기 때문에 그 주위에 백신접종을 시행함으로써 바이러스의 전파를 저지할 수 있었다.

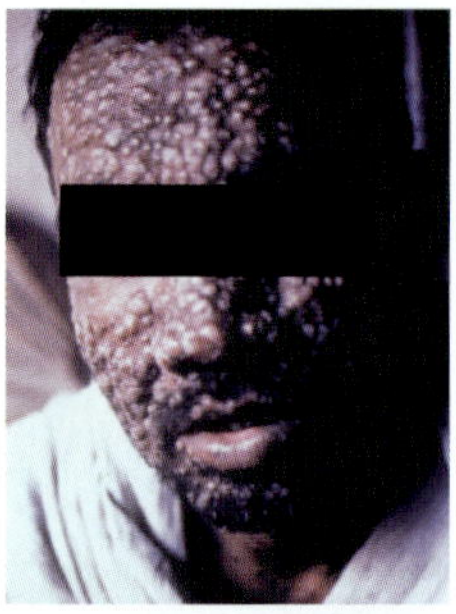

▶두창 환자의 피부병변

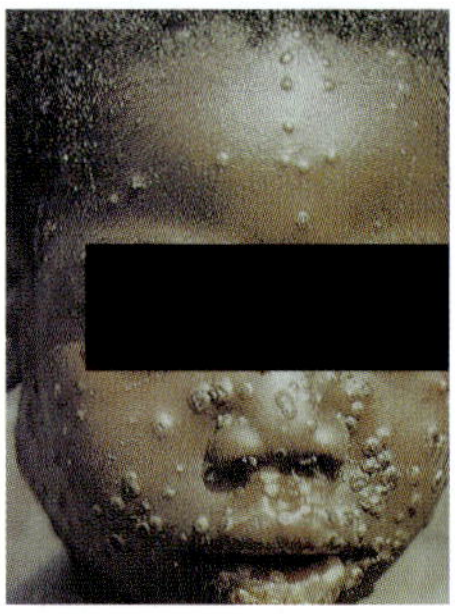

▶원숭이두창바이러스 감염병(사람원숭이두창) 환자의 피부병변.

콩고민주공화국의 환자이다. 피부증상만으로는 두창과 구별되지 않는다.

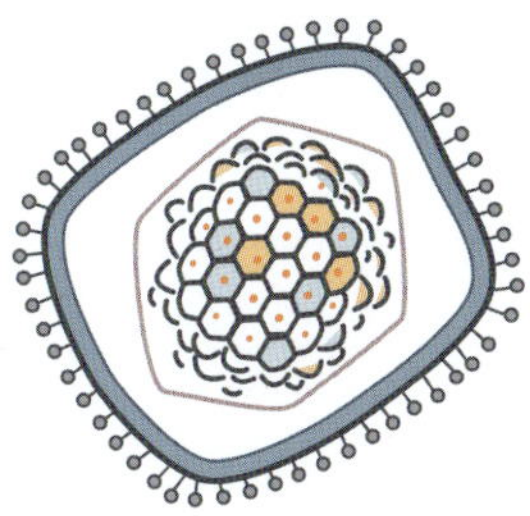

[그림 12-2] 헤르페스바이러스과

헤르페스바이러스는 지름 120~200nm이며, 거의 공 모양, 정이십면체의 껍질(피각)을 가지며, 내부에 선 모양의 이중가닥 DNA, 바깥쪽에 외피를 가진다(**그림 12-2**). 숙주에 한 번 감염되면 **지속감염** 및 **잠복감염**을 일으키는 것이 특징이다. 숙주의 세포에 감염되면 바이러스 유전자가 핵 안으로 들어가 초기 및 후기 단백질 합성을 억제하는 전초기 단백질이 합성된다. 이어서 주로 DNA 합성에 관여하는 전기 단백질, 그리고 바이러스입자를 구성하는 후기 단백질이 합성된다. 핵 내에서, 이어서 세포질 내에서 바이러스입자가 조립되어 세포 밖으로 방출된다(**그림 12-3**).

[표 12-1] 헤르페스바이러스과

<table>
<tr><th>아과</th><th>특징</th><th>바이러스학명</th><th>일반명</th></tr>
<tr><td rowspan="3">α 헤르페스바이러스</td><td rowspan="3">신경계 조직 친화성이 있어서 감각신결절에 잠복한다. 바이러스성 티미딘인산화효소를 발현하고, 항바이러스제인 아시클로버에 의해 증식이 억제된다.</td><td>human herpesvirus 1</td><td>단순헤르페스바이러스 1형
herpes simplex virus type 1(HSV-1)</td></tr>
<tr><td>human herpesvirus 2</td><td>단순헤르페스바이러스 2형
herpes simplex virus type 2(HSV-2)</td></tr>
<tr><td>human herpesvirus 3</td><td>수두대상포진바이러스
varicella-zoster virus(VZV)</td></tr>
<tr><td rowspan="3">β 헤르페스바이러스</td><td rowspan="3">분비샘, 그물내피세포계 세포, 콩팥, 허파 등에 지속감염된다.</td><td>human herpesvirus 5</td><td>거대세포바이러스 cytomegalovirus(CMV)</td></tr>
<tr><td>human herpesvirus 6</td><td>사람헤르페스바이러스 6
human herpesvirus-6(HHV-6)</td></tr>
<tr><td>human herpesvirus 7</td><td>사람헤르페스바이러스 7
Human herpesvirus-7(HHV-7)</td></tr>
<tr><td rowspan="2">γ 헤르페스바이러스</td><td rowspan="2">T세포나 B세포 중 하나에 감염되는 경우가 많다. 림프계 조직에 잠복감염되는 종양바이러스이다.</td><td>human herpesvirus 4</td><td>엡스타인-바바이러스
Epstein-Barr virus(EBV)</td></tr>
<tr><td>human herpesvirus 8</td><td>카포시육종 관련 헤르페스바이러스
Kaposi's sarcoma-associated herpesvirus(KSHV)</td></tr>
</table>

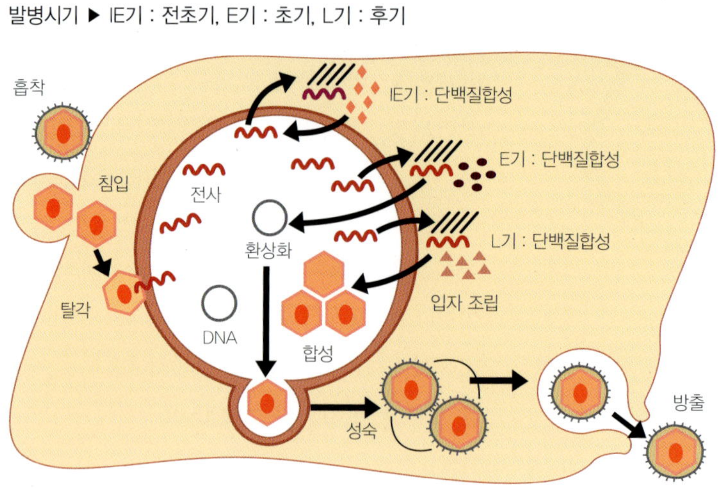

[그림 12-3] 헤르페스바이러스의 증식주기

Ⓐ 단순헤르페스바이러스 1형·2형(herpes simplex virus type 1·2, HSV-1·2)

단순헤르페스바이러스에는 1형과 2형이 있다. 1형은 주로 입술, 눈 등에 감염되는 반면에 2형은 주로 음부에 감염된다. **신경계 조직과 친화성**이 강하고, 입술, 눈, 음부 등의 점막에 감염되어 감염 부위에서 수포성, 궤양성 병변을 일으킨다. 그 과정에서 감각신경인 삼차신경이나 척수뒤뿌리신경을 상행성으로 이동하여 삼차신경절이나 척수뒤뿌리신경절로 들어가 잠복감염(latent infection)된다. 일단 감각신경절에 잠복감염되면 숙주의 면역력 저하 등 각종 원인에 의해 감각신경을 하행성으로 이동하여(**재활성화**, reactivation) 다음의 질환을 **재발**(recurrence)한다.

Note

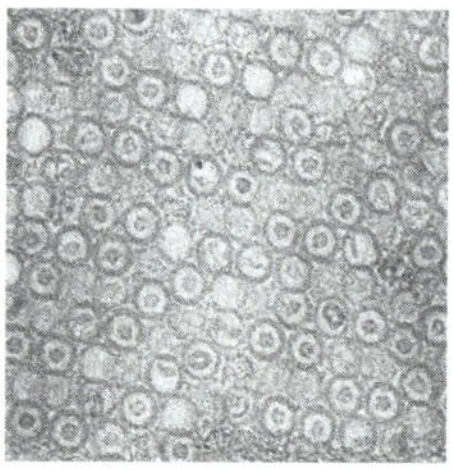

▶단순헤르페스바이러스

◘ 급성 잇몸입안염(급성 치은구내염, acute gingivostomatitis)

HSV-1의 첫 감염으로 입안에 궤양성 병변이 출현하고 발열을 동반하는 경우가 많다. 보통 1주일 이내에 치유되며 소아기에 발병한다.

◘ 입술헤르페스 · 눈꺼풀헤르페스

입술이나 눈의 주변에 작은 물집을 형성하여 2~3일 후 딱지(가피)가 되어 치유된다. 삼차신경절에 잠복해 있던 HSV-1의 재활성에 따른 것이다.

Note

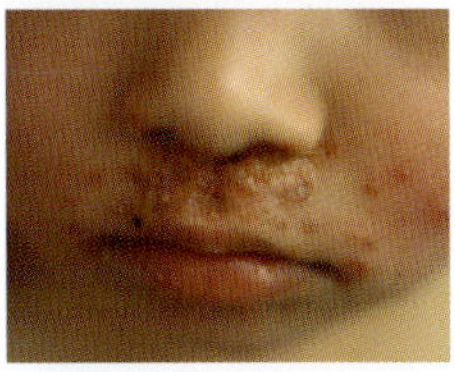

▶입술헤르페스

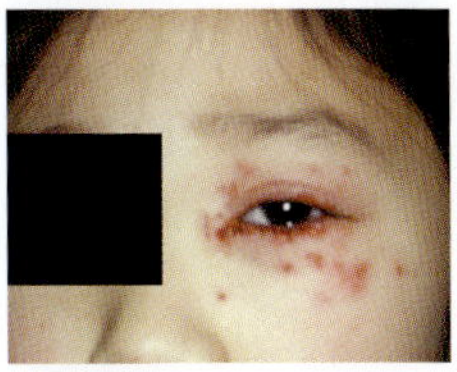

▶눈꺼풀헤르페스(1)

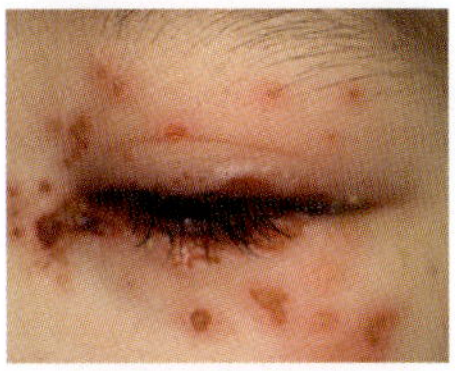

▶눈꺼풀헤르페스(2)

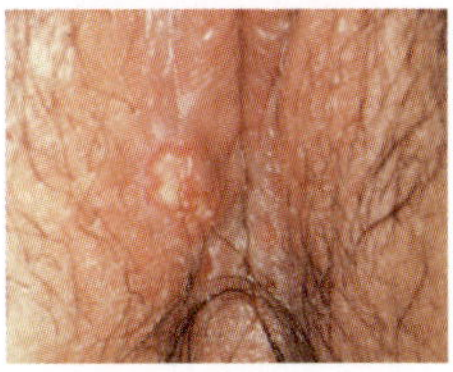

▶성기헤르페스

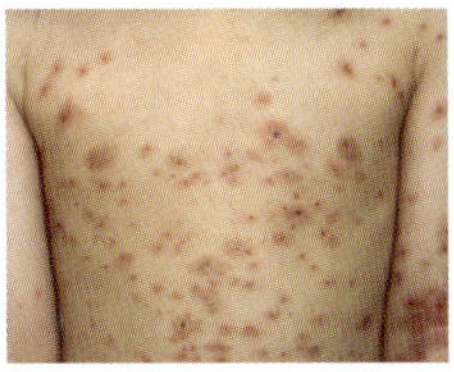

▶카포시수두모양발진

아토피피부에 합병되는 경우가 많은 HSV-1의 전신성 피부 감염병이다.

◘ 각막헤르페스

각막염을 일으킨다. 삼차신경절에 잠복해 있던 HSV-1이 재활성화되고 안구에 부착하여 각막에 염증을 일으킨다. 각막에 궤양, 부종, 혼탁을 일으켜 실명에 이르는 경우도 있다.

◘ 헤르페스뇌염(herpes encephalitis)

삼차신경절에 잠복해 있던 HSV-1이 재활성화하여 드물게 상행성으로 이동해서 뇌에 도달하여 뇌염을 발병하기도 한다. 적절하게 치료하지 않으면 사망하거나 후유증을 남긴다.

◘ 성기헤르페스(genital herpes)

성매개병의 하나로, 구미에서는 HSV-2가 주류를 이룬다. 첫 감염 시에는 질 · 외음부, 귀두 등의 피부, 점막에 심한 통증을 동반한 물집을 형성하고 궤양화하며, 딱지를 형성하고 치유된다. 그러나 신경절에 잠복해 있던 바이러스는 자외선 노출, 피로, 임신, 열성 질환, 외상, 외과수술 등에 의해 숙주의 저항성이 저하되었을 때 재발한다. 재발의 대부분은 HSV-2에 의한다.

◘ 신생아헤르페스

임신부가 분만 시 산도 점막에 HSV-1 또는 HSV-2를 배출하면 신생아가 감염(산도감염)되기도 한다. 신생아가 분만 시에 HSV-1이나 HSV-2에 감염되면 전신 장기에 감염이 확산되어 치명적인 결과를 일으키기 때문에 주의가 필요하다.

[치료]

항바이러스제인 **아시클로버**(acyclovir, ACV)가 사용된다. ACV는 경구용, 정맥주사용, 외용이 있으며, 바이러스 감염 세포로 흡수되어 DNA 합성효소의 작용을 억제한다(p.229 참조).

Ⓑ 수두대상포진바이러스(varicella-zoster virus, VZV)

◘ 수두(varicella)

수두는 VZV에 처음 감염되었을 때 발생하는 열성 발진성 질환으로, 소아의 발열, 발진을 주증상으로 하며 예후가 양호하다. 그러나 성인이 되어 처음 감염되거나 면역결핍 환자가 감염되면 중증화되는 경우가 있다. **비말감염**으로 기도와 점막을 통해 침입하여 국소림프절에서 증식하고 혈행성으로 간, 지라에 도달하고(일차 바이러스혈증) 그곳에서 VZV가 증식하여 전신으로 확산되며(이차 바이러스혈증) 피부와 점막에 발진과 물집을 형성한다. 잠복기는 약 2주일이다.

[예방 및 치료]

수두백신(생백신)에 의한 예방이 효과적이다. 치료는 아시클로버(ACV)가 사용된다.

대상포진(herpes zoster)

첫 감염 후에 VZV는 HSV와 마찬가지로 감각신경절에 잠복감염된다. 피로, 면역력 저하 등 각종 요인으로 감각신경절에 잠복해 있던 VZV가 재활성화하여 머리나 가슴 등에 심한 통증을 동반한 수포성 병변을 형성한다. 감각신경 지배영역에 띠 모양으로 병변이 출현하므로 대상포진이라고 한다. 물집은 딱지(가피)가 되어 치유되지만, 치유되어도 통증이 남거나(**대상포진후신경통**, postherpetic neuralgia) **얼굴신경마비**, 이른바 **벨마비**(Bell's palsy)를 남기기도 한다.

[예방 및 치료]

아시클로버가 효과적이며 수두백신은 그 예방에 효과적이다.

© 거대세포바이러스(cytomegalovirus, CMV)

CMV의 첫 감염은 대부분 **무증상감염**(불현성 감염)으로, 림프구, 샘조직에 잠복감염된다. 면역력이 극도로 저하되었을 때 재활성화되어 재발한다. AIDS, 장기이식, 암 치료 등에 동반하여 면역력이 떨어지면 잠복해 있던 CMV가 재활성화되어 폐렴, 장염, 망막염을 일으키며, 예후가 나쁘다. **기회감염** 병원체의 하나이며, 타협숙주의 증가에 따라 대책 중요성이 증가하고 있다.

임신부가 임신 초기에 CMV에 첫 감염되면 태반을 통해 태아에게 감염되어 작은머리증(소두증), 간지라비대, 황달, 맥락망막염 등을 일으키는 경우가 있다(**선천성 거대세포바이러스 감염병** 또는 **거대세포봉입체병**이라고도 한다).

Note

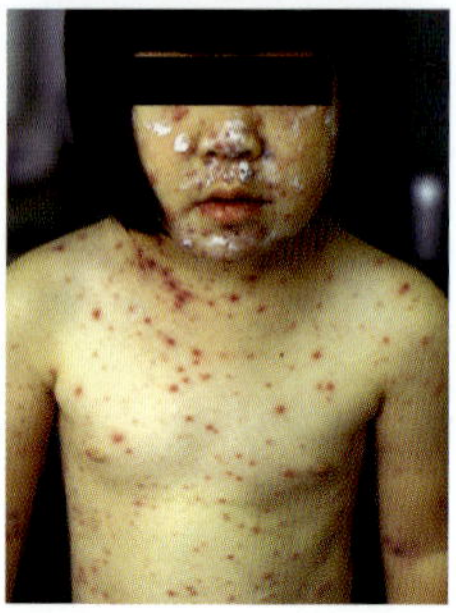
▶수두

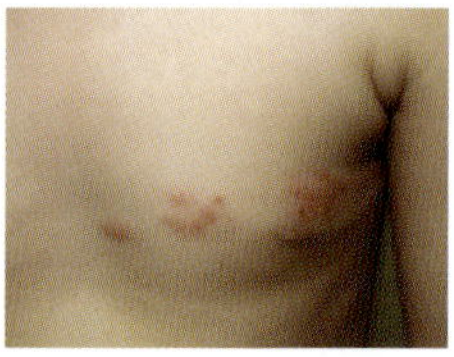
▶대상포진

벨마비(Bell's palsy)
말초성 얼굴신경마비를 말한다. 원인 불명인 경우도 있지만, 대부분은 헤르페스바이러스(단순헤르페스바이러스, 수두대상포진바이러스)에 따른다.

봉입체(포함체, inclusion)
CMV는 전신의 장기에 감염되어 감염 세포 핵 내에 거대한 봉입체를 형성한다(핵 내 봉입체). 그 세포가 올빼미의 눈처럼 보여서 owl's eye cell이라고 불리고 있다.

Note

EB 바이러스의 명칭 유래

이 바이러스를 발견한 병리학자 엡스타인(Epstein, MA)과 바이러스학자 바(Barr, YM)의 이름을 따서 명명되었다.

폴-버넬검사(Paul-Bunnell test)

감염단핵구증의 이형세포 응집소를 증명하는 검사이다. 환자의 혈청을 45℃에서 30분간 열처리하고 단계적으로 희석한 후 1% 양의 적혈구와 혼합하여 반응을 본다. 적혈구 응집이 몇 배 단계희석까지 일어나는지를 관찰한다.

사람헤르페스 7형(human herpesvirus-7)

1990년에 배양한 T세포로부터 분리되었다. HHV-6과 성질이 유사하며, 영·유아기에 감염되어 돌발피진을 일으킨다.

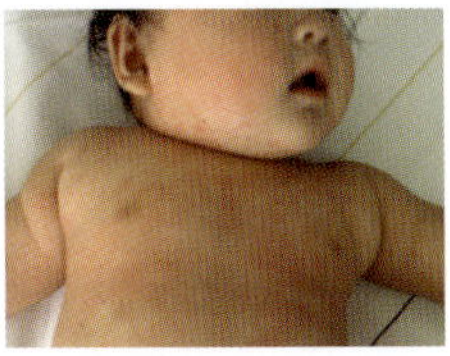

▶돌발피진(1)

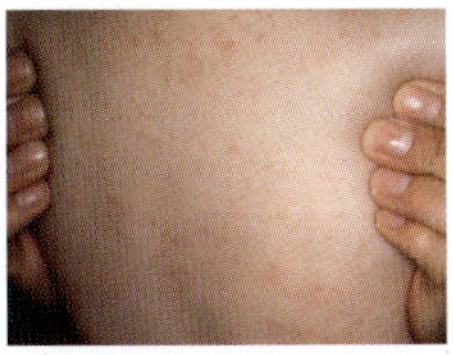

▶돌발피진2)

[예방]

장기이식 환자 등의 고위험군에 대해 예방적으로 항바이러스제인 **간시클로버**(ganciclovir) 투여가 시도되고 있다.

[치료]

간시클로버, 항CMV 고역가 면역글로불린을 함께 사용한다.

Ⓓ 엡스타인-바바이러스(Epstein-Barr virus, EB virus, EBV)

대부분이 **무증상감염**(불현성 감염)으로, B세포나 침샘(타액선)에 잠복감염된다. 건강한 사람의 약 20%가 침을 통해 감염성 바이러스를 배출하고 있으며, 이를 통하여 감염이 확산된다.

감염단핵구증(Infectious mononucleosis)

성인이 처음 EBV에 처음 감염되면 발열, 편도 · 인두염, 목림프절 종창, 간지라비대 등을 나타내는 **감염단핵구증**을 일으킨다. 말초혈액 중에 이형 림프구가 증가하고 세포독성T세포가 출현하며 폴-버넬검사(Paul-Bunnell test)에서 양성을 나타낸다. 감염단핵구증은 키스 시에 침을 통해 감염되어 발병하는 경우도 있어서 **키스병**(kissing disease)이라고도 한다.

EBV 관련 종양

EBV에 의한 **버킷림프종**(Burkitt's lymphoma)과 **코인두암**(비인두암, nasopharyngeal cancer)이 알려져 있다. 즉, EBV는 종양바이러스의 하나이다. 버킷림프종은 아프리카 지역에서 많이 관찰되는 악성림프종으로, 얼굴과 목에 발생한다. 코인두암은 아시아(주로 중국 남부)의 성인 남성에게 많이 발생한다. 두 질병 모두 EBV 감염 외에 어떠한 발암을 유도하는 다른 인자가 존재하는 것으로 추정되고 있다.

Ⓔ 사람헤르페스바이러스 6형(human herpesvirus-6, HHV-6)

HHV-6은 T세포(보조T세포)에 감염되어 증식하며, **돌발피진**을 일으킨다. 첫 감염 후 T세포에 잠복해 있다가 면역력이 떨어지면 재활성화된다.

돌발피진(exanthem subitum)

주로 생후 10개월 이하의 영아에게 발병한다. 잠복기간은 약 10일로,

갑작스러운 발열로 시작하여 수일(보통 3일) 사이 열이 떨어진다. 해열 후 선홍색의 구진 모양의 발진이 나타나고 수일 후에 흔적을 남기지 않고 사라진다. 때로 림프절 종양, 열성 경련, 드물게 간염, 뇌염이 합병되기도 한다.

HHV-6에 의한 뇌염(HHV-6 뇌염)은 영유아가 돌발피진을 발병하고 있을 때 HHV-6이 뇌에 도달하여 발병한다. 첫 감염 병태의 하나로 예후가 나쁘다. 특이적인 치료법은 없다.

Ⓕ 사람헤르페스 8형(human herpesvirus-8, HHV-8)

카포시육종 관련 헤르페스바이러스(Kaposi's sarcoma-associated herpesvirus, KSHV)라고도 불린다. HHV-8은 AIDS 환자에게 많이 합병되는 카포시육종 조직에서 높은 빈도로 확인된다. B세포, 상피세포, 내피세포에 감염되어 종양화한다. 카포시육종의 원인 바이러스로 주목받고 있으며 **성행위에 의한 감염**으로 보고 있다. EBV와 마찬가지로 γ-헤르페스바이러스로 분류되는 종양바이러스이다.

❸ 아데노바이러스과(*Adenoviridae*)

아데노바이러스(adenovirus)는 이중가닥 DNA를 가지며 외피는 없다. 감염 세포의 핵 안에서 증식하여 호염기성의 포함체(봉입체, inclusion body)를 형성한다. 사람 아데노바이러스는 51종의 혈청형이 알려져 있다.

아데노바이러스는 **비말**, **접촉감염**에 의해 **상기도**나 **눈의 점막**에 감염되고 증식한다. 일부 삼켜져서 작은창자(소장)에 도달하고 증식하여 분변으로 배출된다. 또 림프절에 침입, 증식하여 림프절 종창을 일으킨다.

급성 열성 인두염(acute febrile pharyngitis)

주로 아데노바이러스 1형, 2형, 3형, 5형이 원인으로 일어난다. 영유아 상기도염(감기)의 원인 중 하나로, 인두의 발적과 부기, 목림프절 종창을 동반하는 경우가 많다.

인두결막열(pharyngoconjunctival fever)

주로 아데노바이러스 3형, 7형이 원인으로 일어나며, 아데노바이러스에 의한 인두염에 결막염이 동반하는 병태를 말한다. 유 · 아동이 수영장에서 감염되어 인두결막열이 집단발생하는 경우가 많기 때문에,

Note

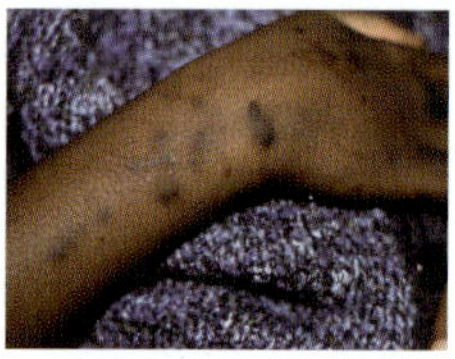

▶카포시육종

B바이러스

헤르페스바이러스과에 속하는 원숭이의 α-헤르페스바이러스이다. 원숭이에게는 증상을 일으키지 않지만, 감염 원숭이에게 사람이 물려서 감염되면 물린 피부에 물집이 형성되고 괴사를 일으키며, 바이러스가 말초신경에서 중추신경계통에 도달하여 척수염, 뇌염 증상을 일으키고 호흡마비에 의해 사망하는 경우가 있다. 인수공통감염병의 하나이다.

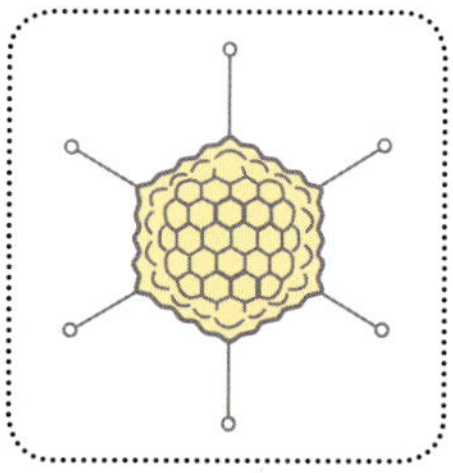

[그림 12-4] 아데노바이러스과

Note

'**수영장열**'이라고도 불린다. 인두염, 발열, 권태감, 눈곱, 결막충혈, 결막의 가려움이나 통증을 동반한다.

유행각막결막염(epidemic keratoconjunctivitis)

주로 아데노바이러스 8형, 11형이 원인으로 일어난다. 결막염으로부터 눈꺼풀부종(안검부종), 눈통증, 눈물, 눈곱을 동반하여 발병하며 각막염을 일으킨다. 중증 예로는 시력장애를 남기기도 한다. 감염력이 강하고, 안과 의사의 손이나 기구를 통해 전파되기 쉽다.

급성 출혈성방광염(acute hemorrhagic cystitis)

아데노바이러스 11형, 21형이 원인으로 일어나며, 유 · 아동에게 관찰된다. 감기 유사 증상에 이어서 혈뇨, 빈뇨가 나타나지만, 수일~1주일에 치유되는 예후가 좋은 질병이다.

급성 위장염(acute gastroenteritis)

주로 아데노바이러스 40형, 41형이 원인으로 일어나며, 영유아에게 관찰되는 설사를 말한다. 감기 유사증상에 이어서 복통, 구토, 심한 설사를 보이지만, 1주일 이내에 치유된다.

[진단 및 치료]

증상에 따라 인두 분비액, 결막 분비물, 분변, 소변 등을 검체로서 채취하여 바이러스의 분리배양, 효소항체법, PCR법 등을 이용하여 항원, 바이러스 유전자를 검출함으로써 진단을 내린다. 아데노바이러스 항원의 신속검사키트도 개발되어 있다.

치료는 대증요법이 주가 된다.

❹ 폴리오마바이러스과(*Polyomaviridae*)

대부분의 사람은 영 · 유아기에 **JC바이러스**(Jamestown Canyon virus, JC virus)에 감염된다. JC바이러스에 감염되더라도 증상을 나타내는 경우는 없다(무증상감염). 첫 감염 후 체내에 잠복하는데, 악성림프종, 백혈병으로 인해 강력한 화학요법을 받고 있는 환자, 면역억제제 투여 환자나 장기이식 환자 등의 면역결핍 환자에게 뇌의 변성 탈수초성 질환인 **진행다초점백색질뇌병증**(progressive multifocal leukoencephalopathy, PML)을 일으킨다. PML은 지연성 바이러스 감염병의 하나이다.

JC바이러스의 명칭 유래

처음 이 바이러스가 분리된 환자의 이름을 따서 JC 바이러스라고 명명되었다.

❺ 파필로마바이러스과(*Papillomaviridae*)

사람유두종바이러스(human papillomavirus, HPV)는 사람의 피부나 점막에 감염되어 각종 **사마귀(유두종)**를 형성하는데, 80종 이상의 HPV가 알려져 있다. 손가락 등에 생기는 **보통사마귀**(verruca vulgaris), 얼굴 등에 생기는 **편평사마귀**(verruca plana), 성기 점막에 생기는 **뾰족콘딜로마**(첨규콘딜로마, condyloma acuminatum) 등이 있다.

뾰족콘딜로마는 6형, 11형 등이 원인으로 일어나는 성매개병의 하나이다. 또 자궁목암(자궁경부암) 발생에는 16형, 18형, 33형, 피부암 발생에는 5형, 8형, 17형 등의 HPV가 관여한다고 밝혀졌다. 최근 HPV에 대한 백신이 개발되어 자궁목암의 발병 예방에 효과가 있음이 확인되었다.

❻ 파보바이러스과(*Parvoviridae*)

DNA 바이러스 중에서 단일가닥 DNA를 가진 매우 작은(지름 20nm 전후) 바이러스로, 외피가 없다. 사람에게 병원성을 나타내는 것은 적혈구에 감염되는 성질을 가지며 **감염홍반** 등을 일으키는 **사람파보바이러스 B19**(human parvovirus B19)이다.

감염홍반(erythema infectiosum)

비말감염(손을 통한 접촉감염도 있음)을 통해 감염되어 7~10일의 잠복기간을 거쳐 발열, 가벼운 감기 유사증상을 나타내며 그 증상이 사라진 후 발진(양쪽 뺨의 발적, 팔다리 · 몸통의 그물 모양 홍반)이 생긴다. 손발의 부종, 강직을 동반한 관절염을 합병하는 경우가 있다. 소아에게 많이 발생하는 양성 전염성 질환이다.

재생불량빈혈(aplastic anemia)

용혈성 질환(낫적혈구증, 유전공모양적혈구증) 환자가 사람파보바이러스 B19에 감염되면 적혈구의 용혈성 파괴에 의한 감소로 급성 빈혈(골수 무형성 발작)을 나타내는 경우가 있다.

태아수종(fetal hydrops)

임신부가 감염되면 태반을 통해 태아에게 감염되어 태아의 조혈이 장애를 입고 빈혈을 일으켜 태아수종, 유산, 사산되는 경우가 있다.

※ 헤파드나바이러스과(*Hepadnaviridae*)는 DNA 바이러스이지만, 간염바이러스 항목(p.340 참조)에서 설명하겠다.

Note

파포바바이러스과 (*Papovaviridae*)

papillpma virus, polyoma virus, SV40(simian virus 40)의 머리글자를 따서 붙여진 명칭이다. 다만, 현재는 파필로마바이러스과, 폴리오마바이러스과(SV40 포함)로 나뉘어 있다.

파보바이러스 B19

파보바이러스 B19는 적혈구 표면의 P항원(혈액형)을 수용체로 하여 감염세포 안에서 발현하는 비구조단백질 NSI가 세포자멸사(apoptosis)를 유발한다. 골수의 적혈모구계 세포에 감염되어 빈혈을 일으킨다.

국시 적중문제

Q 수두의 감염경로는?

① 감염된 우유를 마셔서 감염된다. ② 수포 발생 전 피부접촉을 통해 옮겨진다.
③ 혈액을 통해 전해진다. ④ 비말감염으로 발생한다. ⑤ 오염된 대변을 통해 감염된다.

A 수두의 전파는 직접접촉, 비말(공기)감염 및 오염된 물건을 통해 이루어진다.

정답 : ④

Q 수두에 걸렸을 때 발진이 제일 먼저 생기는 부위는?

① 얼굴 ② 귀 뒤 ③ 팔 ④ 몸통 ⑤ 다리

A 수두에서 발진은 몸통에서 심하게 나타난 후 얼굴과 팔다리로 퍼져나간다.

정답 : ④

Q 수두 감염 어린 환자의 전염기간은?

① 다양(2~4주) ② 증상 발현 전 ③ 발진 1일 전부터 발진 6일 후 가피가 형성될 때까지
④ 불명 ⑤ 발진 4일 전에서 5일 후까지

A 수두의 전염기간은 발진 1일 전(전구기)부터 첫 물집 출현 6일 후 딱지가 형성될 때까지이다.

정답 : ③

Q 대상포진에 관한 설명으로 틀린 것은?

① 바이러스에 의한 질환이다. ② 면역력이 저하된 성인에게서 많이 발생한다.
③ 통증이 심하다. ④ 병변이 대칭적으로 발생한다. ⑤ 물집이 신경로를 따라 발생한다.

A 대상포진의 원인 병원체는 수두대상포진바이러스(varicella-zoster virus)이며, 젊은 사람에서는 드물게 나타나고 대개는 면역력이 떨어진 60세 이상의 성인에게서 발병한다. 신경절에 잠복상태로 있던 수두대상포진바이러스가 재활성화되면서 발생하며, 피부의 병적인 증상은 신경근의 감각신경이 분포하는 부위에 국한되어 나타나는데, 심한 통증을 수반한다.

정답 : ④

Q 감염균이 평생 신경절에 잠복해 있으면서 재발을 반복하는 질환은?

① 단순포진 ② 임질 ③ 매독 ④ 뾰족콘딜로마 ⑤ 클라미디아증

A 단순포진은 제1형과 제2형 단순헤르페스바이러스(HSV)에 의해 주로 입 주위와 성기 주위에 생기는 수포성 질환으로, 대부분이 어렸을 때 HSV에 1차 접촉 → HSV는 신경말단에 잠복 → 스트레스 발생 시 감각신경세포를 자극하여 병변을 재발한다.

정답 : ①

Q 단순포진을 치료하는 데 사용하는 약물은 무엇인가?

① 항진균제 ② 항바이러스제 ③ 항생제 ④ 비스테로이드성 소염제 ⑤ 스테로이드제

A 단순포진은 단순헤르페스바이러스(herpes simplex virus)에 의해 발병되는 감염병이므로 항바이러스제를 사용해야 한다.

정답 : ②

RNA 바이러스 2

❶ 피코르나바이러스과(*Picornaviridae*)

그 명칭대로 크기가 작아(피코르나는 '가장 작은 RNA'를 뜻함) 지름 20~30nm이며, 외피를 가지고 있지 않다. 감염 세포의 세포질 내에서 증식하며, 단일가닥의 플러스사슬 RNA 바이러스이다.

피코르나바이러스과에는 **엔테로바이러스속**(Enterovirus), **헤파토바이러스속**(Hepatovirus), **리노바이러스속**(Rhinovirus) 등이 있다. 엔테로바이러스속에는 **폴리오바이러스**, **콕사키바이러스**, **에코바이러스**, **엔테로바이러스** 등이 있고, 헤파토바이러스에는 **A형 간염바이러스**가 있다. 리노바이러스속의 바이러스 대부분은 상기도염의 병원체이다.

Ⓐ 폴리오바이러스(poliovirus)

폴리오바이러스의 혈청형에는 1형, 2형, 3형이 있다. 각 바이러스에 대한 중화항체는 혈청형이 다른 바이러스에는 그 활성을 나타내지 않는다. 폴리오바이러스는 **급성 회색질척수염**(acute poliomyelitis; **소아마비**, **폴리오**)의 원인 바이러스이다. 입안감염(경구감염)에 의해 침입하여 창자의 점막 상피세포에서 증식하고, 이어서 국소림프절을 거쳐 혈중으로 들어가(바이러스혈증) **중추신경계통**에 도달한다. 척수의 앞뿔(전각, anterior horn)이라는 부위에 존재하는 근육의 운동을 담당하는 운동신경세포(앞뿔세포)에 감염되어 그 세포를 파괴한다.

폴리오바이러스 감염의 대부분이 **무증상감염**(불현성 감염)으로, 감염자의 약 0.5~1%가 급성 회색질척수염을 발병하는 것으로 추정되고 있다. 잠복기간은 1~2주일이다.

Note

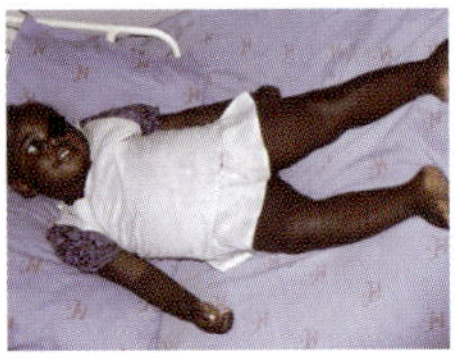

▶회색질척수염(폴리오) 환자

다리의 이완성 마비 (flaccid paralysis)가 확인된다.

[표 12-2] 급성 회색질척수염(폴리오)의 병원감염대책

격리	격리시설	
예방	분변, 인두 분비물 처리 시에는 가운과 장갑을 착용한다.	
소독 위생관리	신체 청결	급성기에는 온몸을 닦는다.
	환자복, 시트류	시트 교환 시는 예방복 등을 착용하고 교환 후에는 소정의 소독을 한다. 에탄올, 글루탈알데히드, 차아염소산나트륨이 효과적이다. 증기 또는 자비소독을 시행한다.
	식사·식기	손 씻기 권장(특히 배변 후), 식기 소독
	쓰레기 등	일반 쓰레기와 분리하여 소각한다.
	배설물	같은 용량의 페놀에 2시간 지비소독 후 소각한다.
	변기	3% 크레졸 비누액에 2시간 담그고 세척 후 증기소독한다.
	병실 (입원 중)	병상 주변, 바닥은 차아염소산나트륨으로 소독한다. 페놀수, 크레졸수에 담근 후 세척한다.
	(퇴실 후)	페놀수, 크레졸수, 포르말린수로 닦고 분무한다.
	의료종사자의 손 소독	흐르는 물에 손을 씻은 후 소독한다. 소독액에 3.0초 이상 담근다.
	의료기기·용기	크레졸수, 페놀수에 담근다. 내열기구는 자비, 증기소독을 하고, 고무제품 등은 페놀수, 크레졸수로 닦는다.

Note

장관에서 증식한 바이러스는 분변으로 배출되고 그것이 직접 또는 물을 통해 간접적으로 다른 사람에게 입을 통해 침입하여 감염이 확대된다. 입안인두 분비액에도 바이러스가 존재하기 때문에 비말감염을 일으키기도 한다. 폴리오백신(**혈청형 1~3형 혼합백신**, 불활성화백신)을 접종함으로써 예방이 가능하다. 우리나라에서는 영아에 대해 폴리오백신이 보급되면서 야생형 폴리오바이러스에 의한 회색질척수염(폴리오)의 발생은 없다. WHO가 기한을 정해 근절계획을 추진하고 있지만, 아직 아프리카나 인도에서 유행이 계속되고 있는 것이 현실정이다.

급성 회색질척수염은 감염병의 예방 및 관리에 관한 법률에서 **제2군 감염병**으로 지정되어 있으며, 진단 즉시 가장 가까운 보건소에 신고해야 한다.

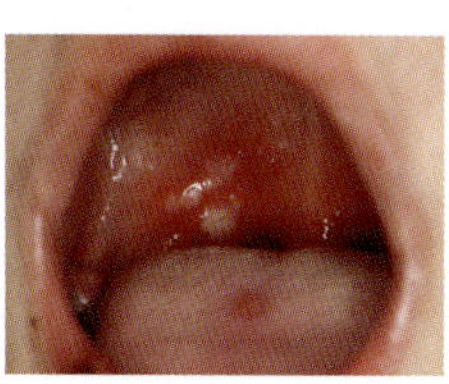
▶콕사키바이러스 A16형에 의한 물집앙기나

Ⓑ 콕사키바이러스(coxsackievirus)

생물학적 성질에 따라 A군과 B군으로 나뉜다. 많은 혈청형(A군 : 24형, B군 : 6형)이 있으며, 다양한 병태를 일으킨다.

◘ 물집앙기나(herpangina)

A군에 의한 것으로 영유아에게 발생하며, 발열, 감기 유사증상과 함께 입안(구강), 인두에 물집과 궤양을 일으킨다.

◘ 손발입병(수족구병, hand-foot-mouth disease)

소아에게서 발생하며, 발열과 함께 손발바닥, 입안점막에 수포성 병변을 형성한다. A16형, 엔테로바이러스 71에 의한 경우가 많다. 무균수막염(aseptic meningitis)을 합병하는 경우도 있다.

◘ 유행근육통(epidemic myalgia)

B군에 의한 것으로, 갑자기 가슴 및 명치부위의 근육통이 일어나고 발열, 인두염을 동반한다.

◘ 심근염(myocarditis), 심장막염(pericarditis)

빠른맥(빈맥), 호흡곤란, 청색증, 심전도 이상을 나타내며, 급격하게 악화되는 경우도 있다. 콕사키바이러스 외에 에코바이러스, 엔테로바이러스, 폴리오바이러스도 심근염을 일으키기도 한다.

Ⓒ 에코바이러스(echovirus)

30종 이상의 혈청형이 알려져 있다. 무균수막염, 발진, 근력저하, 근육경련, 영아설사, 감기 등의 다양한 증상을 일으킨다.

Ⓓ 엔테로바이러스(enterovirus)

68형에서 71형이 알려져 있으며, 70형은 **급성 출혈결막염**의 원인이 된다. 71형은 손발입병의 원인 바이러스 중 하나로, 71형에 의한 손발입병에서는 때로 급성 호흡기능상실(호흡부전)을 일으켜 사망하기도 한다.

◘ 급성 출혈성결막염(acute hemorrhagic conjunctivitis)

잠복기간은 1일로, 결막밑출혈을 일으키며 눈통증과 눈부심을 동반하는 결막염이다. 엔테로바이러스 70형 외에 콕사키바이러스 A24형도 원인이 된다.

Ⓔ 리노바이러스(rhinovirus)

감기(상기도염)의 원인 바이러스로, 100개 이상의 혈청형이 알려져 있

Note

손발입병과 엔테로바이러스 71

손발입병(수족구병)을 일으키는 바이러스는 주로 콕사키바이러스 A16 및 엔테로바이러스 71이다. 1997년에 엔테로바이러스에 의한 손발입병이 말레이시아, 대만, 일본 등의 아시아에 유행했을 때 보통의 유행 시와 비교하여 사망 환자가 많이 발생했다. 손발입병은 소아의 양성 열성질환이지만, 주의를 필요로 하는 감염병이다.

Note

다. 혈청형 특이적 점막면역이 유도되기 때문에 같은 혈청형의 리노바이러스에 감염되더라도 발병하지 않는다. 그러나 다른 혈청형의 리노바이러스에 같은 사람이 감염되면 감염방어가 이루어지지 않아 감기를 일으킨다.

잠복기간은 2~4일로, 코감기(재채기, 콧물, 코막힘), 두통, 기침, 오한 등의 증상을 나타낸다. 발열은 없거나 있더라도 가볍다. 급성 가운데귀염(중이염), 코곁굴염(부비동염), 기관지염, 폐렴 등을 일으키기도 한다.

Ⓕ 헤파토바이러스(hepatovirus)

※ A형 간염바이러스는 간염바이러스 항목(p.380)에서 다룬다.

❷ 레오바이러스과(*Reoviridae*)

지름 60~80nm의 원형으로, 유전체(게놈)는 10~12개의 분절상 이중가닥 RNA이며, 외피를 가지고 있지 않다.

오소리오바이러스속(Orthoreovirus), **오비바이러스속**(Orbivirus), **로타바이러스속**(Rotavirus) 등 9가지의 바이러스속이 있으며, 사람에게 병원성을 나타내는 중요한 바이러스는 **로타바이러스**이다.

Ⓐ 로타바이러스(rotavirus)

로타바이러스는 1973년에 **영아설사**(infantile diarrhea)의 원인 바이러스로 발견되었다. 항원성에 따라 A~F군의 6군으로 나뉘는데 **A군, B군, C군 로타바이러스**가 **입안-분변감염**에 의해 사람에게 감염되어 설사를 일으킨다. 그중에서도 A형 로타바이러스에 의한 설사가 가장 많다. 개발도상국에서도 영아설사의 주요 병원체이며, 적절하게 치료되지 않는 경우도 많아 치사율이 높다.

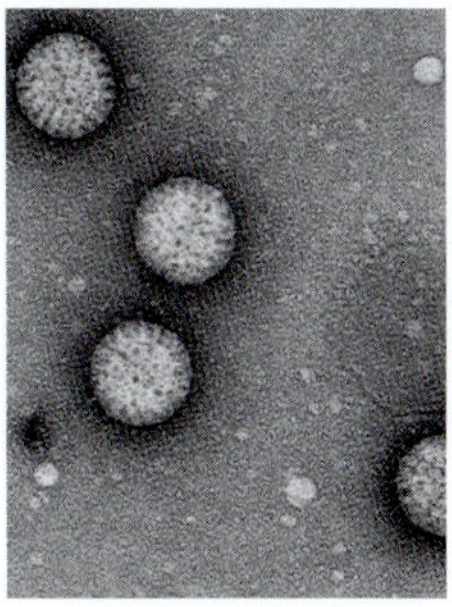

▶로타바이러스

로타바이러스백신
영유아에게 심한 설사증상을 일으키는 사람 로타바이러스를 약독화한 생백신이나 소 로타바이러스를 기본으로 하여 사람 로타바이러스의 일부 유전자를 재조합해서 제조한 생백신이 개발되어 있다. 모두 로타바이러스 설사 예방에 유효성이 확인되어 세계 각지에서 사용되고 있다.

로타바이러스 설사

분변 중으로 배설된 로타바이러스가 입안으로 침입하여(**입안-분변감염**) 작은창자(소장)에 도달하면 융모돌기 끝의 상피세포에 감염되어 증식한다. 증식력과 감염력 모두 강하다. 바이러스 입자가 분변 1g당 1,000억 개에 달하는 경우도 있다. 한편, 10개 이하에서 감염이 성립되는 경우도 있다. 감염에 의해 융모상피가 파괴되고 작은창자의 흡수를 방해하여 설사를 일으킨다. 곧바로 체액성 면역과 세포성 면역에

Note

의해 바이러스 및 감염 세포가 제거되어 치유된다. 파괴된 작은창자 상피는 약 1주일에 복구되어 회복된다.

대부분 만 5살까지 **A군 로타바이러스**에 감염된다. 반복적으로 감염되지만 차츰 무증상감염(불현성 감염)이 늘어난다. 우리나라에서는 겨울철, 아시아의 열대지방에서는 건기에 유행한다. 유아기 이후 무증상감염이 많지만, 성인에게서 급성 위장염의 원인이 되는 경우도 있기 때문에 주의가 필요하다.

[진단]

분변에서 로타바이러스를 검출함으로써 진단을 내린다. 면역크로마토그래피법, 라텍스응집반응법, 항원검출 ELISA, 역수동적혈구응집법(reverse passive hemagglutination, RPHA) 등에 의해 항원을 검출할 수 있다. 로타바이러스항원 검출키트가 시판되고 있으며 진단에 효과적이다.

[치료]

로타바이러스에 대한 항바이러스제는 없고, 탈수에 대한 치료(수분보충, 정맥수액)가 중심이 된다.

[표 12-3] 바이러스 설사의 병원감염대책

격리	불필요	
예방	분변, 구토물을 처리할 때 가운과 장갑을 착용한다.	
소독 위생관리	신체 청결	설사 시, 배변 후에 따뜻한 물로 항문을 씻는다.
	환자복, 시트류	특별한 취급은 불필요하다.
	식사·식기	식품을 통한 경구감염에 주의한다. 음용수는 끓인다.
	쓰레기 등	특별한 취급은 불필요하다.
	배설물	분변은 감염원이 된다. 일회용 귀저기를 사용하고, 더러워진 경우에는 즉시 교환하며, 분변을 만진 후에는 손을 씻는다.
	변기	사용 후 청결에 유의한다. 휴대용 변기는 환자 전용의 것을 사용한다.
	병실 (입원 중) (퇴실 후)	감수성이 있는 아이와 같은 병실의 사용을 피한다. 특별한 취급은 불필요하다.
	의료종사자의 손소독	흐르는 물에 비누로 손을 씻는다.
	의료기기·용기	혈압계, 청진기, 체온계 등은 환자 전용의 것을 사용한다.

Note

노워크바이러스
(norwalk virus)
분변 중의 바이러스 입자와 질환을 관련짓기란 어렵다고 보았지만, 항체와 바이러스입자의 반응물을 전자현미경으로 관찰하는 면역전자현미경법에 의해 발견되었다. 오하이오주 노워크의 초등학교에서 급성 위장염이 유행했을 때의 분변 재료가 검체로서 이용되어 노워크바이러스라고 명명되었다.

❸ 칼리시바이러스과(*Caliciviridae*)

사람에게 병원성이 있어 급성 위장염을 일으키는 것은 **노로바이러스속**과 **사포바이러스속**이다. 노로바이러스는 2002년까지 **소형 구형바이러스**(small round structured virus, SRSV) 또는 **유사노워크바이러스**(norwalk-like virus)라고 불렸다.

Ⓐ 노로바이러스(norovirus)

27~30nm의 공 모양으로 외피를 가지지 않는다. 유전체는 단일가닥 RNA이다.

산에 강해 감염력이 강하다. 강산성 하에서 2시간 방치하더라도 감염력을 유지하며 바이러스입자 10~100개만 섭취해도 감염된다.

노로바이러스 감염병

입안-분변감염에 의해 감염되어 12~48시간의 잠복기간을 거쳐 갑작스러운 구토, 설사, 복통 등을 동반하는 **급성 위장염**을 일으킨다. 보통 1~3일에 회복되지만, 그 후 3~7일은 분변 중에 바이러스를 배출한다. 우리나라에서는 매년 10월~4월에 걸쳐 생굴을 섭취함으로써 발병한다. 성인의 바이러스성 식중독 원인으로 중요하다.

[진단]

RT-PCR법(바이러스의 유전체 RNA를 역전사한 후 PCR법으로 유전자를 증폭한다)을 통해 진단을 내린다. 최근 면역혈청과 단일클론항체를 조합시킨 항원검출 **ELISA**가 개발되었다.

[치료]

특이적 항바이러스제나 백신은 없다.

Ⓑ 사포바이러스(sapovirus)

공 모양으로 표면에 잔 모양의 패임(다윗의 별이라고 불림)을 가지며, 외피는 없다. 유전체는 단일가닥 RNA이다.

사포바이러스 감염병

영유아의 구토, 설사, 발열 등을 주증상으로 하는 **급성 위장염**의 원인 바이러스이다. 입안-분변감염으로 입을 통해 침입한 바이러스는 작은창자(소장) 상피세포에서 증식하여 융모 상피를 손상시켜 설사를 일으킨다. 겨울철에 유행한다.

[진단]

분변에서 사포바이러스의 항원 또는 유전자가 검출되면 진단을 내린다. 유전자 검출에는 PT-PCR법이 이용된다.

[치료]

수분보충, 점적수액이 이루어진다. 백신은 없다.

Note

❹ 토가바이러스과(*Togaviridae*)

유전체는 단일가닥 RNA로, 이십면체 캡시드로 둘러싸여 있으며 외피를 가진다. **알파바이러스속**(Alphavirus)과 **루비바이러스속**(Rubivirus)이 있다. 알파바이러스속에는 많은 종이 속해 있는데, 모기의 매개를 통해 감염되는(**매개체감염**) 것이 특징이다. 루비바이러스속으로 분류되는 바이러스로 사람에게 질병을 일으키는 것은 **풍진바이러스**뿐이다.

Ⓐ 알파바이러스(alphavirus)

모기가 흡혈할 때 체내로 침입한다. 피부의 랑게르한스세포, 근육세포, 소속림프절의 단핵구 등에서 증식하여 혈액으로 들어가 각 장기에 도달한 후 그곳에서 더 증식하여 뇌의 신경세포에 감염을 일으키기도 한다. 알파바이러스속 바이러스 중에서 사람에게 질병을 일으키는 것은 **서부말뇌염바이러스**(미대륙), **동부말뇌염바이러스**(미대륙), **베네수엘라말뇌염바이러스**(중남미), **치쿤구니야바이러스**(아프리카대륙에서 아시아에 걸쳐), **로스리버바이러스**(오스트리아, 파푸아뉴기니 등)가 있다.

◘ 알파바이러스 감염병

뇌염(encephalitis)을 일으키는 경우에는 감염 후 수일이 지나 발열, 근육통, 권태감, 두통으로 발병하여 목강직(경부강직), 의식장애, 마비를 일으켜 사망하는 경우도 있다. 회복되었다고 하더라도 정신신경장애, 운동장애 등의 후유증을 남기는 경우도 있다. 관절염을 일으키기도 하며 2~10일의 잠복기간을 거쳐 발열, 오한, 관절통, 근육통증으로 발병한다. 발병 2~5일 후 몸통, 팔다리에 발진이 출현한다. 관절통은 경증이면 수주만에 사라지지만, 장기간 계속되는 경우가 있다.

Note

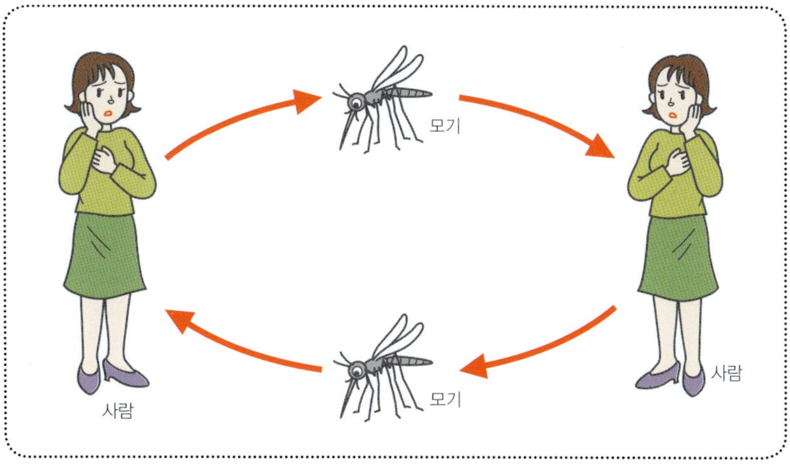

[그림 12-5] 치쿤구니야바이러스의 생활주기와 사람의 감염경로

알파바이러스속 바이러스 중에서도 치쿤구니야바이러스(chikungunya virus, **그림 12-5**)에 의한 열성 질환은 2005년부터 모리셔스, 인도양 제도, 아프리카 동부, 인도, 아시아 각국에서 크게 유행했다.

Ⓑ 풍진바이러스(rubella virus)

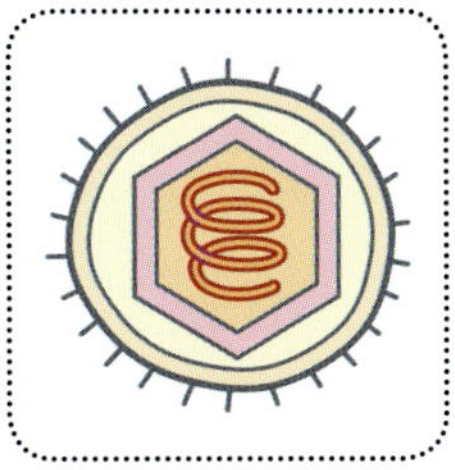

[그림 12-6] 풍진바이러스

비말에 의해 기도로 감염되어 상기도에서 증식한 후 소속림프절에서 증식하고, 혈중으로 들어가(바이러스혈증) 각 장기로 확산된다. 또 임신부가 감염되면 태아에게도 감염이 확산되어 **선천풍진증후군**을 일으킨다.

풍진(rubella)

2~3주의 잠복기간을 거쳐 발진과 발열을 나타낸다. 3일 정도 지나면 호전되어 예후도 좋다. 발진 전 7일 정도부터 발진이 소실될 때까지 감염력이 있다. 감염 아동 및 학생은 학교보건법에 따라 **발진이 사라질 때까지** 등원 및 등교를 해서는 안 된다.

선천풍진증후군(congenital rubella syndrome)

임신부가 임신 초기(임신 12주 이내)에 감염되면 태아에게 감염이 확대되어 각종 선천이상을 일으킨다(태내감염). 주요 증상으로 **청각장애**(난청), **눈질환**(백내장, 녹내장, 소안증 등), **심장질환**(동맥관열림, 사이막결손 등), **소두증**, **정신운동 발육지체** 등이 나타난다.

[진단]

코인두 분비물을 원숭이 콩팥세포에 접종 및 배양하여, 바이러스를 분리하는 방법에 따라 진단을 내리지만, 검사가 가능한 시설이 한정되어 있다. RT-PCR법에 의한 바이러스 RNA의 검출이 선천풍진증후군의 출생 전 진단에 유용하다. 혈청학적 진단에는 항체검출 ELISA(IgM, IgG 측정), 적혈구응집억제시험이 시행된다.

[치료 및 예방]

대증요법이 중심이다. 약독성 백신인 **풍진백신**에 의한 예방이 가능하다.

❺ 플라비바이러스과(*Flaviviridae*)

플라비바이러스속(Flavivirus), **페스티바이러스속**(Pestivirus), **헤파시바이러스속**(Hepacivirus, p.384 참조) 등으로 구성된다. 사람에게 질병을 일으키는 플라비바이러스는 플라비바이러스속으로 분류되는 바이러스와 헤파시바이러스속으로 분류되는 바이러스이다. 플라비바이러스속은 열성 질환을 일으키고, 헤파시바이러스속에는 C형 간염바이러스가 포함되며 간염, 간경화, 간암을 일으킨다(p.384 참조). 바이러스 입자는 지름 40~60nm의 공 모양으로, 외피를 가지며 유전체는 단일가닥 RNA이다.

플라비바이러스속 바이러스는 포유류, 조류 등을 자연숙주로 하며, 사람은 모기, 진드기 등 절지동물의 매개에 의해 감염된다. 수혈이나 장기이식을 통한 특수한 상황에서 감염되는 경우를 제외하고 기본적으로 사람에게서 사람으로 감염되지 않는다.

항원성의 차이에 따라 8가지 항원군으로 분류되어 있는데, 그중에서도 **뎅기바이러스군**, **일본뇌염바이러스군**, **진드기매개 뇌염바이러스군** 등이 대표적이다. 다만, 플라비바이러스속으로 분류되고 또 미국이나 중남미에서 유행하고 있는 황열의 병원체인 **황열바이러스**는 그 어느 군에도 속하지 않는다.

Ⓐ 뎅기바이러스(dengue virus)

혈청형이 다른 4종(1~4형)의 바이러스이다. 도시지역에서는 **이집트숲모기**, 삼림지역에서는 **흰줄숲모기**가 주요 매개체이다. 모기의 흡혈에 의해 사람에게 감염되면 단핵구나 대식세포(큰포식세포) 내에서 증식하여 바이

Note

[그림 12-7]
플라비바이러스과

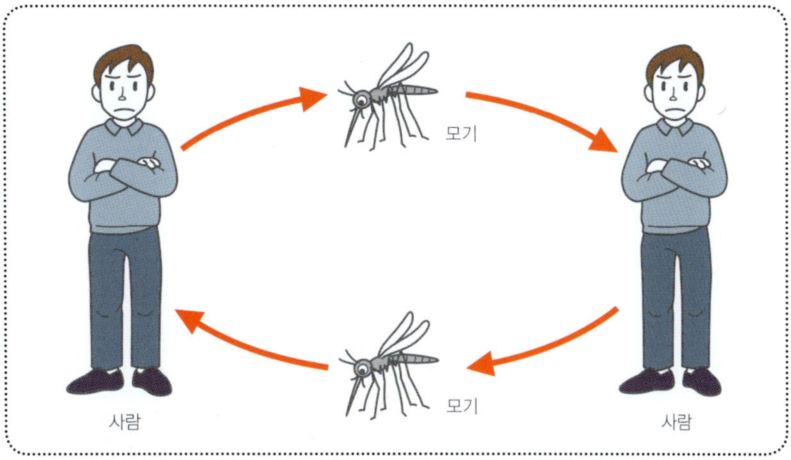

[그림 12-8] 뎅기바이러스의 생활주기와 사람의 감염경로

러스혈증을 동반하는 열성 질환을 일으킨다. 바이러스혈증이 있는 시기에 다른 모기가 흡혈하면 그 모기를 통해 바이러스가 전파된다. 즉, 모기와 사람 사이의 생활주기로 연결되고 있다 (**그림 12-8**).

한 가지 유형의 바이러스에 감염되면 면역이 성립되어 같은 형의 바이러스에 감염되어도 발병하지 않는다. 그러나 한 가지 유형의 뎅기바이러스에 감염되고 이어서 다른 유형의 뎅기바이러스에 감염되면 중증화하는 경우가 있다.

뎅기열(dengue fever)

4~7일의 잠복기간을 거쳐 갑작스러운 발열로 발병하며, 두통, 눈통증, 근육통, 관절통 등을 나타내며 식욕부진, 복통, 변비 등을 동반하는 경우도 있다. 발병 3~4일 후 가슴, 몸통에 발진이 출현한 후 얼굴과 팔다리로 번지지만, 보통 1주일 정도에 사라진다.

뎅기출혈열(dengue haemorrhagic fever)

뎅기열과 비슷하게 발병하여 발병 2~7일 후 출혈 경향을 나타내고 점출혈, 점막 · 소화관 출혈, 혈변을 일으키며 혈장 누출에 의한 가슴막삼출액(흉수), 복수가 출현한다(**뎅기출혈열**). 혈장 누출이 진행되면 쇼크에 빠진다(**뎅기쇼크증후군**).

뎅기열은 감염병의 예방 및 관리에 관한 법률에서 **제4군 감염병**으로 지정되어 있으며, 진단 즉시 가까운 보건소에 신고해야 한다.

Note

뎅기쇼크증후군

혈장 누출이 진행됨에 따라 순환혈액량이 감소하여 쇼크가 일어나는데, 이 쇼크를 뎅기쇼크증후군이라고 한다.

Note

Ⓑ 황열바이러스(yellow fever virus)

모기와 사람 및 모기와 원숭이 사이의 생활주기로 연결되고 있다(**그림 12-9**). 현재는 아프리카와 남미에서 감염자(황열 환자)가 발생하고 있다.

황열(yellow fever)

일과성 발열에서부터 치명적인 출혈열까지 증상은 다양하다. 전형적인 예로는 3~6일의 잠복기간을 거쳐 갑작스러운 오한과 발열로 발병하여 두통, 등통증, 권태감, 메스꺼움 · 구토 등을 나타낸다. 증상은 수일간 계속되다가 일단 사라진 후 다시 발열을 일으켜 구토, 복통과 함께 황달, 콩팥기능상실(신부전), 점막 · 소화관 출혈, 혈압저하 등을 일으킨다. 중증 예에서는 10~20%의 치사율을 보인다. 황열은 감염병의 예방 및 관리에 관한 법률에서 **제4군 감염병**으로 지정되어 있으며, 진단 즉시 가까운 보건소에 신고해야 한다.

[예방]

약독백신인 **황열백신**을 이용한다.

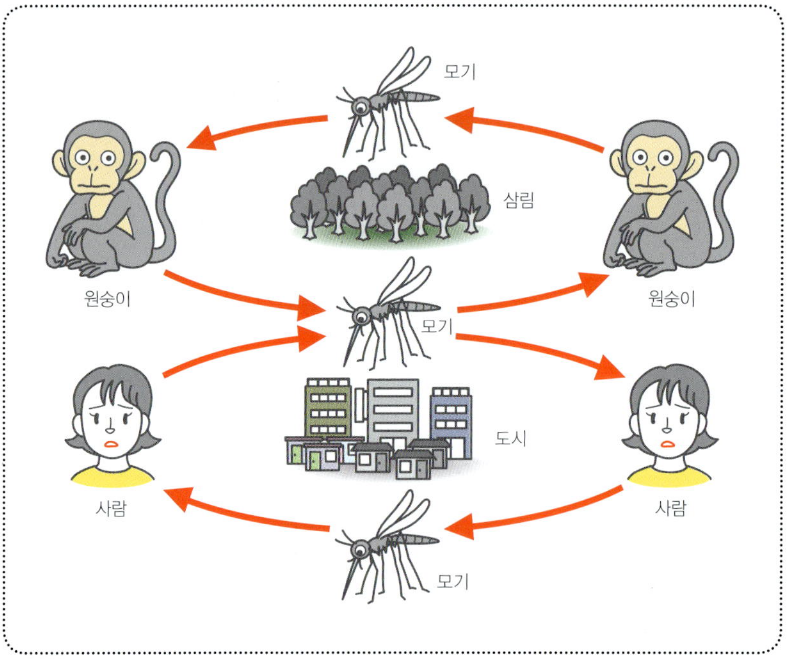

[그림 12-9] 황열바이러스의 생활주기와 사람의 감염경로

Note

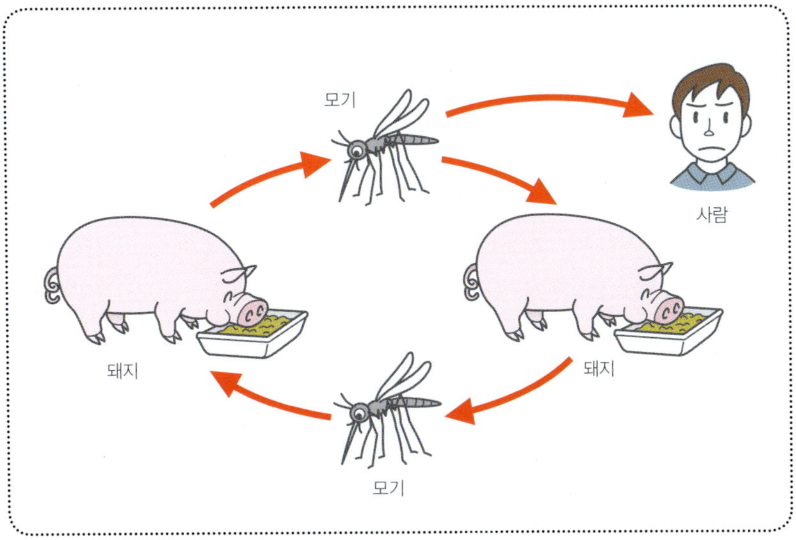

[그림 12-10] 일본뇌염바이러스의 생활주기와 사람의 감염경로

일본뇌염 연구의 발자취

1924년 :
일본뇌염(여름형 뇌염) 대유행

1935년 :
환자의 뇌에서 일본뇌염바이러스를 분리

1941년 :
빨간집모기에 의한 매개를 증명

1945년 :
빨간집모기에서 일본뇌염바이러스주를 분리

1987년 :
일본뇌염바이러스 유전자(RNA)의 모든 염기배열 결정

© 일본뇌염바이러스(Japanese encephalitis virus)

돼지와 모기 사이의 생활주기로 연결되고 있으며, 사람은 바이러스를 가진 모기에 흡혈되었을 때 감염된다(**그림 12-10**). **빨간집모기**의 매개로 감염된다. 가벼운 열성 질환에서부터 중증 뇌염을 일으킨다.

◘ 일본뇌염(Japanese encephalitis)

1~2주간의 잠복기간을 거쳐 전신권태감, 식욕부진, 메스꺼움, 구토, 복통 등으로 발병하여 수일 후 발열, 두통, 의식장애 등을 일으킨다. 일본뇌염바이러스 감염자의 300~1,000명 중 1명이 뇌염을 발병하며 그 4명 중 1명은 사망하고 절반이 정신신경에 후유증을 남긴다. 일본뇌염바이러스에 의한 뇌염이어서 **일본뇌염**이라고 한다.

[진단]

뇌척수액에서 바이러스 분리, RT-PCR법에 의해 바이러스 RNA 검출, 항체검출 ELISA(특이적 IgM 검출, IgG 검출), 중화시험, 적혈구응집억제시험 등의 혈청학적 검사를 통해 진단을 내린다.

[치료 및 예방]

대증요법이 중심이며 예방에는 불활성화백신인 **일본뇌염백신**을 이용한다.

일본뇌염은 감염병의 예방 및 관리에 관한 법률에서 **제2군 감염병**으로 지정되어 있으며, 또 만 3~12세까지 3회의 예방접종이 시행되고 있다.

Note

Ⓓ 웨스트나일바이러스(West Nile virus)

새와 모기 사이의 생활주기로 연결되고 있다(**그림 12-11**). 모기의 흡혈에 의해 사람이 감염되면 약 20%가 증상감염(현성 감염)이 되며 그 대부분이 열성 질환인 **웨스트나일열**이 발병하고 약 150명 중 1명이 **웨스트나일뇌염**을 일으킨다. 일반적으로 사람에게서 사람으로 감염은 일어나지 않지만, 수혈, 장기이식, 주삿바늘 찔림사고 등에 의한 감염 예가 보고되고 있다.

웨스트나일열

2~14일의 잠복기간을 거쳐 39℃ 이상의 발열로 발병하며 두통, 등통증, 근육통 등의 증상을 나타내고 증상 후 가슴, 등, 팔 등의 발진, 림프절종창 등이 출현한다.

웨스트나일뇌염(수막뇌염, 수막염)

두통, 고열, 방향감각 결여, 마비, 혼수, 경련 등을 나타내며 사망하는 경우도 있다. 웨스트나일열은 감염병의 관리 및 예방에 관한 법률에서 **제4군 감염병**으로 지정되어 있으며 진단 즉시 가까운 보건소에 신고해야 한다.

[치료 및 예방]

치료는 대증요법이 중심이며, 효과적인 백신은 없다.

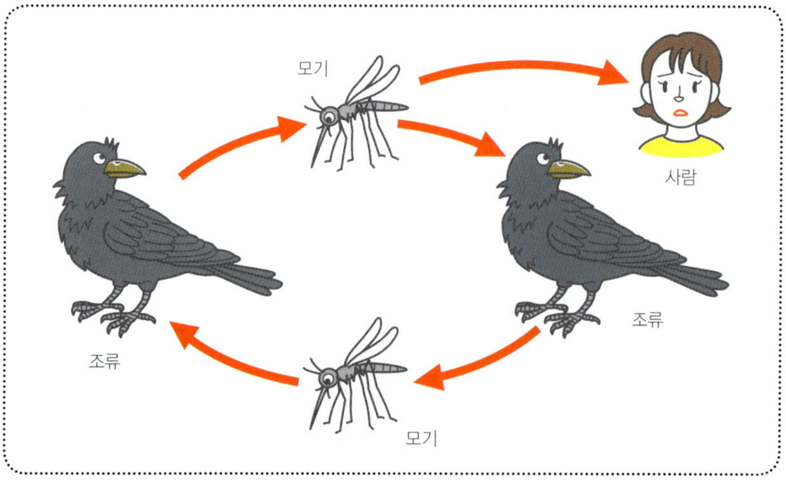

[그림 12-11] 웨스트나일바이러스의 생활주기와 사람의 감염경로

column

웨스트나일바이러스

미국의 웨스트나일바이러스에 의한 희생 제1호는 뉴욕의 까마귀였다. 1999년 7월 브롱크스 동물공원에서 '하늘에서 죽어서 떨어지는' 까마귀의 시체가 다수 발견되었다. 다음 달 8월 뉴욕시 공중위생국에 2명의 뇌염 환자 발생 보고가 있어 조사를 통해 그 밖에도 6명의 집단발생이 발견되었다. 환자의 혈청을 검사한 CDC(미국질병통제센터)는 세인트루이스뇌염이라고 발표했다. 세인트루이스뇌염은 북미대륙에 이전부터 존재하고 있었다. 사람은 모기가 매개하여 이 바이러스에 감염되지만, 뉴욕에서 발생한 것은 처음이었으며, 매개하는 모기를 퇴치하기 위해 헬리콥터로 살충제를 살포했다. 그러나 그 해 여름이 끝날 때까지 55명이 발병하여 6명이 사망했다.

뉴욕시 공중위생국의 의뢰로 환자의 검체를 검사하고 있던 캘리포니아대학의 신종 감염병연구소가 '세인트루이스 뇌염바이러스보다 웨스트나일바이러스나 쿤진바이러스에 가깝다'라고 보고했고, RT-PCR법에 의해 뉴욕에서 뇌염을 일으킨 바이러스의 유전자를 증폭하여 그 성질을 자세하게 조사한 CDC도 웨스트나일바이러스라고 판정했다.

웨스트나일바이러스는 아프리카 우간다의 웨스트나일 지방에서 1937년 발견되었다. 세인트루이스뇌염바이러스, 쿤진바이러스, 일본뇌염바이러스와 마찬가지로 일본뇌염바이러스 항원군으로 분류된다. 플라비바이러스과 플라비바이러스속의 바이러스이다. 웨스트나일바이러스는 아프리카에서부터 이스라엘, 프랑스, 러시아 등으로 확산되어 북미대륙에 상륙했다. 어떤 경로로 뉴욕에 침입했는지는 밝혀지지 않았지만, 순식간에 뉴욕에서 미국 각지, 캐나다로 확산되었다. 2003년에는 환자 9,000명, 사망자 230명을 넘었다. 그리고 2005년 10월 미국에서 일본으로 귀국한 남성이 발병하여 일본 내 제1호 웨스트나일열 환자가 되었다. 다만, 사람에게서 사람으로 전파되지 않아 환자가 감염원이 되는 경우는 없기(환자를 흡혈한 모기에 의한 매개도 없다) 때문에 유행으로 이어지지는 않았다.

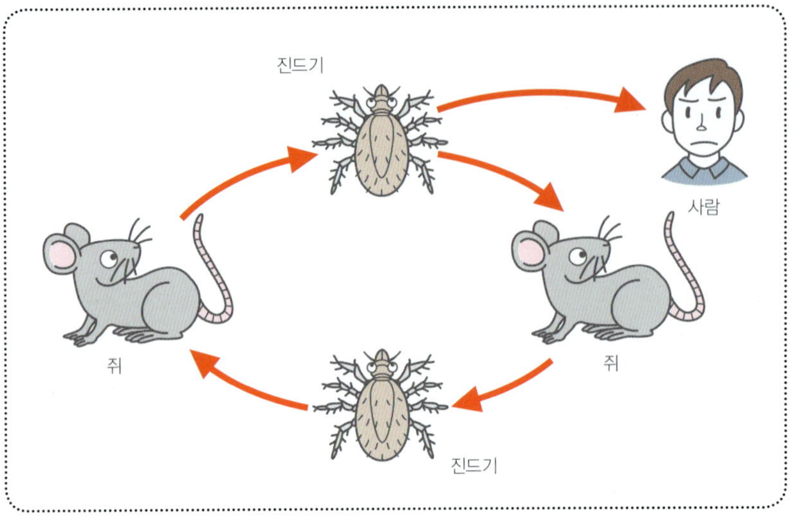

[그림 12-12] 진드기매개 뇌염바이러스의 생활주기와 사람의 감염경로

Ⓔ 진드기매개 뇌염바이러스(tick-borne encephalitis virus)

진드기와 쥐 등의 설치류 사이에서 생활주기가 연결되고 있다(**그림 12-12**). 사람은 감염 진드기에 물려 감염되며, **중앙유럽뇌염바이러스**, **러시아 봄여름뇌염바이러스** 등이 있다.

◘ 진드기매개뇌염(tick-borne encephalitis)

발열, 두통, 전신권태감, 근육통 등으로 발병하여 그 후 중추신경증상이 출현한다. 진드기매개뇌염에 대한 불활성화백신이 개발되어 있다.

❻ 오소믹소바이러스과(*Orthomyxoviridae*)

A형, B형, C형 인플루엔자바이러스가 포함된다. 형태는 지름 80~120nm의 공 모양 또는 다형성이며 외피를 가진다. 그 표면에 **적혈구응집소**(hemagglutinin, HA), **뉴라민분해효소**(neuraminidase, NA)가 돌기 모양으로 돌출되어 있다. 유전체 RNA는 단일가닥으로, 분절되어 있고 핵단백질(nucleoprotein, NP)이 나선 모양으로 배열되어 있다. A형, B형에서는 8개, C형에서는 7개의 분절을 가진다(**그림 12-13**).

Ⓐ 인플루엔자바이러스(influenza virus)

막단백질(M)이나 핵단백질(NP)의 항원성에 따라 A형, B형, C형으로 분류된다. A형은 HA와 NA의 항원성에 따라 아형으로 분류된다.

Note

적혈구응집소
(hemagglutinin, HA)
적혈구는 표면에 인플루엔자바이러스 HA 단백질에 대한 수용체를 가지며 바이러스가 흡착되면 적혈구가 응집한다.

뉴라민분해효소
(neuraminidase, NA)
수용체 말단에서 뉴라민산을 절단하는 효소로, 세포 내에서 증식한 인플루엔자바이러스가 출아할 때 중요한 역할을 한다.

Note

A형 인플루엔자바이러스는 HA가 H1~H16, NA가 N1~N9까지 있으며, 그 조합에 따라 세분된다. 물새가 인플루엔자바이러스의 숙주라고 판단되며 가장 많은 HA와 NA의 조합을 가진 A형 인플루엔자바이러스가 분리되고 있다. 나아가 A형 인플루엔자바이러스에는 조류에 감염되는 조류형과 사람에게 감염되는 사람형이 존재한다.

HA를 조금 더 자세히 살펴보면 HA에는 조류형 HA(조류형 A형 인플루엔자바이러스가 보유)와 이른바 사람형 HA(사람형 A형 인플루엔자바이러스가 보유)의 2종류가 존재한다. HA는 인플루엔자바이러스가 세포에 감염될 때 세포막에 자리한 수용체와 결합하는 바이러스 표면 상의 막단백질이다. 조류형 HA는 조류의 세포 표면에만 존재하는 조류형 수용체(갈락토오스에 α2-3 결합해 있는 시알산)에 의해 효율적으로 결합하지만, 사람형 HA는 사람의 세포 표면에 존재하는 수용체(갈락토오스에 α2-6 결합해 있는 시알산)에 의해 효율적으로 결합한다. 즉, 조류형 바이러스는 조류에, 사람형 바이러스는 사람에게 감염되는 바이러스이다. 조류형 HA는 H1~H16까지, 사람형 HA는 H1, H2, H3에서만 확인된다(**그림 12-14**).

조류(오리, 집오리, 닭, 갈매기), 돼지, 말 등에 널리 감염되어 있다. 사람 사이에 유행하고 있거나 또는 유행한 적이 있는 바이러스는 사람형 HA를 가지는데, A/H1N1, A/H2N2, A/H3N2 3개의 아형뿐이다.

돼지의 기도점막세포에는 조류형 수용체와 사람형 수용체가 있어서 돼지는 조류형 A형 인플루엔자바이러스에도, 사람형 바이러스에도 감염될 수 있다.

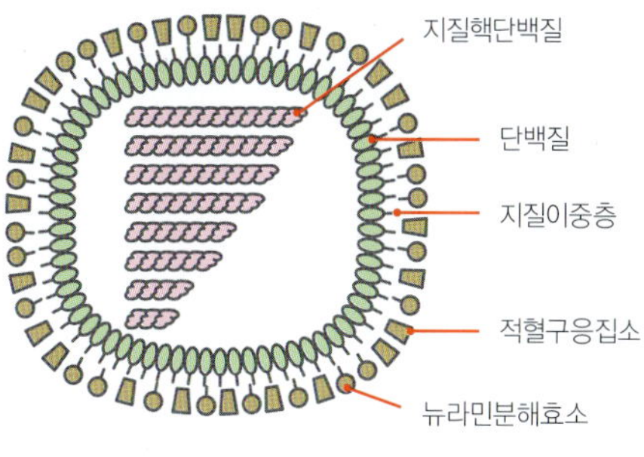

[그림 12-13] 인플루엔자바이러스 A형, B형의 구조

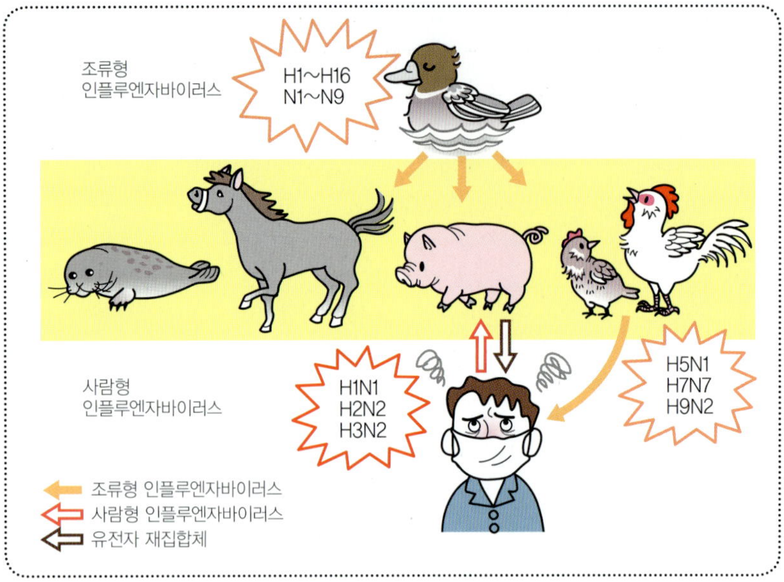

[그림 12-14] A형 인플루엔자바이러스의 자연숙주와 전파

B형 인플루엔자바이러스는 HA, NA의 혈청형이 1종씩뿐이며 **아형은 없다**. 사람에게만 감염된다. **C형 인플루엔자바이러스**에도 아형은 없고 사람에게만 감염된다. B형 인플루엔자바이러스나 C형 인플루엔자바이러스 모두 사람을 숙주로 하는 바이러스라고 할 수 있다.

인플루엔자바이러스는 기도 상피세포 내에서 빠른 속도로 대량 증식하여 환자의 기침과 재채기를 통해 공기 중으로 비산된다. 그 일부는 비말핵이 되어 공기 중을 부유하여 **공기감염** 양식으로 감염이 확대된다. 전파성이 강해 종종 **집단발생**을 일으킨다.

인플루엔자(influenza)

겨울철에 유행하며 1~2월이 가장 많다. 감염 후 1~2일의 짧은 잠복기를 거쳐 발병하며, 오한, 발열, 두통, 관절염, 근육통, 전신권태감 등의 증상을 나타낸다. 콧물, 인두통, 기침 등의 호흡기증상은 늦게 나타난다.

인플루엔자폐렴(influenzal pneumonia)

대량 증식한 바이러스에 의해 기도점막이 파괴되면 폐렴을 일으킨다. 폐렴알균, 황색포도알균, 인플루엔자균 등에 의한 이차감염이 더해지는 경우가 있는데, 특히 감염방어능력이 저하되어 있는 노인들은 초기 증상이 적고 발병했을 때는 이차감염을 일으켜 중증화되기 쉽다.

Note

인플루엔자의 유행

1889~1890년 : 구아시아독감. 인플루엔자균의 분리와 보고(실제로는 H2N2 바이러스이었다).

1918~1919년 : 스페인독감. 5억 명이 이환되어 2,500만 명이 사망했다. H1N1 바이러스이었다.

1933년 : A형 인플루엔자바이러스를 분리

1940년 : B형 인플루엔자바이러스를 분리

1943년 : 미국에서 부화계란을 사용하여 A형, B형 백신을 제작

1946년 : 이탈리아독감. 유럽에서 유행했고, 바이러스는 H1N1이었다.

1957~1958년 : 아시아독감. 바이러스는 H2N2이었다.

1968년 : 홍콩독감. 바이러스는 H3N2이었다.

1977년 : 러시아독감. 바이러스는 H1N1이었다.

1997년 : 홍콩에서 조류형 H5N1이 가금류에 유행했고, 사람도 감염되었다.

1999년 : 홍콩에서 H5N1이 조류에 유행했다.

2003~2009년 : 아시아나 중동에서 H5N1이 가금류에 유행했다. 베트남 등에서 사람도 감염되어 사망예가 보고되었다.

2009년 : 멕시코를 시작으로 A/H1N1가 세계적으로 유행했다.

Note

인플루엔자뇌염(influenzal encephalitis)

인플루엔자는 발병 후 경련, 의식장애, 호흡장애 등이 출현하여 위독한 상태에 빠지는 경우가 있다. 뇌 안의 염증물질인 사이토카인이 상승해 있다는 점에서 이들 작용에 의한 장애로 보고 있다. 만 1~2세의 소아에게 많고 치사율이 높으며 치유되어도 후유증을 남기는 경우가 많다.

라이증후군(Reye's syndrome)

인플루엔자에 이어서 발병하며 해열 후 급격히 구토, 의식장애를 일으키는 경우가 있는데, 다발성 장기부전을 동반하는 중증 합병증으로 **라이증후군**이라고 불린다. 해열제와 인플루엔자의 연관성이 원인으로 지적되고 있다.

[인플루엔자바이러스의 변이(그림 12-15)]

사람 사이에서 유행하고 있는 A형 인플루엔자바이러스의 HA 항원 구조는 끊임없이 변화하고 있다. 그 변화 방식은 2가지가 있으며, 아형 내에서 서서히 변화하는 **연속변이**(항원변이, antigenic drift)와 다른 아형의 A형 인플루엔자바이러스가 돌연 유행하는 **불연속변이**(항원변위, antigenic shift)가 있다. 연속변이는 작은 변화로, **HA 유전자의 돌연변이**에 의해 발생한다. 불연속변이가 일어나기 전까지 유행하고 있던 A형 인플루엔자바이러스의 HA와 항원성이 다른 A형 인플루엔자바이러스가 돼지 등의 동물에서 사람 안으로 침입하여 큰 유행을 일으키는 것을 말한다. 새롭게 들어온 바이러스에 항체를 가진 사람이 거의 없기 때문

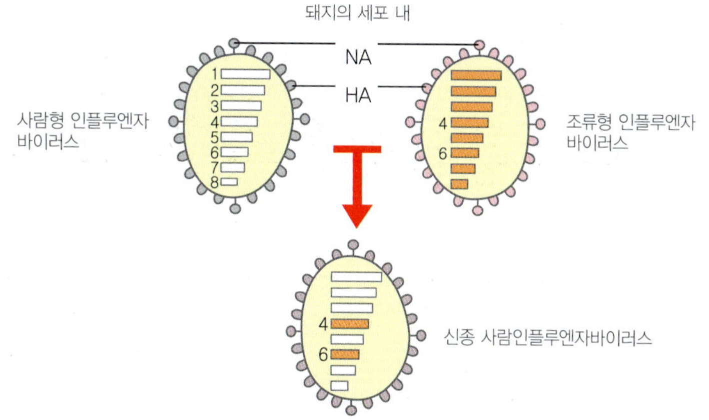

[그림 12-15] A형 인플루엔자바이러스의 유전자재조합 예

에 세계적 규모의 대유행이 발생한다.

1918년의 스페인독감(A/H1N1), 1957년의 아시아독감(A/H2N2), 1968년의 홍콩독감(A/H3N2), 2009년의 신종인플루엔자(A/H1N1)가 항원변위의 대표적인 사례이다.

[인플루엔자바이러스의 진단]

진단에는 **신속진단키트**가 유용하다. 효소항체법으로 인두 분비액 또는 코안 흡인액에서 바이러스항원이 검출되면 진단을 내리는데, 약 20분 정도에 A형, B형 인플루엔자를 진단할 수 있다. 또 채취한 코 점막세포 중의 바이러스항원을 형광항체법, 면역과산화효소염색법으로 검출하는 방법도 있다. 바이러스 유전체 RNA를 증폭하는 PT-PCR법에 의해 바이러스 RNA를 검출할 수도 있다.

바이러스의 분리는 개의 콩팥 유래(MDCK) 세포나 부화계란에 접종하여 증식시켜 행한다. 바이러스의 증식 여부는 적혈구응집시험 등으로, 인플루엔자바이러스 아형이나 HA형을 판정하려면 적혈구응집억제반응검사로 판정한다.

[치료]

인플루엔자바이러스에는 항바이러스제가 이용된다. **아만타딘**(amantadine), **리만타딘**(rimantadine)은 A형 인플루엔자바이러스의 증식을 억제한다. **자나미비르**(zanamivir), **오셀타미비르**(oseltamivir)는 A형 및 B형 인플루엔자바이러스에 효과적이다. 자나미비르, 오셀타미비르는 NA에 결합하여 그 활성을 억제하여 감염 세포로부터 인플루엔자바이러스의 발아를 저해함으로써 증식억제작용을 발휘한다. 감염 초기에 투여해야 효과를 볼 수 있다.

[예방]

예방법으로 성분백신인 HA를 분리 정제하여 만든 인플루엔자백신이 이용되고 있다. A형 및 B형 유행주의 다가백신이다. 그러나 그 유효성은 아직 충분하다고는 할 수 없다. 미국에서는 약독성 인플루엔자백신이 개발되어 임상에 응용되고 있으며 앞으로 더 유효한 백신의 개발이 기대된다.

Note

적혈구응집억제반응 (hemagglutination inhibition)

인플루엔자바이러스와 마멋 등의 동물 적혈구를 반응시키면 적혈구가 응집된다(응집반응). 적혈구와 반응시키기 전에 인플루엔자바이러스의 HA와 결합하는 항체를 반응시킨 후 적혈구와 반응시키면 응집이 억제된다(적혈구응집억제반응). 만일 HA1에 결합하는 것을 알고 있는 항체를 반응시킨 후 적혈구응집반응을 시행하여 응집이 억제되면 HA1의 적혈구응집억제를 가진 인플루엔자바이러스로 판정된다. 적혈구응집억제반응은 인플루엔자바이러스 감염병의 혈청진단에도 응용이 가능하다.

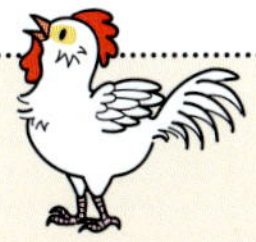

고병원성 조류인플루엔자바이러스

1997년 5월 홍콩에서 3세 남자 아이가 인플루엔자바이러스에 감염되어 호흡곤란으로 사망한 예는 감염병 연구자들에게 큰 충격을 주었다. 남자 아이에게서 분리된 바이러스는 닭에 강한 독성(치사성)을 나타내는 특징을 가진 조류형 인플루엔자바이러스 A/H5N1이며, 조류형 인플루엔자바이러스는 사람에게는 감염되지 않는다는 상식이 무너졌다. 그 후 닭, 집오리 등의 가금류로부터 감염이 확산되어 18명이 A/H5N1 바이러스에 감염되어 6명이 사망했다. 인간 사회에서 더 이상 유행하지 않았지만, 감염이 확대되는 것을 막기 위해 홍콩 내의 닭 약 120만 마리가 소각 처분되었다.

2001년에도 홍콩에서 A/H5N1 바이러스에 감염된 닭이 발견되어, 약 100만 마리가 소각 처분되었다. 2003년에는 A/H5N1 바이러스가 베트남, 한국에 출현하여 베트남에서는 사람에게도 감염되어 사망 예가 보고되었다. 2004년에는 일본에서도 발견되어 감염 닭이 소각 처분되었다. 네덜란드에서는 조류형 A/H7N7 바이러스가 양계장에서 유행하여 사람도 감염되었다. 이 유행에서는 약 100명의 환자(결막염 등)가 발생하여 1명이 사망했다. 이들 조류형 인플루엔자바이러스는 사람에게서 사람으로 전파되어 사람 사이에서 유행하는 일은 현재까지는 확인되고 있지 않지만, 감염된 조류와 접촉하면 사람에게도 감염이 일어난다. 사람에게 감염되면 중증화되기 쉽다. 고병원성 조류인플루엔자바이러스 A/H5N1은 기본적으로 조류형 HA를 가진 바이러스이기 때문에 사람 사이에서 대유행을 일으킬 가능성은 매우 적다.

'저병원성'에서 '고병원성'으로 변화되는 기전

조류인플루엔자바이러스 A/H5N1 등이 양계장에서 사육되고 있는 닭 사이에서 감염이 반복되는 동안 HA 단백질에 특수한 아미노산 배열이 변이되어 닭의 전신에 존재하는 단백질분해효소로 그 HA가 분해되어 활성화되는 성질을 가지게 된다. 이러한 바이러스는 전신감염을 일으키는 성질을 획득하기 때문에 고병원성이 된다.

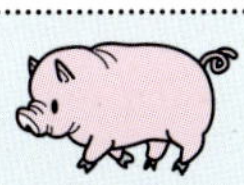

2009년 A/H1N1 인플루엔자의 범유행

2009년 4월 미국에서 돼지로부터 분리되던 인플루엔자바이러스 A/H1N1에 의한 인플루엔자의 소아 감염 예가 보고되었다. 이어서 멕시코에서 치사율이 비교적 높은 호흡기 감염병이 유행하여 그것이 미국에서의 소아 발병예와 동일한 바이러스에 의한 유행임이 확인되었다. 사람형 HA를 가진 바이러스 A/H1N1이지만 지금까지 유행한 계절성 인플루엔자바이러스 A/H1N1의 H1과는 항원성이 다르다는 사실이 밝혀졌다. 2009년 10월 순식간에 세계적으로 범유행을 일으켰다. 인플루엔자는 감염병의 예방 및 관리에 관한 법률에서 제3군 감염병으로 지정되어 있으며, 진단 즉시 가까운 보건소에 신고해야 한다.

❼ 파라믹소바이러스과(*Paramyxoviridae*)

형태는 지름 150~300nm의 공 모양으로(끈 모양인 것도 있음) 외피를 가지며, 유전체는 단일가닥 RNA이다(**그림 12-16**). 사람에게 병원성을 나타내는 것에는 **파라인플루엔자바이러스**, **멈프스바이러스**, **홍역바이러스**, **호흡기세포융합바이러스**(RSV)가 있다.

Ⓐ 파라인플루엔자바이러스(parainfluenza virus)

혈청형 1~4형으로 분류되어 있다. 기도 점막상피에 감염되어 **호흡기 감염병**을 일으킨다. 전신 감염병을 일으키는 일은 없다. 유아, 소아가 첫 감염된 경우 급성 후두기관지염을 일으키고 폐렴이 합병되는 경우가 있다. 겨울철에 많이 발생한다.

Ⓑ 멈프스바이러스(mumps virus)

유행귀밑샘염(유행이하선염, 볼거리)의 원인 바이러스이다. **비말감염**으로 사람에게서 사람으로 전파된다. 코안 및 상기도 점막에서 증식하여 소속 림프절로 확산되고 혈중으로 들어가(바이러스혈증) 전신의 샘조직과 신경조직으로 감염이 확대된다.

유행귀밑샘염(유행성이하선염, mumps)

일반적으로 '**볼거리**'라고 불린다. 환자는 만 1~4세가 많고, 대부분이 만 9세까지 감염된다. 무증상감염(불현성 감염)도 있다. 감염 후 16~18일의 잠복기간을 거쳐 발열을 일으키고, 한쪽 또는 양쪽의 귀밑샘(침샘) 종창과 통증이 일어난다. 고환염, 부고환염, 난소염, 신경조직이 침범되어 뇌염, 수막염을 합병하기도 한다. 또 난청(**유행귀밑샘염난청**)을 일으키는 경우도 있다. 청각신경이 장애를 입기 때문에 회복은 기대할 수 없다.

유행귀밑샘염 난청

유행귀밑샘염 후 빈도는 낮지만, 후유증으로서 고도의 난청을 일으키는 경우가 있다. 멈프스바이러스 감염에 의한 청각신경 파괴에 따른 난청(지각난청)으로 회복 전망은 없다.

Note

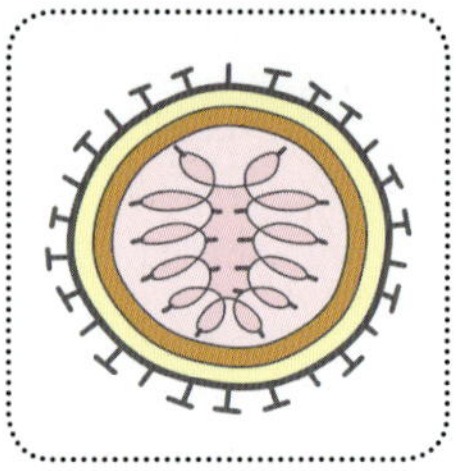

[그림 12-16]
파라믹소바이러스의 구조

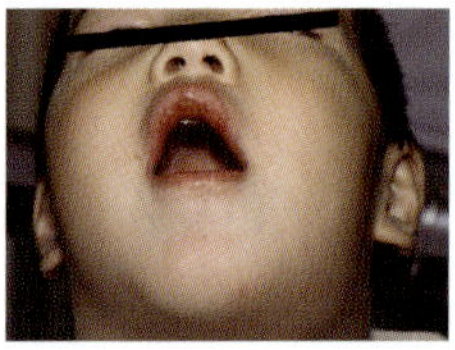

▶유행귀밑샘염

Note

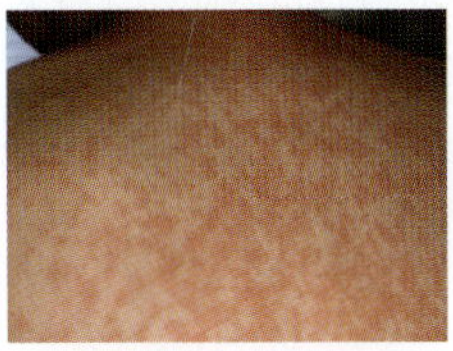
▶홍역

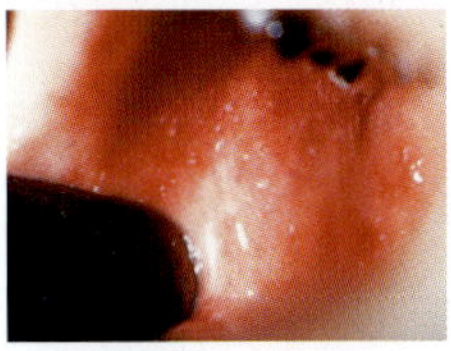
▶코플릭반점(홍역)

RS바이러스
세기관지염

RS바이러스에 감염된 영아에게 자주 확인되는 하기도 감염의 특수한 병태이다. 허파의 기도 말초에 염증이 미쳐 들숨(흡기)보다 날숨(호기)에 장애가 더 강하게 관찰된다. 호흡부전이 출현하여 주의가 필요하다.

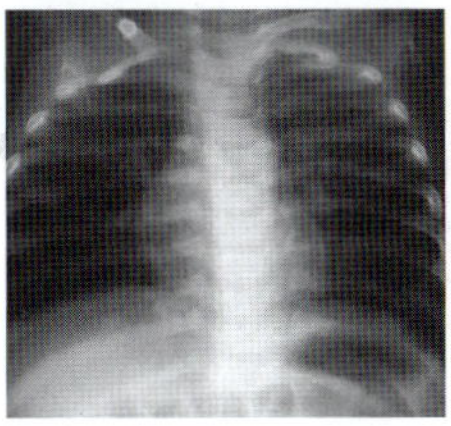
▶세기관지염 환자의 가슴 X선 사진

날숨 장애로 인해 허파의 투과성 항진, 가로막(횡격막) 저하가 확인된다.

[치료 및 예방]

대증요법의 치료가 이루어진다. 약독 생백신인 **멈프스백신**이 있다. 유행귀밑샘염에서는 높은 비율로 수막염, 뇌염의 합병증을 일으키며 나아가 난청을 남기는 경우가 있으므로 멈프스백신 접종은 매우 중요하다. 학교보건법에 따라 '**귀밑샘의 부종이 사라질 때까지**' 학교에 등교할 수 없다.

© 홍역바이러스(measles virus)

홍역의 원인 바이러스로, 감염력이 매우 강하고 발병률도 높다.

비말에 의해 **기도로 감염**되어 인후두 상피세포에서, 나아가 편도나 소속림프절에서 증식한 후 혈중으로 들어가(**일차 바이러스혈증**) 전신의 림프조직에 도달하고 그곳에서 증식하여 혈중으로 나와(**이차 바이러스혈증**) 전신으로 감염이 확대된다.

홍역(measles)

감염 후 10~14일의 잠복기간을 거쳐 발열, 기침, 콧물, 재채기, 결막염, 설사 등에 의해 발병하여 2~3일 후에 입안점막에 밤톨 크기의 백색반점(코플릭반점)을 만든다. 그 후 일단 해열되었다가 다시 발열을 일으키고 전신에 발진을 만들어 4~5일 계속되고 회복된다. 가운데귀염(중이염), 폐렴 등을 합병하는 경우가 있다. 뇌염(홍역 후 뇌염)을 합병하여 위독한 상태에 빠지거나 사망하는 경우도 있다.

[예방]

예방에는 약독 생백신인 **홍역백신**이 효과적이다. MMR 생백신을 생후 12~15개월과 만 4~6세에 각각 1회 접종하고 있다. 학교보건법에 따라 '**해열 후 3일을 경과할 때까지**' 학교에 등교해서는 안 된다.

Ⓓ 호흡기세포융합바이러스(RS바이러스, respiratory syncytial virus, RSV)

호흡기 감염병을 일으키는 대표적인 바이러스이다. 영 · 유아에게 중증의 하기도 감염(폐렴, 세기관지염 등)을 일으키고 소아에게 경증의 상기도 감염을 일으킨다. 겨울철에 많이 발병하지만, 여름에도 유행한다. **RS바이러스**는 2세까지의 영 · 유아 호흡기 감염병의 원인 바이러스로서 가장 빈도가 높다. **세기관지염** 등의 호흡부전을 동반하는 병태를 일으킨다. 특히 미숙아나 선천성 심장질환을 가진 아동에게 중증화되기 쉽다.

[진단 및 치료]

코인두 분비액에서 RS바이러스의 특이항원을 검출하는 진단키트가 시판되고 있다. 중증화 위험이 있는 영 · 유아에게는 예방 효과가 확인되어 있는 항RS바이러스 중화 활성의 항체를 예방적으로 투여하는 치료법이 있다.

Ⓔ 사람 메타뉴모바이러스(human metapneumovirus)

2001년에 발견된 호흡기 감염병을 일으키는 바이러스이다. RS바이러스와 비슷한 임상증상을 일으킨다. RS바이러스와 마찬가지로 겨울철에 유행하며, RT-PCR법에 의한 진단이 일반적으로 시행된다. 특이적인 치료법은 없다.

❽ 랍도바이러스과(*Rhabdoviridae*)

포탄형 또는 원추형으로 크기는 100~430×45~100nm이다(**그림 12-17**). 외피를 가지며 유전체는 단일가닥 RNA이다. 사람에게 병원성을 나타내는 것은 **리사바이러스속**(Lyssavirus)으로 **광견병바이러스**가 그 대표적인 바이러스이다.

Ⓐ 광견병바이러스(rabies virus)

거의 모든 포유동물은 광견병바이러스에 감수성을 가진다. 사람은 광견병바이러스에 감염되어 있는 개나 박쥐 등의 동물에 물려 감염된다. 개도 광견병바이러스에 감염되면 중추신경이 손상되어 흉폭한 광견이 된다(사람을 공격하는 경향이 높아진다). 감염 동물에 물리면 그 침 중의 바이러스가 체내로 침입하여 **신경세포**에 감염되고 신경섬유를 지나 중추신경에 도달하여 심각한 **뇌염**을 일으킨다. 중추신경에서 증식한 바이러스는 신경 말단으로 확산되어 침샘, 망막, 각막, 근육, 피부 등을 손상시킨다(**광견병**).

광견병은 일본, 하와이, 오스트레일리아, 뉴질랜드, 영국, 스칸디나비아 제국을 제외한 전 세계에서 발생하고 있다. 아시아, 아프리카, 중남미에서는 개에 물려 발병하는 예가 대부분이다. 유럽 각국, 북미에서는 여우, 미국너구리, 이리, 박쥐 등의 야생동물이 감염원이 되고 있다. 우리나라에서는 철원 등에서 발생한 예가 있다.

Note

니파바이러스(nipah virus)

1998~1999년에 발견된 신종 바이러스이다. 말레이시아에 있는 양돈장의 사육사 및 말레이시아로부터 수입된 돼지를 취급한 싱가포르의 도살장 종업원에게 치사율이 높은 뇌염이 집단발생하여 그 원인 바이러스로서 분리되었다. 말레이시아의 열대우림에 서식하는 박쥐가 이 바이러스를 보유하고 있으며 박쥐에서 돼지, 돼지에서 사람으로 전파된 것으로 보고 있다. 니파바이러스 감염병은 신종 감염병의 하나이다.

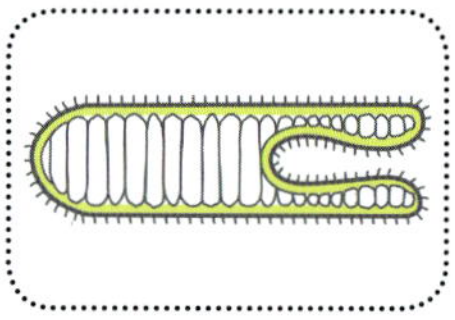

[그림 12-17] 랍도바이러스과

광견병의 발병예

우리나라에서는 1963년과 1966년에 각각 103명, 101명의 유행이 있었고 1975년 13명의 환자 발생 이후 드문 발생을 보이면서 1984년 1명의 환자 발생을 끝으로 발생이 종식되었다. 그러나 1999년 1명의 환자와 2명의 의사환자가 발생했고 2001년 1명, 2002년 1명, 2003년 2명과 2004년 1명이 발생하는 등 재발 양상을 보이고 있다.

Note

공수증상

삼킴곤란을 일으키고 경련발작을 일으키게 되며 물을 마시지 못하게 된다. 물을 보는 것만으로 전신 근육의 경련을 일으키게 된다.

광견병(rabies)

광견에 물린 후 평균 30~90일의 잠복기간(1년에 이르는 경우도 있음)을 거쳐 전신권태감, 식욕부진, 두통, 신경불안으로 발병하고 이어서 환각, 흥분, 미친 상태를 나타내고 호흡곤란, 삼킴곤란, 공수증상을 일으킨다. 발병하면 사망률은 거의 100%이다.

광견병은 감염병의 예방 및 관리에 관한 법률에서 **제3군 감염병**으로 지정되어 있으며 진단 즉시 가까운 보건소에 신고해야 한다.

[진단]

생전 진단은 털뿌리(모근; 털뿌리에는 신경조직이 있음) 등의 생검 재료를 이용하여 면역조직염색법(형광항체법 등)에 의한 항원의 검출로 이루어진다. 뇌척수액 속의 광견병바이러스 유전자를 RT-PCR법으로 증폭하여 검출하는 방법도 있다. 사후에는 뇌조직의 병리표본에서 **세포내 포함체**[네그리소체(Negri body)라는 특징적인 포함체를 형성한다]의 검출과 광견병바이러스 항원의 검출에 의해 확진된다.

[치료 및 예방]

광견병 유행지에서 개에 물린 경우 즉시 상처를 세정하고 불활성화백신인 **광견병백신**을 조기에 접종하는 것이 유일한 치료법이다. **사람 항광견병 면역글로불린**을 투여해야 하는 경우도 있다. 유행지에 가는 경우에는 사전에 광견병백신을 접종하는 것이 바람직하다.

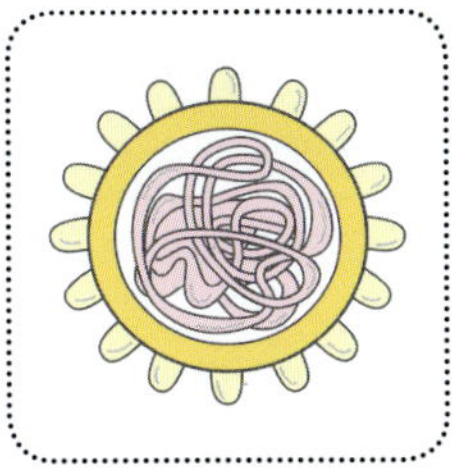

[그림 12-18] 코로나바이러스과

⑨ 코로나바이러스과(*Coronaviridae*)

지름 80~160nm의 공 모양으로 외피를 가진다. 유전체는 단일가닥 RNA이다. 표면에 긴 돌기를 가지며 이것이 태양의 코로나와 비슷해서 이 이름이 붙여졌다(그림 12-18).

감기의 주요 원인 바이러스인 **사람호흡기코로나바이러스**와 최근 새로 발견된 **SARS코로나바이러스**가 중요하다.

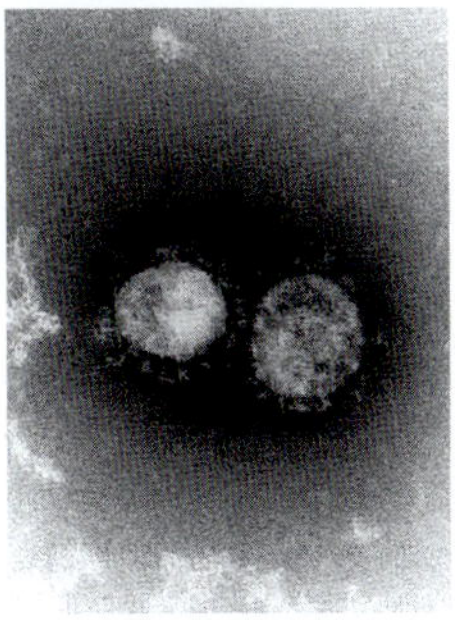

▶SARS코로나바이러스

Ⓐ 사람호흡기코로나바이러스(human respiratory coronavirus, HRCV)

감기, 상기도 감염병의 주요 병원체이다. 감기 원인의 5~10%를 차지하는데, 바이러스 분리검사가 어려워 더 자세한 것은 아직 밝혀지지 않고 있다.

HRCV 감염병

감염 후 3일의 잠복기간을 거쳐 콧물, 코막힘, 인두통, 발열, 기침, 두통 등의 증상이 나타나고 1주일 정도 지속되다가 치유된다. 영 · 유아에게는 하기도염을 일으켜 폐렴이 발생되기도 한다. 많은 혈청형이 있기 때문에 다른 혈청형 HRCV에 의한 감염이 반복된다. 특이적인 치료법은 없다.

Note

[표 12-4] SARS의 병원감염대책

격리	일인실(음압, 독립공조) 격리	
방호용구	입실 시 : N95 이상의 마스크(공기감염방지). 고글, 얼굴 보호대, 격리가운, 격리모자, 장화(비말감염방지). 장갑(이중), 오염된 경우는 바깥 장갑을 소독, 교환(접촉감염방지)	
소독 위생관리	신체 청결	격리병상 전용 욕실, 샤워(환자의 자가관리)
	시트류	80℃ 10분간 열수세탁. 또는 0.1% 차아염소산나트륨에 30분 담근 후 세탁한다.
	식기류	0.01~0.02% 차아염소산나트륨에 5분 담근 후 세척한다.
	쓰레기 등	비닐주머니에 넣고 바이오해저드 마크를 붙여 감염성 폐기물로 처리한다.
	병실	환자의 손이 닿았던 부분(병상, 테이블, 의자, 책상 등)은 0.1% 차아염소산나트륨 또는 80% 소독용 알코올로 닦는다. 환자의 손이 닿지 않은 부분(바닥 등)은 소독이 불필요하다.
	의료종사자의 손소독	퇴실 시 장갑을 벗은 후에 마찰식 손소독제, 비누와 흐르는 물에 손 씻기
	의료기기·용기	액체에 담글 수 있는 것은 혈액과 체액을 없애고 소독제에 담근 후(0.1% 차아염소산나트륨에 30분 또는 20% 글루타랄액에 1시간) 세척한다. 담글 수 없는 것은 오염물을 거즈 등으로 닦아내고 소독약(0.1% 차아염소산나트륨 또는 70% 소독용 알코올)으로 닦는다.

Ⓑ SARS코로나바이러스(SARS coronavirus)

2003년에 발견된 신종 코로나바이러스로, **중증급성호흡증후군**(SARS)의 병원체이다. 기존 코로나바이러스와 유전적으로 다르고 항원성도 다르다. **비말감염**에 의해 감염이 확대되는 것으로 보고 있다.

중증급성호흡증후군(severe acute respiratory syndrome, SARS)

2~3일의 잠복기간을 거쳐 38℃ 이상의 발열로 발병한다. 기침, 전신 권태감 등의 인플루엔자 유사증상을 나타내고 호흡곤란이 생기며 폐렴을 일으킨다. 10~20%가 중증화되고 10% 전후가 사망한다.

치료법은 확립되어 있지 않다. 중국이나 홍콩에서는 감염자의 20%가 의료종사자이었으나 미국에서는 이차감염은 없었다. 병원 내에서의 **표준감염예방책**(p.187 참조)이 중요하다. 중국, 베트남, 싱가폴, 캐

사람-사람 감염을 일으켜 중증화 우려가 있는 질환에 대한 감염 주의

[예방]

위험한 감염병이 있는 지역이나 감염자에게는 필요가 없이 가까이 하지 않는다.

[감염이 의심되는 경우]

- 위험한 감염병이 있는 지역, 감염자에게 접촉한 경우, 격리한 상태에서 수일~1주일 정도 대기한다. 증상이 없으면 일상생활로 돌아간다.

계속 ···▸

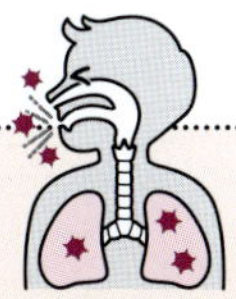

SARS코로나바이러스

2002년 11월경에 중국 광동성에서 사망률이 높은 원인 불명의 폐렴이 유행했고, 다음 해인 2003년 3월에 홍콩, 베트남, 캐나다에서도 이 폐렴이 유행했다. WHO는 이 호흡기질환을 SARS(중증급성호흡증후군)라고 명명하고 세계에 주의를 촉구했다. SARS는 사람에게서 사람으로 전파되어 WHO가 '종식'을 선언한 2003년 7월까지 약 8,400명이 발병되고 800여 명이 사망했다.

원인 바이러스로 검출된 것은 그때까지 알려지지 않았던 새로운 코로나바이러스였다. SARS코로나바이러스의 염기배열은 이미 알려져 있는 바이러스와는 달리 어떠한 그룹에도 속하지 않는 신종 코로나바이러스이다. 어떤 종류의 박쥐가 숙주로 흰코사향고양이 등의 동물에 감염이 확대되고 그것에서 사람에게 감염되었다고 보고 있다. 인수공통감염병의 하나이다. 2003년 12월과 2004년 1월에 광동성에서 4명의 SARS 환자가 발생했으나 그 이후 SARS는 발병하지 않았다(실험실 관련 감염사례는 제외).

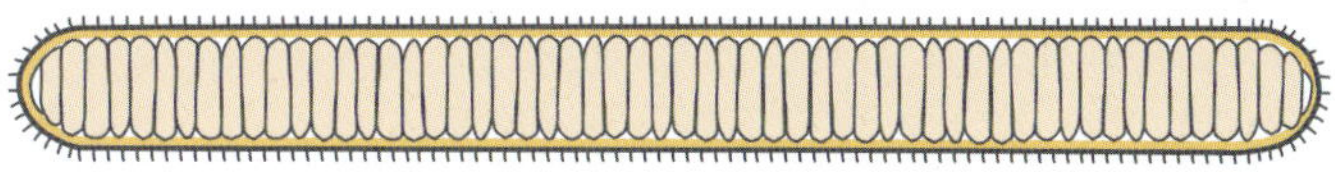

[그림 12-19] 필로바이러스

나다, 미국, 유럽의 국가 등 세계적으로 유행했으며, 우리나라에서도 3명의 추정환자, 17명의 의심환자가 발생했다. 감염병의 예방 및 관리에 관한 법률에서 제4군 감염병으로 지정되어 있으며 진단 즉시 가까운 보건소에 신고해야 한다.

⑩ 필로바이러스과(*Filoviridae*)

바이러스성 출혈열의 대표적인 병원체인 **에볼라바이러스**, **마버그바이러스**가 여기에 속한다. 형태는 끈 모양, U자 모양, 고리 모양으로(대부분이 끈 모양이며, filo는 끈이라는 의미), 길이는 800~1,000nm, 유전체는 단일가닥 RNA이다(**그림 12-19**).

Ⓐ 에볼라바이러스(ebolar virus)

1976년에 콩고민주공화국(구 자이르공화국)과 수단에서 집단발생한, 발열과 출혈을 나타내는 출혈열 환자로부터 분리되었다. 최초의 환자가 나

Note

- 감염 의심(발열, 기침, 설사 등)이 있는 경우에는 전문 병원에 전화, FAX로 연락한다.
- 진료를 위해 외출할 때에는 마스크 등을 착용하고 다른 사람과의 접촉을 피하도록 한다.
- 상황을 관리자에게 전화, 메일, FAX 등으로 보고하고 올바른 판단을 기다린다.

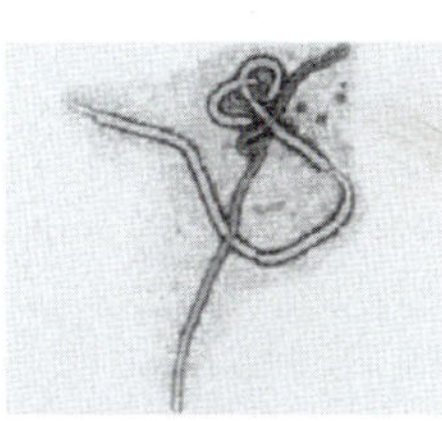

▶에볼라바이러스

온 지역에 흐르는 강 이름을 따서 에볼라바이러스라고 명명되었다. 그 후 **에볼라출혈열**의 유행이 종종 발생하고 있다. 현재는 자이르형(콩고민주공화국이나 가봉), 수단형(수단이나 우간다), 코트디부아르형(코트디부아르), 레스톤형(필리핀)의 에볼라바이러스가 분리 동정되고 있다. 최근 에볼라바이러스의 숙주는 큰박쥐임이 밝혀졌다.

에볼라출혈열(ebola hemorrhagic fever)

사람에게 감염되는 경로는 감염 동물, 환자의 혈액 및 장기의 **직접접촉**이다. 감염 후 2~21일의 잠복기간을 거쳐 발열, 전신권태감, 근육통, 두통 등으로 발병하여 복통, 설사, 구토를 일으키고 결국 소화관, 피부를 비롯한 각종 장기 내에 출혈이 생겨 간장애, 이자염, 콩팥기능상실 등의 다발성 장기부전을 일으킨다. 치사율은 자이르형에서 약 80%, 수단형에서 약 50%로 유형에 따라 다르다. 레스톤형은 유일하게 아프리카대륙 이외의 지역(필리핀)에 분포하는 에볼라바이러스이다. 레스톤 에볼라바이러스는 원숭이에게는 출혈열을 일으키지만, 사람에서는 병원성은 낮은 것으로 보고 있다.

Ⓑ 마버그바이러스(marburg virus)

1967년에 독일과 세르비아 · 몬테네그로(구 유고슬라비아)에서 발생한 출혈열 환자로부터 분리되었다. 우간다에서 실험용으로 수입된 아프리카 초록원숭이를 통한 감염으로, 첫 환자가 나온 독일 마버그시의 이름을 따서 마버그바이러스로 명명되었다. **마버그출혈열**은 그 후 콩고민주공화국과 앙골라에서 집단발생하고 있다. 최근 우간다에서 채집된 큰박쥐에서 마버그바이러스가 분리되면서 마버그바이러스의 숙주도 큰박쥐임이 밝혀졌다.

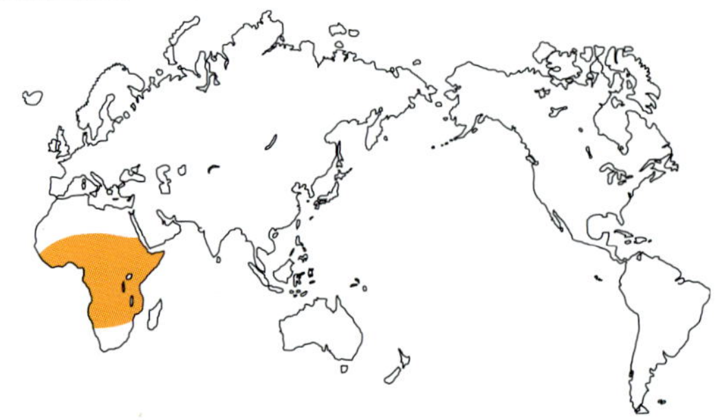

[그림 12-20] 에볼라출혈열과 마버스 출혈열의 유행지

> **Note**
>
> **바이러스성 출혈열**
>
> 바이러스성 질환 중에서 발열과 출혈 증상을 나타내는 것 가운데 에볼라바이러스(에볼라출혈열), 마버그바이러스(마버그출혈열), 크리미아-콩고출혈열바이러스(크리미아-콩고출혈열), 라사바이러스(라사열), 주닌바이러스(아르헨티나출혈열) 등을 바이러스성 출혈열이라고 한다. 치사율이 높고 이들 병원체는 고도의 안전 연구시설에서만 그 취급이 인정된다. 우리나라에서는 유행한 적이 없다. 사람 이외의 모든 동물이 숙주가 되는 인수공통감염병이다.

◘ 마버그출혈열(marburg hemorrhagic fever)

감염 동물, 환자의 혈액 및 장기의 **직접접촉**에 의해 감염된다. 성행위를 통해 감염되기도 한다. 3~10일의 잠복기간을 거쳐 발열, 전신권태감, 근육통 등으로 발병하며 전신의 여러 장기에 출혈이 일어나 다발성 장기부전을 일으킨다. 치사율은 10~30%이었으나 2005년 앙골라에서의 유행에서는 80%이었다.

에볼라출혈열, 마버그출혈열은 감염병의 예방 및 관리에 관한 법률에서 **제4군 감염병**으로 지정되어 있으며 진단 즉시 가까운 보건소에 신고해야 한다. 에볼라바이러스와 마버그바이러스는 **고도의 안전연구시설**에서만 취급되며, 진단을 위한 항체 검출, 항원 검출, 바이러스 분리 등도 이곳에서 이루어진다.

[치료]

에볼라출혈열과 **마버그출혈열**에 대한 치료는 대증요법이 중심이다. 환자의 혈액, 체액, 분비액이 감염원이 되기 때문에 격리병실에서 치료하고 의료종사자는 방호용구(가운, 마스크, 장갑 등)를 사용하며, 환자가 접촉한 물건이나 기구류는 소정의 소독을 하여 **병원감염 예방대책**을 마련할 필요가 있다(p.366 **표 12-4** 참조).

⑪ 버냐바이러스과(*Bunyaviridae*)

버냐바이러스속(Bunyavirus), **한타바이러스속**(Hantavirus), **나이로바이러스속**(Nairovirus), **플레보바이러스속**(Phlebovirus) 등이 있으며, 300종 이상이 포함된다. 한타바이러스속 이외는 절지동물의 매개에 의해 사람에게 감염되는 아르보바이러스(arbovirus)이다. 형태는 공 모양 또는 다형성으로, 크기는 80~120nm, 외피를 가지며, 유전체는 단일가닥 RNA로 3개의 분절로 이루어진다(**그림 12-21**).

Ⓐ 한타바이러스속(Hantavirus)

설치류를 자연숙주로 하여 숙주동물 분뇨의 비말에 의해 감염되며, **콩팥증후출혈열**, **한타바이러스허파증후군**을 일으킨다.

Note

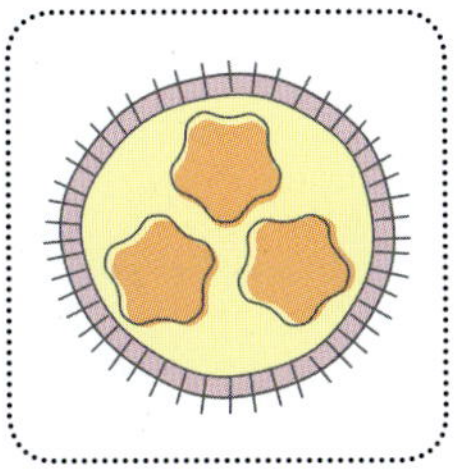

[그림 12-21]
버냐바이러스과

아르보바이러스(arbovirus)

arbo는 arthropod-borne(절지동물 매개)의 약어로, 절지동물의 매개에 의해 감염을 일으키는 바이러스군을 말한다. 버냐바이러스과를 비롯하여 토가바이러스과, 플라비바이러스과, 레오바이러스과, 랍도바이러스과, 아레나바이러스과 등의 바이러스가 포함되어 있다.

플레보바이러스속에 의한 질환

리프트밸리열, 나방파리열 등

버냐바이러스속에 의한 질환

캘리포니아뇌염

Note

◘ 출혈열콩팥증후군(hemorrhagic fever with renal syndrome, HFRS)

감염 후 2~3주일의 잠복기간을 거쳐 발열, 두통, 근육통 등의 증상으로 발병하며, 고열이 계속되고 단백뇨, 점상출혈반 등의 출혈증상을 동반하며 **콩팥기능상실**을 나타낸다. 아시아에서 유럽에 걸쳐 분포하며, 중국에서 많이 발생한다. 출혈열콩팥증후군은 한타바이러스 중 서울바이러스(seoul virus), 도브라바바이러스(dobrava virus), 한탄바이러스(hantaan virus), 푸말라바이러스(puumala virus)에 의한 감염병이다. 푸말라바이러스에 의한 출혈열콩팥증후군은 비교적 경증으로 **유행성 콩팥병증**이라고 불리며 북유럽에서 유행하고 있다.

◘ 한타바이러스허파증후군

출혈열콩팥증후군과 같은 증상으로 발병하여 38℃ 이상의 발열, 호흡장애, 허파 내 삼출액 고임 등이 출현한다. 1993년 미국 남부에서 유행한 호흡기증상을 나타내는 환자로부터 신종 한타바이러스(신놈브레바이러스)가 검출되어서 이 질환은 한타바이러스허파증후군으로 명명되었다. 북미뿐만 아니라 중남미에서도 발병이 관찰된다.

[진단 및 치료]

형광항체법에 의한 항체가 측정, RT-PCR법에 의한 바이러스 유전자 검출로 진단을 내린다. 감염병의 예방 및 관리에 관한 법률에서 **제3군 감염병**으로 지정되어 있으며 진단 즉시 가까운 보건소에 보고해야 한다. 치료는 대증요법이 중심이 된다.

Ⓑ 나이로바이러스속(Nairovirus)

사람에게 질병을 일으키는 것으로는 **크리미아-콩고출혈열바이러스**가 있다. 이 바이러스는 소, 염소, 양이나 야생동물을 자연숙주로 하여 **참진드기**의 매개(흡혈)에 의해 사람에게 감염된다. 또 감염 동물의 혈액이나 장기 등의 **직접접촉**에 의해서도 감염된다. 환자의 혈액과 배설물을 통한 감염(**병원감염**)도 보고되고 있다.

◘ 크리미아-콩고출혈열(Crimean-Congo haemorrhagic fever)

감염 후 2~9일의 잠복기간을 거쳐 발열, 두통, 근육통 등의 증상으로 발병하며, 점출혈반, 소화관 등 각종 장기로부터 출혈을 일으킨다. 치사율은 15~40%이다.

Note

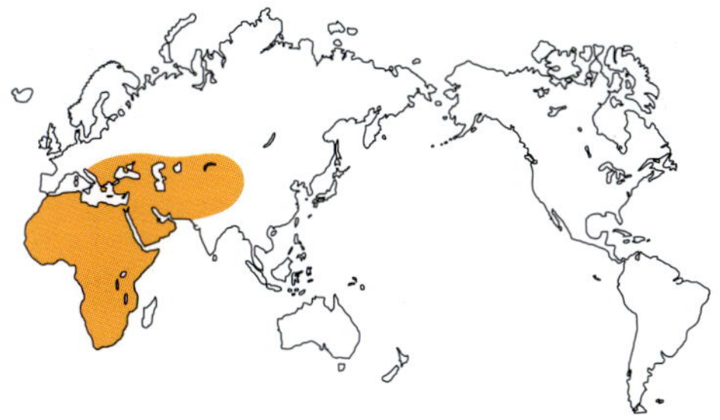

[그림 12-22] 크리미아-콩고출혈열의 유행지

아프리카, 동유럽, 서아시아, 중앙아시아(중국 서부, 파키스탄을 포함)에서 유행하고 있다(**그림 12-22**).

진단은 바이러스 분리, RT-PCR법에 의한 바이러스 유전체의 검출, ELISA에 의한 바이러스 항원검출에 따른다. 크리미아-콩고출혈열바이러스는 고도 안전연구시설에서만 다룰 수 있으며 병원감염대책이 중요하다(p.366 **표 12-4** 참조).

⑫ 아레나바이러스과(*Arenaviridae*)

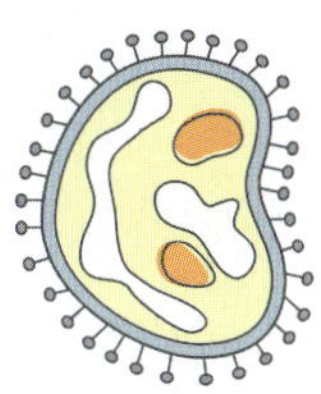

[그림 12-23] 아레나바이러스과

아레나바이러스속(Arenavirus)만 있으며, **림프구성 맥락수막염바이러스**(lymphocytic choriomeningitis virus, LCM), **라사바이러스**(Lassa virus), **주닌바이러스**(Junin virus), **마츄포바이러스**(Machupovirus), **구아나리토바이러스** 등이 여기에 속한다. 형태는 공 모양 또는 다형성으로, 크기는 50~300nm, 외피를 가지며, 유전체는 단일가닥 RNA로 2개의 분절로 이루어져 있다(**그림 12-23**). 각각 고유의 설치류를 자연숙주로 한다.

Ⓐ 라사바이러스(Lassa virus)

1969년에 나이지리아 라사마을에서 발생한 출혈열 환자로부터 분리되었다. 이 바이러스의 자연숙주는 **다유방쥐**(설치류의 일종)이며, 사람은 다유방쥐가 배설하는 체액이나 소변에 접촉하여 감염된다. 또 급성기 환자의 혈액, 체액, 분비물에도 바이러스가 포함되어 있으며 의료행위나 검사 과정, 주삿바늘 재사용 등을 통해 사람에게서 사람으로 감염된다.

라사열(Lassa fever)

감염 후 5~21일의 잠복기간을 거쳐 발열, 근육통, 입안 내 궤양, 메스꺼움 · 구토, 설사 등을 나타내며, 출혈증상, 부종을 일으킨다. 뇌염에 의한 중추신경증상을 나타내기도 한다. 임신부가 감염되면 사망률이 높다. 서아프리카 여러 나라에서 유행하고 있다(**그림 12-24**). 입원 환자의 사망률은 15~20%로 알려져 있으며, 치료에는 항바이러스제(리바비린)의 조기 투여가 효과적이다.

라사바이러스는 고도의 안전연구시설에서만 취급한다. 진단을 위한 바이러스 분리, **RT-PCR법**에 의한 바이러스 유전자 검출, 항원검출 **ELISA**에 의한 바이러스 항원 검출 등은 고도의 안전연구시설에서 이루어진다. 라사열은 감염병의 예방 및 관리에 관한 법률에서 **제4군 감염병**으로 지정되어 있으며 진단 즉시 가까운 보건소에 신고해야 한다. 환자 격리, 의료종사자의 방호, 병실, 기구의 소독 등의 병원감염 대책이 중요하다(p.366 **표 12-4** 참조).

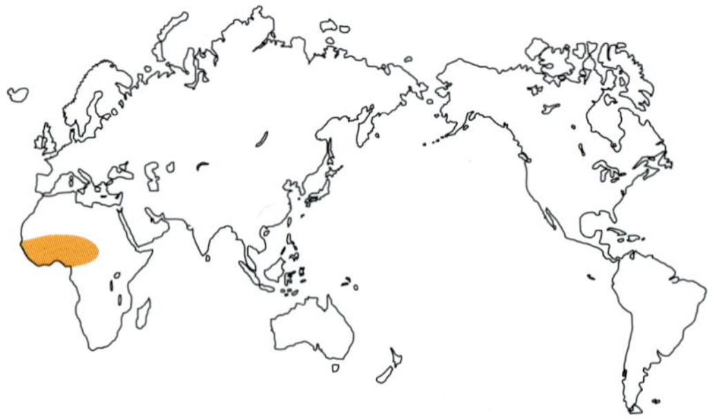

[그림 12-24] 라사열의 유행지

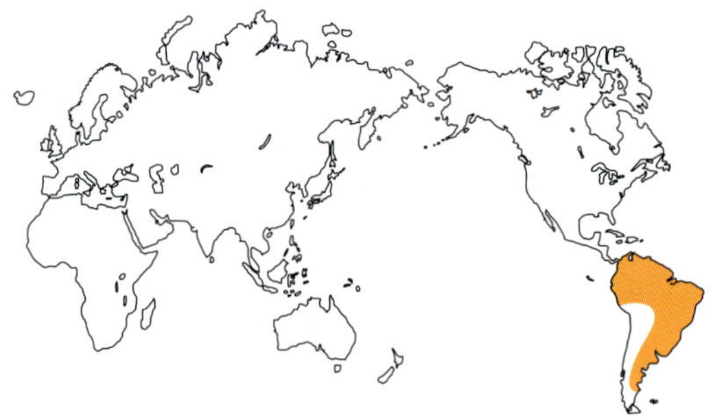

[그림 12-25] 남미출혈열의 유행지

Note

남미출혈열

주닌바이러스에 의한 아르헨티나출혈열, 마추포바이러스에 의한 볼리비아출혈열, 구아나리토바이러스에 의한 베네수엘라출혈열, 사비아바이러스에 의한 출혈열(브라질에서 발생)을 통틀어서 남미출혈열이라고 한다(**그림 12-25**).

⑬ 레트로바이러스과(*Retroviridae*)

레트로(retro)는 '역방향으로'의 의미로, 레트로바이러스과 바이러스는 리보핵산(RNA)을 주형으로 DNA를 합성하기 위한 효소인 **역전사효소**(reverse transcriptase)를 가지고 있다. 이것이 레트로바이러스의 최대 특징이다. 7가지 속으로 이루어지는데, 사람에게 병원성을 나타내는 것은 δ-레트로바이러스속의 **사람T세포림프친화바이러스 1형**과 렌티바이러스속의 **사람면역결핍바이러스**이다.

형태는 공 모양으로 지름 약 80~100nm, 외피를 가지며, 바이러스 입자 내에서 단일가닥 RNA 유전체를 가지고 있다(**그림 12-26**). 바이러스 RNA를 주형으로 역전사효소에 의해 상보적 DNA를 만들어 숙주세포의 염색체 DNA에 삽입된다. 염색체 DNA에 삽입된 바이러스의 DNA는 프로바이러스(provirus)라고 불린다. 전파형식은 수혈이나 주삿바늘 재사용 등 혈액을 통한 감염, 성행위 등에 의한 **수평감염**이나 분만 시의 **산도감염**, 모유를 통한 **수직감염**도 있다.

Ⓐ 사람T세포림프친화바이러스 1형(human T-cell lymphotropic virus type 1, HTLV-1)

성인T세포백혈병(adult T-cell leukemia, ATL)의 병원체이다. 즉, HTLV-1은 종양바이러스의 하나이다. HTLV-1은 T세포(보조T세포)에 감염되며 일단 감염되면 바이러스 보유자가 된다. 그 대부분은 성인T세포백혈병을 발병하지 않고 평생을 지낸다.

주로 HTLV-1에 감염되어 있는 모친이 수유하여 자식에게 감염되거나 성행위를 통해 감염 남성에게서 여성에게 감염된다. 산도감염이나 자궁 내 감염은 적다. 감염이 성립되려면 바이러스가 감염된 T세포로의 이입이 필요하다.

◘ 성인T세포백혈병(adult T cell leukemia, ATL)

영 · 유아기에 감염된 보균자가 40~60년 후에 발병하는 경우가 있다. 허파 · 피부 병변, 간 · 지라비대, 림프절종창 등을 동반한다. 보균자가 성인T세포백혈병을 발병하는 비율은 약 1,500명당 1명이라고 한다.

[진단]

성인T세포백혈병은 병리학적으로 진단되며 HTLV-1 항체 유무의 진단은 HTLV-1 항체 검출(형광항체법, 효소항체법 등)에 따른다.

Note

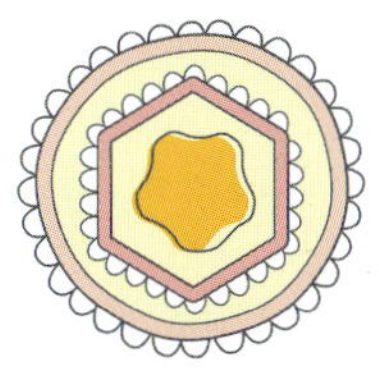

[그림 12-26]
레트로바이러스과

HTLV-1 관련 척수증 (HTLV-1 associated myelopathy, HAM)

HTLV-1에 의해 일어나는 경성척수마비로, 보행장애, 배뇨장애, 감각장애로 발병하며 진행되면 팔다리에 힘이 빠져 일어나지 못하는 상태가 된다.

[치료 및 예방]

치료에는 강력한 화학요법이 이루어지기는 하지만, 효과는 충분하지 않다. 모친에게서 자식에게 감염되는 것을 예방하려면 임신부가 HTLV-1에 감염되어 있는지를 조사하여 만일 감염되어 있다면 수유를 피하는 방법이 취해지고 있다. 보균자의 성인T세포백혈병의 발병을 방지하는 효과적인 방법은 없다.

Ⓑ 사람면역결핍바이러스(human immunodeficiency virus, HIV)

후천성 면역결핍증후군(acquired immunodeficiency syndrome, AIDS)의 병원체이다.

1981년 미국에서 남성 동성애자 사이에서 면역결핍을 일으키는 의문의 질환이 발생했고, 다음 해에 주사기를 돌려쓰는 마약 상용자, 혈액 제제를 사용한 혈우병 환자에게도 같은 질환이 발생하였음이 판명되었다. 이것이 전 세계에서 지금까지 계속되고 있는 AIDS 재앙의 시작이다.

HIV는 1983년 프랑스 파스퇴르연구소의 몽따니에 박사에 의해 AIDS 병원체로서 처음 발견되었다. 이 바이러스는 **혈액**(수혈이나 비가열 처리 혈액 제제의 투여), **체액**(성행위 등)을 통해 감염된다. 분만 시 산도감염에 의한 모자감염도 일어나는 것으로 밝혀졌다. 수유를 통해서도 모친에게서 자식에게 HIV가 감염된다.

Note

HIV 감염자 수(2011년 말 현재, UNAIDS 추계)

북미 :
110~200만 명

카리브해 지역 :
20~25만 명

남미 :
110~170만 명

서유럽·중앙유럽 :
83~100만 명

동유럽·중앙아시아 :
110~180만 명

동아시아·태평양연안 :
59~120만 명

동·동남아시아 :
310~460만 명

오세아니아 :
4.7~6.0만 명

북아프리카·중동 :
25~36만 명

사하라 이남 아프리카 :
2,210~2,480만 명

세계 전체 :
3,140~3,590만 명

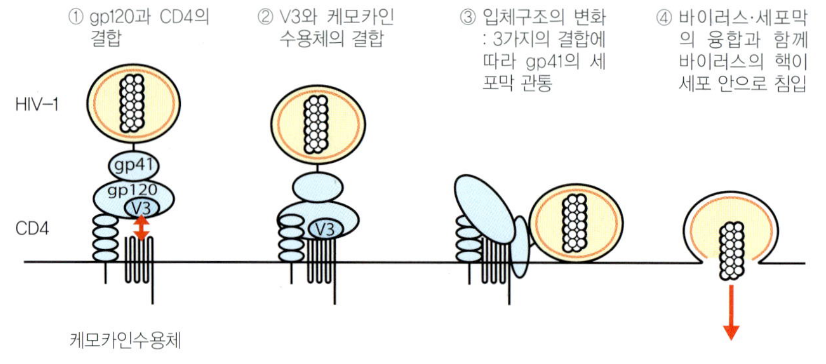

[그림 12-27] HIV-1의 감염 및 침입과정

Note

아프리카, 아시아, 중남미 각국에서 HIV 감염자 수가 감소하는 경향은 확인되지 않고 있다. 사하라 이남의 아프리카에서는 10~20%의 사람이 HIV 감염자인 지역도 있다.

[HIV의 구조와 증식]

HIV는 바이러스 입자의 안쪽 중앙에 2개의 단일가닥 RNA와 **역전사효소**를 가지며 바깥쪽 외피 표면에 gp120, gp41이라는 단백질 구조물을 가지고 있다.

HIV는 **$CD4^+$ 세포**(보조T세포, 대식세포)에 감염된다. HIV의 gp120이 숙주세포의 수용체인 CD4에 결합하여 gp41의 작용에 의해 HIV의 막과 숙주세포의 막이 융합한 후 케모카인수용체와 결합한다. HIV의 핵심과 숙주세포의 세포질이 하나가 된다(**그림 12-27**). 계속해서 세포 내에서 역전사효소에 의한 반응이 일어나 바이러스 RNA로부터 상보적 DNA가 만들어지고, 이것이 숙주세포의 염색체 DNA에 삽입된다. 삽입된 바이러스 DNA가 바탕이 되어 바이러스 구조단백질이 생산되고 바이러스 입자가 만들어져 숙주세포를 파괴하고 방출된다. 그 바이러스 입자가 새로운 CD4 세포에 침입하여 증식을 계속한다.

잠복기(window period)
HIV 항체가 출현하는 것은 보통 감염되고 3~4주 후이며, 항체검사를 해도 음성으로 나오는 '감염에서부터 항체 검출이 가능한 기간'을 잠복기(공백기간)라고 한다. 또 잠복기 중 혈중에 바이러스가 존재하여 수혈 감염을 일으킬 위험성이 있는 기간을 감염성 잠복기(11~12일)라고 한다.

NAT(nucleic acid amplification test)
PCR법 등에 의한 핵산 증폭검사를 말한다.

HIV 감염병

AIDS는 그 병태의 하나이다. HIV에 감염되면 2~4주일 후에 인플루엔자 유사증상(발열, 인두통, 두통, 전신권태감, 림프절종창, 근육통 등)이 출현한다. 다만, 급성 증상이 관찰되는 것은 감염자의 20~50%이며 나머지는 무증상이다. 그 후 HIV에 대한 면역이 유도되어 HIV의 증식이 억제되기 때문에 혈중 HIV 양이 일시적으로 감소되기는 하나 바이러스는 완전히 제거되지 않는다. 감염자는 오랜 기간 무증상으로 경과한다(**무증상 보균자**, **그림 12-28**). 그러나 경과와 함께 HIV의 증식이 면역에 의한 억제보다 많아져 숙주세포의 보조T세포가 차츰 감소하여 **면역결핍상태**에 빠진다. 이 병태를 AIDS라고 하며, 면역력이 현저하게 장애를 받으면 **기회감염**을 일으킨다. 감염에서부터 AIDS 발병까지의 기간은 평균적으로 약 10년이다.

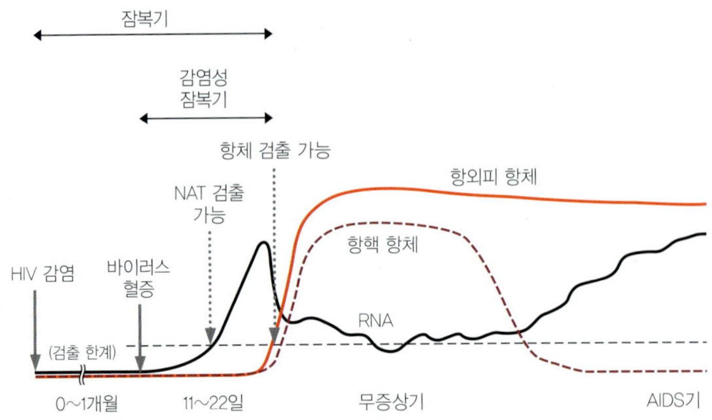

[그림 12-28] HIV 감염과 바이러스 표지자

[진단]

HIV 항체 선별검사(효소항체법, 입자응집법 등)에서 양성이고 **항체확인검사**(웨스턴블럿법, 형광항체법 등) 또는 **HIV 항원검사**(HIV 항원검출 ELISA, HIV 분리, RT-PCR법 등)에서 양성인 경우 HIV 감염병으로 진단한다. 나아가 AIDS로 진단하기 위해 지표가 되는 질환이 하나 이상 확인되는 경우 AIDS로 진단한다. AIDS로 진단을 받으면 국가에서 시행되는 AIDS 지원사업에 따라 지원을 받을 수 있다(**표 12-5** 참조).

[치료]

HIV의 증식을 억제하는 **항HIV제**에 의한 화학요법, 기회감염의 예방과 치료 등이 필요하다.

항HIV제에는 **역전사효소억제제**와 **단백질분해효소억제제**가 있으며, 둘을 조합하여 3~4종류의 약물을 이용하는 다약물 병용요법이 권장되고 있다(p.231 참조). **HAART요법**(Highly Active Anti-Retroviral Therapy)이라고 불리며 이 치료법에 따라 항HIV제에 내성을 가진 HIV 출현 빈도를 저하시킴으로써 치료 효과를 높일 수 있게 되었다.

[예방]

우리나라에서는 후천성면역결핍증 예방법에 따라 역학감시가 이루어지고 있다. 또 감염병의 예방 및 관리에 관한 법률에서 **제3군 감염병**으로 지정되어 있으며, 진단 즉시 가까운 보건소에 신고해야 한다.

Note

HIV 오염물 소독법 (WHO)

차아염소산나트륨 : 0.5% 10~30분

포름알데히드 : 5% 10~30분

에탄올 : 70% 10~30분

글루타르알데히드 : 2% 10~30분

자비소독 : 20분

고압멸균 : 121℃ 20분

Note

감염자, 환자의 혈액, 체액에는 HIV가 들어 있어 병원감염 및 가정 내 감염을 일으킬 우려가 있으므로 그 대책도 필요하다(**표 12-6**). 다만 HIV 감염자가 주변에 있어서 일상생활을 함께 보내더라도 감염이 확대되는 일은 없다.

국시 적중문제

Q 홍역의 전염기간을 옳게 설명한 것은?

① 발진 10~20일까지
② 발진이 돋고 나서부터 발진이 소실될 때까지
③ 홍역의 발병에서 발진 전까지
④ 발진이 나타나기 4일 전부터 발진이 돋고 나서 5일 후까지
⑤ 발열이 있는 동안

A 홍역의 전염기간은 발진 4일 전부터 5일 후까지로 주로 전구기 동안이다.

정답 : ④

Q AIDS 환자의 간호로 부적절한 것은?

① 활력징후 파악 ② 성관계 시 콘돔 사용 권유 ③ 고열량, 저단백 식이
④ 건조한 피부에 로션 적용 ⑤ 엄격한 무균술 적용

A AIDS 환자의 간호 : 1) 활력징후를 파악한다. 2) 피부 건조 시 로션으로 마사지한다. 3) 주삿바늘 사용 후 캡을 다시 씌우지 않는다. 4) 성관계 시 콘돔을 사용한다. 5) 주삿바늘, 면도기, 칫솔 등은 따로 사용한다. 6) 단순한 피부접촉, 가벼운 키스, 포옹은 감염 위험이 없다. 7) 환자가 사용한 식기는 따로 관리하지 않아도 된다. 8) 고열량, 고단백 식이. 9) 엄격한 무균술.

정답 : ③

Q 다음 중 인플루엔자백신의 예방접종을 권해야 할 사람은?

① 70세 심장질환을 가진 노인 ② 감기에 걸린 24세 여성
③ 알레르기코염이 있는 40세 여성 ④ 고혈압이 있는 35세 남성
⑤ 관절염이 있는 65세 여성

A 인플루엔자(influenza)는 소아에게 발병률이 높으며, 성인에서는 대개 심장질환이나 허파질환을 가진 60세 이상 고령자에서 발병률이 높으므로 고위험자에게는 예방접종을 권장해야 한다.

정답 : ①

[표 12-5] 국가의 AIDS 지원사업

Ⅰ. HIV/AIDS 관리의 기본방침

- 전 국민을 에이즈의 감염위험으로부터 보호하고 예방하기 위하여 AIDS에 대한 정확한 지식을 보급하기 위한 홍보를 지속적으로 하고, 감염 취약 계층에 대한 정기검진 등으로 조기발견을 강화하며, 발견된 감염자에 대한 상담 및 보호지원 등 건강관리 시행과 전파방지를 통하여 국민건강 증진에 기여한다.

Ⅱ. 기본방향

1. 대국민 예방 홍보 활동 강화

- 감염 취약 계층별 특성에 따른 홍보물 개발 및 홍보 강화
- 전 국민을 대상으로 한 홍보 강화
- 각 지역별 특성에 따른 홍보 시행

2. 집단별 예방교육활동 강화

- 전문직 조사자(의사, 간호사, 보건교사, 임상병리사 등) 양성교육 시행
- 감염 취약 계층(성매개병 및 후천성 면역결핍증 건강진단대상자, 동성애자 등)에 적합한 전문교육 강화
- 근로청소년, 학생 등 연령별, 집단별 특성에 알맞은 예방교육 확대

3. 감염자 발견

- 성매개병 및 후천성 면역결핍증 건강진단대상자, 동성애자 등 감염취약계층에 대한 지속적인 검진을 시행하여 감염자 조기발견 및 전파 예방
- 정기검진 대상자에 대한 검진 주기를 준수하여 감염자 조기발견 및 전파 예방
- 발견된 감염자에 대해서는 본인 확인 검사 및 결핵검사를 시행
- 익명검사제도 활성화
- 감염자·환자 신고 활성화

4. 감염자 보호·지원

- 감염자에 대한 역학조사 및 개인비밀보호 철저
- 환자로 진단 시 환자전환보고 철저
- 감염자 취약집단(노숙인, 구금시설 감염인) 지원
- 감염자 지원센터, 쉼터 운영, 장기요양 및 정신질환자 지원
- AIDS 관련 진료비 지원
- 감염자를 감염내과가 있는 의료기관에 연계
- 의료기관 감염자 상담사업 운영

5. 지역 관리체계 확립

- 취약 지역 AIDS 상담소 운영 시 지원
- 지역별 민간전문의료기관 활용 권장
- 다수 감염자 관할 보건소 관리의사 교육 및 전문요원 양성

6. 실험실 등 안전관리 강화

- HIV 감염자(환자) 채혈검사 시 주삿바늘 등에 의한 보건요원 사고 예방 강화
- 실험연구자 등의 실험·검사 시 발생되는 오염사고 예방

7. 보건소 AIDS 담당자 교육

- 감염자에 대한 AIDS 예방과 상담을 향상시키기 위하여 보건소 담당자를 지역대학, 전문 의료기관과 연계하여 전문 교육프로그램 시행
- 지속 교육을 위해서 인터넷을 이용한 온라인 교육을 통하여 업무에 필요한 최신지식을 지속적으로 습득할 수 있도록 추진

[표 12-6] HIV 감염병의 병원감염대책

격리	• 불필요
의료용구 취급	• 주삿바늘, 메스 등 예리한 기구에 의한 자상, 절상이 생기지 않도록 주의한다. • 일회용 주사기, 주삿바늘, 메스 등 예리한 기구는 뚫리지 않는 용기에 버린다. 사용 후의 주삿바늘은 뚜껑을 씌우지 않고 버린다(주삿바늘 찔림사고 방지). • 가능한 것은 일회용을 사용하거나 환자 전용을 사용한다.
방호	• 일반 진료에서는 불필요하다. 다만, 환자의 피부 등에 삼출액이 있는 경우, 의료 종사자의 손에 창상이나 염증이 있는 경우는 장갑을 착용한다. • 혈액, 체액, 배설물 및 이들에 오염된 기구 등을 취급할 때는 장갑을 착용한다. • 내시경검사, 관혈적 처치와 같이 환자와 밀접하게 접촉할 때는 장갑, 가운, 마스크, 고글 등을 사용한다.
오염물 처리	• 혈액, 체액, 분비물 등으로 오염된 것은 비통과성 용기, 봉투에 넣어 소독 후 재사용 또는 폐기한다. • 기구는 최대한 일회용을 사용하고 사용 후에는 소각 처분한다. • 소각이 어려운 것은 고압멸균을 시행한다.
병실	• 특별히 일인실을 사용할 필요는 없다. 토혈·하혈, 중증 설사, 실금 등이 있어 청결을 유지해야 하는 환자는 일인실을 사용한다. • 면회를 제한할 필요는 없다. 영유아 등의 감염방어능력이 약한 사람, 감염병이 있는 사람과의 접촉은 피하도록 지시한다.
소독	• 기구, 기자재 : 70~80% 소독용 에탄올에 10~30분 담그거나 닦아 낸다. 2% 글루타르알데히드에 30~60분 담근 후 닦아낸다. • 의류, 시트류 : 가열처리 78~80℃에서 30분. 0.5% 차아염소산나트륨에 10~30분 담근다. • 침구 : 포르말린가스로 7시간 이상 훈증한다. • 식기 : 0.5% 차아염소산나트륨에 10~30분간 담그고, 가열처리는 78~80℃에서 30분 시행한다. • 가연물 : 고압멸균 121℃에서 20분 시행하고 그 후 소각한다. • 불연물 : 고압멸균 121℃에서 20분 시행한다. • 배설물(하혈 시) : 2% 차아염소산나트륨에 1시간 침적(하혈이 없을 때는 불필요). 바닥은 1~2% 차아염소산나트륨, 70~80% 소독용 에탄올 살포, 분무, 닦아낸다.
오염사고 시	• 손 등이 HIV 감염자의 혈액, 체액 등으로 오염된 경우 : 흐르는 물에 씻고 에탄올 등으로 소독한다. • 오염된 주삿바늘, 메스 등의 예리한 기구에 자상, 절상을 얻은 경우 : 즉시 상처에서 혈액을 짜내고 흐르는 물에 씻은 다음 알코올 등으로 소독한다. HIV 항체검사를 정기적으로 받고 감염 예방에 AZT 등의 항HIV제를 예방적으로 복용한다.

간염바이러스 3

❶ A형 간염바이러스(hepatitis A virus, HAV)

피코르나바이러스과(*Picornaviridae*) **헤파토바이러스속**(Hepatovirus)으로 분류된다. 형태는 공 모양, 크기는 27~32nm, 외피를 가지며, 유전체는 단일가닥 RNA이다.

HAV에 오염된 음식물, 물을 통해 경구적으로 감염(**입안-분변감염**)되어 간세포에서 증식한 후 쓸개·쓸개관을 통해 분변으로 배설된다. A형 간염바이러스에 의한 간장애는 HAV의 간세포 증식뿐만 아니라 감염 세포에 대한 면역반응(**세포독성T세포에 의한 손상** 등)에 의해서도 발생한다.

개발도상국 등에서는 소아기에 HAV에 감염될 기회가 많고, 대부분이 무증상감염으로 면역을 획득하고 있다. 그러나 생활환경이 개선되어 있는 우리나라에서는 많은 사람이 아동기에 HAV에 감염되지 않고 성인이 되기 때문에 성인의 A형 간염 발병예가 비교적 많다. 우리나라에서는 3~4월에 최대로 발생하고, 1~5월에 산발적으로 발생한다(**그림 12-29**). 이는 어패류, 특히 HAV에 오염되어 있는 굴의 생식과 연관이 있다.

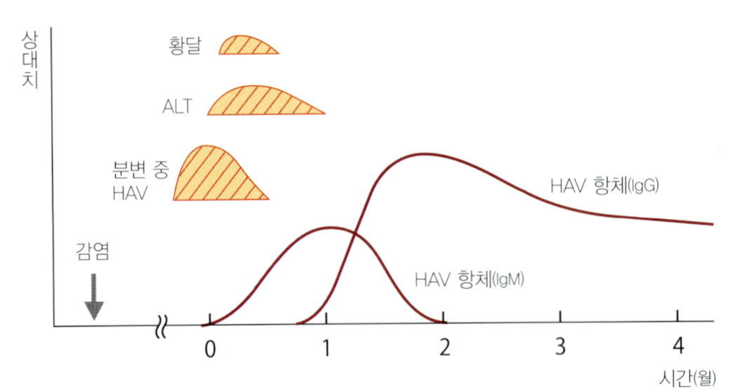

[그림 12-29] A형 간염의 경과

Note

간염바이러스

간세포를 표적으로 하여 감염되는 바이러스를 일컫는다. 현재 A형, B형, C형, D형, E형 간염바이러스가 확인되어 있다.

Note

◘ A형 간염(hepatitis A)

감염 후 2~6주간의 잠복기간을 거쳐 전신권태감, 식욕부진, 발열, 메스꺼움 · 구토 등의 증상으로 발병하고 계속해서 황달이 출현한다. 보통 1~2개월에 치유되며 만성화되는 일은 없다. 소아는 무증상감염(불현성 감염)이거나 발병하더라도 경증이며, 고령자를 포함한 성인에서는 중증화되기 쉽다.

[진단]

HAV의 특이적 IgM 항체가 검출되면 진단을 내린다. **급성 A형 간염**은 감염병의 예방 및 관리에 관한 법률에서 **제1군 감염병**으로 지정되어 있으며, 진단 즉시 가까운 보건소에 신고해야 한다.

[예방]

예방으로는 항체 음성자가 개발도상국 등의 유행지에 여행 또는 체류할 경우 날음식, 물의 섭취를 피하는 것이 중요하며, **A형 간염백신**(불활성화백신)을 미리 접종해 두는 것이 좋다.

❷ B형 간염바이러스(hepatitis B virus, HBV)

헤파드나비이러스과(*Hepadnaviridae*)로 분류된다. Hepadna의 hepa는 간, dna는 DNA의 의미로, 간염을 일으키는 DNA 바이러스를 뜻하는 이름이며, 현재 알려져 있는 간염바이러스 중에서 유일한 DNA 바이러스이다. 형태는 공 모양, 크기는 42nm, 코어 내에 이중가닥 DNA가 들어 있는 외피를 가진 바이러스이다.

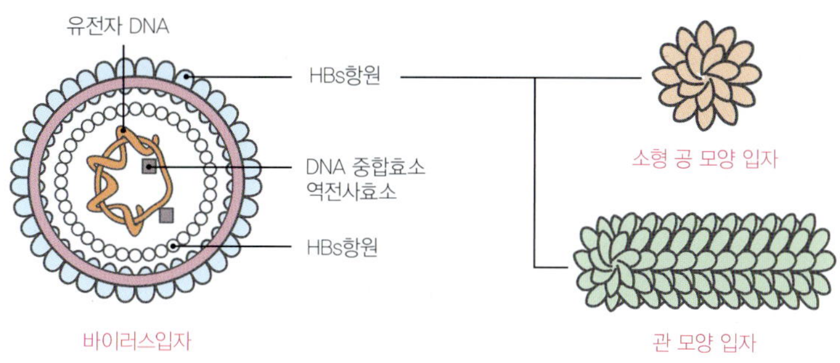

[그림 12-30] B형 간염바이러스 입자

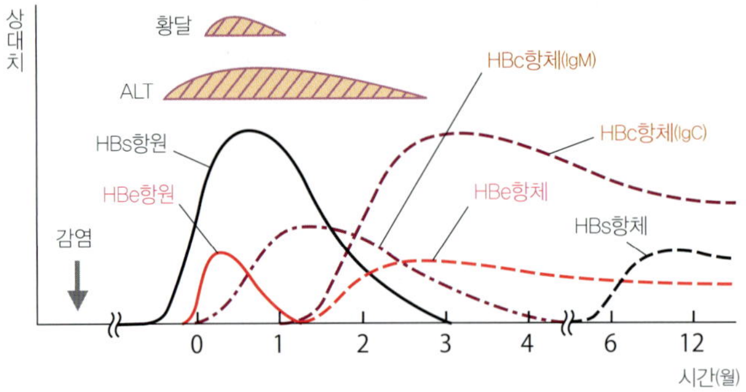

[그림 12-31] 급성 B형 간염의 경과

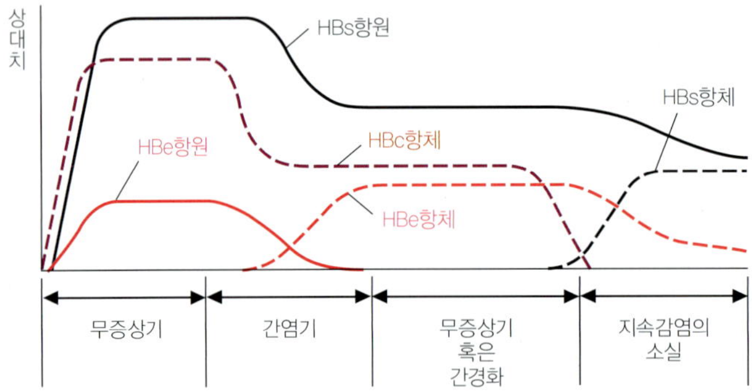

[그림 12-32] B형 간염바이러스 지속감염의 경과

HBV에는 3종류(**HBs, HBc, HBe**)의 항원이 있다. **HBs항원**은 외피 표면에 존재하며 과잉으로 생산된 것은 혈중에 입자로서 존재한다. 혈중 HBs항원이 6개월 이상 계속해서 양성인 경우를 **HBV 보균자**(무증상성 지속감염자)라고 한다. **HBc항원**은 바이러스입자의 코어에 존재한다. **HBe항원**은 가용성 항원으로, 혈중에 존재하는 경우 간에서 HBV가 증식 중임을 뜻하며 혈액에 감염성 HBV가 포함되어 있음을 시사한다.

HBV는 주로 혈액을 통해 체내로 침입하여 혈류를 타고 간에 도달하여 간세포에 감염되어 증식한다. B형 간염바이러스에 의한 간세포의 장애는 간세포에서의 HBV 증식에 따른 것이 아니라 감염 세포의 **HBc항원, HBe항원에 대한 면역반응**에 따른 것으로 판단된다.

Note

Note

B형 간염(hepatitis B)

성인이 HBV에 감염되면 보통 1~6개월의 잠복기간을 거쳐 간염증상(전신권태감, 식욕부진, 발열, 메스꺼움 · 구토, 황달 등)을 나타내고(급성 간염) 2~4개월 이내에 치유된다. 때로는 증상이 심해져 치사율이 높은 전격간염(fulminant hepatitis)을 일으키기도 한다.

한편, 신생아가 면역기능이 성숙해지기 전에 모친을 통해 HBV에 감염되면 HBV 보균자가 된다. **HBV 보균자**는 결국은 B형 간염바이러스에 의한 **만성 간염**을 발병한다. 그 가운데 약 10%가 간경화로 진행되고 종종 간암이 합병된다. 만성 간염은 자각증상이 별로 없지만, 활동기에 전신권태감, 식욕부진, 황달 등을 나타내는 경우도 있다. 간경화로 진행되어 간기능이 현저하게 떨어지면 황달, 손바닥홍반, 거미모양 혈관종, 식도정맥류, 복수, 출혈 경향, 간성뇌병증 등 위독한 증상이 출현하게 된다.

[진단]

혈청 중에서 **HBs항원**, **HBs항체**, **HBc항원**, **HBc항체**, **HBe항원**, **HBe항체**가 검출되거나 PCR법에서 **HBV DNA**가 검출되면 진단을 내린다. HBs항원이 양성인 경우는 HBV 감염이 활동적임을 의미하고, HBs항원이 양성이고 항HBc항체가가 높은 경우는 지속감염을 의미한다. 또 HBs항원이 음성이고 항HBs항체가 양성인 경우는 HBV가 혈중에서 제거되어 치유된 상태임을 의미한다. HBe항원이 양성인 경우는 활발하게 HBV가 증식하고 있음을 의미한다. B형 간염은 감염병의 예방 및 관리에 관한 법률에서 **제2군 감염병**으로 지정되어 있으며, 진단 즉시 가까운 보건소에 신고해야 한다.

[예방]

B형 간염 환자나 HBV 보균자와 접촉하면 HBV에 감염된다. 감염 경로는 **모자감염**, **혈액을 통한 감염**, **성행위를 통한 감염**이다. 모자감염의 예방으로 HBs항원 양성 모친에게서 태어난 신생아에게 **항HBV사람면역글로불린** 투여, **HB백신**(재조합 HBs항원)의 접종이 이루어진다. 항HBV사람면역글로불린 투여와 HB백신의 접종으로 HBV의 모자감염을 예방할 수 있다. 혈액을 통한 감염은 의료행위(수혈 등), 문신, 마약주사(주삿바늘 돌려쓰기) 등에 따르며 HBV 감염 위험은 높아진다.

Note

현재는 수혈용 혈액 제제의 HBV 유무를 확실하게 검사하고 있기 때문에 수혈에 의한 감염 위험성은 거의 없다. 의료종사자가 환자의 혈액이나 침으로 오염된 주삿바늘, 메스 등의 예리한 기구에 찔려 감염되는 경우가 있으며, 그 감염예방대책이 중요하다(p.379 표 12-6 참조). 의료종사자로서 감염 위험이 있으며 항체 음성인 사람은 HB백신을 접종해둘 필요가 있다. 주삿바늘 찔림사고 등으로 감염되었을 가능성이 있는 경우에는 최대한 빨리 항HBV사람면역글로불린을 정맥주사하고 HB백신을 접종한다.

[치료]

치료는 B형 만성 활동간염에 대해 **인터페론**(interferon) 등이 이용되고 있다. 라미부딘, 아데포빌, 엔터카비르 등의 항HBV제도 사용되지만, 이들 약물에 내성 바이러스가 출현한 적이 있다.

❸ C형 간염바이러스(hepatitis C virus, HCV)

플라비바이러스과(*Flaviviridae*) **헤파시바이러스속**(Hepacivirus)으로 분류된다. 형태는 공 모양으로, 크기는 55~65nm, 외피를 가지며 유전체는 단일가닥 RNA이다. HBV와 마찬가지로 주로 혈액과 체액을 통해 감염된다. 이전에는 수혈에 의한 감염이 많았으나 수혈용 혈액의 선별검사가 시행됨에 따라 현재는 수혈에 의한 감염은 거의 없다. 모자감염이나 성행위를 통한 감염은 HBV에 비해 적다. 그러나 매년 수천 명의 **HCV 보균자**가 발생하고 있으며, 감염원, 감염경로가 확실하지 않은 예도 많다.

면역력이 정상인 성인이 HAV, HBV에 감염된 경우 대부분은 급성 간염으로 발병하고 치유되는 것에 비해 HCV에 감염된 경우는 지속감염되기 쉽고 HCV 보균자 및 **만성 C형 간염**이 발병하기 쉽다. 외피에 있는 당단백질의 유전자 영역에 변이되기 쉬운 부분(초가변영역이라고 함)이 있어 그것이 면역을 피해 감염이 지속되고 만성화되기 쉬운 이유 중 하나로 보고 있다.

C형 간염(hepatitis C)

감염 후 1~3개월의 잠복기간을 거쳐 간염이 발병한다. 전신권태감, 식욕부진, 발열, 메스꺼움 · 구토, 황달 등을 나타낸다. 면역에 의해 감

Note

D형 간염바이러스
D형 간염바이러스가 단독으로 증식할 수 없는 것은 자신의 구조단백질을 만드는 유전자를 가지고 있지 않기 때문이다.

염 세포가 조기에 제거되면 일과성의 급성 간염으로 치유된다. 그러나 50~80%가 **만성 C형 간염**으로 진행되고 그 후 10~20년을 경과하여 **간경화**로 진행되고 **간세포암종**을 합병한다.

[진단]
혈청 중에서 **항HCV항체**나 **항HCV핵심단백질항체**가 검출되거나 RT-PCR법으로 **HCV RNA**가 검출되면 진단을 내린다.

[치료]
치료로서 만성 C형 간염에 대해서는 **인터페론** 및 **리바비린**의 병용투여가 이루어지고 있다.

❹ D형 간염바이러스(hepatitis D virus, HDV)

과는 미분류되어 있고 **델타바이러스속**(Deltavirus)에 속한다. 표면은 B형 간염바이러스의 HBs항원(외피)으로 뒤덮여 있고 내부에 단일가닥 RNA와 델타항원을 가진다. 그러나 RNA에 자신의 구조단백질이 암호화되어 있지 않기 때문에 단독으로는 증식할 수 없는 결함 바이러스이며, **B형 간염바이러스**를 **보조바이러스**로 하여 증식한다. 따라서 B형 간염바이러스와 **동시감염**되든지 B형 간염바이러스 보균자에게 **중복감염**되어 **D형 간염**을 일으킨다.

D형 간염(hepatitis D)

HBV와 동시에 감염되면 3~20주일의 잠복기간을 거쳐 급격하게 발병하며 중증화되기 쉽다. 급성 B형 간염이 치유되면 D형 간염도 개선된다. HBV 보균자가 중복감염되면 약 30%가 만성 간염으로 진행된다고 알려져 있다.

[진단]
항델타항체를 측정하여 진단을 내린다.

❺ E형 간염바이러스(hepatitis E virus, HEV)

헤파바이러스과(*Hepeviridae*) **헤페바이러스속**(Hepevirus)으로 분류된다. 형태는 공 모양으로 크기는 27~34nm, 유전체는 단일가닥 RNA이다. 외피는 가지지 않는다. HEV는 열대, 아열대지역의 개발도상국에 널리 분포하며, HAV와 마찬가지로 오염된 음식물, 물을 통해 **입안감염**된다.

E형 간염(hepatitis E)

감염 후 1~2개월의 잠복기간을 거쳐 전신권태감, 발열, 메스꺼움, 황달 등의 증상이 나타난다. 보통 1개월 정도에 치유되며 만성화되지 않는다. 임상적으로도 A형 간염과 유사하지만, 전격간염 발생률은 A형 간염보다 높다. 임신부는 중증화되기 쉽다.

[진단]

유전공학적으로 제조된 항원(바이러스 단백질)을 이용한 특이항체의 검출 등을 통해 진단을 내린다.

[치료]

치료는 대증요법이 중심이 되며, 백신은 없다.

> **Note**
>
> 입안감염(oral infection)
> 구강감염, 경구감염 이라고도 한다.
>
> 그 밖의 간염바이러스
> A형~E형 간염바이러스 외에 RNA 바이러스로 혈액을 통해 감염되는 GB 바이러스(G형 간염바이러스), DNA 바이러스로 수혈 또는 경구적으로 감염되는 TT바이러스가 있다.

국시 적중문제

Q 활동성 B형 간염 환자에게 교육할 내용이 아닌 것은?

① 당분간 성생활을 피하도록 한다.
② 개인위생에 신경 쓰도록 한다.
③ 식사 도구를 함께 사용하지 않는다.
④ 가족들과 방을 따로 쓰게 한다.
⑤ 수혈하지 않도록 한다.

A B형 간염은 감염 환자의 혈청을 통해 전염된다. 따라서 혈액 제품, 피부에 삽입하거나 혈관에 접촉하는 기구들은 모두 오염의 잠재적인 원인이 될 수 있다. B형 간염 보균자는 개인위생을 지킴으로써 감염을 줄일 수 있는데, 면도기, 칫솔, 목욕수건, 담배 및 다른 개인 용품을 다른 사람과 같이 사용하지 않아야 한다.

정답 : ④

국시 적중문제

Q B형 간염 환자의 혈액 및 체액관리로 옳은 것은?

가. 점막이나 개방 상처의 오염을 피한다.
나. 성교 시 콘돔을 사용한다.
다. 혈액이 튈 우려가 있는 경우 마스크와 가운을 착용한다.
라. 의료진과 환자는 손 씻기를 주의해서 한다.

① 가, 나, 다　② 가, 다　③ 나, 라　④ 라　⑤ 가, 나, 다, 라

A B형 간염 환자의 혈액 및 체액관리

1) 혈액이나 체액과 직접 접촉할 때에는 장갑을 착용한다.
2) 사용한 주삿바늘과 주사기는 캡을 씌우지 않고 라벨이 붙어 있는 밀폐된 용기에 폐기한다.
3) 드레싱에 사용한 물품과 조직은 이중포장 후 특정 영역에서 처리한다.
4) 혈액과 체액에 오염된 침구는 이중 포장한다.
5) 의사가 전염의 위험이 없다고 할 때까지 성행위는 금지한다.

정답 : ⑤

Q B형 간염 환자를 간호할 때 올바른 처치를 고르시오.

가. 수건 등 물건의 공동사용 제한　**나. 손 씻기**
다. B형 간염백신 투여　**라. 사용한 주사기를 소독해서 재사용**

① 가, 나, 다　② 가, 다　③ 나, 라　④ 라　⑤ 가, 나, 다, 라

A 간염의 전파를 줄이기 위해 바늘과 주사기는 일회용 기구를 사용한다.

정답 : ①

Q B형 간염 환자의 간호 시 틀린 것은?

① 면도기, 칫솔 등을 같이 사용하지 않게 한다.
② 혈액에 오염된 침구는 이중포장하여 세탁실로 보낸다.
③ 간호사는 B형 간염백신을 맞도록 한다.
④ 환자의 혈액 채취 시 장갑을 끼도록 한다.
⑤ 환자에게 사용한 주사기는 반드시 뚜껑을 씌워서 버린다

A B형 간염환자의 간호

1) 면도기, 칫솔, 목욕수건, 담배 및 개인용품은 다른 사람과 같이 사용하지 않도록 한다.
2) 혈액이나 체액과 직접 접촉할 때에는 장갑을 꼭 착용한다.
3) 사용한 주삿바늘과 주사기는 뚜껑을 씌우지 않고 라벨이 붙어있는 밀폐된 통에 폐기한다.
4) 드레싱에 사용한 물품과 조직은 이중포장 후 특정 영역에서 처리한다.
5) 혈액과 체액에 오염된 침구는 이중 포장한다.
6) B형 간염에 노출되기 전에 B형 간염백신을 투여한다.
7) 의사가 전염의 위험이 없다고 할 때까지 성행위는 금지한다.

정답 : ⑤

column

코로나바이러스감염증-19 (COVID-19, Coronavirus diseas 2019)

WHO 명칭 COVID-19는 2019년에 첫 보고된 외가닥 RNA 코로나바이러스이다.

2019년 12월 중국 우한에서 발생한 폐렴(코로나바이러스감염증-19)의 원인 바이러스로, 인체 감염 7개 코로나바이러스 중 하나이다. 세계보건기구(WHO)는 2019년 12월 우한에서 집단 발병한 폐렴의 원인이 코로나바이러스감염증-19로 확인됐고, 해당 질환이 인간 대 인간으로 전염될 가능성을 확인하였다. 2019년 말 처음 인체 감염이 확인됐다는 의미에서 'COVID-19'로 명명되었다.

한국 질병관리본부는 중국이 학계를 통해 공개한 코로나바이러스감염증-19의 유전자 염기서열을 입수해 분석한 결과, 박쥐 유래 유사 코로나바이러스와 가장 높은 상동성 (89.1%)이 있음을 확인했다. 또한, 사람 코로나바이러스 4종과의 상동성은 39~43%로 낮았으며, 메르스와는 50%, 사스와 는 77.5%의 상동성이 나타났다. 코로나 바이러스는 알파(Alpha), 베타(Beta), 감마 (Gamma), 델타(Delta) 등 4속(屬)으로 분류 되는데, 코로나바이러스감염증-19는 베타(Beta) 군에 속한다.

코로나바이러스는 아데노바이러스, 리노바이러스와 함께 사람에게 감기를 일으키는 3대 바이러스 중 하나다. 이는 동물과 사람 모두에게 감염될 수 있는데, 인간 활동 영역이 넓어지면서 동물 사이에서만 유행하던 바이러스가 생존을 위해 유전자 변이를 일으켜 사람에게로 넘어오기도 한다.

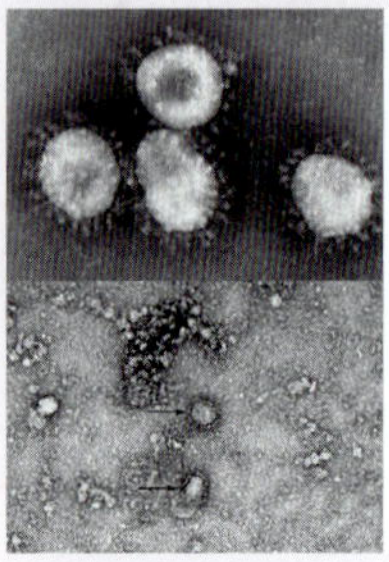

생물 분류

군: Ⅳ(+)ssRNA
목: 니도바이러스목
과: 코로나바이러스과
아과: 코로나바이러스아과
속: 베타코로나바이러스속
종: 코로나바이러스감염증-19 (COVID-19)

예컨대 사스(박쥐와 사향고양이)와 메르스 (박쥐와 낙타)가 이에 해당한다. 현재까지 확인된 인체 전염 코로나바이러스는 총 7종으로 HCoV 229E, HCoV NL63, HCoV OC43, HCoV HKU 1, SARS -CoV , MERS - CoV , COVID-19가 이에 해당한다.

코로나바이러스감염증-19(COVID-19)는 감염자의 비말(침방울)이 호흡기나 눈 · 코 · 입의 점막으로 침투될 때 전염된다. 감염자가 기침 이나 재채기를 할 때 침 등의 작은 물방울(비 말)에 바이러스 · 세균이 섞여 나와 타인에게 감염되는 것으로 통상 이동거리는 2m로 알려져 있다. 눈의 경우 환자의 침 등이 눈에 직접 들어가거나, 바이러스에 오염된 손으로 눈을 비비면 눈을 통해 전염될 수 있다.

WHO는 코로나바이러스감염증-19 '예비 R0 추정치'를 1.4~2.5로 밝혔는데, R0가 1보다 크면 전염병이 감염자 1명에게서 다른 사람 1명 이상으로 전파된다는 뜻이다. 사스의 경우 이 R0이 4였고, 메르스는 0.4~0.9로 알려져 있다.

코로나바이러스감염증-19의 증상은 약 2~14 일(추정)의 잠복기를 거친 뒤 발열, 피로나

기침, 호흡곤란 근육통, 설사 등의 증상이 나타난다 현재(2020.1.31)까지 치료할 백신이나 치료제는 따로 없다. 다만 환자의 증상에 따라 바이러스 공격을 버틸 수 있게 돕는 항바이러스제, 2차 감염 예방을 위한 항생제 투여 등의 대증치료가 진행된다.

흐르는 물에 비누로 30초 이상 손 씻기를 꼼꼼히 하고, 기침 등 호흡기 증상이 있을 경우 외출하거나 의료기관 방문 시 마스크 착용 같은 예방 수칙을 지켜야 한다.

column

MERS 코로나바이러스

중동호흡기증후군 코로나바이러스(middle east respiratory syndrome coronavirus, MERS-CoV)는 2012년 9월에 처음 발견된 바이러스로, 당초에는 '2012년 신종 코로나바이러스'를 줄여서 '신종 코로나바이러스'로 통용되었으며, 세계보건기구가 'MERS'의 명칭을 받아들인 2013년 5월 이전까지 SARS 유사바이러스라고도 불렸다.

2015년 현재 MERS-CoV의 발생은 사우디아라비아, 요르단, 아랍에미리트공화국, 카타르를 포함한 중동 각국, 프랑스, 독일, 이탈리아, 영국 등의 유럽, 한국, 미국, 중국, 홍콩을 포함한 20여 개국에서 보고되고 있다.

MERS-CoV의 명확한 감염경로는 현재 밝혀지지 않고 있지만, 사우디아라비아 내 단봉낙타 접촉에 의한 감염 전파가 보고되고 있다. 사람 간에 밀접한 접촉을 통해 전파되는 것으로 보인다.

잠복기는 5일(최소 2일~최대 15일)이며, 중동호흡기증후군 환자에게 공통되는 증상으로서 급성 호흡기증상이 나타나고 발열, 기침, 호흡곤란 등을 동반한다. 그 밖에도 두통, 오한, 인후통, 콧물, 근육통뿐만 아니라 식욕부진, 오심, 구토, 복통, 설사 등도 일으킨다. 대부분의 환자가 폐렴을 일으킨다. 또 일부 환자는 패혈쇼크, 다발성 장기부전 등을 일으키며 콩팥기능상실(신부전)을 동반하는 급성 콩팥기능상실 동반 사례가 SARS보다 높다. 치사율은 30~40%이다(사우디아라비아의 경우).

기저질환(당뇨병, 만성 허파질환, 암, 콩팥기능상실 등)이 있는 사람과 면역력이 결핍된 사람은 MERS-CoV의 감염률도 높고 예후도 불량하다. 우리나라의 경우 지역사회에서의 전파에 대한 근거는 없으며 가족 간 전파와 의료기관에서의 제한적 전파로 인해 중동호흡기증후군이 유행되었으며, 1차 감염자보다는 2차 감염자의 증상이 더 심한 경향이 있다.

column

지카바이러스

지카바이러스(Zika virus)는 뎅기열을 유발하는 바이러스와 동일한 플라비바이러스(Flavivirus) 계열로 지카바이러스 감염병(Zika virus disease)을 일으키는 원인 바이러스이다. 주로 숲모기에 의해 전파되며 감염자와의 일상적인 접촉으로는 감염을 일으키지 않는다.

지카바이러스는 1947년 우간다의 지카에서 발견되었으며 인체 감염 사례는 1952년 우간다와 탄자니아에서 처음 보고되었다. 현재 아프리카, 남아시아, 동남아시아, 중남미에서 그 유행이 확인되고 있다.

잠복기간은 2~7일(~12일)이며, 지카바이러스에 감염되었다고 모두 감염병을 일으키는 것은 아니다. 80%에게서는 증상이 없거나 그 증상이 경미해서 깨닫지 못하는 경우도 있다. 증상이 나타나는 경우에는 주로 발열, 두통, 결막염, 피진, 근육통, 관절통 등을 동반하며 뎅기열이나 치쿤구니아열의 증상과 유사하다. 대부분은 수일 내에 치유된다.

지카바이러스 감염 증가로 인해 소두증 신생아의 출산 증가와 길랑-바레증후군의 증가 경향이 보고되고 있으나 그 원인에 대해서는 아직 조사가 진행되고 있다.

지카바이러스에 감염된 경우 특별한 치료법은 없으며, 수분을 충분히 섭취하고 안정을 취하도록 한다. 해열제나 진통제를 사용하는 경우에는(뎅기열이 부정될 때까지는) 아스피린이나 아스피린을 함유하는 약물, 그 밖의 비스테로이드항염증제(이부프로펜 등)는 출혈 위험이 높아지는 경우가 있으므로 사용하지 않도록 한다.

지카바이러스의 감염을 예방하려면 무엇보다도

① 지카바이러스 감염병 유행지역에는 여행하지 않고,

② 만약 가더라도 모기에 물리기 쉬운 시간대에 외부에서 활동하는 것을 피하며,

③ 모기에 물리지 않도록 대비하는 것이 중요하다(모기 기피제, 긴팔 상의와 하의).

만일 여행지에서 귀국한 후 2주 이내에 의심 증상(발열, 발진, 관절통, 근육통, 결막염, 두통)이 발생하면 의료기관을 방문하고, 이때 의사에게 외국 여행력을 알려야 한다. 또한, 증상이 발생하지 않더라도 1달간 헌혈을 금지하고 남성의 경우 증상이 없더라도 귀국 후 1달간은 콘돔을 사용하도록 한다.

제13장

프리온과 프리온병

1. 프리온
2. 프리온병

[학습목표]

- 프리온단백질에 정상형과 비정상형이 있음을 이해할 수 있다.
- 동물 프리온병의 질환명을 열거할 수 있다.
- 크로이츠펠트-야콥병의 병형을 설명할 수 있다.
- 변이형 크로이츠펠트-야콥병을 설명할 수 있다.

주요 용어해설

프리온(prion) : 단백질(protein)과 바이러스입자를 뜻하는 비리온(virion)의 합성어로, 바이러스처럼 전염력을 가진 단백질입자라는 의미에서 붙여진 이름이며, 양이나 염소의 면양떨림병, 광우병 및 크로이츠펠트-야콥병 등 다양한 질병을 유발하는 병원체이다.

1 프리온과 프리온병

Note

A. 프리온

프리온(prion)은 **감염성 단백질 입자**(proteinaceous infectious particle)의 약어이다. 스스로 증식하지 못하고 감염 세포에 기생함으로써 증식할 수 있는 바이러스는 핵산(유전자)을 갖고 있는데, 이 병원체는 단백질 자체가 감염성을 나타내며 핵산(유전자)을 갖지 않는다. 프리온에 의한 질병(이른바 **프리온병**)을 일으킨다.

프리온 단백질(prion protein, PrP)은 사람의 20번째 염색체의 PrP 유전자에 암호화되어 있으며, 생산된 정상적인 PrP(정상형 PrP)는 신경세포막 당단백질의 성분이 된다. **정상형 PrP**는 소뇌기능, 기억기능 등 신경세포의 기능 유지에 관여한다.

프리온병은 이 정상형 PrP가 **비정상형 PrP**로 변환되면서 발병한다. 비정상형 PrP와 정상형 PrP의 아미노산배열에는 차이가 없지만 입체 구조에 차이가 있으며, 비정상형 PrP는 단백질분해효소(protease)에 저항하여 감염성을 가진다. 정상형 PrP는 단백질분해효소의 작용으로 분해되지만 비정상형 PrP는 단백질분해효소에 분해되지 않고 축적되어 간다.

비정상형 PrP가 프리온병을 일으키는 상세한 기전은 아직 밝혀지지 않았지만, 프리온병에서는 비정상형 PrP가 뇌 안에 축적되고 신경세포의 변성 및 탈락이 일어나 뇌조직에 **갯솜(스펀지) 모양**의 구멍이 생긴다. 이 때문에 **전염성 갯솜형뇌병증**(해면상뇌병증, transmissible spongiform encephalopathy, TSE)이라고도 불린다.

쿠루(kuru)
파푸아뉴기니 동부의 산악지대에 사는 포레족에게서 관찰된 프리온병(갯솜형뇌병증)으로, 죽은 사람의 장례를 치르는 의식에서 죽은 사람의 뇌를 먹는 풍습이 있었는데, 이 풍습에 의해 사람에게서 사람으로 전파되었다. 소뇌증상(떨림과 운동실조 등)이 주로 나타나며, 소뇌에 쿠루반점이라는 단백질의 축적이 관찰되는 것이 특징이다. 그 풍습이 폐지된 이후 쿠루는 격감했다.

B. 프리온병

동물의 프리온병(prion disease)으로는 예전부터 양의 **면양떨림병**(스크래피, scrapie)이 알려져 있다. 1986년에 영국에서 **소갯솜형뇌병증**(소해면상뇌병증, bovine spongiform encephalopathy, BSE)이 처음으로 확인되었다. 소는 발병하여 말기가 되면 흥분상태가 되고 운동실조를 일으킨다. 그래서 광우병이라고도 불린다. 사람의 프리온병으로는 선척적인 것과 후천적인 것이 있으며, 그 대표적인 질환이 **크로이츠펠트-야콥병**이다.

크로이츠펠트-야콥병(Creutzfeldt-Jakob disease, CJD)

산발성, **유전성**, **감염성**의 CJD가 있다.

산발성 CJD는 중년 이후에 보행장애, 시각장애, 정신증상으로 발병하여 급격하게 인지장애가 진행되고, 전신의 근간대경련(myoclonus; 돌발적인 근육의 불수의적 수축), 뇌파이상(뇌 전역에 주기적이고 동시적으로 고진폭 예파가 나타남)이 빈번히 발생하며 무동무언 상태가 되어 1~2년 내에 사망한다.

유전성 CJD는 임상적으로는 산발성 CJD와 같지만 가족성으로 발병한다.

감염성 CJD는 각막이식, 건조 뇌경질막이식, 뇌하수체 추출 성장호르몬 투여 등의 의료행위에 동반되어 프리온에 감염되어 발병한다.

진단은 임상증상, 뇌파검사, 뇌영상진단, 병리학적 소견에 따르며, 감염병의 예방 및 관리에 관한 법률에서 **제3군 감염병**으로 지정되어 있어 진단 즉시 가까운 보건소에 신고해야 한다.

변이형 CJD(variant CJD)

영국에서 소들 간에 **소갯솜형뇌병증**(소해면상뇌병증, BSE)이 유행했다. 이는 소의 고기나 뼈로 제조된 골육분을 사료로 소에게 먹인 것이 원인이었는데, 골육분에 BSE의 원인이 되는 프리온 단백질이 포함되어 있었기 때문이다. 영국의 소 약 20%에서 BSE가 발병되었다고 한다.

Note

게르스트만 · 슈트라우슬러 · 샤인커병(Gerstmann-Straussler-Scheinker disease, GSD)

유전성 프리온병이다. 가장 많은 병형은 소뇌증상(떨림, 운동실조 등)으로 발병하여 거짓숨뇌마비(가성연수마비, pseudobulbar palsy; 삼킴장애, 조음장애), 눈떨림(안진) 등의 증상이 나타나지만, 근간대경련, 뇌파이상은 확인되지 않는다.

치명적 가족성 불면증(fatal familial insomnia, FFI)

유전성 프리온병이다. 진행성 불면증과 자율신경실조증을 특징으로 하며 1년 이내에 사망한다.

프리온과 소독

프리온은 소독제에 강한 저항성을 나타내며 대부분의 소독제는 효과가 없다. 프리온에 오염된 손은 흐르는 물에 씻은 후 0.5% 차아염소산나트륨으로 5~10분간 소독하고, 기구는 고압증기멸균기(autoclave)에서 132℃로 1시간 멸균하며, 3% 도데실황산나트륨에 의한 멸균이 효과적이다.

Note

1996년 영국에서는 산발성 CJD의 젊은층 환자의 보고가 증가했는데, 고령자에게서 많이 관찰되는 CJD와 다른 CJD이었다. 이를 **변이형 CJD**라고 명명했다. 산발성 CJD는 중년 이후에 발병하지만 변이형 CJD는 발병 연령이 낮아 20대에도 발병하며, 산발성 CJD에서는 확인되지 않던 쿠루반점이 다수 확인되었다. BSE의 원인이 되는 프리온 단백질이 함유된 소고기를 섭취함으로써 사람에게 감염되고 변이형 CJD를 발병한 것이다. 골육분을 소의 사료로 사용하지 못하도록 금지가 내려짐으로써 BSE 발병 소는 감소했고, 그와 함께 변이형 CJD 환자의 수도 감소했다.

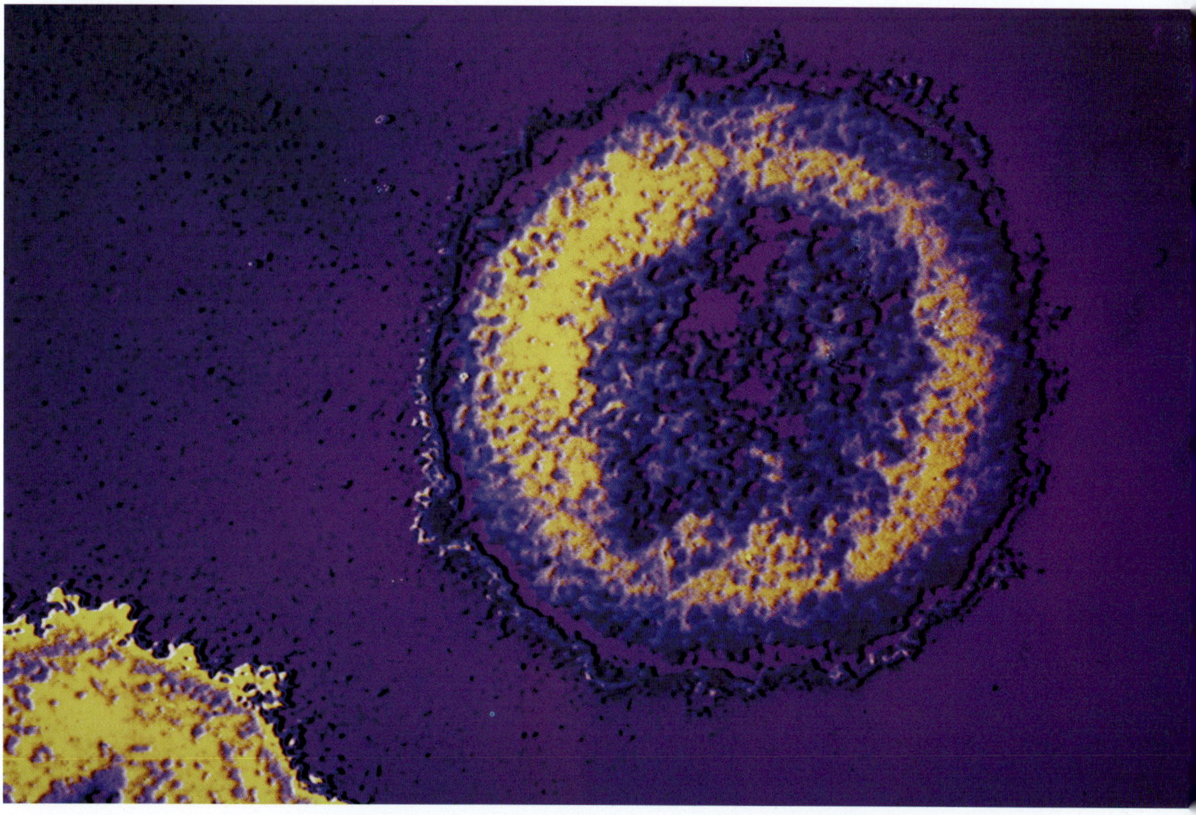

찾아보기

영어

A

B

C

D

E

F

G

H

I

J

K

L

M

N

O

P

Q

R

S

T

U

V

W

Y

Z

한글

ㄱ

ㄴ

ㄷ

ㄹ

ㅁ

ㅂ

ㅅ

ㅇ

ㅈ

ㅊ

ㅋ

ㅌ

ㅍ

ㅎ

기타

최신 심플 미생물학

Quick Master Microbiology

2016년 3월 1일 1판 발행
2020년 3월 1일 개정3판 발행

저 자 Masayuki Saijo
편 역 김병극, 김인숙, 김향이, 박정숙, 박희숙, 정인숙, 이선미, 조 경, 제남주, 허금희, 홍연란, 황선주 (가나다순)
발 행 인 홍성용
발 행 처 도서출판 대광의학

등록번호 제2015-000013호
주 소 인천광역시 연수구 송도미래로 30, 송도 스마트밸리 D동 2006호
Tel. 02) 6737-2000 Fax. 02) 6737-2001
홈페이지 www.dkbooks.net
E-mail dkmd@daum.net
정 가 35,000원
I S B N 979-11-88705-11-5 93510

▶ 본 교재의 수익금 일부는 월드비전에 기부되어 어린이 교육사업에 사용됩니다.

▶ 파본이나 낙장은 교환해 드립니다.

The LORD is my shepherd, I shall not be in want. - Psalm 23:1